NATUR HEILKUNDE
FÜR KINDER

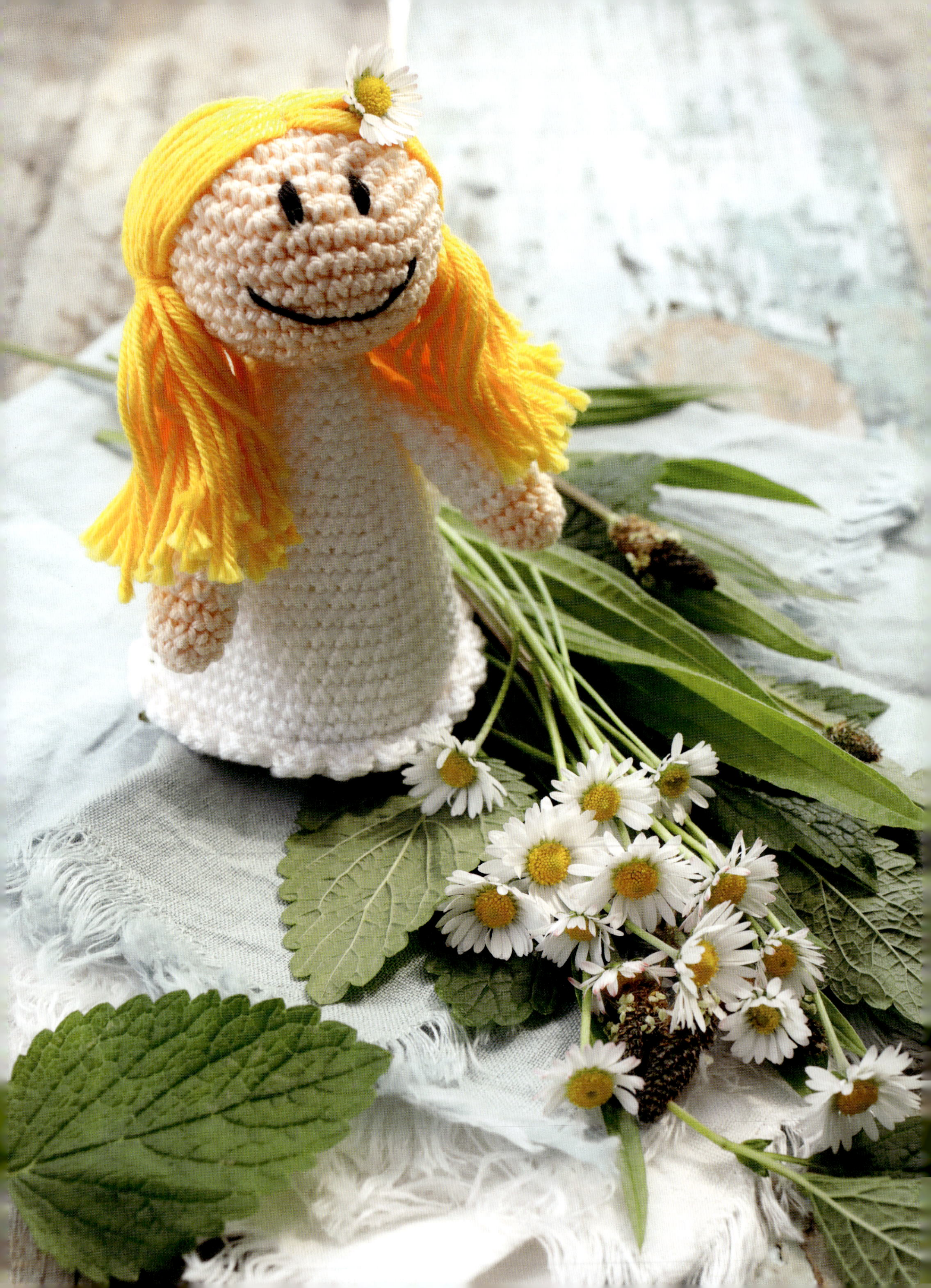

ulmer

Ursel Bühring · Helga Ell-Beiser · Michaela Girsch

NATUR HEILKUNDE FÜR KINDER

Mit der Kraft der Heilpflanzen
Krankheiten wirksam lindern

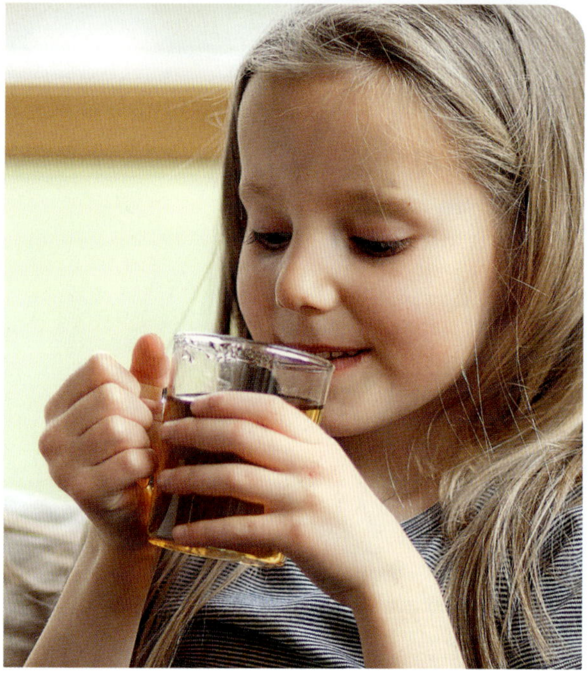

EINFÜHRUNG

KRANKHEITEN

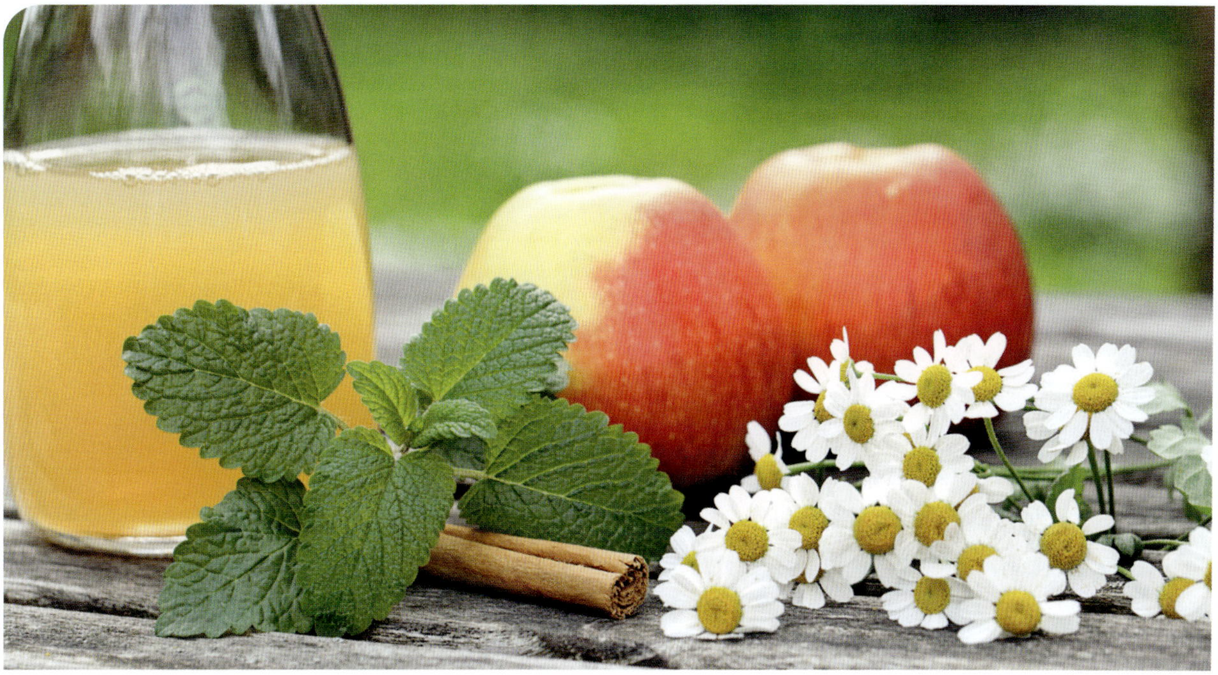

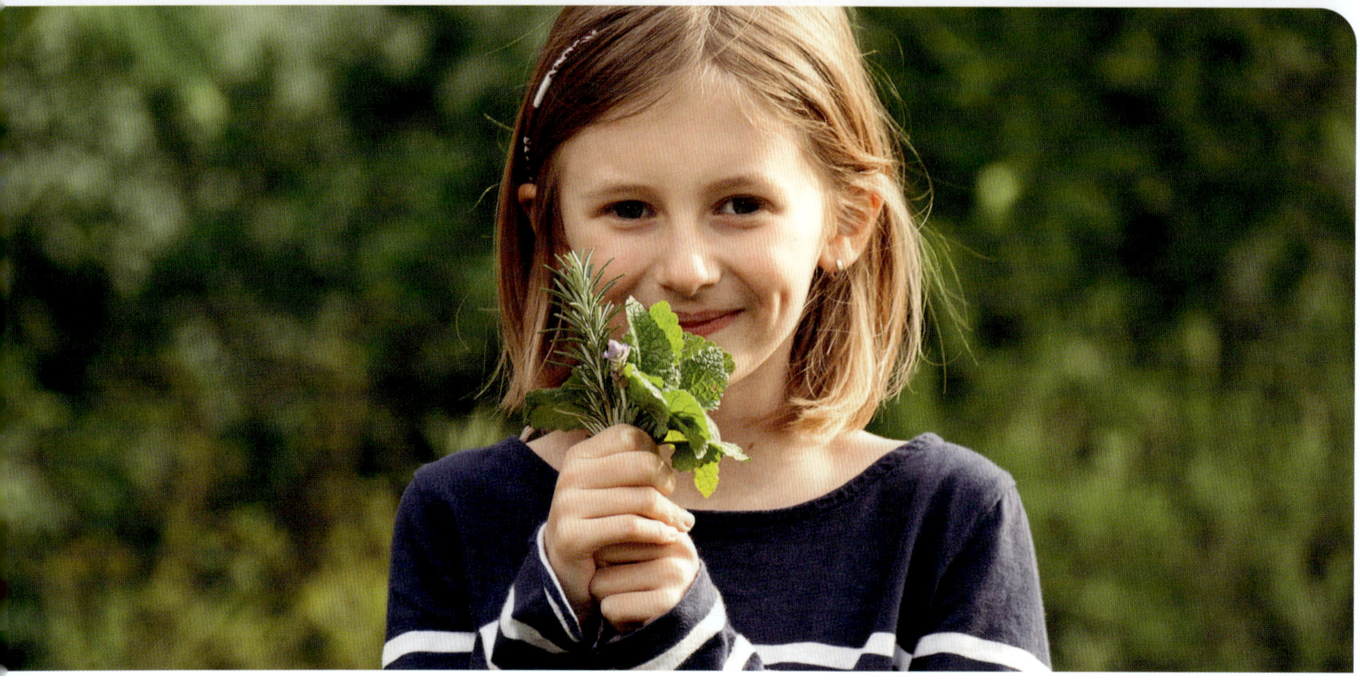

HEILPFLANZEN IM PORTRÄT

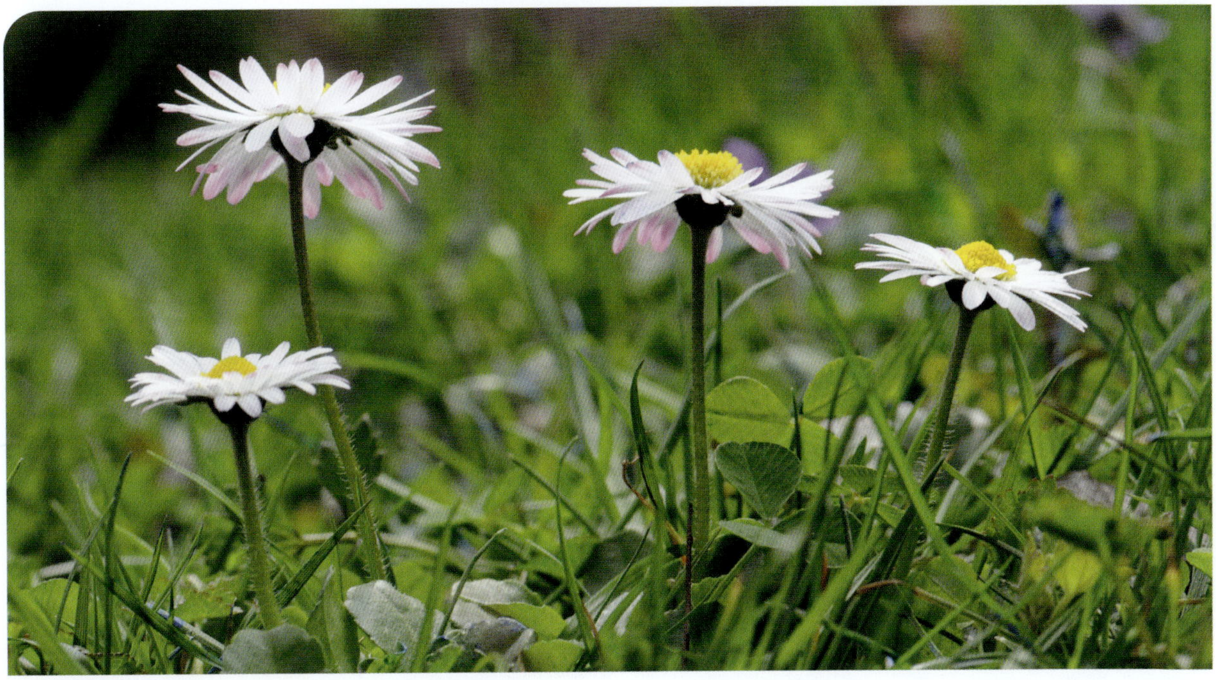

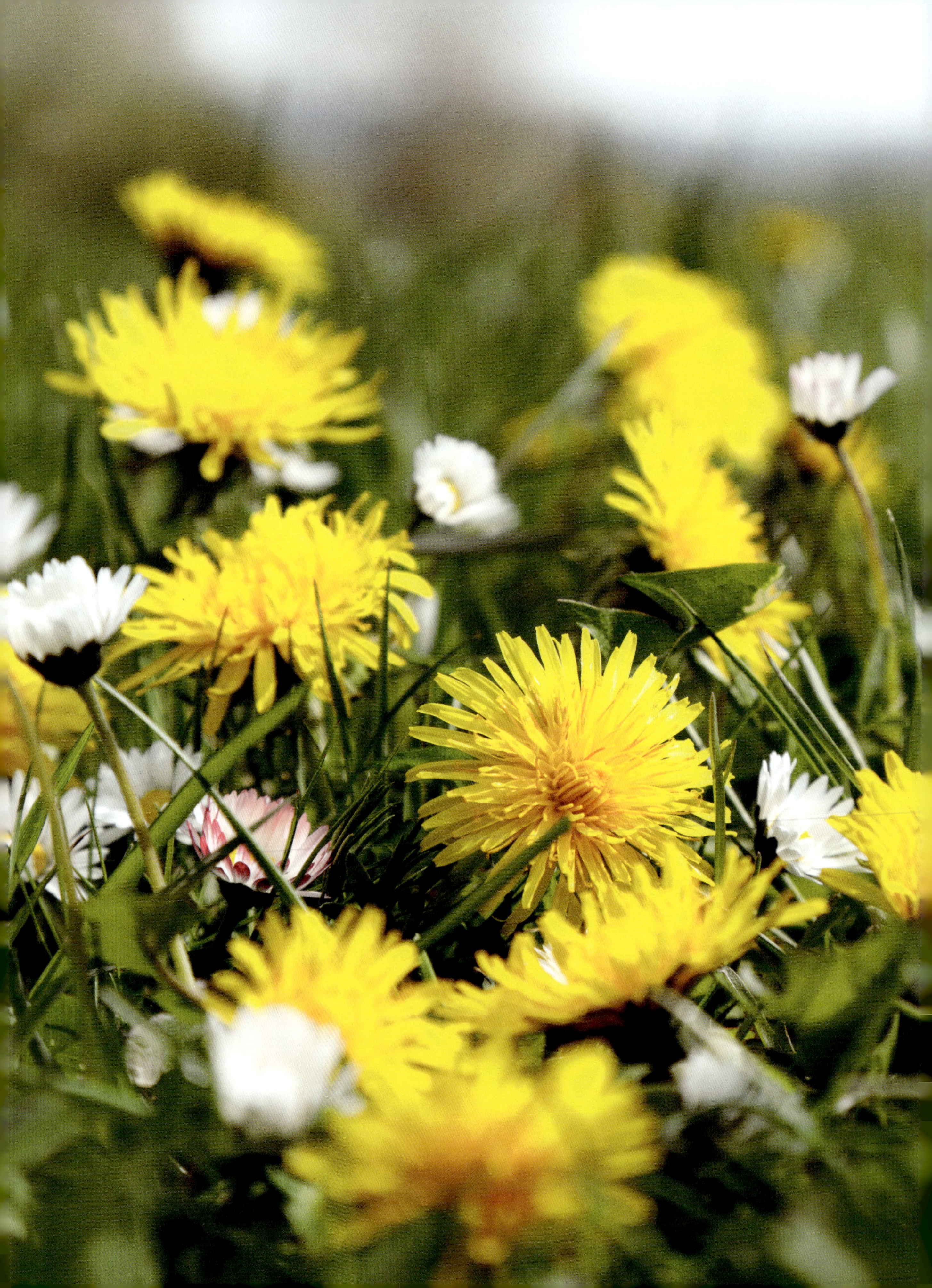

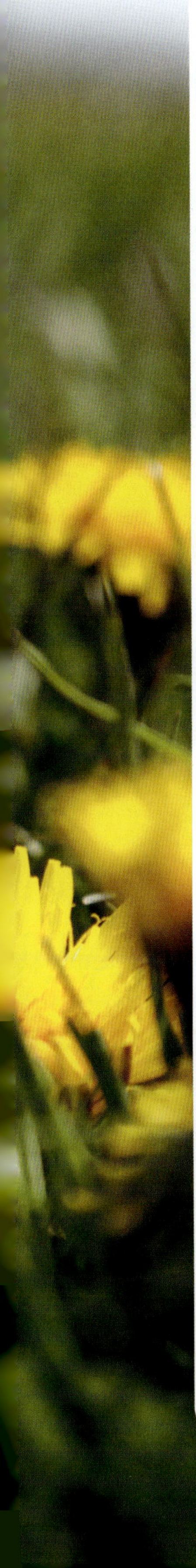

VORWORT

Mit Ihrem Kind ist ein Wunder in Ihr Leben getreten. Sind so kleine Hände … Dieses Leben möchten Sie aufs Beste behüten. Sie pflegen es, Sie stillen oder füttern es, Sie küssen und herzen es, wiegen und betten es, singen ihm vor – lauter Momente des Glücks. Ein Menschenkind ist eine neue Welt, so viel Anfang und so viel Zukunft sind darin. Sie als Eltern können Ihrem Kind Wurzeln und Flügel mit auf die Welt geben.

Doch irgendwann wird jedes Kind einmal krank. Es muss gar nichts Schlimmes sein, nur die ersten Blähungen vielleicht oder ein roter Windelpopo. Am liebsten wäre es Ihnen sicher, Sie könnten das Bauchweh einfach wegzaubern.

Es gehört zum Menschen, ab und zu krank zu sein. Manchmal sind Krankheiten sogar wichtig, denn an ihnen reift das Immunsystem der Kinder und auch ihre Persönlichkeit. Es hat also auch seine guten Seiten, dass Ihr Kind nicht verschont bleiben wird von Husten, Schnupfen und Halsweh. So kann sich in der Auseinandersetzung mit verschiedenen Bakterien und Viren seine körpereigene Abwehr ausbilden, es kann Selbstheilungskräfte entwickeln. Und später, wenn es heranwächst, wird sein eigener Körper vielen „Eindringlingen“ Paroli bieten können.

Das und viele andere Gründe sind es, weshalb Sie mit Heilpflanzen auf der richtigen Spur sind. Denn heilende Kräuter unterdrücken beispielsweise die Erkältung nicht, sondern sie unterstützen den kindlichen Organismus, die Krankheit auszukurieren. Sanft und nebenwirkungsarm können Sie Ihre Kinder mit Heilpflanzen durch die gesundheitliche Berg- und Talfahrt ihrer Baby-, Kleinkind-, Kindergarten-, Schul- und Teenie-Zeit begleiten.

Genau dafür finden Sie bewährte Rezepturen aus unserer jahrelangen Erfahrung als Heilpraktikerinnen, Phytotherapeutinnen und Dozentinnen. Dieses Buch soll Ihnen ein zuverlässiger Ratgeber sein, der Sie und Ihre Kinder gut durch die diversen Krankheiten begleitet. Vielleicht werden Sie genau diese als besondere Zeiten der Innigkeit und Nähe in Erinnerung behalten.

Viel Freude mit diesem Buch und gesunde Kinder wünschen Ihnen

Ursel Bühring

Helga Ell-Beiser

Michaela Girsch

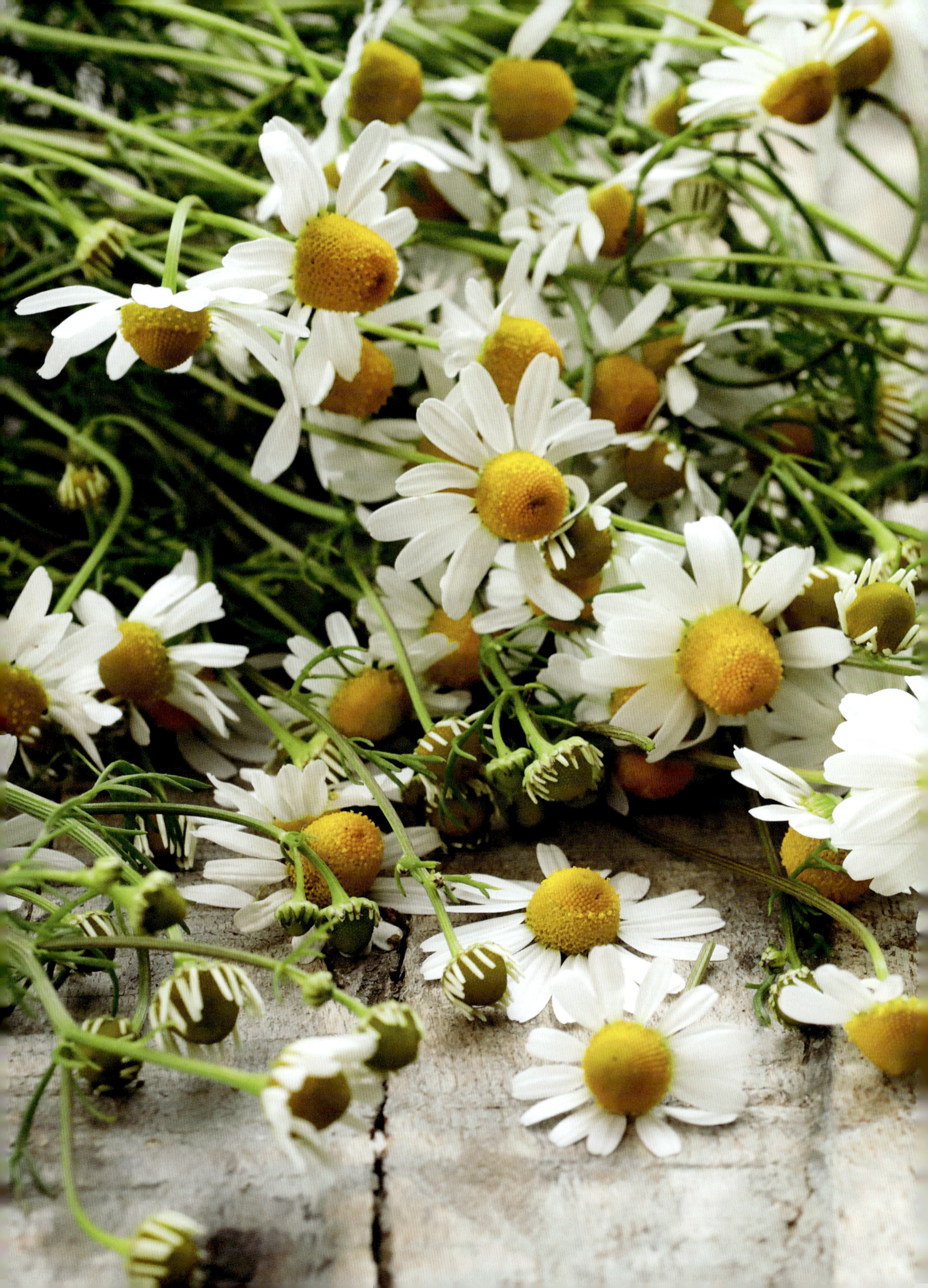

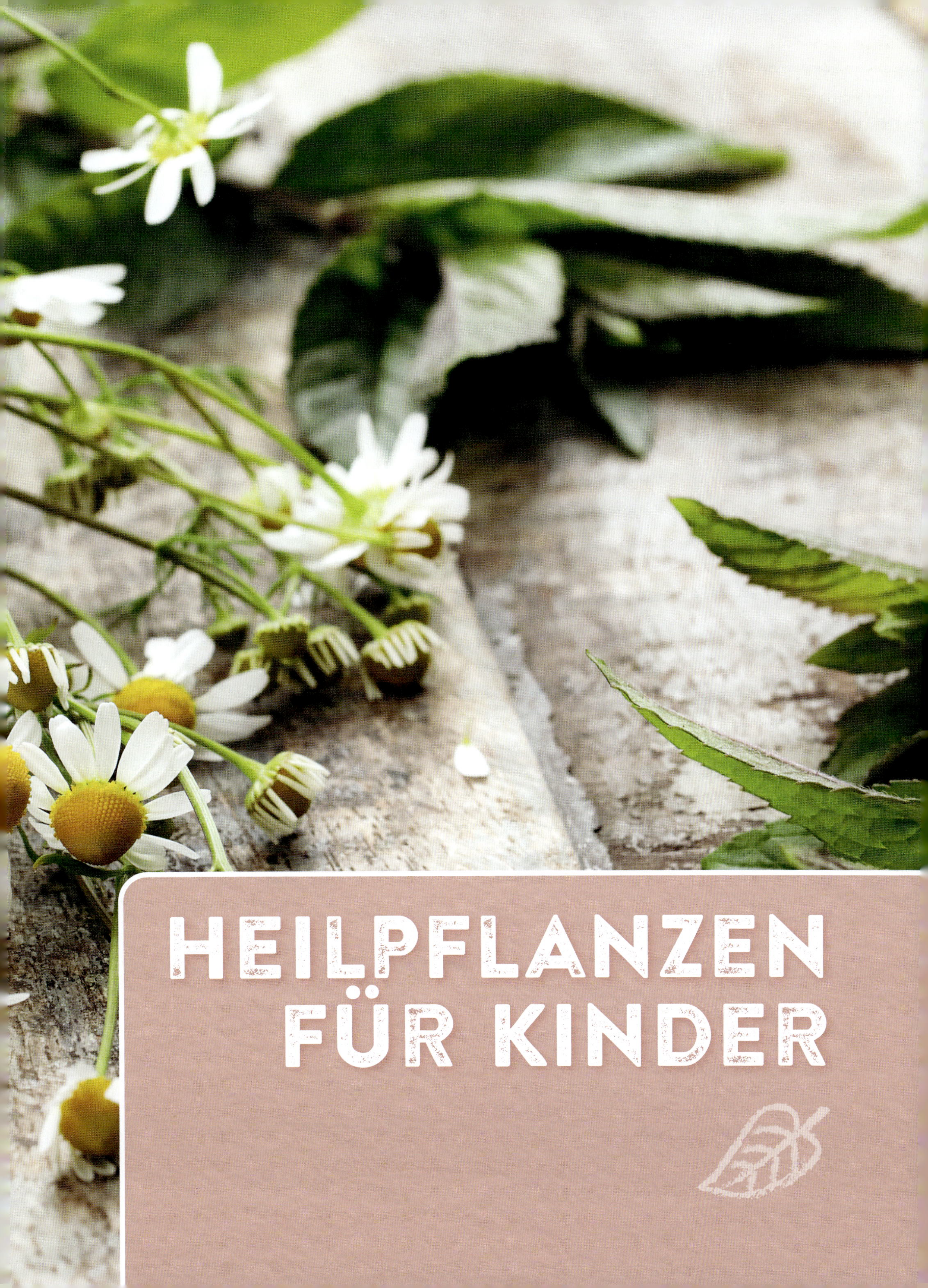

HEILPFLANZEN FÜR KINDER

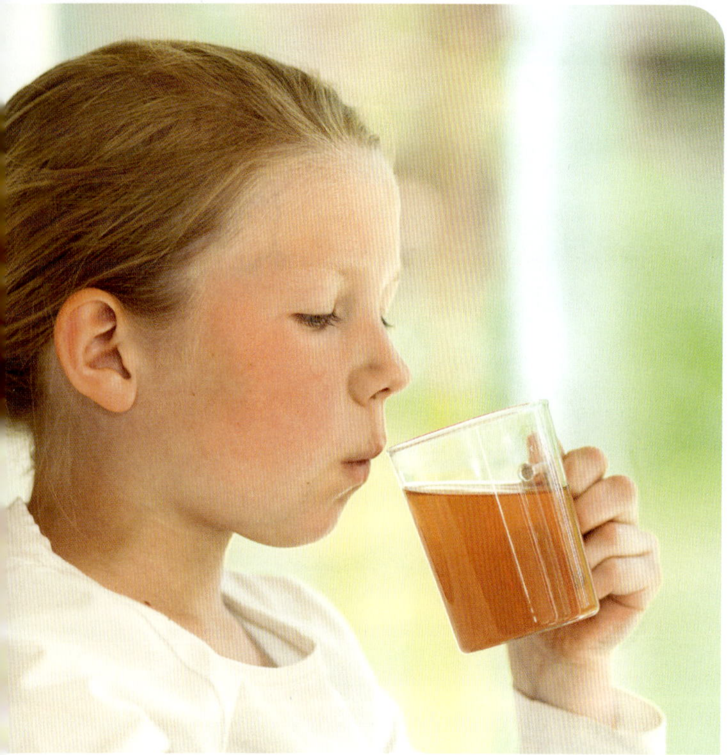

Heilpflanzen wirken nachhaltig: Sie helfen Kindern durch Zeiten der Krankheit und stärken sie.

Wenn Sie dieses Buch zur Hand nehmen, dann wissen oder vermuten oder hoffen Sie, dass Sie hier einen sanften, natürlichen Weg finden, der Ihr Kind nicht nur schnell gesund macht, sondern es gesund erhält und im besten Falle stärkt.

Vielleicht haben Sie sich in Ihrem bisherigen Leben um Ihre eigene Gesundheit wenig Gedanken gemacht und wenn Sie selbst erkrankt waren, eher nach einer schnellen Medizin gegriffen, um bald wieder arbeitsfähig zu sein. Vielleicht hat Ihr Kind Ihren Blick in Richtung Naturheilkunde geöffnet, weil Sie nach nachhaltigeren, „unschädlichen" Mitteln für seine Gesundheit suchen. Oder Sie beschäftigen sich selbst schon länger mit Naturheilkunde und suchen nun kompetenten Rat für Ihre Kinder.

Was auch immer Ihre Motivation ist, Sie sind nicht allein: Einer aktuellen Untersuchung der Universitäts-Kinderkliniken in Leipzig und München zufolge bevorzugen viele Eltern für ihre kranken Kinder pflanzliche Medizin. Besonders bei Erkältungskrankheiten und Bauchweh behandeln gut 85 Prozent der Eltern in Deutschland ihre Kinder nach Möglichkeit mit einem pflanzlichen Arzneimittel. Die wichtigste Motivation ist der Wunsch nach einer natürlichen, sicheren und nebenwirkungsarmen Behandlung.

Die meisten Eltern werden Pflanzenmedizin in Form von Fertigarzneimitteln aus der Apotheke einsetzen; das gibt Sicherheit in Bezug auf Qualität, Anwendung und Dosierung. Manch kundige Eltern holen sich die Heilpflanzen für ihre Kinder aus dem Garten oder von der Wiese. Und immer mehr besinnen sich heute darauf, dass ihre Großeltern oft noch wussten, welche Hausmittel hilfreich sind. Sie möchten nun auch mehr über Heilpflanzen wissen und Tees oder Wickel selber machen, wie die genannte Umfrage bestätigt. Man sieht es auch in den Medien – immer mehr Zeitschriften und Ratgeber beschäftigen sich mit dem Thema.

SCHULMEDIZIN VERSUS NATURHEILKUNDE?

Die sogenannte Schulmedizin und die Naturheilkunde müssen keinesfalls unvereinbare Gegensätze sein. Sie können sich im besten Fall wunderbar ergänzen. So wie in bestimmten Fällen ein Antibiotikum oder eine Operation das Mittel der Wahl ist, so sind mit der gleichen Selbstverständlichkeit bei vielen Beschwerden Heilpflanzentees, Wickel oder andere Therapien aus der Fülle der Naturheilkunde die wirksamste Medizin.

Es gilt immer, genau hinzuschauen, und darum geht es auch in diesem Buch. Es ist uns ein Anliegen, Ihnen zu helfen, auf die Selbstheilungskräfte Ihres Kindes zu vertrauen. Bei leichteren Beschwerden und Krankheiten oder kleineren Verletzungen können Sie als Eltern die Verantwortung für Gesundheit und Wohlergehen Ihrer Kinder selbst übernehmen. Gerade bei den normalen Alltagsbeschwerden sind Sie mit der natürlichen, meist nebenwirkungsärmeren Pflanzenmedizin bestens beraten.

FREI VON NEBENWIRKUNGEN?

Heutzutage sind viele altbewährte Arzneipflanzen gründlich untersucht und das traditionelle Wissen ist bestätigt worden, und so bietet die Phytotherapie ein vielschichtiges Einsatzgebiet. Doch wie alle Arzneimittel, können auch pflanzliche Arzneimittel Risiken haben. Verklären darf man die Heilpflanzentherapie nicht. Was wirkt, kann auch „neben-wirken", sprich: Auch Heilpflanzen haben Nebenwirkungen, Wechselwirkungen oder es bestehen Gegenanzeigen. Manche Nebenwirkungen kommen nur deshalb zustande, weil die Anwendung nicht korrekt durchgeführt wurde, die Dosis zu hoch war oder die empfohlene Anwendungsdauer überschritten wurde. Darum ist eine fachkundige Anleitung gerade in der Kinderheilkunde enorm wichtig. Aber im Allgemeinen sind Arzneipflanzen gut verträglich, meist risikoärmer als chemisch-definierte Arzneistoffe und zeichnen sich durch eine große therapeutische Breite aus.

Wir wollen Ihnen Mut machen, sich mit Heilpflanzen zu beschäftigen, ihre Wirkungsweise kennenzulernen, die richtige Anwendung sowie die unterschiedlichen Behandlungsmethoden zu lernen. Nicht zuletzt, um auch die Grenzen einer Selbstbehandlung erkennen zu können.

MEHR ALS TEE UND WICKEL

Heilpflanzen wirken nicht so schnell wie eine Kopfschmerztablette. Geben Sie den pflanzlichen Wirkstoffen wie auch dem Organismus Ihres Kindes etwas Zeit. Diese Zeit ist ebenso wertvoll für die Genesung wie die Wirkstoffe und Teil der Therapie: Wenn Sie am Kinderbett sitzen, Ihrem Kind einen Heiltee zu trinken geben, vielleicht einen Wickel anlegen, eine Geschichte erzählen, singen oder sich mit ihm unterhalten, dann macht Ihr Kind in seiner Entwicklung einen großen Sprung nach vorn. Es hat intensive Zuwendung erfahren, während sein Körper sich mit der Erkrankung auseinandersetzte. Solche Kindheitserfahrungen machen sicher und stark. Heilen mit Pflanzen geschieht, richtig angewendet, behutsam und nachhaltig. So kann „die Seele mitkommen und mitwachsen".

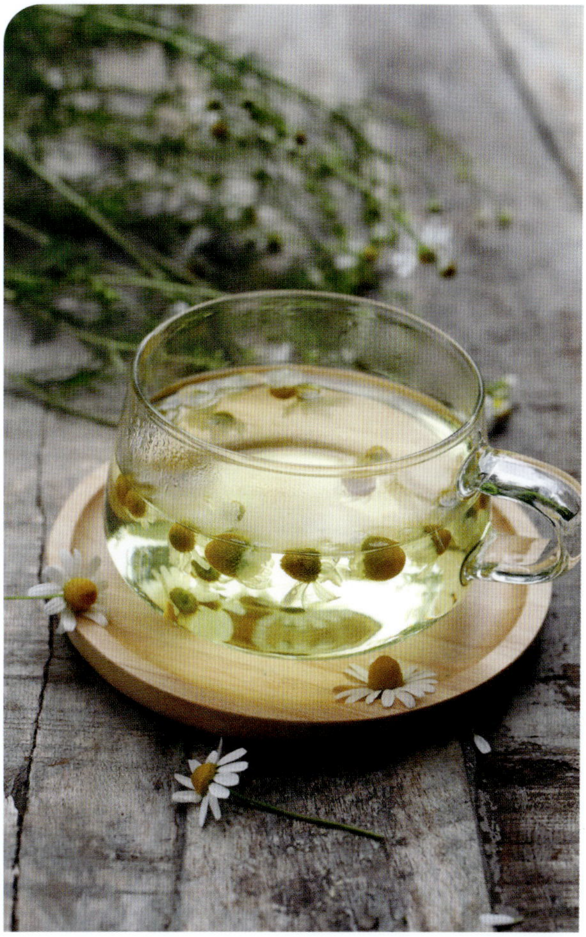

Milder Kräutertee tut gut und schmeckt – gerne auch mal aus frischen Pflanzen.

Aber klar, für die therapeutische Wirkung sind auch die Inhaltsstoffe wesentlich. Das Gute ist, dass diese nicht wie bei synthetischen Medikamenten isoliert sind, sondern als Gesamtpaket in pflanzlicher Verpackung angeboten werden. Pflanzen sind Vielstoffgemische, deren unterschiedliche Wirkstoffe sich gegenseitig ergänzen oder oft sogar unterstützen können – gerade darum sind die Nebenwirkungen in der Regel geringer. Im Folgenden finden Sie einen Überblick über die verschiedenen Stoffe, die wirken.

LIEBER EINMAL MEHR ZUM ARZT

Unklare Symptome gehören immer in fachkundige Hand. Vor übereifriger Selbstdiagnose warnen wir dringend! Wann immer Sie unsicher oder ängstlich sind oder wenn die Beschwerden nicht innerhalb weniger Tage besser werden und bei schwerwiegenden Erkrankungen oder Komplikationen sowieso: Suchen Sie ärztliche Abklärung und therapeutischen Rat. Lieber einmal zu oft als einmal zu wenig. Die Sicherheit Ihres Kindes ist immer vorrangig.

WIRKSTOFFE

Damit Pflanzen gesund bleiben, nicht gefressen werden oder vertrocknen und attraktiv für Bestäuber sind, stellen sie einiges auf die Beine: Sie bilden Stoffe, die all das leisten – sogenannte sekundäre Pflanzenstoffe. Sekundär, weil sie nicht für den unmittelbaren Stoffwechsel der Pflanze benötigt werden, sondern ausschließlich Schutzaufgaben haben. In der Pflanzenheilkunde werden sie Wirkstoffe genannt, da sie eine pharmakologische Wirkung auf den menschlichen (und tierischen) Organismus haben. Häufig können diese Schutzwirkungen auch auf die medizinische Anwendung übertragen werden. Da es sich um chemische Verbindungen mit unterschiedlichen Eigenschaften handelt ist für die Wirkung neben dem richtigen Erntezeitpunkt, dem korrekten Trocknen und Aufbewahren ➔ Seite 28 auch die Zubereitung wichtig.

Hier geben wir Ihnen einen kleinen Einblick in die Schatzkiste der Pflanzen, damit Sie wissen, was in ihnen steckt, was wie wirkt und was Sie eventuell beachten müssen.

ÄTHERISCHE ÖLE

Fast alle Pflanzen, die fein duften, enthalten ätherische Öle. Sie schützen sich mit ihnen vor Bakterien, Viren und Pilzen. Der Duft lockt an oder stößt ab, er bildet auch eine schützende Glocke gegen zu viel Hitze und dient der Kommunikation der Pflanzen untereinander. Die meisten aromatischen Heilpflanzen wachsen dort, wo es sehr warm ist. Denken Sie an unsere Küchenkräuter wie Basilikum, Rosmarin und Thymian.

Solche Inhaltsstoffe haben die Angewohnheit, im wahrsten Sinne des Wortes zu „verduften". Dann liegt eine Weile Duft in der Luft, und bald ist alles wieder verflogen. Deshalb werden ätherische Öle schon in der Pflanze selbst gut verschlossen und geschützt in speziellen „Ölbehältern" aufbewahrt, aus denen sie erst bei Verletzung der Pflanzenzellen freigesetzt werden. Also beispielsweise, wenn man an den Blättern reibt oder etwa Fenchelfrüchte im Mörser zerdrückt.

Wichtig ist uns die Unterscheidung der Anwendung aromatischer Heilpflanzen und der Anwendung hochkonzentrierter ätherischer Öle. Die Anwendung **reiner und unverdünnter ätherischer Öle in der Kinderheilkunde** gehört (mit wenigen Ausnahmen) in die Hände erfahrener, in Aromatherapie ausgebildeter Fachleute. In diesem Buch beschäftigen wir uns daher fast ausschließlich mit Pflanzen, die solch heilkräftige Duftstoffe beinhalten. **Aromatika** nennt man sie. Wenn wir im Buch die Anwendung ätherischer Öle empfehlen, dann immer gering dosiert als Teil einer Mischung. Bitte halten Sie sich an unsere Dosierungsempfehlungen. Mehr ist hier keinesfalls besser.

Ätherische Öle gelangen über verschiedene Wege in den Körper: über den Mund (beim Teetrinken oder Pizza-mit-Oregano-Essen), über die Nase (beim Inhalieren) und über die Haut (beim Waschen oder Einreiben mit Salben oder Ölen). Das gelingt, weil ätherische Öle fettlöslich sind und mit ihren sehr kleinen Molekülen über die Haut oder über die Schleimhäute ins Blut aufgenommen werden. Sie gehen sogar aufgrund ihrer Lipidlöslichkeit in die Muttermilch über: So können Tees auch über Umwege zur Wirkung kommen. Eine geniale Einrichtung der Natur!

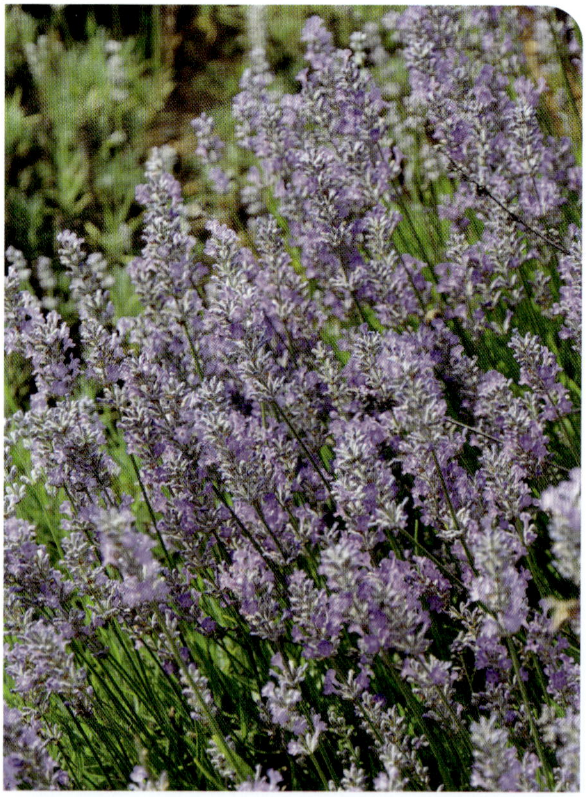

Das ätherische Öl aus Lavendel wirkt beruhigend und ausgleichend auf die Kinderseele.

Einsatz und Löslichkeit

Pflanzen mit ätherischen Ölen können Sie vielseitig einsetzen: als duftenden Tee, Dampfinhalation, Badezusatz, Kräuterkissen, Dampfkompresse oder Einreibung.

Ätherische Öle sind gut löslich in fettem Öl, Milch, Sahne, Honig, Alkohol oder Salzwasserlösung, aber schlecht löslich in purem Wasser. Deshalb gibt man auch häufig zur Verstärkung einer Teezubereitung noch einige Tropfen alkoholische Tinktur der entsprechenden Heilpflanze hinzu, weil darin die ätherischen Öle besser gelöst wurden als im Teewasser.

→ zum Beispiel Kamille, Seite 228

Wirkungen

Die Wirkungen von Aromatika sind überaus vielseitig, wie auch ihre Duftkompositionen jeweils aus vielen Einzelbestandteilen zusammengesetzt sind. So besteht zum Beispiel der typische Rosenduft aus rund 400 verschiedenen Komponenten. Aber keimwidrig, also gegen Bakterien, Viren und Pilze wirksam, das sind sämtliche ätherische Öle, die einen mehr, die anderen weniger.

Je nach ihrer speziellen Duftzusammensetzung wirken Pflanzen mit ätherischen Ölen auch anregend oder beruhigend, entzündungshemmend oder durchblutungsfördernd, auswurffördernd, schmerzlindernd, milchbildungsfördernd, krampflösend, blähungswidrig – der Wirkungen gibt es noch viele.

Anwendung

So vielseitig wie die Wirkungen sind auch die Anwendungsgebiete: Eingesetzt werden sie bei Erkältungen oder Verdauungsstörungen, zur Beruhigung oder zur Kreislaufanregung, bei Hauterkrankungen, zur Wundpflege oder zur Keimreduzierung.

Besonderheiten bei der Teezubereitung

Ätherische Öle verduften leicht. Um den wirksamen Duft in der Tasse zu halten, helfen einige Tricks.

- Die Teekräuter nicht mit kochendem Wasser überbrühen, weil sich sonst die Duftstoffe zusammen mit dem Wasserdampf sofort verflüchtigen. Lassen Sie stattdessen das kochende Wasser etwa 2 Minuten stehen und gießen Sie es erst dann, wenn es nur noch „heiß" ist, über die Kräuter.

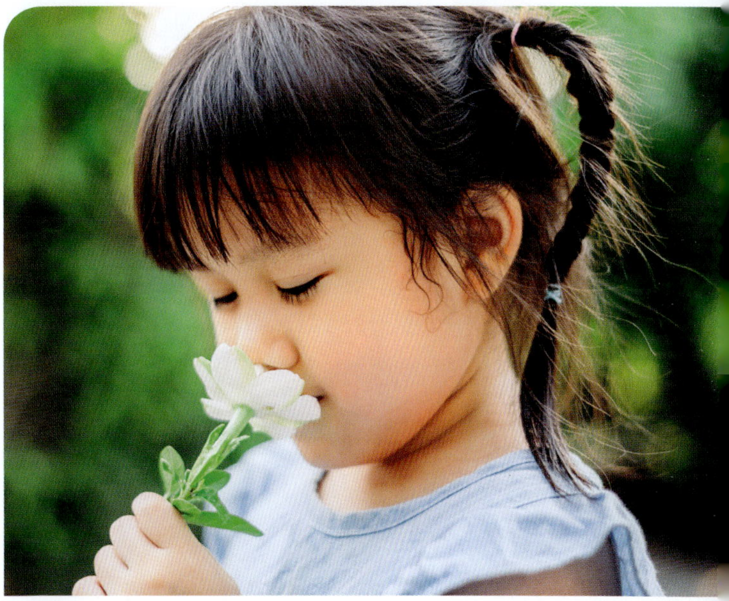

Kinder reagieren sehr sensibel auf Düfte.

- Legen Sie aus dem gleichen Grund nach dem Übergießen der Kräuter sofort einen Deckel auf die Tasse oder Kanne, während der Tee zieht.
- Hat der Tee fertig gezogen (meist nach 5–10 Minuten), sieht man auf der Unterseite des Deckels Tropfen kondensierten Wassers hängen. Diese sind besonders reich an ätherischen Ölen, die natürlich nicht verloren gehen sollten, sondern mit hinein müssen ins Teewasser. Legen Sie deshalb den Deckel nicht einfach auf den Küchentisch, sondern klopfen Sie zuerst die Tropfen ins Teewasser ab.

BITTERSTOFFE

Bitterstoffe und Kinder, das scheint nicht zusammenzupassen. Kinder mögen Bitteres gar nicht oder wenn, dann höchstens nur ganz gering dosiert.

Ihr Kind protestiert zu Recht, wenn Sie es überreden wollen: „Ach, stell dich nicht so an. Dieser Tee hier ist gar nicht so bitter, den kannst du gut trinken." Nein, kann es nicht. Auf jeden Fall nicht gut. Kinder besitzen nämlich am Zungengrund wesentlich mehr Geschmacksknospen für „bitter" als wir Erwachsene. Dadurch reagieren sie eben auch viel empfindlicher als Erwachsene auf Bitterstoffe. Auf zu viele Bitterstoffe folgt oft sogar Erbrechen. Dosieren Sie deshalb für Kinder Bitterstoffe so (gering), dass sie den Tee noch einigermaßen gerne mögen. Das „Mögen" kann als ein guter Gradmesser gelten.

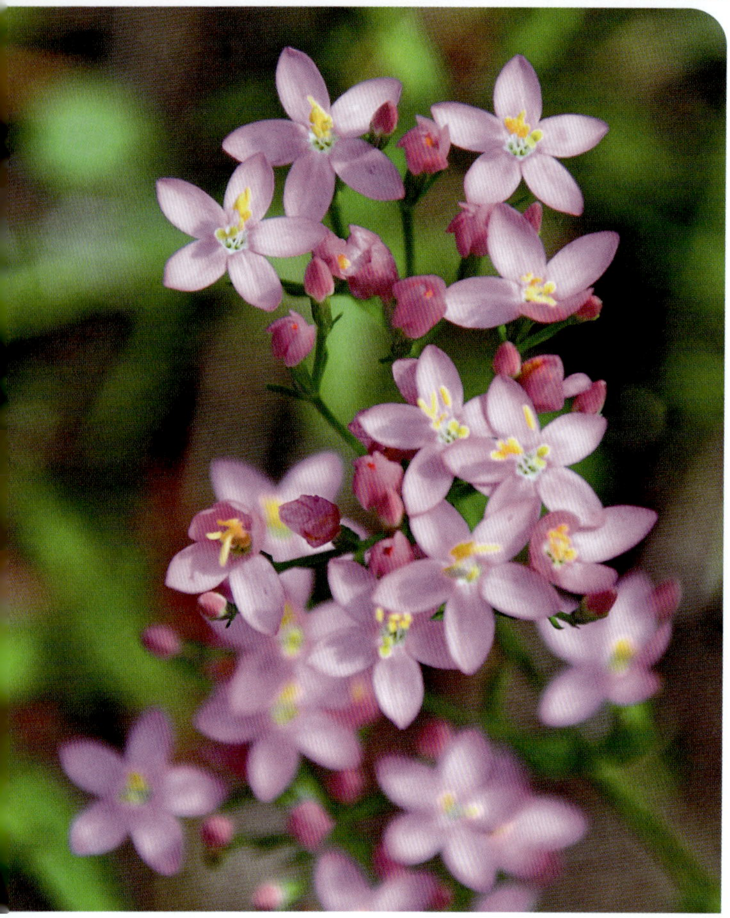

Hübsch bitter: Tee aus Tausendgüldenkraut weckt den Appetit.

Warum aber soll man Bitterstoffe überhaupt in der Kinderheilkunde einsetzen? Weil diese Ihr Kind weit über die verdauungsfördernden und stoffwechselanregenden Eigenschaften hinaus richtig stärken können.

Wirkungen

Zuerst einmal lassen Bitterstoffe die Verdauungssäfte fließen, damit das, was in den Bauch hineinkommt, auch gut aufgespalten, verdaut und ins Blut aufgenommen werden kann. Was gut verdaut wurde, führt nicht (oder zumindest weniger) zu Verdauungsproblemen wie Blähungen, Bauchweh, „Stein im Bauch" oder Ähnlichem. Gerade Kinder, die nicht so richtig gedeihen wollen, profitieren davon, dass durch Bitterstoffe die Nährstoffe (unter anderem auch die fettlöslichen Vitamine A, D, E und K sowie Eisen) besser resorbiert werden und sie mehr Appetit haben. Bitterstoffe unterstützen außerdem die Verdauung bei Verstopfung, weil sie auch die Gallenproduktion anregen, und sie lindern Kopfschmerzen, die aufgrund von Verdauungsstörungen auftreten.

BITTERSTOFFPRÄPARATE FÜR KINDER

Es gibt im Handel nicht-alkoholische Bitterpräparate, die gut für Kinder geeignet sind und vor allem (einigermaßen) gut schmecken. Dazu gehört zum Beispiel das (fruchtig gesüßte) Wala Bitter Elixier (für Kinder ab 6 Jahren) oder Weleda Gentiana lutea Rh 5 % (für Kinder ab 1 Jahr geeignet).

Aber „bitter" kann durchaus noch mehr. Es stärkt (tonisiert) den gesamten Organismus und regt ihn an, macht wach und aufmerksam und stärkt die Nerven. Kindern, die häufig müde, lustlos oder erschöpft sind oder in der Pubertät „null Bock auf nichts" haben, tun Bitterstoffe wirklich gut. Sie päppeln sie auch nach einer längeren (Infektions-) Krankheit wieder auf und bringen sie zu Kräften. Zudem wärmt Bitteres von innen, unterstützt die körpereigene Abwehr (deshalb sind Bitterkräuter gut in Erkältungstee-Mischungen) und auch die Blutbildung durch vermehrte Resorption von Eisen und Vitamin B12.

Anwendung

Heilpflanzen mit Bitterstoffen setzt man bei Verdauungsstörungen und Appetitlosigkeit ein, bei Verstopfung, unterstützend bei Erkältungskrankheiten, bei ständiger Müdigkeit, Antriebslosigkeit und Schwächezuständen.

FÜR DIE ELTERN

Lebenselixiere

Bitterstoffe waren schon in alter Zeit die Hauptbestandteile sogenannter Lebenselixiere. Aus ihnen entwickelten sich im Lauf der Jahrhunderte die heute gebräuchlichen „Schwedenbitter". Solch bittere Lebenselixiere tun auch Ihnen gut, wenn Sie als Eltern erschöpft sind. Sie sind allerdings meist alkoholischer Natur und deshalb nur etwas für Erwachsene.

Bitter sind auch berühmte Kräuterliköre und Magenbitter, etwa Bitterstern, Campari, Chartreuse, Angostura Bitter, Fernet Branca und andere. Am besten aber ist, Sie machen sich Ihr Lebenselixier selbst.

Bitte beachten: In der Pflanzenheilkunde unterscheidet man bittere Heilpflanzen nach ihrem Bitterwert. Je höher der Bitterwert, desto bitterer. Für sehr bittere Heilpflanzen wie Enzian, Wermut, Fieberklee, Tausendgüldenkraut oder Artischocke gilt, dass sie nicht bei Magen- oder Zwölffingerdarmgeschwüren eingesetzt werden dürfen. In der Kinderheilkunde kommen diese eher selten zum Einsatz.

Besonderheiten bei der Teezubereitung

- Bitterstoffe sind hitzeempfindlich, deshalb Bittertees am besten nur mit heißem Wasser überbrühen, nie lange kochen lassen. Kalte Zubereitungen, also ein Bitterelixier oder Tinkturen, sind wirksamer.
- Nicht oder nur wenig süßen. Das Süße sollte das Bittere nicht überdecken. Zum Abmildern des unangenehmen Geschmacks eignen sich Süßholz, Fenchelfrüchte oder auch ein Schuss Fruchtsaft.
- Bei Appetitlosigkeit lassen Sie Ihr Kind den bitteren Tee oder das Präparat ½ Stunde vor dem Essen einnehmen, damit die Verdauungssäfte gelockt werden. Bei Verdauungsstörungen helfen Bitterstoffe, wenn Ihr Kind sie nach dem Essen einnimmt.
- Nochmals: Die individuelle Dosis ist sehr unterschiedlich. Vertrauen Sie hierin ganz Ihrem Kind. Eine zu hohe Dosis Bitterstoffe hat im Vergleich zu einer passenden Dosis sogar eine geringere Wirkung.

FARBSTOFFE

Zum Anlocken von Insekten protzen Pflanzen mit Farben. Soweit so bekannt. Farben können aber auch signalisieren, dass der süße Nektar bereits ausgeschlürft ist. Und was Sie vielleicht nicht wussten: Pflanzen schützen sich mit Farben vor schädlichen Einflüssen wie starker Sonneneinstrahlung oder Umweltbelastungen. Wenn Pflanzenfarbstoffe gelblich-orange sind, nennt man sie **Flavonoide**, rot- bis blauviolette Farbstoffe heißen **Anthocyane**. Das Zauberwort der Farbstoffe heißt für Pflanze und Mensch gleichermaßen: gesund bleiben. Deshalb hat die Natur es auch so eingerichtet, dass Nahrungsmittel aus Pflanzen, also Gemüse und Obst, „farbig" sind, und dass „Farben essen" den menschlichen Organismus gesund erhält.

Wirkungen

Vorbeugung und Gesunderhaltung, Zell- und Gefäßschutz, das sind die großen Themen von Gelb, Rot, Orange und Violett. Ansonsten wirken Farbstoffe, je nach Pflanzenart, recht unterschiedlich …

GELB + GRÜN = GRÜN

Auch wenn Salat und Gemüse grün aussehen, sind in den Blättern doch auch gelbe Farbstoffe vorhanden. Sie sind lediglich unter dem Grün verborgen, das in größerer Menge vorliegt. Deutlich wird das, wenn Gemüseblätter welken. Dann wird ihr grüner Farbstoff abgebaut und das Gelbe kommt zum Vorschein. Nicht anders ist es, wenn sich im Herbst das Laub der Bäume von Grün nach Gelb oder Rot verfärbt.

Ringelblume: Mit Farbenkraft gegen wunde Haut.

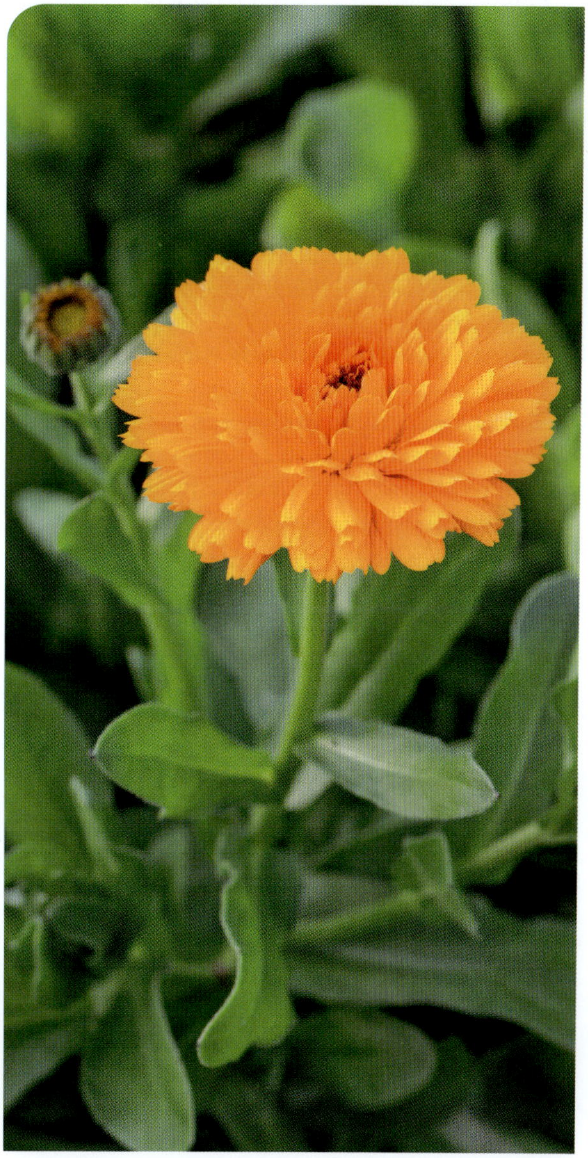

- Manche wirken harntreibend, entzündungshemmend, schweißtreibend oder stoffwechselfördernd, andere verbessern die Durchblutung, wieder andere hellen die Stimmung auf oder schützen die Augen.
- Alle Farbstoffe sind gute Radikalenfänger, das heißt, sie binden freie Radikale, die zu Schädigungen der Zellmembran führen können, und schützen damit Zellen in jeder Form. Man sieht sie deshalb als krebsverhütend an und empfiehlt zur Krebsvorsorge „Farben essen" als wohlschmeckende Ernährungstherapie. Zu den ernährungsphysiologisch wichtigen krebsvorbeugenden Substanzen gehören Brokkoli, Endivie, Grünkohl und Zwiebeln, außerdem Kirschen, Orangen, Preiselbeeren, Trauben und Tomaten sowie deren Säfte und nicht zuletzt Grüner und Schwarzer Tee.
- Farbstoffe stabilisieren die Gefäßwände der kleinen Kapillargefäße, schützen sie vor Brüchigkeit und einer überhöhten Durchlässigkeit und beugen damit der Bildung von Ödemen und Entzündungen vor.

Anwendung

Eigentlich sind die pflanzlichen Farbstoffe für alles gut, sie helfen bei allen möglichen Erkrankungen ebenso wie zum Gesundbleiben. Aber medizinisch gesehen setzt man Flavonoidpflanzen vor allem ein bei Herz-Kreislauf- und Gefäß-Erkrankungen, bei Venenschwäche, als Leberschutz, bei Allergien und Ödemen, zur Wundbehandlung, bei Entzündungen, begleitend bei Infektionserkrankungen, zur Vorbeugung gegen Krebs und in der Strahlentherapie zur Reduzierung der Nebenwirkungen.

Gut zu wissen: Flavonoide haben keine Nebenwirkungen und sind deshalb zur Langzeitanwendung bestens geeignet. Außerdem sind sie hitzestabil, das heißt, sie gehen beim Kochen nur geringfügig verloren.

GERBSTOFFE

Pflanzen entwickeln Gerbstoffe zu ihrem eigenen Schutz als eine Art Grenzbarriere. So sind sie besser gewappnet vor Feuchtigkeitsverlust nach außen. Und gleichzeitig verhindern ihre Gerbstoffe das Eindringen von zu viel Nässe, aber auch von Bakterien und anderen Schädlingen in ihr Inneres.

Ähnliches machen Gerbstoffe auf der menschlichen Haut. Sie gerben, wie es der Name besagt. Das heißt, sie ziehen die Hautoberfläche zusammen, trocknen sie aus und verfestigen die Oberfläche von Haut und Schleimhaut. Die räumliche Struktur der Eiweiße wird dabei verändert. Das Ergebnis kann man sich bildlich in etwa vorstellen wie verfilzte Wolle.

„LEDER-HAUT"

Bereiten Sie einen starken Schwarztee zu, den Sie 15 Minuten ziehen lassen. Nach dieser Zeit sind die Gerbstoffe gelöst worden. Dann stecken Sie und Ihr Kind jeweils den Zeigefinger der rechten Hand 3–4 Minuten lang in diesen (abgekühlten) Tee. Anschließend erspüren Sie an diesem Finger, was sich verändert hat im Vergleich zu den anderen Fingern: Die Haut fühlt sich eher trocken an, zusammengezogen und mit einer Art glatten „Membran". Manchmal spüren Sie sogar ein leichtes Taubheitsgefühl, ein Zeichen der schmerzlindernden Wirkung der Gerbstoffe.

Einsatz und Löslichkeit

- Gerbstoffe bestehen aus großen Molekülen, die nicht ins Blut aufgenommen werden. Sie sind also nur oberflächlich wirksam an der Haut und an der Schleimhaut im Mund- und Rachenraum sowie im Magen-Darm-Kanal.
- Pflanzen mit Gerbstoffen lösen sich gut in heißem/kochendem (Tee-)Wasser und in Alkohol, aber schwer in kaltem Wasser und nicht in fetten Ölen.
- Zu langes Stehenlassen von Tee oder längeres Kochen macht Gerbstoffe unwirksam.

Wirkungen

Gerbstoffe wirken durchfallhemmend, zusammenziehend (im Darm: „stopfend"), austrocknend, entzündungshemmend, örtlich schmerz- und juckreizlindernd und antibakteriell.

- Gerbstoffe stabilisieren die Hautbarriere und lindern Entzündung, Juckreiz und Schmerz. Sie stillen oberflächliche Blutungen und fördern die **Wundheilung**. Weil beim Gerbvorgang die (Schleim-)Haut „schrumpft“ und die örtliche Durchblutung abnimmt, lindert es den Schmerz und Juckreiz. Sie wirken auch entzündungshemmend.
- Durch die zusammenziehende Wirkung verhindern Gerbstoffe das Anhaften und Eindringen von Bakterien, Viren und Pilzen in Haut- oder Schleimhautzellen. Erreger können sich dadurch außerdem schlechter bis gar nicht vermehren.
- Als Tee, bei Durchfall getrunken, erschweren Gerbstoffe einerseits die Aufnahme von Giftstoffen und Keimen (Durchfallerreger) ins Blut, andererseits erschweren sie das Einströmen von (zu viel) Flüssigkeit in den Darm, sodass der Körper bei Durchfall nicht zu viel Flüssigkeit verliert. Die Folge ist eine Linderung des Durchfalls, sichtbar am fester werdenden Stuhl.

Anwendung

Innerlich setzt man Heilpflanzentees mit Gerbstoffen vor allem bei Durchfall ein.

Äußerlich finden sie Anwendung bei einer Vielzahl von Beschwerden: als Auflage zur Wundbehandlung, bei nässenden Hauterkrankungen (Eichenrinde), kleineren Verbrennungen, Allergien und bei Juckreiz; bei Entzündungen des Mund- und Rachenraumes, Angina, Zahnfleischentzündungen zum Spülen oder Gurgeln (Salbei), zum Waschen bei übermäßiger Schweißbildung (Salbei) und bei Hämorrhoiden als Sitzbad (Zaubernuss). Bei Lippenherpes kann man Frischpflanzensaft (Melisse) auftupfen.

Bitte beachten: Nicht anwenden bei Verstopfung, trockenen Ekzemen oder trockenen Schleimhäuten und nicht bei magenempfindlichen Menschen. Keine Langzeitanwendung.

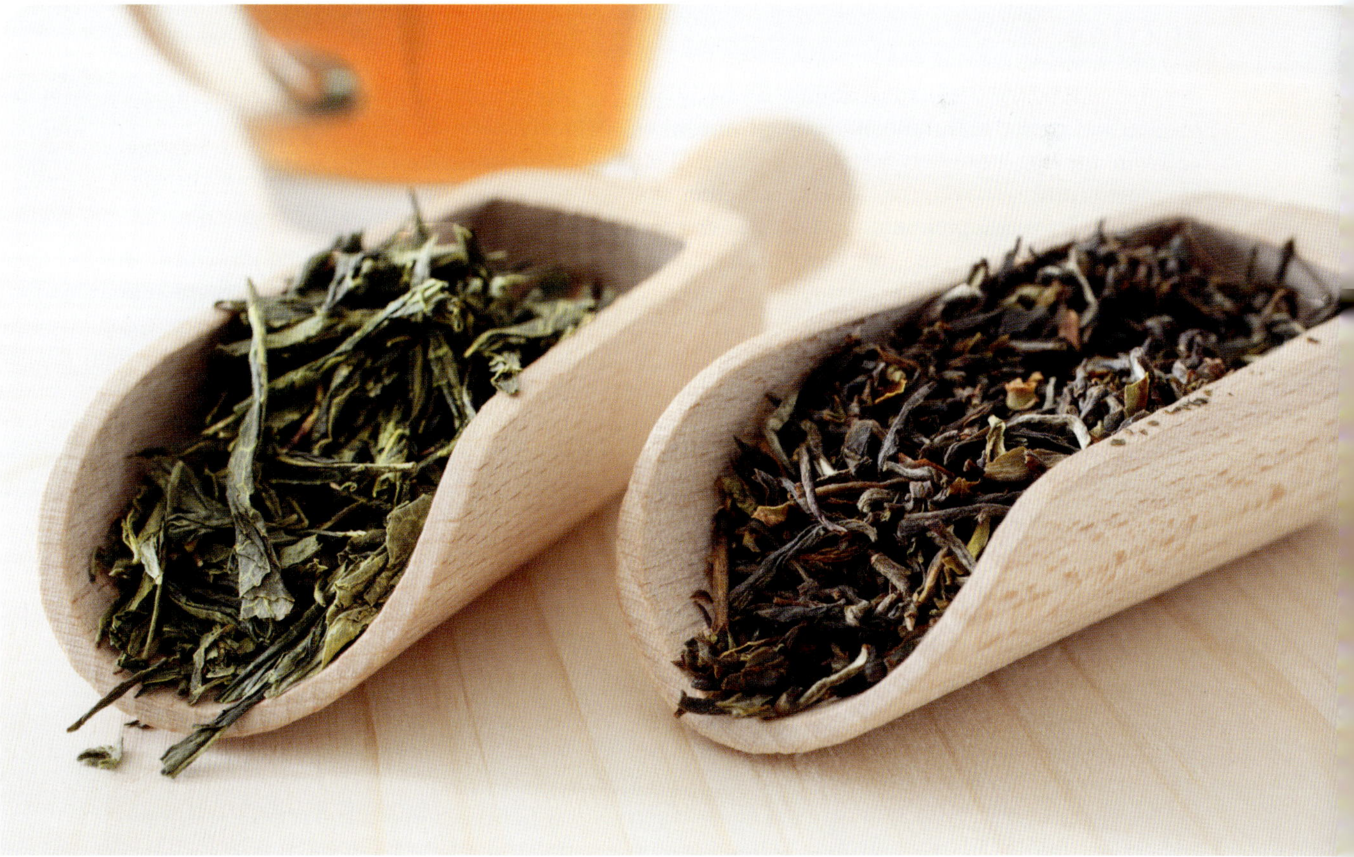

Schwarzer und grüner Tee enthalten heilkräftige Gerbstoffe, die sich gut für die Pflege von wunder Haut eignen.

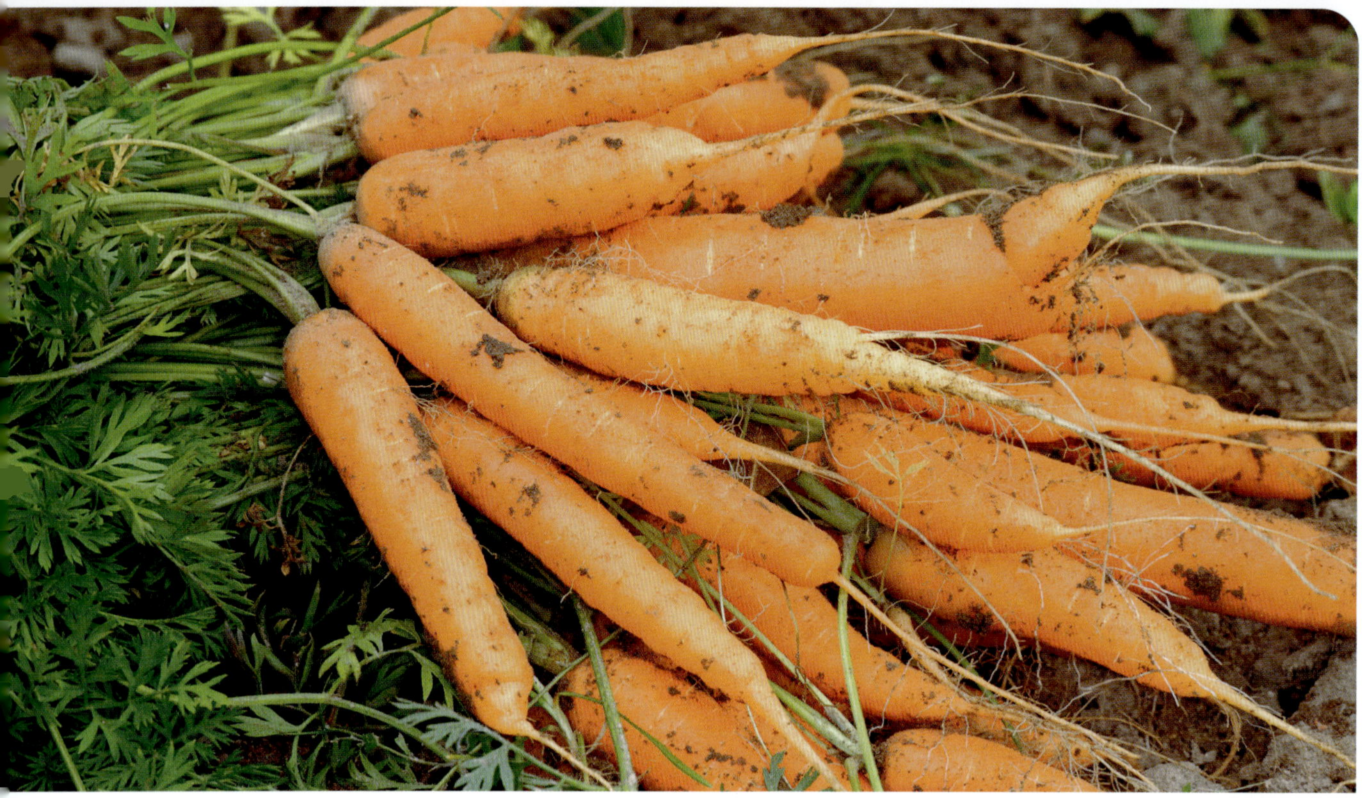

Karotten enthalten viele Pektine, die man sich bei Kinderdurchfall zunutze machen kann.

PEKTINE

Pektine gehören zu den Ballaststoffen. Es sind Polysaccharide, große Makromoleküle in pflanzlichen Zellwänden. Sie bestehen aus sehr langkettigen, krummen und verzweigten Molekülen, die sich untereinander verknüpfen und verschlingen können. Kurz, sie können gelieren. Das kennen Sie aus der Küche, vom Geleekochen oder vom Apfelpektin.

Wirkungen und Anwendung

Pektine (in Äpfeln, Bananen, Karotten) binden vorhandene Gifte, (überschüssige) Flüssigkeit oder Krankheitskeime an sich und scheiden sie anschließend aus. Die Krankheitskeime können sich also nicht weiter vermehren, die Gifte den Körper nicht länger schädigen. Pektine dicken den Darminhalt ein, schützen die Darmschleimhaut und lindern Entzündungen. Sie normalisieren die Verdauung und hemmen eine abnorme Darmflora. Mit anderen Worten: Sie sind eine hochwirksame Medizin – und dabei so wohlschmeckend! Um Pektine optimal aus ihrer Zelle herauszulösen und damit richtig viel „Pektinmedizin" zu erhalten, erfordert es besondere Vorbereitungen: Den Apfel reibt man auf einer feinen Glasreibe, die Banane schlägt man schaumig, die Möhren kocht man so lange wie möglich → Moro-Suppe, Seite 48. Sie werden das noch als „Großmuttermedizin" kennen.

Bitte beachten: Solchermaßen zubereitete „Pektinmedizin" bitte nicht ständig einsetzen, weil sie eben praktisch alles, was ihr in die Quere kommt, an sich bindet und aus dem Körper entfernt, beispielsweise auch Nährstoffe oder Arzneimittel, die dem Körper dann aber fehlen.

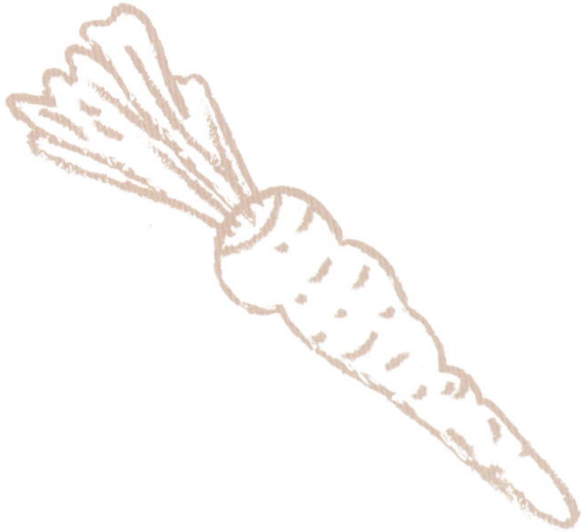

SALICIN

Viele Pflanzen, die im Feuchten wachsen, enthalten eine größere Menge an Salicin, eine Vorstufe der Salicylsäure. Damit wehren sie Erkrankungen ab und schützen sich somit selbst. Bei Spaziergängen am Bach begegnen Sie solchen Pflanzen: der Weide, der Pappel oder dem Mädesüß. Auch das Wilde Stiefmütterchen ist reich an diesen Inhaltsstoffen. Sowohl Weide wie auch Mädesüß und Stiefmütterchen bekommt man als Heilpflanzen in der Apotheke. Dieses pflanzliche Salicin muss aber, bevor es im menschlichen Körper zur Wirkung kommen kann, zuerst mithilfe der Darmbakterien und der Leber zu der im menschlichen Organismus wirksamen Salicylsäure umgewandelt werden, und das dauert etwas. Deshalb wirkt es nicht sofort, erst nach 2–3 Stunden, aber die Wirkung hält ungefähr 12 Stunden an. Regelmäßig alle 12 Stunden eingenommen, ergibt das einen schmerzstillenden „Rund-um-die-Uhr-Effekt“.

Wirkungen

Salicin wirkt ähnlich wie die Acetylsalicylsäure im bekannten Medikament Aspirin, nur etwas milder. Es wirkt also schmerzlindernd, entzündungshemmend, leicht schweißtreibend und fiebersenkend und außerdem auch gegen rheumatische Beschwerden, aber nicht „blutverdünnend“ wie Aspirin.

Anwendung

Bei fieberhaften Infekten, Erkältungen, Schmerzzuständen allgemeiner Art, länger dauernden Kopf- und Rückenschmerzen und rheumatischen Beschwerden. Und bitte: Pflanzen mit Salicin (Weidenrinde, Mädesüß) sind kein Ersatz für sogenannte Blutverdünner, um Herzinfarkt oder Schlaganfall vorzubeugen. Dafür benötigt man das synthetische Präparat.

Bitte beachten: Bei bestimmungsgemäßer Anwendung sind keine unerwünschten Wirkungen bekannt. Trotz der nur geringen Menge an Salicylaten in den pflanzlichen Präparaten und Tees sollten Menschen mit einer Salicylat-Überempfindlichkeit, Kinder unter 2 Jahren sowie Asthmatiker, Schwangere und Stillende sicherheitshalber den Wirkstoff Salicylsäure und auch das pflanzliche Salicin nicht anwenden.

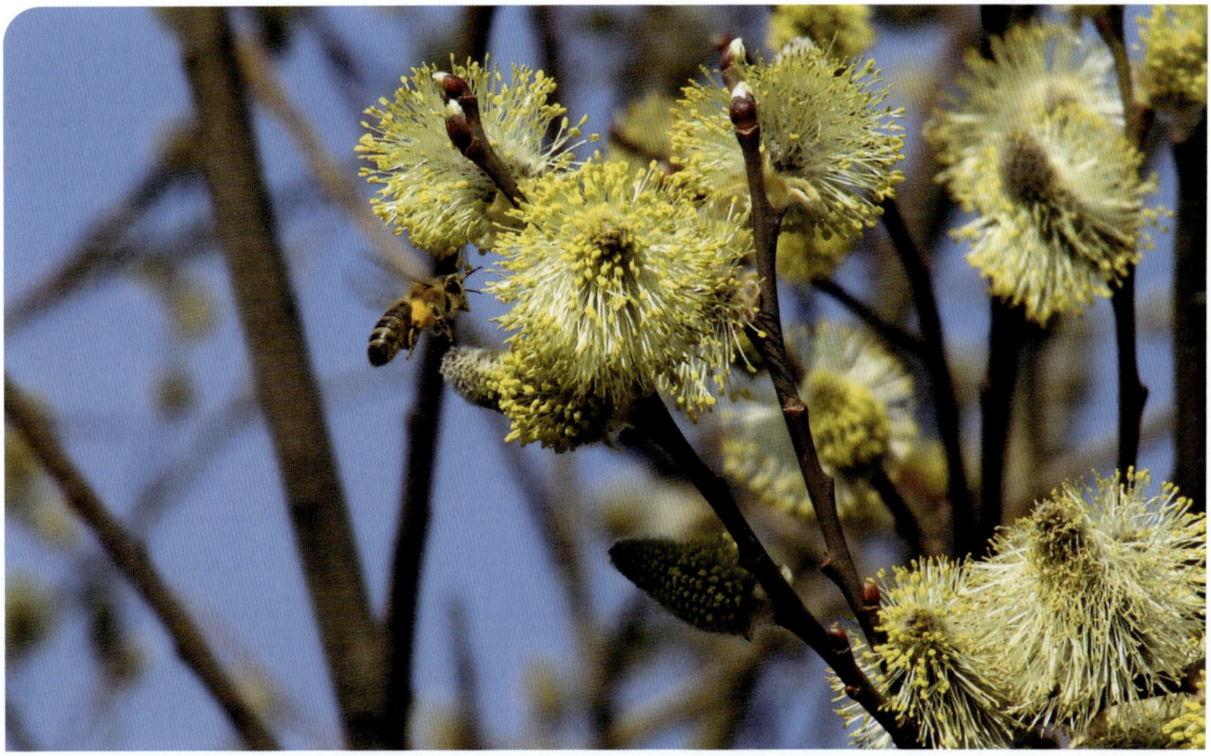

Mit Rinde gegen Schmerzen: Die Rinde der Salweide enthält Salicin.

SAPONINE

Saponine, auch Seifenstoffe genannt, sind im Grunde nichts anderes als Waschmittel. Wie bei Seife entsteht zusammen mit Wasser und Luft Schaum. Das können Sie ausprobieren. Reiben Sie eine Rosskastanie klein, geben Sie sie in ein verschließbares Glas mit Wasser und schütteln kräftig: Es schäumt. Wie übrigens der saponinhaltige Feldsalat beim Waschen auch schäumt, ebenso Efeublätter → Seite 210.

Doch Saponine (von lateinisch „sapor", die Seife) tragen ihren Namen zu Recht, sie schäumen nicht nur, sie reinigen auch. Noch bis vor gar nicht so langer Zeit wurden pflanzliche „Seifenstoffe" als Reinigungs- und Waschmittel verwendet (Seifenkraut, Efeu, Rosskastanie oder die Indische Waschnuss).

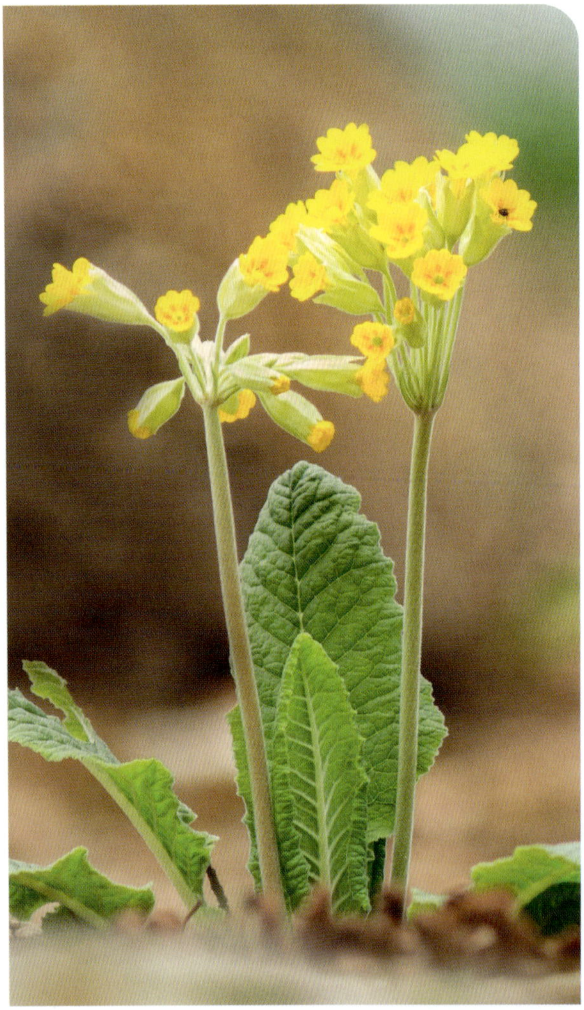

Mit „Seife" gegen Husten: So wirkt die Schlüsselblume.

Wirkungen

Dass Seife sauber macht, weiß jedes Kind. Die „Reinigung" im Körper erfolgt über eine Stoffwechselförderung oder eine Reizung der Atemwege, wenn Saponine dort Sekrete lösen und verflüssigen, damit sie besser entsorgt werden können.

Wenn Saponine beispielsweise dicken, zähen Hustenschleim in dünnflüssigeren Schleim verwandelt haben, lässt er sich besser abhusten. Dann wurden die Bronchien „gereinigt" und die Bronchitis heilt schneller aus. Das Gleiche bewirken Saponine in den Nasennebenhöhlen, wenn sie das festsitzende Schnupfensekret verflüssigen und lösen und somit einem Sekretstau vorbeugen.

- Saponine wirken auswurffördernd, sekretionsanregend und schleimlösend.
- Die meisten Saponine hemmen das Wachstum von Erregern wie Bakterien, Viren oder Pilzen.
- Viele Saponine wirken stoffwechselfördernd, harn- und schweißtreibend.

Anwendung

Bei Erkältungskrankheiten/Bronchitis, zur Durchspülungstherapie bei Blasen-Nieren-Entzündungen und zur Stoffwechselförderung bei chronischen Hautkrankheiten wie Ekzemen oder Schuppenflechte.

Bitte beachten: Heilpflanzen, die sehr viele Saponine enthalten, können die Magenschleimhaut reizen. Der Efeu ist ein gutes Beispiel dafür: Er kommt nur als Fertigarzneimittel zum Einsatz, denn als Tee oder Tinktur würde er durch seinen hohen Saponingehalt Übelkeit und Erbrechen auslösen. Andere Saponindrogen sind durch ihren geringeren Gehalt an Saponinen gut verträglich, beispielsweise die Wurzel der Schlüsselblume oder des Süßholzes.

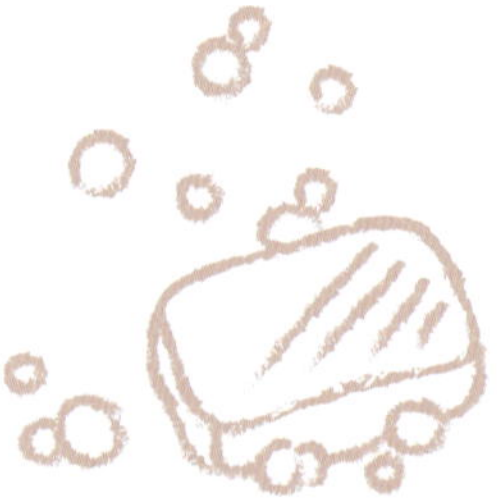

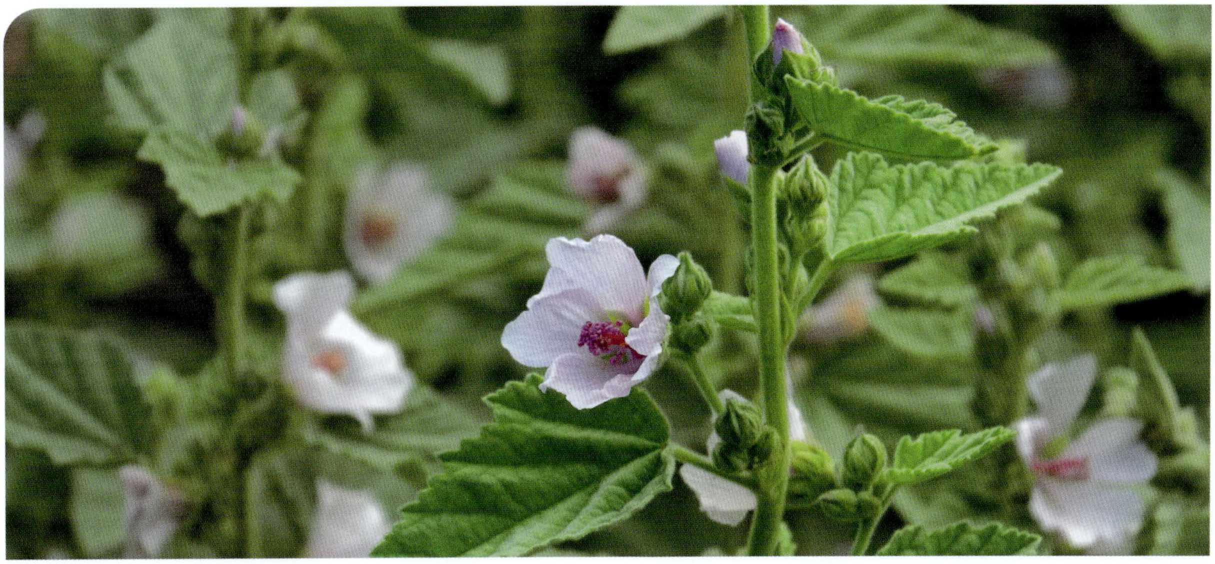

Eibisch ist außen weich und innen „schleimig“ – gut gegen Reizhusten.

SCHLEIMSTOFFE

Schneckenschleim kennt man. So ähnlich fühlen sich Pflanzen-Schleimstoffe an auf der Haut. Schleime bestehen aus sehr großen Molekülen und werden deshalb nicht ins Blut aufgenommen. Sie verbleiben als spürbar schützende Schicht auf der Haut oder Schleimhaut.

Wirkungen

Weil Schleime sich wie Samt und Seide auf die Haut legen, schützen sie diese vor weiteren Reizungen und bilden eine Art Barriere. Das gibt der darunterliegenden entzündeten Haut Zeit zum Abheilen. Der feuchtigkeitsgebende Schutzmantel wirkt reiz- und entzündungsmildernd, schmerz- und juckreizlindernd. Diese Eigenschaften sind spürbar an der Haut, wenn diese trocken, entzündet oder einfach empfindlich ist, und auch an Schleimhäuten.

- An der Rachenschleimhaut unterdrückt der reizmildernde Schleimfilm den Hustenreflex und dämpft den Reizhusten. Lassen Sie Ihr Kind daher einen solchen Tee schluckweise trinken, damit die Schleimhaut wieder und wieder vom Tee benetzt wird.
- Bei Mund-Magen-Darm-Schleimhautentzündungen lassen Schleimstoffe die Entzündung schneller abklingen.
- **Leinsamen-Schleimstoffe** quellen (mit genügend zusätzlichem Wasser) bei Verstopfung und lösen einen Dehnungsreiz an der Darmwand aus, der die Darmbewegung anregt und dadurch für eine beschleunigte Passage des Darminhaltes sorgt. Zudem bildet der Leinsamenschleim eine Gleitschicht im Darm und erleichtert so den Stuhlgang. Und auch im umgekehrten Fall, nicht bei Verstopfung, sondern bei Durchfall, hilft Leinsamen. Durch seinen hohen Schleimstoffgehalt bindet er Flüssigkeit und die darin enthaltenen Durchfallerreger oder Giftstoffe. Die Folge: Der Stuhl wird fester und die Giftstoffe werden ausgeschieden.

Anwendung

Schleimstoffe helfen bei Heiserkeit und trockenem oder Reizhusten, bei entzündeter Mund- und Rachenschleimhaut sowie bei Magen-Darm-Schleimhautentzündungen und Verstopfung.

Besonderheiten bei der Teezubereitung

Pflanzen mit Schleimstoffen immer „kalt ausziehen“, damit die Wirkstoffe erhalten bleiben, denn Pflanzenschleime bauen sich unter Hitze ab.

Bitte beachten: Schleimstoffdrogen verzögern durch ihre flüssigkeitsbindenden Eigenschaften die Aufnahme von Medikamenten. Halten Sie daher einen Abstand von 30 Minuten bis 1 Stunde zwischen der Einnahme von Schleimstoffdrogen und Medikamenten ein. Das betrifft vor allem Pflanzen mit einem hohen Anteil an Schleimstoffen wie Leinsamen, Flohsamen und Eibischwurzel.

SENFÖLE

Senföle schmecken scharf, wie scharfer Senf. Sie werden erst durch Enzyme biologisch wirksam und sind lipidlöslich (fettlöslich). Senföle dringen schnell in Haut und Schleimhaut ein. Sie werden im menschlichen Organismus über Lunge und Nieren wieder ausgeschieden und kommen auch überwiegend dort erst zur Wirkung.

Wirkungen

Äußerlich angewendet erzeugen sie Wärme oder Hitze, fördern die Durchblutung und wirken hautreizend. Deshalb verwendet man zum Beispiel Senf- oder Meerrettichauflagen bei Arthroseschmerzen und Gelenkbeschwerden, Bronchitis, Nasennebenhöhlenentzündungen oder als Fußbad bei Erkältungen oder Kopfschmerzen. In der Kinderheilkunde muss man dabei wegen regelrechter Verbrennungsgefahr besonders vorsichtig sein und darf solche Anwendungen nur fachkundig einsetzen.

Innerlich angewendet wirken Senföle keimwidrig und gelten als pflanzliches „Breitspektrum-Antibiotikum", das keine Allergien auslöst oder Resistenzen entwickelt, dafür aber zusätzlich das körpereigene Abwehrsystem stimuliert. Weil Senföle schon im oberen Darmabschnitt ins Blut übergehen, schädigen sie im Gegensatz zu den klassischen Antibiotika die „guten" Darmbakterien nicht, die überwiegend erst weiter unten sitzen. Diese Eigenschaft und die Tatsache, dass der Einsatz synthetischer Antibiotika häufig vermieden werden kann, trägt zum Erhalt einer gesunden Darmflora bei. Das ist gerade bei Infektanfälligkeit von großem Nutzen, da sich rund 70 Prozent unserer Abwehrzellen im Darm befinden.

Nicht zuletzt gelten Senföle sogar als krebsvorbeugende Lebensmittel. Essen Sie deshalb mit der ganzen Familie möglichst regelmäßig Kohl in jeder Form: Weiß- und Rotkohl, Wirsing, Kohlrabi, Brokkoli, Blumen-, Grün-, Spitzkohl und mehr. Auch Kresse enthält reichlich Senföle. Guten Appetit!

Anwendung

Innerlich als „pflanzliches Antibiotikum" (Präparat) und in der Ernährungstherapie zur Krebsprophylaxe.

Äußerlich als Auflage bei rheumatischen Schmerzen, Bronchitis, Nasennebenhöhlenentzündung.

Bitte beachten: Bei Überdosierungen innerlich kann es zu Magen-Darm-Beschwerden kommen. Wenden Sie Senföl-Präparate nicht an bei Magen-Darm-Geschwüren.

Bei **äußerlicher** Anwendung können Senföle verbrennungsähnliche Nebenwirkungen entfalten, deshalb ist eine fachgemäße Anwendung gerade in der Kinderheilkunde besonders wichtig.

- Nicht anwenden bei Kindern unter 6 Jahren und Menschen mit Sensibilitätsstörungen.
- Bei zu hoher Konzentration oder zu langer Anwendung (länger als 5 bis maximal 15 Minuten äußerlich) sind Haut- und Nervenschäden möglich.

Bei sachgemäßer äußerlicher Anwendung sind Senföle aber ohne Nebenwirkungen.

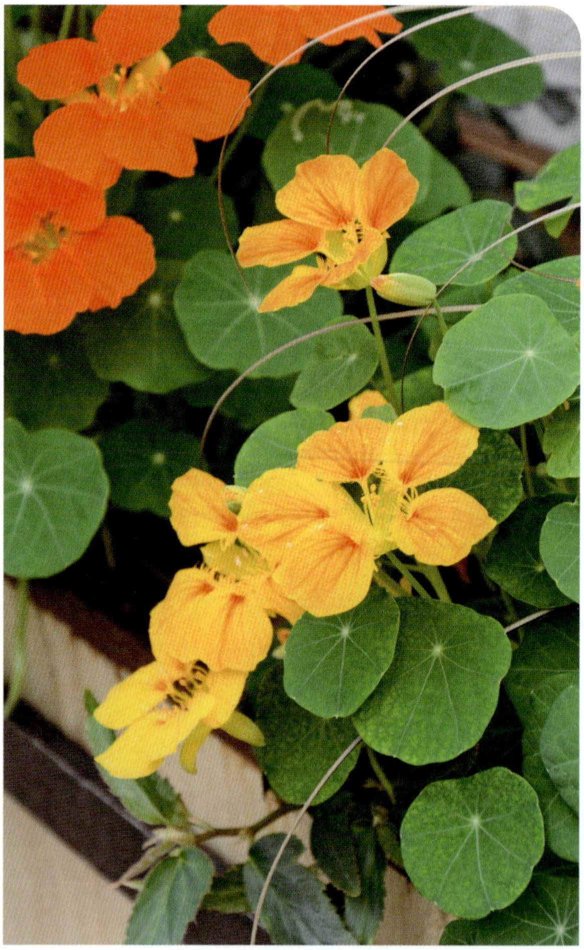

Kapuzinerkresse stärkt das Immunsystem mit Senfölen.

TEEZUBEREITUNGSARTEN

Teekochen, das geht doch kinderleicht: kochendes Wasser über Teekräuter gießen, ziehen lassen, abgießen, trinken. Ganz so einfach ist es nicht, denn Tee ist nicht gleich Tee. Nur wenn Sie heilkräftige Tees richtig zubereiten, sind Genuss *und* Heilkraft in der Tasse. Weil die heilsamen Inhaltsstoffe der Pflanzen auf bestmögliche Weise zur Wirkung kommen sollen, spielt die Art der Zubereitung eine wichtige Rolle.

Eines jedenfalls gilt für alle Heilpflanzentees: Bereiten Sie sie **immer frisch** zu, also nicht auf Vorrat in der Thermoskanne für den ganzen Tag.

WAS SOLL IN DIE TASSE?

Meist verwendet man getrocknete Heilpflanzen, auch Drogen genannt. Gut getrocknete, ganze Teeblätter (Ganzblattware) sind besonders wirksam und sehr empfehlenswert. Sie bekommen sie, wenn Sie selber Pflanzen sammeln und trocknen → mehr dazu ab Seite 28. In der Apotheke finden Sie Drogen in **Arzneibuchqualität**, das heißt, mit einem pharmakologisch vorgeschriebenen Mindestgehalt an Wirkstoffen. Falls Sie also nicht selbst sammeln und trocknen, eignen sich die klein geschnittenen Arzneidrogen aus der Apotheke sehr gut.

WIE VIEL TEE IN DIE TASSE?

Angaben zur Dosierung finden Sie beim jeweiligen Teerezept. Gerade bei Kindern ist es sehr wichtig, sich an diese Angaben zu halten.

Teebeutel aus dem Lebensmittelladen sind zum Durstlöschen gut, nicht aber für die Therapie. Das Pflanzenmaterial darin ist stark zerkleinert, häufig pulverisiert und dadurch wirkstoffärmer. Oft sind sogar Pflanzenteile darunter, die in medizinischer Hinsicht wertlos sind. Aber es gibt **Teebeutel aus der Apotheke**, die aromageschützt verpackt sind und den Richtlinien des Deutschen Arzneibuchs (DAB) entsprechen. Die können Sie auch für den medizinischen Gebrauch einsetzen.

Und dann gibt es natürlich noch die ganz frischen Kräuter, die direkt von der Wiese oder aus dem Garten kommen. → mehr darüber ab Seite 31

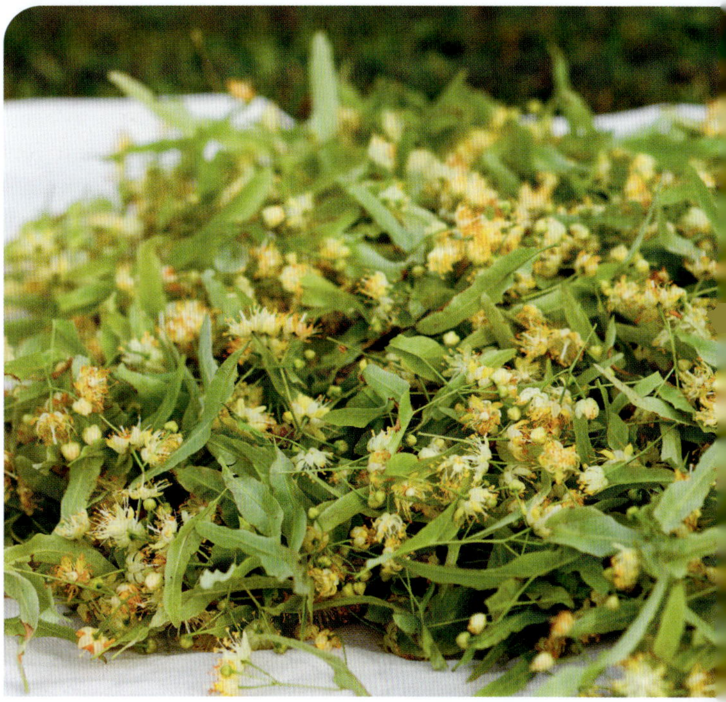

Selbst gesammelte Lindenblüten duften auch nach dem Trocknen noch betörend nach Honig.

WIE WIRD AUS KRÄUTERN TEE?

Um den trockenen Pflanzenteilen ihre heilsamen Wirkstoffe zu entlocken, kommt nun das Wasser ins Spiel.

Mit heißem Wasser überbrühen

Das kennt man: Man kocht Wasser einmal kurz auf und überbrüht mit dem kochend heißen Wasser dann die Teekräuter. Eine solche **Überbrühung** eignet sich vor allem für Blüten und Blätter. Bitte die Kräuter (Sie wissen ja, bevorzugt Ganzblattware) erst direkt vor der Zubereitung zerkleinern. Jetzt sollen ja die Inhaltsstoffe optimal gelöst werden. Haben Sie frische Kräuter, dann schneiden oder zupfen Sie diese sehr klein. Deckel auf die Kanne setzen, 3–10 Minuten ziehen lassen – abgießen und trinken.

Wenn sich aber die Hauptwirkung der Teekräuter durch **ätherische Öle** auszeichnet, bitte nur mit heißem, nicht mit kochendem Wasser übergießen: einfach das frisch aufgekochte Wasser vor dem Überbrühen etwa 2 Minuten stehen lassen.

Nach dem Überbrühen sofort den Deckel auf die Tasse oder Kanne setzen, damit die leicht flüchtigen ätherischen Öle nicht zusammen mit dem aufsteigenden Wasserdampf verloren gehen und „verduften“. Nach 3–10 Minuten abgießen.

Anschließend die Kondenstropfen an der Unterseite des Deckels, die voller ätherischer Öle sind, ins Teegefäß abtropfen – und jetzt den Tee genießen.

In kaltem Wasser ausziehen

Wenn Heilpflanzen Schleimstoffe als Hauptwirkstoff enthalten (wie zum Beispiel Malve, Eibisch oder Spitzwegerich), muss man diese „kalt ausziehen“, denn Schleimstoffe bauen sich durch Hitze ab. Solch ein **Kaltwasserauszug**, auch **Kaltauszug** oder **Mazeration** genannt, geht so einfach, dass wir ihn die „Teezubereitung für Faule“ nennen: Die Teepflanzenteile einfach 1–2 Stunden ins kalte Wasser legen und gelegentlich umrühren, anschließend abgießen. Dieses kalte „Teewasser“ ist samtig-schleimig geworden und schützt trockene, gereizte Haut und Schleimhaut.

Bitte beachten: Ein Nachteil dieses simplen „Tees“ ist, dass Schleimpflanzen relativ schnell schimmeln. Deshalb immer nur 1 Tasse Tee ansetzen und direkt anschließend anwenden beziehungsweise trinken (bei Rachenbeschwerden schluckweise).

Sie können den fertigen Tee auch kurz im Wasserbad lauwarm erwärmen, wenn Ihr Kind keinen kalten Tee trinken möchte.

Mit Wasser kochen

Die Inhaltsstoffe von Rinden, Früchten oder Wurzeln lassen sich nicht so einfach durch kurzes Überbrühen herauslösen, sondern benötigen eine längere **Abkochung**. Die harten, holzigen Pflanzenteile besitzen robuste Zellwände, die die von ihnen eingeschlossenen Inhaltsstoffe nur unter großer Hitze und manchmal längerer Kochzeit ins Wasser freigeben. Solche Pflanzenteile müssen zuerst gut zerkleinert, manchmal auch im Mörser angequetscht und danach gekocht werden. Die Pflanzen mit kaltem Wasser ansetzen, langsam zum Sieden bringen und 5–30 Minuten kochen.

Wenn kurzes Aufkochen nicht reicht, um alle Inhaltsstoffe herauszuziehen, beispielsweise bei der Hagebutte, weichen Sie die Pflanzenteile über Nacht in einem Topf mit Wasser ein. Das weicht die Pflanzenstrukturen auf. Erst am nächsten Tag im Einweichwasser aufkochen: Jetzt wird es ein wirksamer Tee.

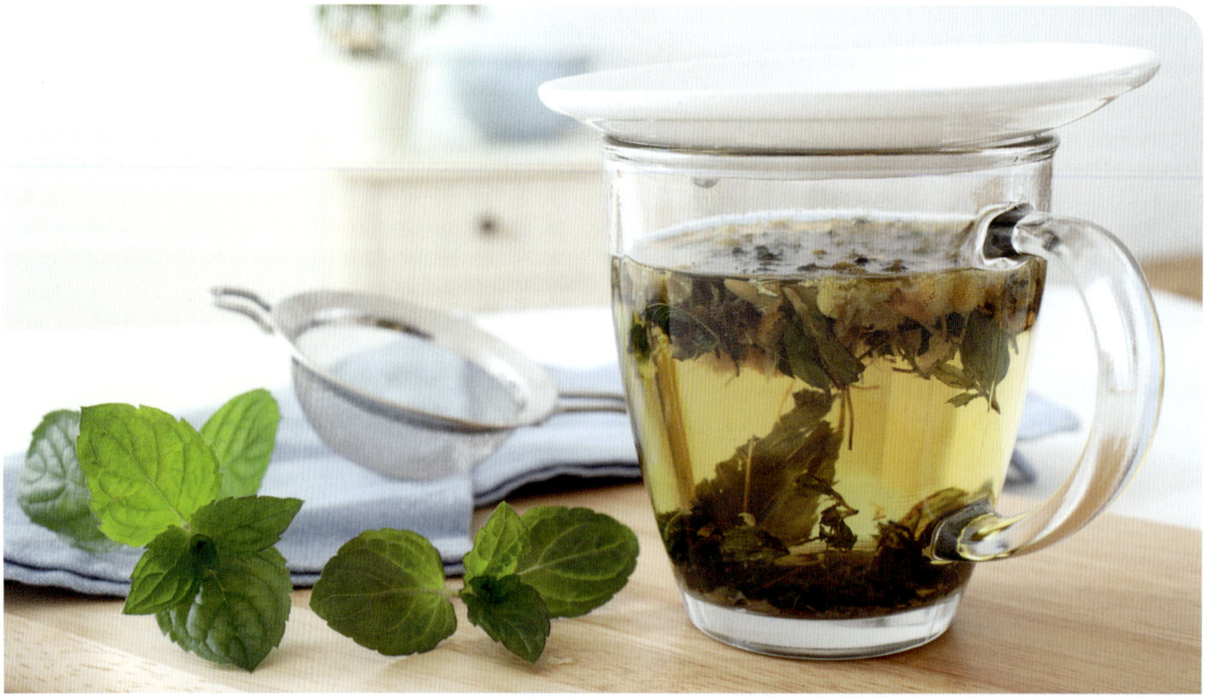

Der Deckel auf der Teetasse fängt die ätherischen Öle auf – damit sie nicht „verduften“.

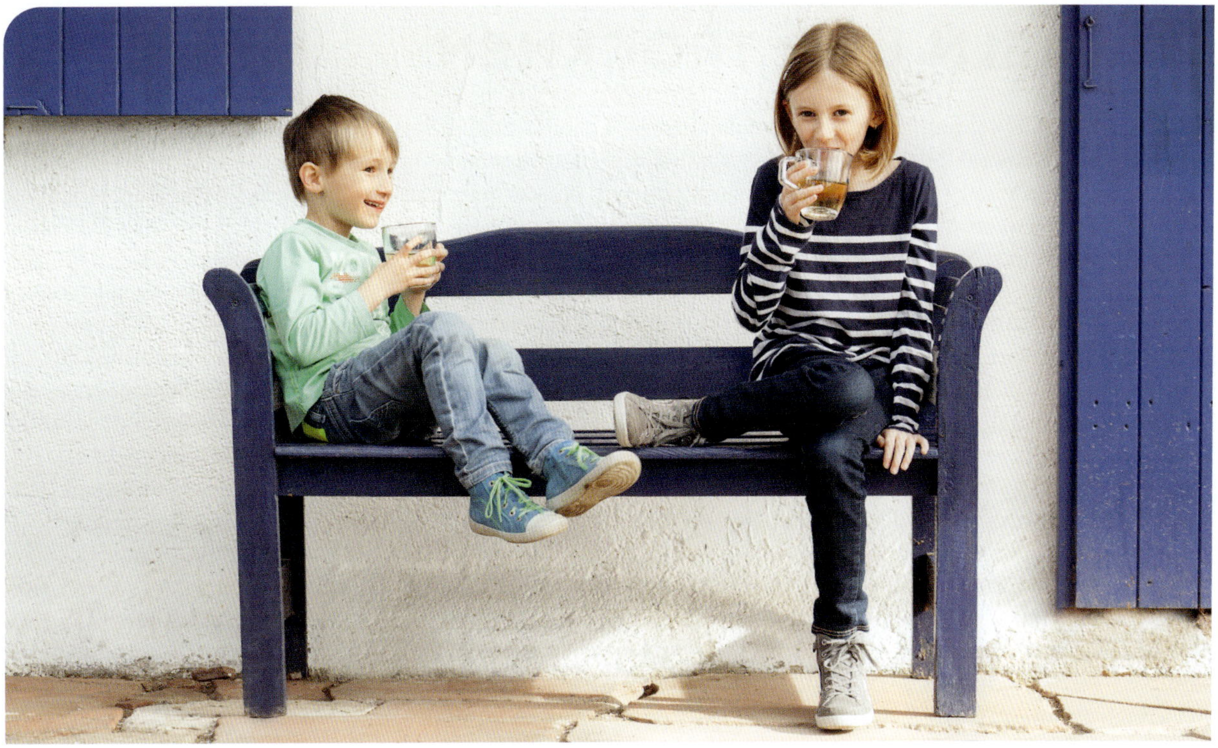

Die Dosis ist für kleine und große Kinder unterschiedlich.

DIE RICHTIGE DOSIERUNG

Grundsätzlich geht es bei der Verwendung von Heilpflanzen darum, eine notwendige Menge an Wirkstoffen zu verabreichen, damit sich die gewünschte Wirkung zeigt. Das nennt man die **Tagesdosis**. Diese variiert nicht nur je nach Alter und Gewicht (Ihr Baby braucht weniger von einem bestimmten Wirkstoff als Ihr Zehnjähriger), sondern auch von Pflanzenart zu Pflanzenart.

Es hat sich als therapeutisch sinnvoll erwiesen, die Tagesdosis auf drei Gaben zu verteilen, um eine zuverlässige Wirkung zu erzielen. „3-mal täglich", das kennen Sie bestimmt.

Sie finden bei jedem Teerezept die Dosierung für die verschiedenen Altersgruppen und ab welchem Alter der Tee geeignet ist.

Wenn Ihr Kind den Tee nicht gerne trinkt, geben Sie ruhig etwas Fruchtsaft dazu. Sie wissen ja: Eine Therapie ist nur dann sinnvoll, wenn sie auch angenommen wird. Tees bei Husten, gegen Erkältung oder zum Einschlafen können Sie gerne mit Honig süßen, wenn Ihr Kind mindestens ein Jahr alt ist.

Den Teerezepten in diesem Buch liegt jeweils die Dosis für Erwachsene zugrunde. Davon leitet sich die Dosierungsempfehlung für Ihr Kind ab, nach Alter gestaffelt. Um es möglichst einfach zu machen, empfehlen wir Ihnen, 3-mal täglich 1 Tasse Tee nach dem Grundrezept zuzubereiten, immer frisch bitte. Das Grundrezept finden Sie bei jeder Teemischung im Kapitel über die Krankheiten beschrieben. Davon geben Sie Ihrem …

- Baby: 3-mal täglich 50 ml
- Kind ab 1 Jahr: 3-mal täglich 75 ml
- Kind ab 4 Jahren: 3-mal täglich 100 ml
- Kind ab 10 Jahren: 3-mal täglich 150 ml

SAMMELN UND TROCKNEN

Selbstverständlich können Sie alle in den Rezepten dieses Buchs genannten Heilkräuter in der Apotheke besorgen. Eine Vielzahl der vorgestellten Pflanzen können Sie aber auch in der Natur selbst sammeln oder, falls vorhanden, in Ihrem Garten ernten.

Was spricht dafür?

Ganz einfach: Selber Sammeln macht Spaß. Da kann echtes Sammelfieber aufkommen! Vielleicht haben Sie ja schon einmal gemeinsam mit Ihren Kindern Holunderblüten gesammelt und einen Sirup daraus hergestellt oder Gänseblümchen über den Salat gestreut. Die Bewegung an der frischen Luft ist Medizin gegen den Alltagsstress. Bereits kleine Kinder beteiligen sich gerne an Sammelspaziergängen und lernen dadurch spielerisch Heilpflanzen und ihre Wirkungen kennen. Größere Kinder macht es stark zu wissen, dass sie den Schmerz der Brennnesselquaddeln mit einem „Wiesen-Pflaster“ aus Spitzwegerich wegzaubern können.

Wenn Sie dann noch gemeinsam mit Ihrem Kind daraus eine Teemischung oder eine Tinktur herstellen, wird diese zu „unserer Medizin“. Ihre gemeinsamen Erlebnisse helfen ganz bestimmt, dass die Medizin im Krankheitsfall von Ihrem Kind lieber eingenommen wird und die Therapie noch wirksamer wird. Außerdem sind selbst gesammelte Tees von unschlagbarer Qualität. Wenn Sie es richtig machen, sind Ihre Heilkräuter voller Wirkstoffe und besser als die meisten gekauften Produkte. Wie es geht, erklären wir Ihnen hier.

Einmaleins des Kräutersammelns

- Sammeln Sie sorgfältig und rücksichtsvoll, damit der Lebensraum der Pflanzen nicht durch Ihre Schuhabdrücke oder durch grobes Ausreißen der Pflanzen zerstört wird. Lassen Sie immer genügend Pflanzen stehen, um den Fortbestand an Ihrem Sammelort zu sichern – für die Pflanze, für Sie selbst und für andere. Das gilt vor allem für das Ernten von Wurzeln. Sprechen Sie auch mit Ihren Kindern darüber, so werden diese die Natur als etwas Wertvolles und Schützenswertes kennenlernen.
- Sammeln Sie nur solche Pflanzen, die Sie sicher erkennen und bestimmen können, denn es gibt von manchen Heilpflanzen giftige Doppelgänger; von vielen unwirksamen ähnlichen Arten ganz zu schweigen. Ein gutes Bestimmungsbuch ist dabei überaus hilfreich → Tipps Seite 275. Wenn Sie sich nicht ganz sicher sind, lassen Sie die Pflanze lieber stehen. Ach ja, noch etwas: Vor allem wenn Kinder beim Sammeln geholfen haben, schauen Sie die Pflanzen in Ihrem Körbchen zu Hause sicherheitshalber immer noch einmal genau durch.
- Am besten transportieren Sie die geernteten Heilpflanzen in einem flachen Körbchen. Darin können Sie die Kräuter locker einschichten, damit sie keine Druckstellen bekommen. Auch Stoff- oder Papiertaschen eignen sich gut. Plastiktüten hingegen sind für Kräuter ungeeignet, denn darin würden sie zu schwitzen beginnen und rasch anfangen, sich zu zersetzen.
- Viele Heilpflanzen sind ausgesprochen empfindlich gegenüber Verletzungs- und Druckstellen. Wenn Sie behutsam ernten, gehen kaum Wirkstoffe verloren, und Sie können sich über ein hochwertiges Heilmittel freuen.
- Heilkräuter werden, mit Ausnahme von Wurzeln, nicht gewaschen. Deshalb kommen nur saubere und gesunde Pflanzenteile ins Körbchen.

Wo wird gesammelt?

- Wildpflanzen können Sie laut Naturschutzgesetz überall sammeln, solange es pro Person nicht über einen Handstrauß oder ein Körbchen hinausgeht. Suchen Sie sich Ihre Kräuter auf unbelasteten Naturflächen: Feld, Wald, Wiese, Hecken, Wege, Bachläufe – und natürlich im eigenen Garten. Es gibt einige wenige Heilpflanzen, die unter Naturschutz stehen (zum Beispiel Arnika, Gelber Enzian): Die dürfen aus gutem Grund nicht ins Sammelkörbchen. Freuen Sie sich mit ihren Kindern, wenn Sie solch seltene Pflanzen entdecken – und lassen Sie sie stehen. Das weckt und vertieft die Achtung vor der Natur. Auskunft über gefährdete Tier- und Pflanzenarten gibt die Rote Liste, welche bei den Naturschutzbehörden erhältlich ist.

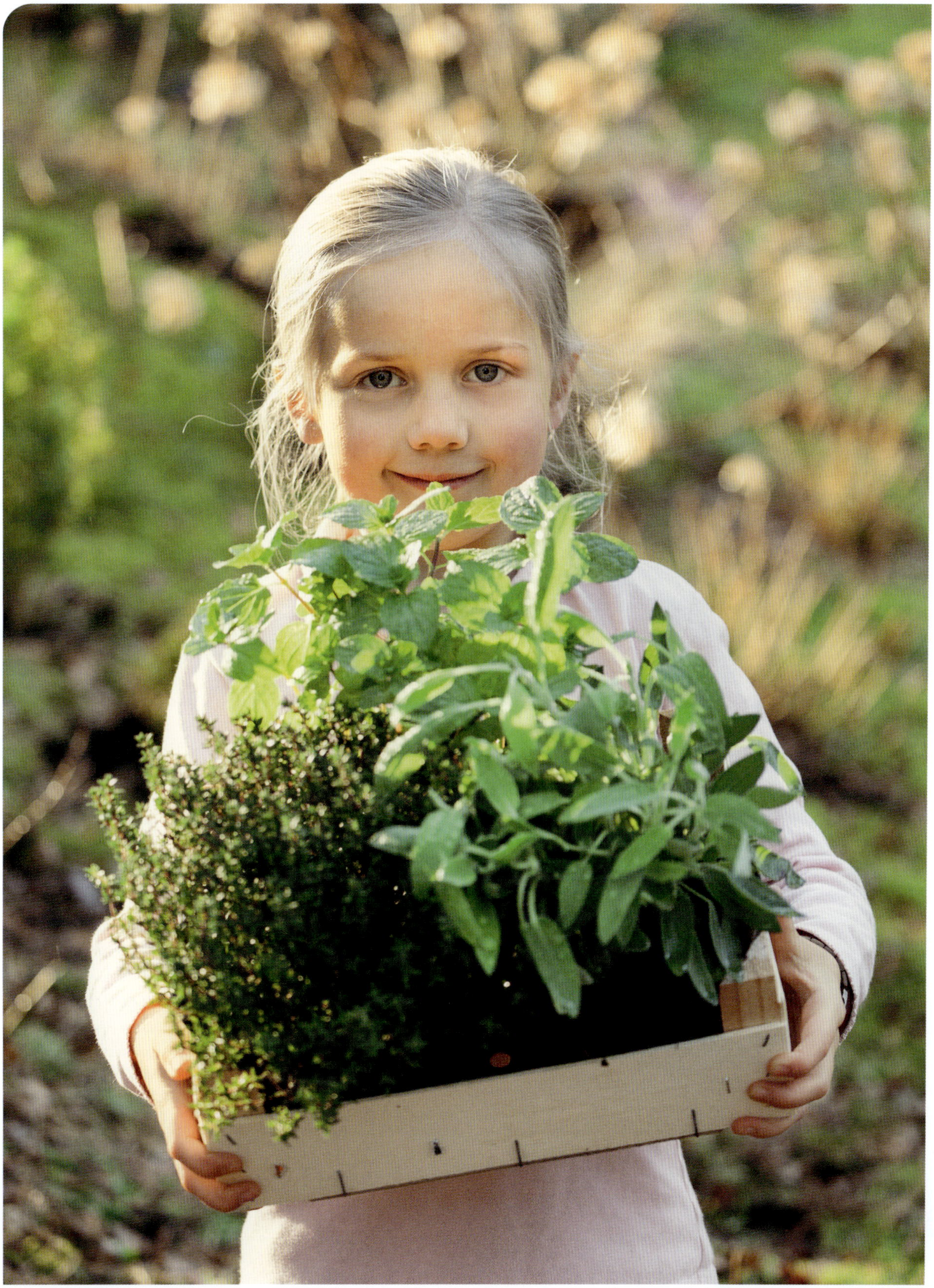

Sie und Ihre Kinder können viele Kräuter auch im eigenen Garten anbauen.

Es gibt aber auch Gebiete, in denen das Sammeln tabu ist:

- In ausgewiesenen Naturschutzgebieten darf man generell nichts ernten, noch nicht einmal Allerweltspflanzen wie Brennnesseln.
- Heilpflanzen sollen heilsam sein. Deshalb haben Abgase und chemische Spritzmittel darauf nichts zu suchen. Halten Sie im eigenen Interesse genügend Abstand zu stark befahrenen Straßen, zu gespritzten Feldern und zu Bahndämmen. Meiden Sie beim Sammeln auch Industriegebiete und Wiesen, auf denen Vieh weidet.
- Und auch ganz bestimmte „Örtchen" gehören nicht auf die Sammelroute: die klassischen Gassi-Wege und Hunde-Pipiplätze.

GESCHÜTZTE PFLANZEN ALS TEEDROGEN?

Die beim Apotheker erhältlichen Drogen von geschützten Arten stammen übrigens entweder aus Ländern, wo diese Pflanzen noch nicht selten und daher auch nicht geschützt sind, oder von Betrieben, die die jeweiligen Pflanzen feldmäßig anbauen (so zum Beispiel Arnika oder Gelber Enzian).

Wann sind Heilpflanzen „reif"?

Für eine grüne Himbeere können Sie Ihr Kind sicherlich nicht begeistern, weil ihr einfach das typische Aroma fehlt. Heilkräuter werden zwar nicht rot und reif wie Himbeeren, aber sie haben trotzdem einen Zeitpunkt, an dem die gewünschten Wirkstoffe in besonders großer Menge vorhanden sind. Das ist dann der optimale Erntezeitpunkt. Bei den Pflanzenporträts → ab Seite 199 finden Sie unter der Rubrik „Kaufen oder selber sammeln?" nützliche Hinweise für das richtige Ernten zur richtigen Zeit.

Die Frage „Wann sind Heilpflanzen reif?" lässt sich nicht allgemeingültig beantworten, da jede Pflanze ihren eigenen Stoffwechselrhythmus hat. Auch hängt der beste Erntezeitpunkt manchmal davon ab, welcher Wirkstoff oder welches Pflanzenorgan (Blatt, Blüte oder Wurzel) benötigt wird. Die richtigen Erntezeitpunkte lassen sich nicht in Jahreszeiten oder bestimmten Sammelmonaten angeben, sie orientieren sich vielmehr am sichtbaren Entwicklungsstand der Pflanze. Dafür ein Beispiel: Holunderblüten sammelt man, wenn sie so richtig schön aufgeblüht sind. Dann sind in ihnen alle gewünschten Wirkstoffe in bester Qualität vorhanden. Diesen Zustand nennt man Vollblüte. In der südlichen Rheinebene tritt die Holunder-Vollblüte im Vergleich zum Hochschwarzwald etwa 30 Tage, also einen ganzen Monat früher ein. Deshalb orientieren Sie sich beim Sammeln nicht nach Ihrem Kalender, sondern ganz einfach an der Blütenöffnung.

Was blüht, wirkt gut

Das gilt zumindest meistens. Nur einige wenige Pflanzen halten besonders viele Wirkstoffe bereit, schon bevor sie blühen. Sobald ihre Blüte beginnt, verlieren sie dann leider einen Großteil ihrer Wirkstoffe. Zu diesen Pflanzen gehören beispielsweise Melisse und Bärlauch.

Die allermeisten Heilkräuter werden aber zum Sammeln erst dann interessant, wenn sie zu blühen beginnen. Sie machen also nichts falsch, wenn Sie Johanniskraut, Schafgarbe, Salbei oder Thymian während der Blütezeit ernten. In dieser Zeitspanne ist in der gesamten Pflanze, also auch in den Blättern, eine besonders gute Wirkstoffqualität zu finden.

Wenn Sie allerdings die Wurzeln benötigen, zum Beispiel die von Baldrian oder Eibisch, sollten Sie diese erst ausgraben, wenn sich die Heilpflanze im späten Herbst in den Boden zurückzieht. Dann sind die Wurzeln besonders gehaltvoll. Mit einer kleinen Ausnahme: Löwenzahn- und Wegwartewurzeln sind im Frühjahr (März/April) besonders wirksam.

Bei Samen und Früchten, zum Beispiel Fenchel oder Heidelbeeren, ist die Sache klar: Sie werden erst geerntet, wenn sie an der Pflanze ausgereift sind.

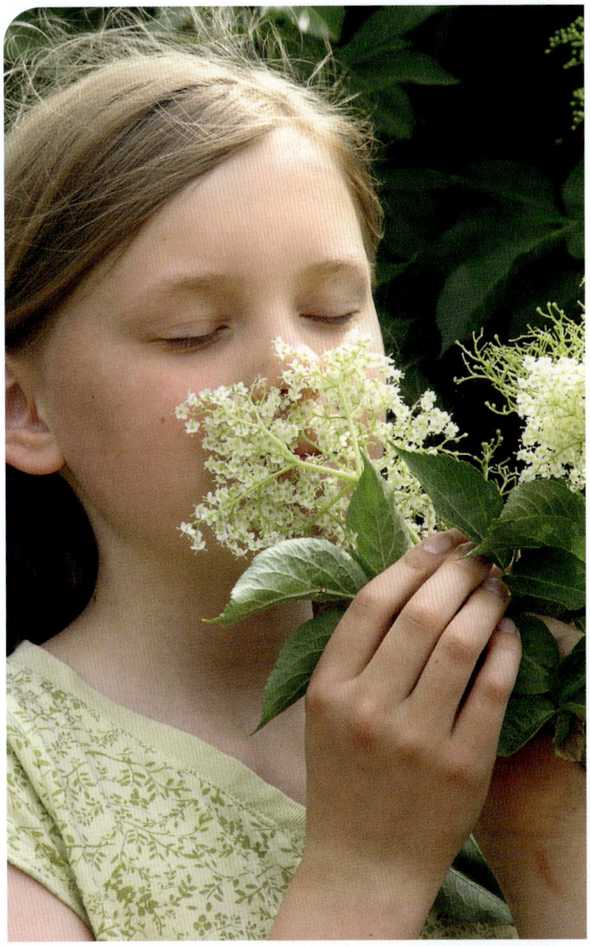

In einer Duftwolke: In Tee und Sirup aus selbst gesammelten Holunderblüten lassen sich Duft und Wirkung bewahren.

Langschläfer und Sonnenanbeter

Mithilfe des Sonnenlichts produziert die Pflanze in ihrem „Chemielabor“ jene Stoffe, die wir Menschen zum Heilen nutzen können. Während des Tages verändert sich der Wirkstoffgehalt der Pflanzen ständig. Es gibt also nicht nur eine optimale Jahreszeit, sondern auch eine optimale Tageszeit zum Ernten. Doch keine Sorge, Sie dürfen gemütlich ausschlafen! Die meisten Pflanzen nämlich sind vor 10 Uhr noch nicht richtig auf Touren. Sie können in der Regel nichts falsch machen, wenn Sie **zwischen 10 und 16 Uhr** (Sommerzeit) auf Sammeltour gehen. Später nehmen die Wirkstoffe wieder ab. Wie immer gibt es (einige wenige) Ausnahmen: Königskerzen- und Klatschmohnblüten werden schon morgens um 9 Uhr gepflückt, denn mittags werden sie schlaff oder fallen sogar ab.

Einen Regenschirm brauchen Sie beim Kräutersammeln nicht, denn Heilkräuter sind Sonnenkinder. **Gutes Wetter** ist der Garant für gute Heilpflanzen! Bei Regenwetter produzieren sie kaum Wirkstoffe. Nutzen Sie aber lieber Sonnentage, die nicht allzu heiß sind. Ein leicht bewölkter Tag wäre ideal für einen Sammel-Spaziergang, eventuell gemeinsam mit den Kindern. Denn wenn die Sonne so richtig herabbrennt, dann verdunsten die ätherischen Öle aus den Pflanzen. Diese Duftstoffe sind aber gleichzeitig wichtige Wirkstoffe, und die wollen Sie schließlich mit nach Hause nehmen.

Am besten frisch

Im Sommer können Sie den Heiltee für Ihr Kind mit frischen Kräutern aufbrühen. Sie enthalten mehr Wirkstoffe als getrocknete, denn selbst beim optimalen Trocknen geht von den wertvollen Substanzen immer etwas verloren. Außerdem kann das Aufbrühwasser die frischen Pflanzenzellen besser durchdringen und sehr schnell viele Wirkstoffe herauslösen. Deshalb benötigen Tees aus frischen Kräutern nur **kurze Ziehzeiten** von etwa 3–4 Minuten. Allerdings werden frische Tees höher dosiert als getrocknete, denn in ihren Zellen ist ja sehr viel Wasser enthalten. Sie benötigen daher bei frischem Pflanzenmaterial etwa die dreifache Menge von getrocknetem. Sind im Rezept also zum Beispiel 2 TL getrocknete Kräuter gefordert, dann nehmen Sie stattdessen einfach 6 TL oder aber 2 EL frische. Das entspricht der dreifachen Menge.

Einfach umrechnen

Die in unseren Rezepten angegebenen Mengen beziehen sich, sofern es nicht ausdrücklich anders dasteht, immer auf getrocknete Kräuter.

Die Umrechnung zu frischen Kräutern ist ganz einfach:

1 TL getrocknete Kräuter entspricht
1 EL frischen Kräutern.

Ganz wichtig: Sowohl frische als auch getrocknete Kräuter geben besonders viele Wirkstoffe ins Teewasser ab, wenn sie kurz vor dem Aufgießen **stark zerkleinert** werden. Frische Heilpflanzen werden dazu klein geschnitten, getrocknete werden im Mörser, zwischen den Handflächen oder einfach zwischen den Fingern zerkleinert.

HEILPFLANZEN TROCKNEN

Trocknen Sie die geernteten Kräuter möglichst gleich nach dem Sammeln. Um eine besonders gute Qualität zu erlangen, werden die Kräuter dazu nicht zerkleinert, sondern als Ganzes getrocknet. An Schnitt- oder Bruchstellen gehen nämlich während der Trocknung unglaublich viele Duft- und Wirkstoffe verloren. Unzerkleinerte Blätter und ganze Blüten sind wie kleine Konservendosen, die die Wirkstoffe so lange aufbewahren, bis sie gebraucht werden. Erst später, wenn Sie daraus für Ihr Kind einen Tee zubereiten wollen, sollten Sie wieder ans Zerkleinern denken.

Streifen Sie also die Blätter vorsichtig von oben nach unten vom Stängel, um sie dann zu trocknen. Sind es Pflanzen mit nur kleinen Blättchen, wie zum Beispiel Thymian, dann können Sie auch ganze Zweigstückchen (etwa 10 cm lang) trocknen. Bei Zweigware ist es auch möglich, kleine, luftige Kräutersträußchen zu binden, um diese dann aufzuhängen.

Warm, schattig und luftig

Selbstverständlich gibt es für die Kräutertrocknung verschiedenste elektrische Haushaltsgeräte. Solche Geräte eignen sich besonders für Kräuter, die schwer trocknen, wie Wurzeln oder fleischige Blätter.

Natürlich: Die meisten Kräuter können Sie aber auf ganz natürliche Weise, also ohne Warmluftzufuhr, trocknen lassen:

- Trocknen Sie sie an einem warmen und schattigen Ort. Direktes Sonnenlicht schadet den Wirkstoffen und bleicht die Kräuter aus.
- Breiten Sie Blätter, Blüten oder ganze Zweige auf sauberen Oberflächen, beispielsweise Geschirrtüchern, oder auf einem Trockenrahmen aus.
- Damit überall Luft herankommt, wird locker aufgelegt, am besten Blatt an Blatt und Blüte an Blüte, sodass die Pflanzenteile möglichst wenig übereinanderliegen.
- Es ist auch hilfreich, während der Trocknungszeit die Kräuter mehrmals zu wenden.

Selbst gesammelte Kräuter gut ausgebreitet im Schatten trocknen lassen.

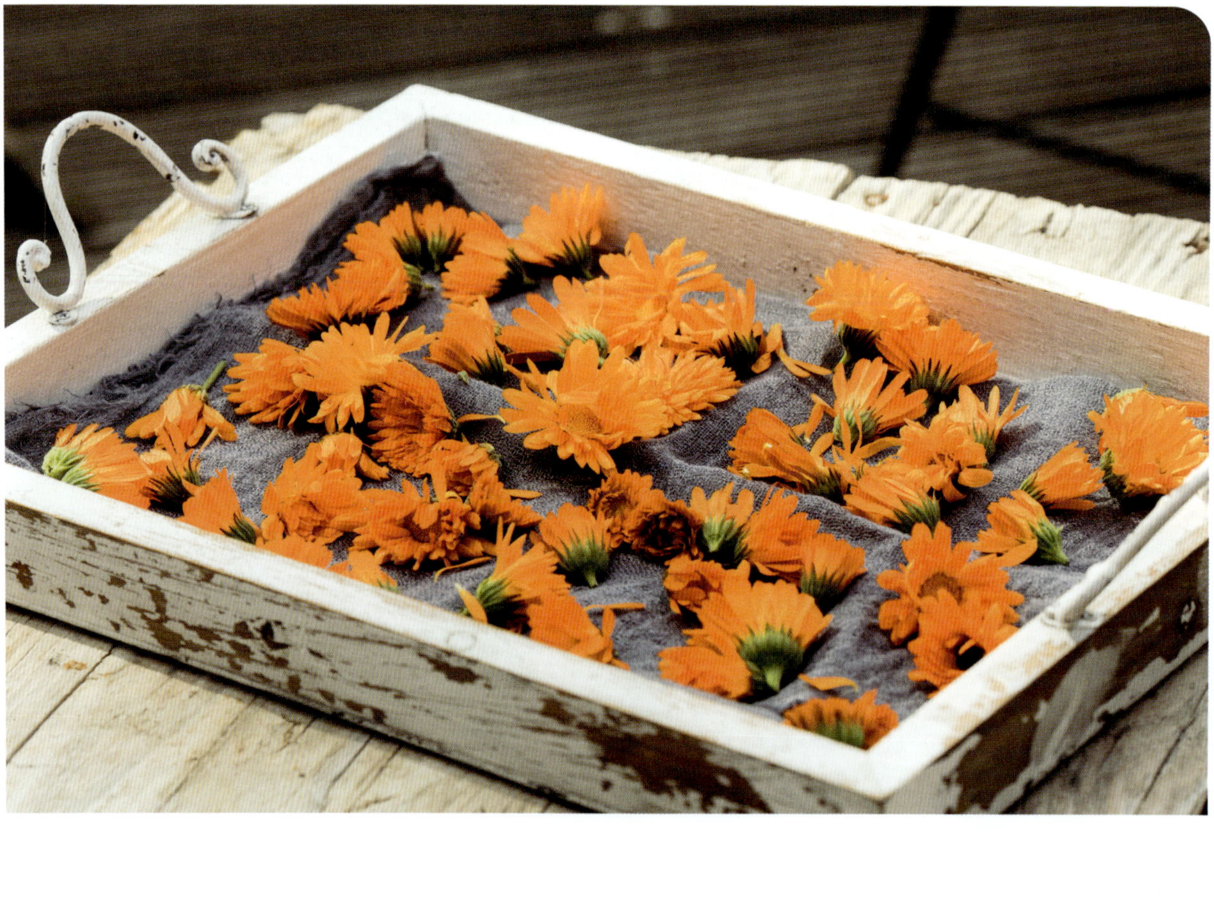

SELBST GEBAUTER TROCKENRAHMEN

Einen Trockenrahmen, um Ihre gesammelten Kräuter zu trocknen, können Sie ganz einfach aus dünnen Holzleisten selbst herstellen. Als Bespannungsmaterial eignet sich dünner Baumwollstoff oder Fliegengaze. Noch einfacher geht's, wenn Sie improvisieren, indem Sie einen großen Korb oder eine Holzkiste mit einem Tuch auslegen und die Pflanzen darin ausbreiten.

Oder Sie legen über einen Wäscheständer ein dünnes Baumwoll- oder Seidentuch und breiten darauf Ihre gesammelten Kräuterschätze aus.

Wurzeln und Rinden benötigen zum Trocknen eine künstliche Wärmequelle. Da sie überwiegend im Spätherbst geerntet werden, können Sie auch die Wärme Ihrer Heizung oder des Kachelofens dafür nutzen. Zum Trocknen schneiden Sie die gewaschenen Wurzeln längs auf oder in Scheibchen.

Schnell: Damit die pflanzlichen Enzyme die Kräuter während der Trocknung nicht zersetzen, ist schnelles Trocknen wünschenswert. Ideal sind 3–4 Tage. Wenn die Pflanzen nach 10 Tagen immer noch nicht trocken sind, sollten Sie sie unbedingt im Backofen nachtrocknen. Das geht dann sehr rasch, weil die Kräuter schon vorgewelkt sind. Die Temperatur darf dabei aber nicht über 40 °C ansteigen. Legen Sie deshalb zur Kontrolle ein Thermometer dazu, und lassen Sie die Tür ganz leicht geöffnet, damit etwas Wärme, aber vor allem Feuchtigkeit aus dem Ofen entweichen können.

SCHÖNE ETIKETTEN

Damit Sie über den Inhalt Ihrer Kräutergläser stets Bescheid wissen, können Sie zusammen mit Ihrem Kind schöne Etiketten gestalten mit dem Pflanzennamen und Erntedatum. Dann ist Ihre selbst gesammelte Hausapotheke nicht nur besonders wirksam, sondern auch noch dekorativ.

Endkontrolle

Richtig trocken sind die Kräuter erst, wenn sie knistern und rascheln wie Cornflakes. Blätter müssen sich zwischen den Handflächen zerbröseln lassen. Machen Sie die „Stängelprobe“, weil Stängel am längsten zum Trocknen brauchen: Wenn der Stiel eines Blattes oder eines Blütenköpfchens knackend bricht und nicht mehr biegsam ist, dann ist der Tee fertig getrocknet. Ist die Trocknung optimal verlaufen, dann haben alle getrockneten Pflanzenteile ihre Farbe behalten. Graue, braune oder gar schwarze Blattkräuter wurden zu heiß oder zu lange getrocknet – sie verlieren dadurch einen Großteil ihres Aromas und ihrer Inhaltsstoffe. Optimal getrocknete Kräuter präsentieren sich mit schönen, lebendigen Farben. Ihre Kinder werden sich freuen, wenn die selbst gesammelten Blätter und Blüten in der Teekanne schwimmen und ihre Farben, Düfte und Wirkstoffe an das Wasser abgeben.

SCHONEND AUFBEWAHREN

Sind Ihre Heilkräuter schließlich trocken, werden sie unzerkleinert abgefüllt und dann **trocken** aufbewahrt. Sehr gut dafür geeignet sind große Schraubgläser mit dichtem Verschluss. Darin ist der Tee vor Luftfeuchtigkeit und Lebensmittelmotten geschützt. Manche Kräuter, zum Beispiel Königskerze oder Eibischwurzel, neigen dazu, Luftfeuchtigkeit wie ein Schwamm aufzusaugen.

Perfekt sind Schraubgläser aus braunem Glas. Wenn Sie aber keine Braungläser haben, dann bewahren Sie Ihre Vorräte zumindest im **dunklen** Schrank auf, denn auch während der Lagerung schadet Licht den Wirkstoffen im Tee. Und: Je **kühler** der Lagerort, desto besser die Haltbarkeit. Richtig gelagert, können Sie Ihre selbst gesammelten, **unzerkleinerten Kräuter 2–3 Jahre aufbewahren**. Klein geschnittene Tees, die Sie käuflich erworben haben, sollten Sie allerdings innerhalb eines Jahres aufbrauchen, denn sie verlieren aufgrund ihrer Zerkleinerung beständig Wirkstoffe.

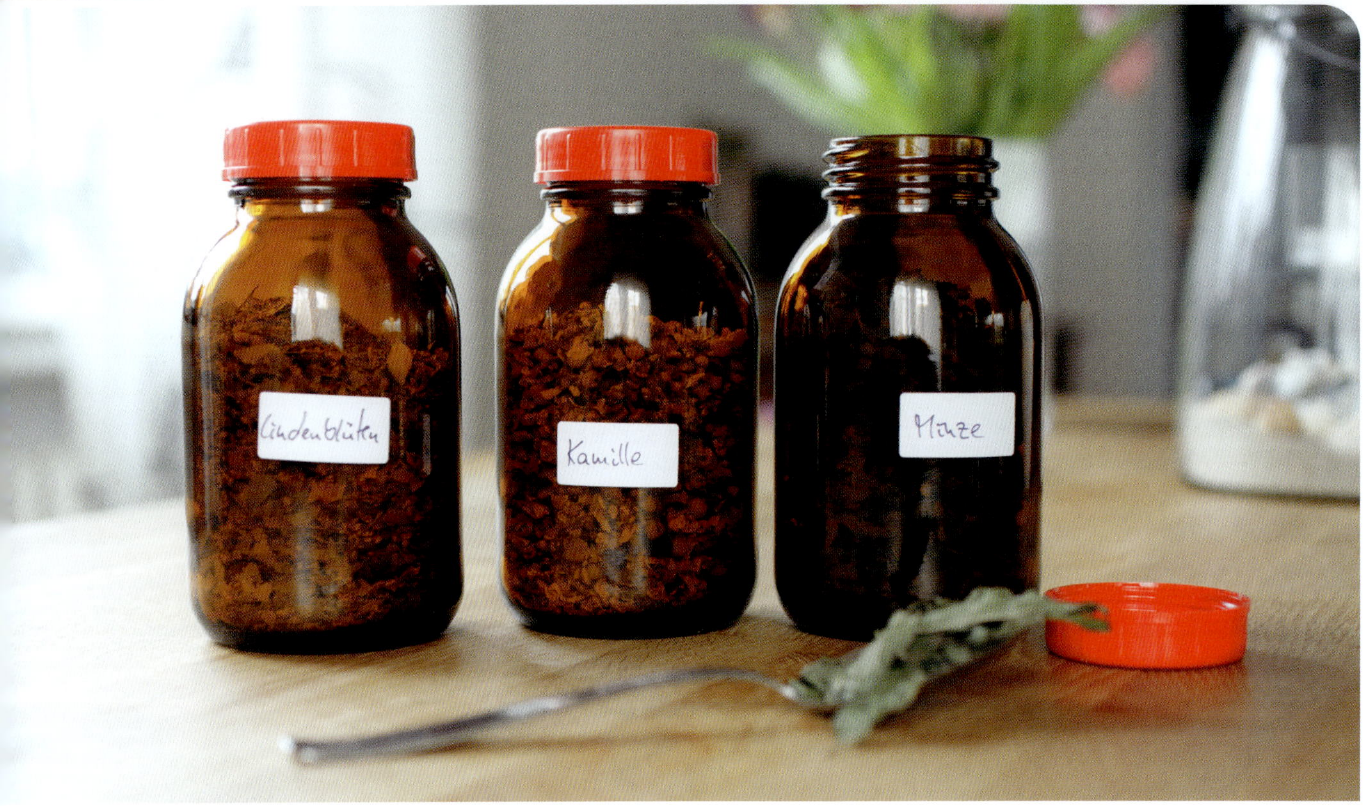

Braungläser eignen sich bestens, um selbst getrocknete Kräuter aufzubewahren.

ZUM GEBRAUCH DES BUCHES

Damit Sie sich gut und schnell in diesem Buch zurechtfinden, hier ein kleiner Wegweiser. Sie finden im Folgenden den großen Teil über **Krankheiten**. Wir haben ihn nach vier großen „Körpergebieten" eingeteilt:

- **Bauchraum** inklusive **Harnwege**
- **Atemwege**
- **Haut**
- **Kopf** mitsamt der **Psyche**

AUFBAU KRANKHEITEN

- Zuerst erklären wir Ihnen die **Erkrankung** mit ihren **Ursachen**, also welche Gründe oder Auslöser es für diese Erkrankung geben kann.
- Es folgen die **Symptome**, damit Sie rasch beurteilen können, ob dies die Krankheit ist, unter der Ihr Kind leidet.
- Ganz wichtig ist der Abschnitt **„Wann zum Arzt"**, damit Sie schnell und sicher unterscheiden können, ob sich diese Erkrankung zur Selbstmedikation eignet oder nicht.
- Unter **„Therapie"** finden Sie allgemeine und auch naturheilkundliche Behandlungsvorschläge, angereichert mit Tipps und weiterführenden Informationen.
- Unter **„Heilpflanzen"** stellen wir Ihnen zuerst Grundlagen der Behandlung mit Heilpflanzen vor. Dann folgen ganz praxisnahe, vielfach erprobte Teemischungen, Tinkturen, Wickel und mehr.
- Bei jedem **Rezept** finden Sie auch die genauen **Dosierung**sempfehlungen und Maßeinheiten, gestaffelt nach dem Alter Ihres Kindes, und ab welchem Alter das Mittel gegeben werden darf.
- Unter **„Aus der Apotheke"** empfehlen wir Ihnen wenige, aber in unserer Praxis gut bewährte Präparate. Es ist keine Auflistung sämtlicher verfügbarer Präparate, sondern eine persönliche Auswahl von uns Autorinnen.

PORTRÄTS DER HEILPFLANZEN

In diesem Kapitel stellen wir die wichtigsten Heilpflanzen in der Kinderheilkunde vor, von A wie Apfel bis Z wie Zwiebel. Nach einem kleinen Persönlichkeitsprofil finden Sie zu jeder Pflanze folgende Informationen:

- **„So wirkt die Pflanze“**, und zwar ganz spezifisch in der Kinderheilkunde.
- **„Das steckt drin“** führt die wichtigsten Inhaltsstoffe auf, manchmal mit kurzen Erklärungen über deren spezielle Wirkungsweise → Umfangreiche Infos über die Wirkungsweise der Inhaltsstoffe ab Seite 14.
- Unter **„Was beachten“** finden Sie einerseits Warnungen, wann Sie die Pflanze nicht einsetzen dürfen, andererseits besondere Hinweise zu ihrem Einsatz, wie „genügend dazu trinken“ oder Ähnliches.
- **„Kaufen oder selber sammeln“** Viele Pflanzen können Sie selber sammeln, wenn Sie sich fachkundig gemacht haben und mit Begeisterung in der Natur zu Hause sind. Ob es sich bei der jeweiligen Pflanze lohnt, wann die richtige Zeit dafür ist und wie Sie am besten dabei vorgehen, steht hier. Auch, ob es die Pflanze nur zu kaufen gibt.

NOCH MEHR INFORMATIONEN

Im Serviceteil des Buches haben wir für Sie noch weitere Fakten zusammengestellt:

- Eine Übersicht über die klassischen **Kinderkrankheiten** gibt einen Überblick, wie Sie diese mit Heilpflanzen begleiten können.
- **Haus- und Reiseapotheke:** Kurz, knapp und übersichtlich finden Sie hier Ratschläge für Ihren naturheilkundlichen Vorrat zu Hause und unterwegs sowie wichtige Telefonnummern.
- **Bezugsadressen** für Heilpflanzen, Wickelutensilien und ätherische Öle.
- **Literaturempfehlungen** zum Weiterlesen.

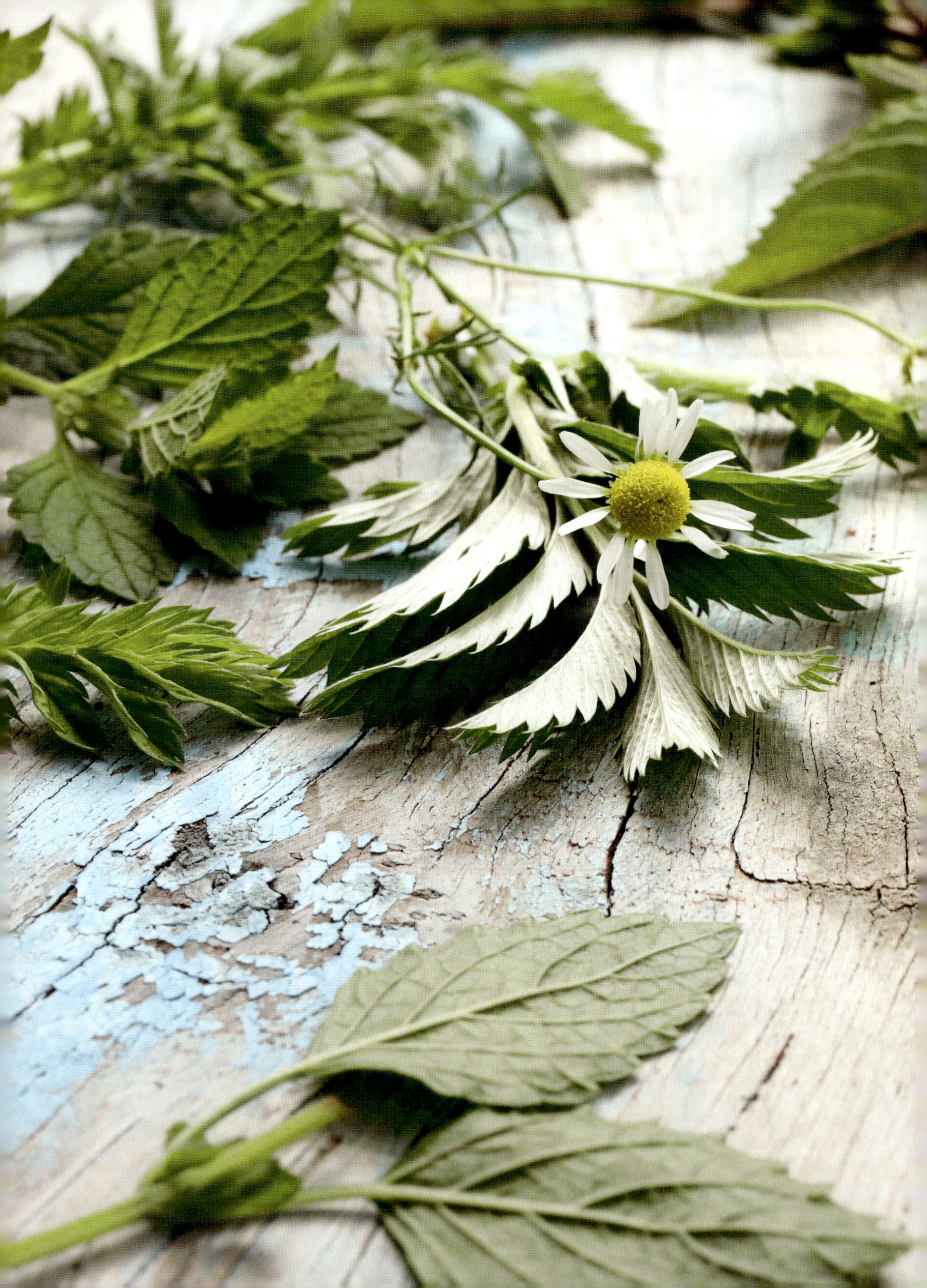

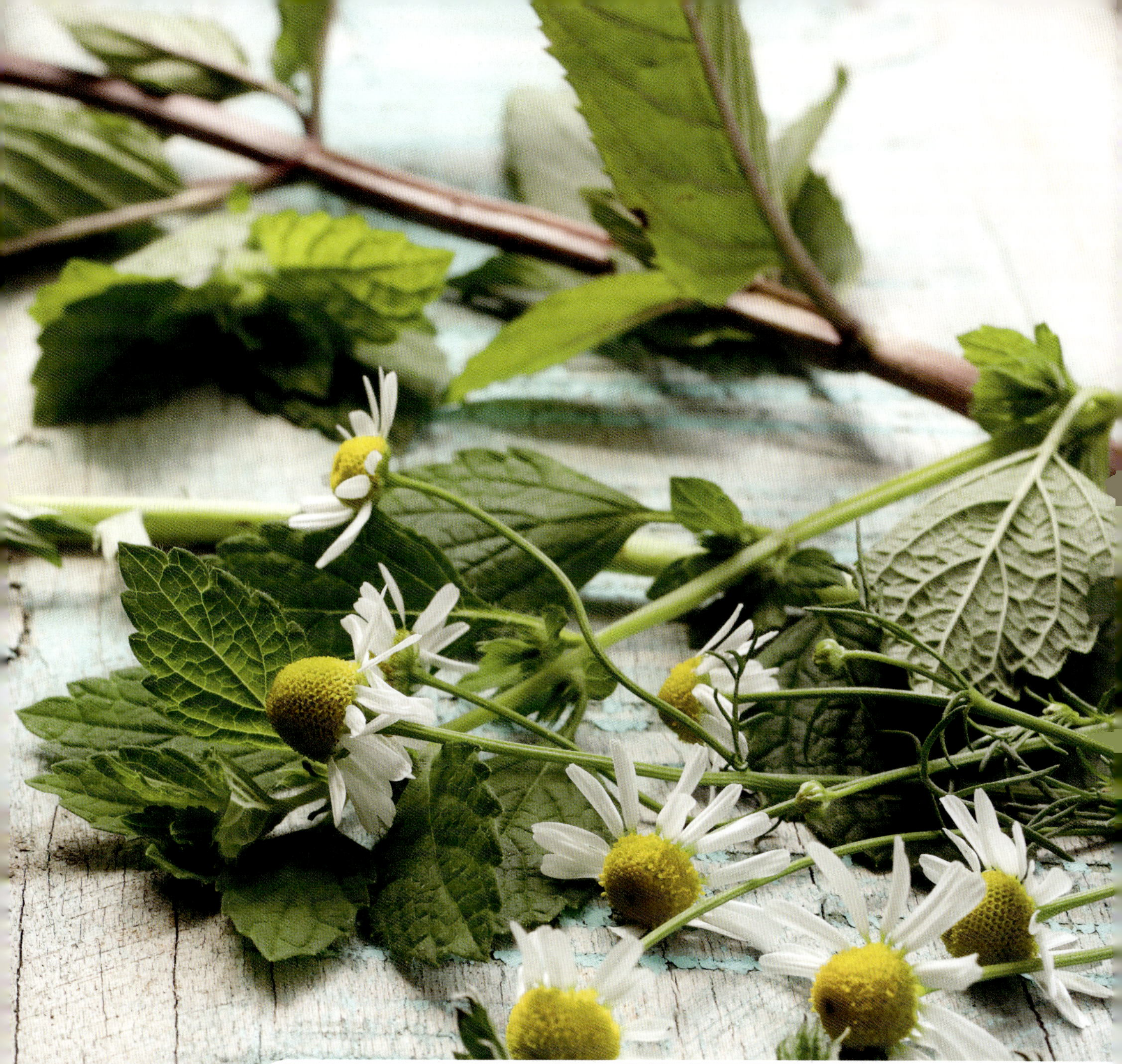

BAUCHRAUM

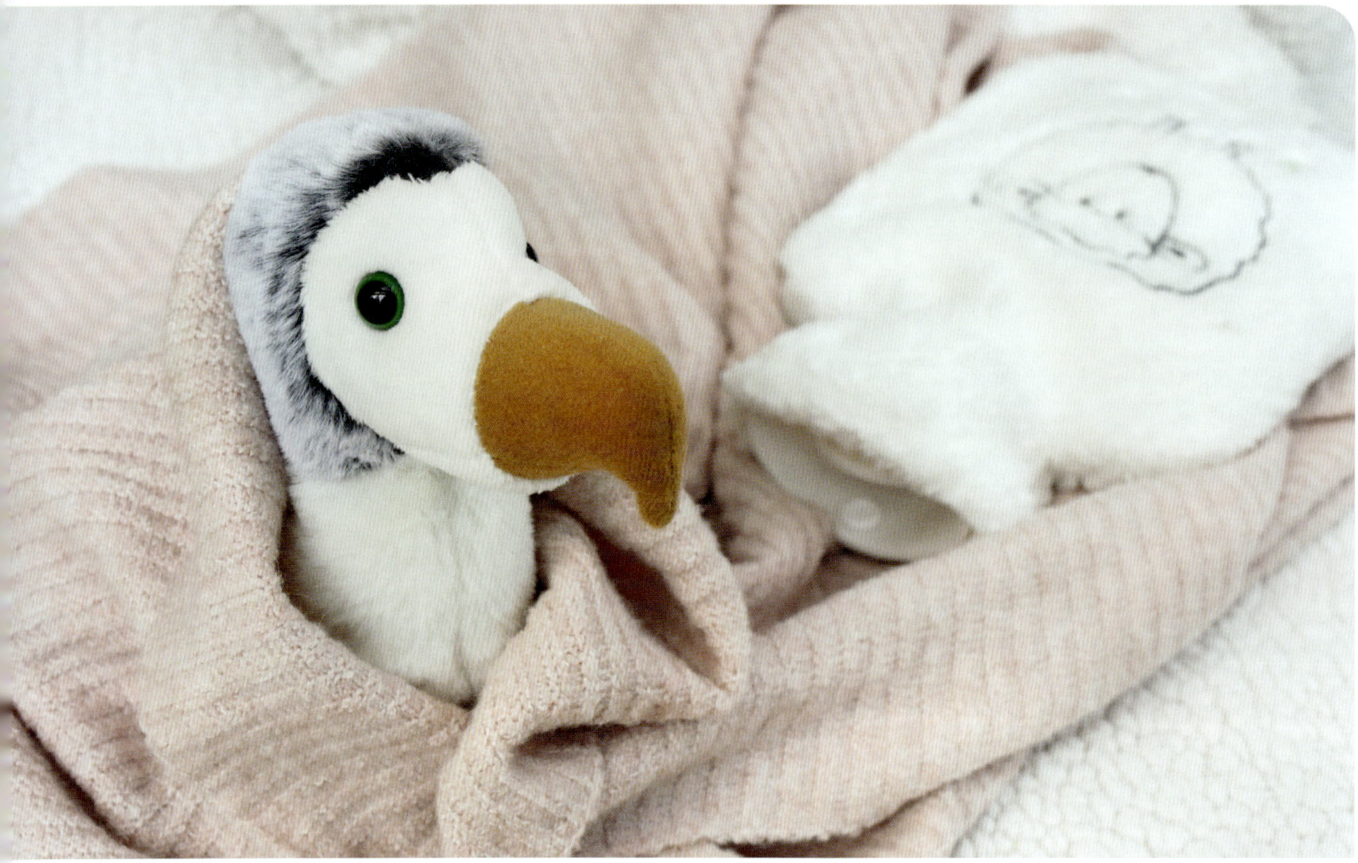

„Mein Bauch tut so weh!“ – Sicherlich haben auch Sie diese Klage schon oft von Ihrem Kind zu hören bekommen. Das muss allerdings nicht zwangsläufig bedeuten, dass es tatsächlich unter Bauchschmerzen leidet. Vor allem kleinere Kinder können Schmerzen noch nicht richtig lokalisieren und nehmen sie in der Bauchregion wahr.

MEIST HARMLOS

Natürlich können sich typische Beschwerden wie Magen-Darm-Infekte mit Durchfall, Übelkeit, Verstopfung, Blähungen oder Unwohlsein oder eine Blasenentzündung hinter den Bauchschmerzen verstecken. Aber auch bei anderen Infekten kommt es vor, dass Kinder über Bauchweh klagen. Der Grund hierfür sind die Lymphknoten im Bauchraum, die selbst bei einer Mandelentzündung beteiligt sein können.

Übrigens kann es auch ganz andere Ursachen für Unwohlsein geben. Ist Ihr Kind womöglich nervös und angespannt vor dem Auftritt im Schultheater? Oder hat es auf einem Kindergeburtstag den ganzen Tag mit seinen Freunden im Garten getobt und leidet unter Übermüdung? Hat es vielleicht Angst vor den Monstern unterm Bett? Oder könnte es eventuell sein, dass es eine kleine Naschkatze ist und mal wieder ein bisschen zu viel Schokolade gegessen hat?

RUHE HILFT WEITER

In der Regel sind die Beschwerden harmloser Natur. Wichtig ist, dass Sie Ihr Kind ernst nehmen. Versuchen Sie selbst, ruhig zu bleiben. Wenn Sie Ihre Sorge allzu offen zeigen, belastet dies Ihr Kind nur zusätzlich.

Anhand einiger typischer Anzeichen können Sie meist gut erkennen, um welche Art von Bauchschmerzen es sich handelt. Die Tabelle ermöglicht es Ihnen, die Ursachen einzugrenzen und die entsprechenden Maßnahmen zu ergreifen.

Wichtig: Vorsicht ist jedoch geboten, wenn Ihr Kind plötzlich über sehr starke Schmerzen klagt. Gehen Sie im Zweifelsfall lieber einmal zu viel zum Arzt: Womöglich handelt es sich um eine gefährliche Blinddarmentzündung oder gar einen Darmverschluss.

Bauchschmerzen

SYMPTOME	BEGLEITSYMPTOME	BESONDERHEITEN, WICHTIG!	MÖGLICHE URSACHEN
krampfartige Bauchschmerzen	Übelkeit, Erbrechen, Durchfall, eventuell Fieber	bei sehr starken Beschwerden und / oder länger als 1 Tag anhaltenden Schmerzen Abklärung durch Arzt	Magen-Darm-Infekt → Seite 45
Bauchschmerzen, eventuell krampfartig	kein oder fester Stuhl, harter Bauch		Verstopfung → Seite 51
Säugling: schreit nach dem Trinken oder ist unruhig **Kind:** klagt über Bauchschmerzen	Blähbauch, abgehende Winde	tritt vor allem in den ersten Lebensmonaten auf	Blähungen → Seite 55
anfallartige Schmerzen beim Säugling	anhaltendes Schreien, vermehrtes Spucken, abwechselndes Anwinkeln und Strecken der Beine	kommt oft in den ersten Lebensmonaten vor	Dreimonatskoliken → Seite 55
anfallartige Schmerzen im Nabelbereich	Infekt der Atemwege, weicher Bauch (keine Verhärtung oder Auswölbung tastbar)	bei sensiblen Kindern oft bis zum 12. Lebensjahr, körperliche Untersuchung durch den Arzt meist ohne Befund	Nabelkoliken; seelische Belastung → Seite 63
Bauchschmerzen im Zusammenhang mit Essen	Blähungen, Durchfall, Übelkeit, Erbrechen, Gewichtsabnahme, Schnupfen, Hautausschläge	Abklärung durch Arzt	Nahrungsmittelunverträglichkeit
diffuser Bauchschmerz im Nabelbereich	Atemwegsinfektion, weicher Bauch (keine Verhärtung oder Ausbuchtung)	Abklärung durch Arzt	Möglich sind entzündete Bauchlymphknoten im Zusammenhang mit Atemwegsinfektion. Kapitel Husten, Schnupfen, Halsweh → ab Seite 103
starke, plötzlich auftretende Bauchschmerzen	anstrengende Atmung, beim Einatmen Husten, Abgeschlagenheit, Fieber	Abklärung durch Arzt	Lungenentzündung Erkältung → Seite 87 Fieber → Seite 94 Husten → Seite 103
krampfartige Bauchschmerzen, vor allem beim Wasserlassen	Unterbauchschmerzen, häufiges Wasserlassen, Urin ist eventuell trüb, eventuell Rückenschmerzen	Abklärung durch Arzt	Blasen- oder Harnwegsentzündung → Seite 76
leichte bis starke ziehende Schmerzen im Unterbauch	Menstruationsblutung, Kopfschmerzen	Ruhe und Rückzug	Menstruationsbeschwerden → Seite 72
Bauchschmerzen, eventuell in der Leistengegend	Auswölbung im Leistenbereich	Abklärung durch Arzt. Wenn sich die Auswölbung nicht vorsichtig zurückschieben lässt, sofort Notarzt rufen oder in die Klinik!	Leistenbruch
Bauchschmerzen, die sich eventuell immer mehr im rechten Unterbauch konzentrieren	Schmerzen vor allem bei Erschütterung, Bauch druckempfindlich, eventuell Übelkeit, Erbrechen, Verstopfung oder Durchfall, Fieber	Abklärung durch Arzt. Bei plötzlichen, krampfartigen Beschwerden mit Blässe, kaltem Schweiß, Bewusstseinstrübung Notarzt rufen oder direkt in die Klinik!	Blinddarmentzündung
sehr starke krampfartige Bauchschmerzen, dazwischen schmerzfreie Intervalle	Blässe, kalter Schweiß, Verstopfung, Erbrechen	Notarzt rufen!	Darmverschluss

ÜBELKEIT UND ERBRECHEN

Übelkeit und Erbrechen sind keine Erkrankungen, sondern Symptome und ein wichtiger Schutzmechanismus des Körpers. Er entledigt sich damit unverträglicher, belastender oder gar giftiger Stoffe, bevor sie ihm ernsthaften Schaden zufügen können.

URSACHEN

Die Ursachen für Übelkeit und Erbrechen können vielfältig sein. Bei Kindern sind es meistens durch Viren hervorgerufene Magen-Darm-Erkrankungen, aber auch zu viel Fettes oder Süßes im Bauch – ein klassisches Phänomen nach Kindergeburtstagen. Unverträgliche Lebensmittel, Kinderkrankheiten, Erkältungen, Nervosität und seelische Belastungen können ebenfalls auf den Magen schlagen und das sensible Verdauungssystem aus dem Gleichgewicht bringen. Kein Grund zur Besorgnis ist hingegen, wenn gesunde Babys nach dem Trinken kleine Mengen geronnener Milch „spucken".

WANN ZUM ARZT?

- wenn Säuglinge erbrechen
- wenn Ihr Kind seit mehreren Stunden erbricht und nichts mehr bei sich behält
- wenn zum Erbrechen noch andere Symptome hinzukommen (zum Beispiel Durchfall, Fieber, Ohrenschmerzen oder Apathie)
- wenn das Erbrechen nach einem Unfall auftritt (möglicher Hinweis auf eine Gehirnerschütterung)
- bei anhaltenden Bauchschmerzen in der Nabelgegend oder im rechten Unterbauch (möglicher Hinweis auf eine Blinddarmentzündung)

THERAPIE

Bereits eine Wärmflasche auf dem Bauch verschafft Ihrem Kind erste Linderung.

Geben Sie Ihrem Kind zunächst kein Essen. Stellt sich Erbrechen ein, ist es wichtig, dass es über den Tag hinweg viel trinkt.

Bewährt haben sich lauwarme Tees. Diese dürfen Sie gerne mit Traubenzucker süßen, der rasch von der Darmschleimhaut aufgenommen werden kann und Energie liefert.

Sobald Ihr Kind wieder etwas Appetit bekommt, geht es meist schon aufwärts. Geben Sie ihm am Anfang nur leicht Verdauliches, beispielsweise Bananenmus (reife Bananen zerdrücken und cremig schlagen), Rohapfelmus → Seite 47, passierte Karotten → Seite 48, Zwieback oder Haferbrei.

Haferbrei

Die Zubereitung geht ganz einfach: Kochen Sie 20 g (etwa 2 gehäufte EL) Haferflocken mit einer Prise Salz in 200 ml Wasser (oder Hafermilch) auf. Nehmen Sie den Topf vom Herd und lassen den Brei zugedeckt 5 Minuten quellen. Ab dem 1. Lebensjahr können Sie den Haferbrei gerne mit Honig süßen.

Heilpflanzen

Je nach Beschwerden können zum Einsatz kommen:

- **beruhigend:** Kamille, Melisse
- **brechreizlindernd:** Pfefferminze → Rezepte unter Reisekrankheit, Seite 42
- **entzündungshemmend:** Kamille
- **krampflösend:** Kamille, Pfefferminze, Gänsefingerkraut

Klassischer Magentee

Dieser Tee hat sich vor allem bei Magen-Darm-Infekten mit Erbrechen bewährt, weil er eine ausgewogene Kombination von entzündungshemmenden, beruhigenden und brechreizlindernden Pflanzen enthält.

Für eine 100-g-Teemischung:

- 50 g Kamillenblüten
- 25 g Melissenblätter
- 25 g Pfefferminzblätter

Übergießen Sie 2 TL der Mischung mit 1 Tasse (150 ml) heißem, aber nicht mehr kochendem Wasser. Lassen Sie den Tee 7–10 Minuten bedeckt ziehen, bevor Sie ihn abgießen. Geben Sie Ihrem Kind davon täglich 3 Tassen (Säuglinge 3-mal 50 ml, ab 1 Jahr 3-mal 75 ml, ab 4 Jahren 3-mal 100 ml, ab 10 Jahren 3-mal 150 ml) zwischen den Mahlzeiten zu trinken. (Ab 0 Jahren.)

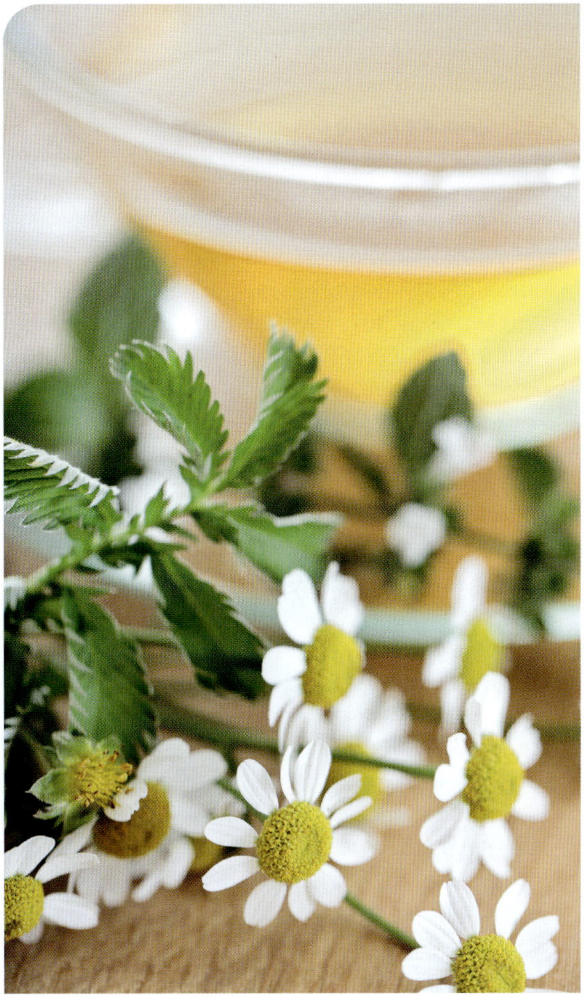

Kamille und Gänsefingerkraut wirken im Team sehr gut bei Bauchkrämpfen.

Magentee bei Bauchkrämpfen

Gänsefingerkraut und Pfefferminze – ein starkes Team bei Magenbeschwerden, die mit Bauchkrämpfen einhergehen. Das Gänsefingerkraut wird in der Volksmedizin generell als „Krampfkraut" bezeichnet, die Pfefferminze kommt besonders bei Magenkrämpfen in Kombination mit Übelkeit und Erbrechen zum Einsatz. Das im ätherischen Öl der Pfefferminze enthaltene Menthol wirkt nicht nur krampflösend, sondern auch desinfizierend und kann somit Gärungsprozesse im Magen-Darm-Bereich beheben.

Für eine 100-g-Teemischung:

- 50 g Kraut vom Gänsefingerkraut
- 50 g Pfefferminzblätter

Übergießen Sie 2 TL der Mischung mit 1 Tasse (150 ml) heißem, aber nicht mehr kochendem Wasser. Lassen Sie den Tee 10 Minuten bedeckt ziehen, bevor Sie ihn abgießen. Geben Sie Ihrem Kind davon täglich 3 Tassen (ab 1 Jahr 3-mal 75 ml, ab 4 Jahren 3-mal 100 ml, ab 10 Jahren 3-mal 150 ml) zwischen den Mahlzeiten zu trinken. (Ab 1 Jahr.)

Tee für den nervösen Magen

Bei Magenbeschwerden, die durch Schulstress, Angst oder Überforderung ausgelöst werden, ist Melisse die Pflanze der Wahl. Sie wirkt nicht nur beruhigend, sondern auch konzentrationsfördernd. Dank ihres zitronenartigen Geschmacks ist sie bei Kindern sehr beliebt. Der Tee kann auch gut mit der frischen Pflanze zubereitet werden.

- getrocknete oder frische Melissenblätter

Übergießen Sie 1 TL getrocknete oder 1 EL frische Melisse mit 1 Tasse (150 ml) heißem, aber nicht mehr kochendem Wasser. Lassen Sie den Tee 7 Minuten bedeckt ziehen, bevor Sie ihn abgießen. Geben Sie Ihrem Kind davon täglich 3 Tassen (Säuglinge 3-mal 50 ml, ab 1 Jahr 3-mal 75 ml, ab 4 Jahren 3-mal 100 ml, ab 10 Jahren 3-mal 150 ml) zu trinken. (Ab 0 Jahren.)

Aus der Apotheke

- **Melisse:** Die innerliche Einnahme in Form von Tee können Sie gut unterstützen durch eine äußerliche Anwendung wie eine Melissenöl-Einreibung (Wala Melissenöl) oder ein Melissenöl-Bad (Kneipp Bade-Essenz Entspannung Pur).
- **Kamille:** Casa Sana Bauch Gut Tropfen (Kamille, Fenchel, Kümmel)

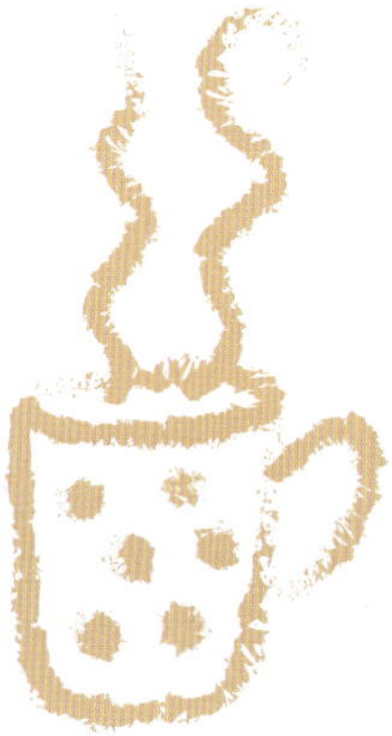

REISEKRANKHEIT

Der Volksmund bezeichnet die Reisekrankheit auch als **Seekrankheit**. Wenn die Wellen hochschlagen und das Schiff kräftig schaukelt, wird einem übel, man fühlt sich schwindelig und – was am unangenehmsten ist – man muss sich bei starken Ausprägungen heftig übergeben.

Doch nicht nur durch eine stürmische Schifffahrt kann die Seekrankheit ausgelöst werden, sondern ebenso durch eine Fahrt mit dem Auto oder Bus oder auch im Flugzeug.

URSACHEN

Eine Reisekrankheit entsteht, wenn sich die Informationen, die vom Auge und die vom Gleichgewichtssinn im Innenohr jeweils zum Gehirn geschickt werden, gegenseitig widersprechen. Bei einer Schiffsreise verspürt beispielsweise das Gleichgewichtsorgan die Wellenbewegung des Meeres, während das Auge einen Stillstand meldet, da sich das Schiff im Verhältnis zum Betrachter ja nicht bewegt.

Solche widersprüchlichen Informationen bringen unser Gehirn völlig durcheinander und es verarbeitet sie schlichtweg falsch.

Vor allem kleinere Kinder leiden bei langen Autofahrten oft unter Übelkeit. Ihr Gleichgewichtssinn ist noch nicht so gut ausgeprägt und deshalb leicht zu irritieren, vor allem durch häufiges Bremsen und Beschleunigen oder auf kurvigen Straßen.

SYMPTOME

- Übelkeit und Erbrechen
- Schwindel
- häufig Blässe
- manchmal auch Kopfschmerzen
- bisweilen Schweißausbrüche

THERAPIE

Vorbeugende Maßnahmen

Lassen Sie Ihr Kind vor der Reise eine Kleinigkeit essen, aber nichts Fettes oder Süßes. Eine leichte, kohlenhydratreiche Kost, etwa eine Brezel oder eine Reiswaffel, wäre optimal.

Kleine Tricks für unterwegs

- **Nach vorne schauen** ist das A und O, um Übelkeit zu vermeiden. Soweit es die Sicherheitsbestimmungen zulassen, ist im Auto der Beifahrersitz der beste Platz dafür. Erhöhen Sie gegebenenfalls den Kindersitz etwas, damit Ihr Kind die Umgebung wahrnehmen kann. Und lassen Sie Ihr Kind auf jeden Fall mit dem Gesicht in Fahrtrichtung schauen.
- **Pausen einlegen** und regelmäßiges Trinken ist auf jeden Fall hilfreich. Während der Zwischenstopps tut es gut, draußen zu laufen oder zu spielen und vielleicht auch mal kräftig zu stampfen oder zu hüpfen.
- **Ablenkung und Unterhaltung** sind oft Gold wert – vorzugsweise Beschäftigungen, die es erlauben, weiterhin aufrecht zu sitzen und in Fahrtrichtung zu blicken. (Lesen oder Malen wären also nicht sonderlich förderlich.) Bestimmt hat Ihr Kind ein Lieblingshörspiel, das es über das Autoradio oder über Kopfhörer anhören kann. Eine andere gute Möglichkeit sind kleine Spiele, zum Beispiel …
- **Ratespiele:** Sie denken sich beispielsweise abwechselnd eine Märchenfigur aus, die Sie dann jeweils verkörpern. Der andere soll durch immer detaillierteres Nachfragen erraten, wer Sie gerade sind. Die Fragen müssen hierbei aber ausschließlich mit Ja oder Nein beantwortet werden können, zum Beispiel: „Bin ich ein Mensch?“ oder „Habe ich eine Krone auf dem Kopf?“
- **Ich packe meinen Koffer:** Der Erste sagt: „Ich packe meinen Koffer und nehme mit: eine Zahnbürste“, worauf der andere weitermacht mit: „Ich packe meinen Koffer und nehme mit: eine Zahnbürste und mein Kuscheltier“. Und so geht das immer weiter, bis jemand einen Gegenstand vergisst oder die Reihenfolge durcheinanderbringt.
- **Wortkette:** Der Erste beginnt und nennt ein aus zwei Namenswörtern bestehendes Wort (zum Beispiel Haus-Tür). Daraufhin greift der Nächste den zweiten Wortteil auf und bildet daraus ein neues Wort (zum Beispiel Tür-Schloss). Diese Wortkette lässt sich endlos fortsetzen, und am Spiel können auch ohne Probleme mehr als zwei Personen teilnehmen.
- **Zählen** der vorbeifahrenden Autos

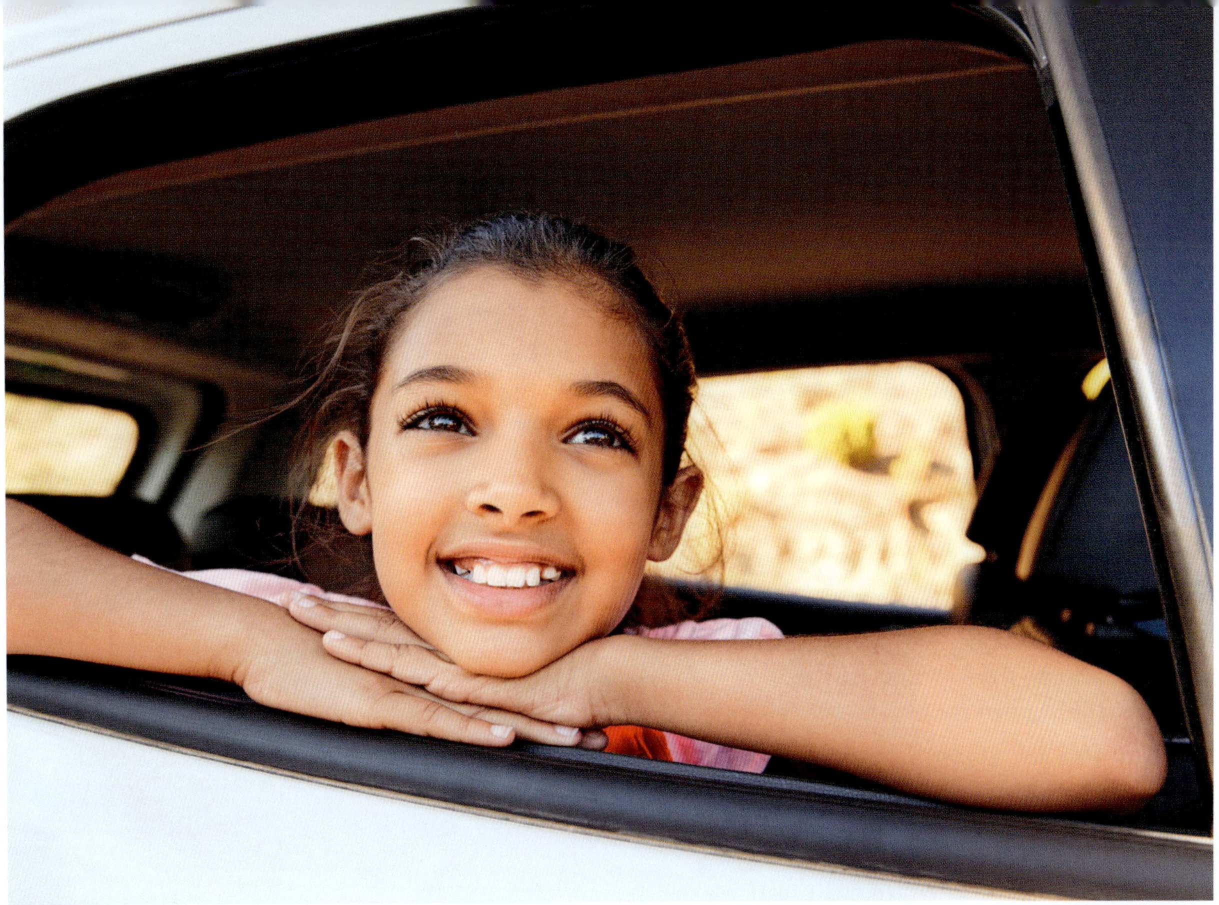

Noch anschnallen und ohne Sorge losfahren: Heilpflanzen wie Ingwer und Pfefferminze wirken bei Reiseübelkeit sehr gut.

Heilpflanzen

Wenn einem unterwegs übel wird, bieten sich insbesondere zwei Pflanzen an, um den Brechreiz zu lindern:

- Ingwer
- Pfefferminze

Pfefferminztee

Pfefferminze hat nicht nur eine brechreizlindernde Wirkung, sie schmeckt auch noch gut und wirkt belebend und erfrischend. Lassen Sie Ihr Kind den Tee während der Reise trinken. Und wenn Sie besonders gut vorsorgen wollen, können Sie das Ganze auch noch mit äußerlichen Anwendungen ergänzen (ein selbst gemachtes Kräuterkissen sowie Pfefferminzöl → „Aus der Apotheke", Seite 45).

- Pfefferminzblätter

Übergießen Sie 2 TL mit 1 Tasse (150 ml) heißem, aber nicht mehr kochendem Wasser. Lassen Sie den Tee 7 Minuten bedeckt ziehen, bevor Sie ihn abgießen. Geben Sie Ihrem Kind davon jeweils 1–2 Tassen (Säuglinge 1- bis 2-mal 50 ml, ab 1 Jahr 1- bis 2-mal 75 ml, ab 4 Jahren 1- bis 2-mal 100 ml, ab 10 Jahren 1- bis 2-mal 150 ml) vor und während der Reise zu trinken. (Ab 0 Jahren.)

Pfefferminz-Kräuterkissen

- Pfefferminzblätter
- 1 Stück Baumwollstoff, ca. 10 × 20 cm
- Nähzeug

Nähen Sie eine kleine Kissenhülle, bei der Sie eine Seitennaht zunächst noch offen lassen. Füllen Sie die Hülle mit getrockneten Pfefferminzblättern – in Duftkissen füllt man ausschließlich getrocknete Pflanzen – und nähen Sie sie vollständig zu. Dieses Kissen geben Sie Ihrem Kind einfach in die Hand, damit es während der Reise daran riechen kann.

FRISCHE MINZE

Wenn Sie frische Minze im Garten haben, probieren Sie mal, Ihrem Kind während der Fahrt ein Sträußchen davon in die Hand zu geben, damit es die Blätter kauen und / oder daran riechen kann.

FÜR DIE ELTERN

Ingwertee

Was tun, wenn nicht (oder nicht nur) Ihr Kind, sondern Sie selbst zu Übelkeit beim Fahren neigen? Dann ist ein Tee aus frischer Ingwerwurzel genau das Richtige für Sie, auch wenn er ziemlich scharf schmeckt.

In mehreren Studien konnte gezeigt werden, dass Ingwer Übelkeit, Brechreiz und Schwindel bei der Reisekrankheit ähnlich stark lindert wie die in handelsüblichen Medikamenten gegebenen, synthetischen Antihistaminika – allerdings ohne deren unangenehmen Nebeneffekt, dass man schläfrig wird und die Aufmerksamkeit stark nachlässt.

Schälen Sie für diesen Tee ein daumengroßes Stück einer frischen Ingwerwurzel und schneiden Sie es in dünne Scheiben. Übergießen Sie die Stückchen anschließend mit 1 l heißem Wasser und lassen Sie sie 10 Minuten bedeckt ziehen. Bei Bedarf können Sie noch etwas Honig hinzugeben, um die Schärfe zu mindern.

Trinken Sie 1 Tasse des Tees (150 ml) schon vor Reisebeginn. Den Rest können Sie in eine Thermoskanne füllen, um sich während der Fahrt immer wieder ein Becherchen zu genehmigen.

Wenn Ihrem Kind der Tee nicht zu scharf schmeckt, kann es gerne auch davon trinken, aber in kleineren Portionen:

- ab 1 Jahr jeweils 75 ml
- ab 4 Jahren jeweils 100 ml
- ab 10 Jahren dann 150 ml wie Sie

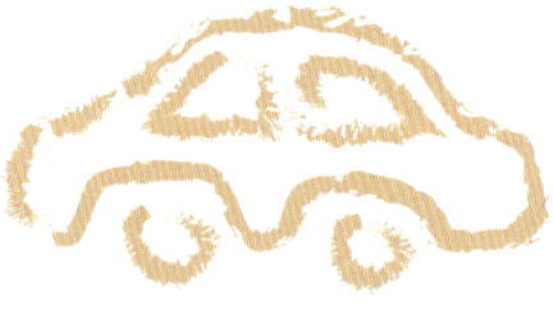

ZUM NASCHEN

Während der Fahrt eignen sich außerdem kandierter Ingwer → Rezept Seite 71 sowie Ingwerstäbchen oder -plätzchen als kleine Naschereien.

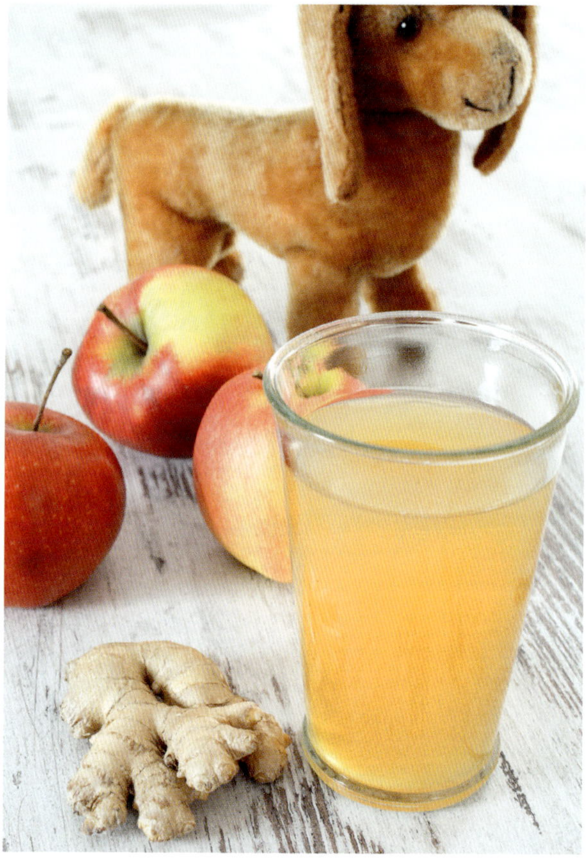

Mit Apfelsaft wird Ingwer mild. So schmeckt er auch Kindern und kann gegen Übelkeit bei der Autofahrt wirken.

Ingwer-Apfel-Getränk

Während reiner Ingwertee → Rezept im Kasten links den meisten Kindern zu scharf schmeckt, stellt das Ingwer-Apfel-Getränk eine gute Alternative für kleine „Teemuffel" dar. Der therapeutische Nutzen der Ingwerwurzel beruht vor allem auf ihrem ätherischen Öl und den Scharfstoffen. Mild gemacht wird das Ganze durch den beliebten Geschmack des Apfelsafts, der daraus eine schmackhafte Arznei zaubert.

- frische Ingwerwurzel
- 200 ml Apfelsaft

Schneiden Sie ein etwa 1–2 cm großes Stück Ingwer sehr, sehr fein, am besten mit einem Wiegemesser, und gießen Sie es mit 200 ml Apfelsaft auf. Geben Sie Ihrem Kind schon ½–1½ Stunden vor Reisebeginn davon zu trinken und auch während der Fahrt regelmäßig einige Schlückchen. So gewährleisten Sie am besten, dass der Ingwer richtig zur Wirkung kommt. (Ab 1 Jahr.)

Aus der Apotheke

- **Pfefferminze:** Euminz Lösung oder Pfefferminzroller → Seite 191. Beim Auftragen des Minzöls auf Stirn und Schläfe ist besondere Vorsicht geboten: Es darf nichts davon mit den empfindlichen Kinderaugen in Berührung kommen. Sie können auch ein paar Tropfen des Öls auf ein Taschentuch geben, damit Ihr Kind bei Bedarf daran schnuppern kann. Bereits das Naschen von Pfefferminzbonbons während der Fahrt kann Übelkeit vorbeugen.
- **Ingwer:** Sehr bewährt haben sich Ingwer Pure Tropfen (ohne Alkohol), Schoenenberger Pflanzentrunk Ingwer (hergestellt aus dem frischen Ingwerwurzelstock)und Zintona Kapseln.
- **Homöopathie:** Bereits Kindern ab dem 1. Lebensjahr können Sie ½ Stunde vor Antritt einer Reise die homöopathischen Arzneimittel Nausyn Tabletten (zerdrückt oder in Wasser aufgelöst) oder Vertigopas Tropfen geben. In schweren Fällen empfiehlt es sich, diese Arzneien bereits ab 2 Tagen vor Reisebeginn und immer wieder während der Reise zu geben.

SEEMANNSREZEPT

Das Kauen oder Lutschen von einem Stück Zitrone, wie es erfahrene Seemänner empfehlen, hat schon so manches Kind beschwerdefrei das Urlaubsziel erreichen lassen.

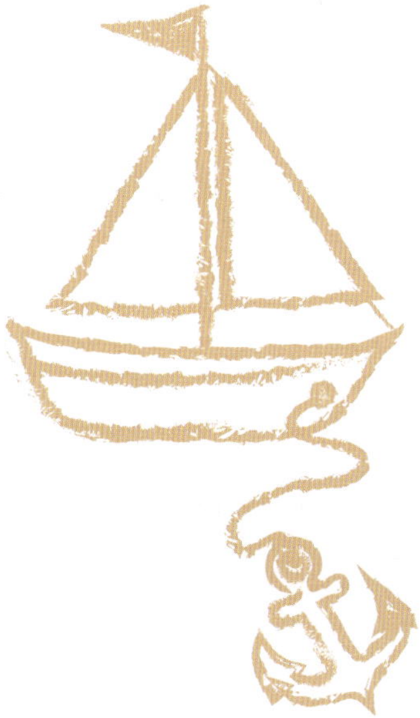

DURCHFALL (DIARRHOE)

Durchfall kommt bei Kindern häufig vor und ist fast immer gut zu behandeln. Ganz selten kann Durchfall für ein Kind wirklich gefährlich werden, und zwar immer dann, wenn der kleine Körper durch den Flüssigkeits- und Salzverlust austrocknet. Babys und Kleinkinder sind dabei naturgemäß stärker gefährdet als ältere Kinder.

URSACHEN

In den meisten Fällen ist Durchfall Zeichen einer Magen-Darm-Infektion. Die verantwortlichen Viren werden häufig von Kind zu Kind weitergegeben, zum Beispiel im Kindergarten oder in der Schule. Manchmal sind auch Bakterien, Parasiten oder sogar Pilze für den Durchfall verantwortlich. Aber auch bei Infekten anderswo im Körper, etwa bei Atemwegserkrankungen, kann der Darm mitreagieren und einen Durchfall auslösen.

Ebenfalls nicht zu unterschätzen sind verdorbene Lebensmittel sowie die immer häufiger auftretenden Nahrungsmittelunverträglichkeiten und -allergien. Doch es müssen gar nicht unbedingt Krankheitserreger die Bösewichte sein. Im Übermaß genossen, können ebenso bestimmte Nahrungsmittel oder Getränke Durchfall auslösen. Dazu gehören zum Beispiel unverdünnte Obstsäfte, Cola-Getränke sowie Süßstoffe. Überdies kommen Antibiotika, die vom Arzt zur Bekämpfung einer bakteriellen Infektion verschrieben wurden, als mögliche Auslöser infrage. Sie stören das Gleichgewicht der natürlichen Darmflora, was der Darm postwendend mit Durchfall quittiert.

Und last, but not least ist bei älteren Kindern Durchfall oft auch psychisch bedingt. So können sie zum Beispiel vor einer Klassenarbeit im wahrsten Sinne des Wortes „Schiss“ haben.

SYMPTOME

- Häufige Stuhlgänge mit flüssigen oder wässrigen, oft ausgesprochen übel riechenden Stühlen gehen meist mit Bauchschmerzen (Krämpfen) einher.
- möglicherweise zusätzlich Übelkeit, Erbrechen und Fieber

WANN ZUM ARZT?

- wenn der Durchfall bei älteren Kindern länger als 3 Tage anhält
- solange Ihr Kind jünger als 6 Monate ist
- wenn das Fieber über 39 °C steigt
- wenn die Haut Ihres Kindes gelblich oder sehr blass oder ein Hautausschlag zu erkennen ist
- wenn Sie aufgrund zeitgleicher Erkrankung anderer Familienmitglieder eine Lebensmittelvergiftung vermuten
- wenn der Durchfall nach einer Fernreise auftritt
- wenn der Durchfall blutig ist
- wenn Ihr Kind heftige Bauchschmerzen hat
- sobald Zeichen einer Austrocknung vorliegen:
  - Schleimhäute, Zunge und Lippen Ihres Kindes sind trocken.
  - Verminderte Urinausscheidung: In der Windel ist kaum oder kein Urin mehr zu finden.
  - Ihr Kind wird auffallend teilnahmslos und schläfrig.
  - Stehende Hautfalte: Zieht man zum Beispiel am Bauch mit den Fingern eine Hautfalte hoch und die Haut fällt nur langsam wieder in ihre Ausgangsposition zurück oder bleibt sogar stehen.
  - Die Augen sind eingefallen, oft mit dunklen Ringen.
  - Einsinken der sogenannten Fontanellen (das sind die weichen Stellen am Kopf des Babys, wo die Schädelknochen noch nicht fest miteinander verwachsen sind)

Wichtiger Hinweis

Je kleiner das Kind, je höher das Fieber und je schlechter das Trinkverhalten, desto rascher einen Arzt aufsuchen.

THERAPIE

Wärmflasche

Falls Ihr Kind an schmerzhaften Bauchkrämpfen leidet, tut es ihm womöglich gut, den Bauch mit einer Wärmflasche oder einem Kirschkernkissen zu wärmen. Besonders hilfreich kann es sein, wenn Sie Ihren kleinen Patienten – mit der warmen Auflage auf dem Bauch – in Seitenlage ins Bett legen und die Beine anziehen lassen. Auch eine sanfte Massage mit dem Bauchweh-Öl → Seite 61 kann Wunder wirken.

Flüssigkeit

Ganz wichtig: Ihr Kind muss viel und häufig trinken, da sein Körper durch den Durchfall viel Wasser verliert und mit dem Wasser auch die darin gelösten Mineralstoffe, also Salze und Spurenelemente (Elektrolyte). Am besten geben Sie ihm zimmerwarmes Wasser und lauwarmen Tee → Rezepte ab Seite 48 zu trinken. Um die verlorenen Mineralstoffe zu ersetzen, eignen sich zudem Elektrolytlösungen → Kasten unten.

Besondere Aufmerksamkeit ist erforderlich, wenn ein Baby Durchfall hat. Es besteht wirklich rasch die Gefahr, dass es zu viel Flüssigkeit verliert, vor allem, wenn auch noch Erbrechen dazukommt. Wenn Sie stillen, dann legen Sie Ihr Baby bei Durchfall häufiger als sonst an die Brust, denn die Muttermilch enthält wichtige Immunstoffe und reguliert dadurch die Darmtätigkeit. Flaschenkindern sollten Sie möglichst häufig ein Fläschchen mit Tee oder Wasser anbieten.

ELEKTROLYTLÖSUNG

Elektrolytlösungen sorgen bei Brechdurchfall dafür, dass die verloren gegangenen Salze und Spurenelemente wieder ersetzt werden. Fertige Elektrolytlösungen in verschiedenen Geschmacksrichtungen können Sie in der Apotheke besorgen → Seite 50.

Wenn Sie Lust haben, können Sie aber auch selber eine solche Lösung herstellen. Geben Sie dazu in 1 Liter stilles Mineralwasser 4 TL Traubenzucker und ¾ TL (3,75 g) Salz. Zuletzt fügen Sie der Lösung 200 ml Orangensaft hinzu. Je nach Flüssigkeitsverlust sollte Ihr Kind davon täglich bis zu 1 Liter trinken.

Fasten, Schonkost, Aufbaukost

Hat Ihr Kind Durchfall, muss es zwar viel trinken, es benötigt aber keine feste Nahrung, wenn ihm nicht danach ist. Falls es jedoch Appetit verspürt, geben Sie ihm am besten leicht verdauliche, magenschonende Kost. Dabei gilt aber der Grundsatz: Fettes, Süßes und Milchprodukte sind tabu. Gut verträglich sind hingegen Zwieback, Salzstangen, Knäckebrot oder Brezeln. Für den weiteren Kostaufbau eignen sich dann bindende Nahrungsmittel wie Karottensuppe, geriebene Äpfel, pürierte Bananen, Reis oder Kartoffeln (am besten in Form von Kartoffelbrei, der mit Wasser zubereitet wird).

Einlauf

Man mag ja denken, ein Einlauf sorge vor allem dafür, dass im Zuge der Darmreinigung Giftstoffe und „falsche", krankmachende Bakterien mit der Flüssigkeit ausgeschwemmt werden. Dem ist aber durchaus nicht so, denn gerade über den Dickdarm wird bei diesem Vorgang auch viel Flüssigkeit aufgenommen. Sollte Ihr Kind über die Nahrung zu wenig oder gar keine Flüssigkeit mehr aufnehmen, hilft der Einlauf also, die verlorene Flüssigkeit wieder auszugleichen. Das Befinden des kleinen Patienten bessert sich dann rasch. Richtig durchgeführt → Verstopfung, Seite 52, ist ein Einlauf für Ihr Kind angenehm und es spürt recht bald die hilfreiche Wirkung.

Heilpflanzen

Zur Behandlung von Durchfall haben sich bewährt:

- **Pektinhaltige Pflanzen** wie Äpfel, Bananen und Karotten: Sie binden Wasser und hemmen das Wachstum krankmachender Keime im Darm. Dadurch wird der Flüssigkeitsverlust gebremst.
- **Gerbstoffpflanzen** wie Heidelbeeren, Blutwurz, Schwarztee, Gänsefingerkraut und Brombeerblätter: Sie wirken zusammenziehend („stopfend"), entzündungshemmend und antibakteriell.
- **entzündungshemmende Pflanzen** wie Kamille
- **Adsorbenzien** wie Heilerde und Medizinische Kohle: Sie binden Toxine, Gärungsprodukte und Bakterienabbauprodukte.

Apfelkost (Roh-Apfelmus)

„An apple a day keeps the doctor away" dichteten die alten Engländer. Und das Tolle dabei ist, dass diese „Medizin" auf die vielfältigste Art eingenommen werden kann, sei es als Apfelschnitz, -mus, -kuchen oder -saft. Die heilende Wirkung geriebener Äpfel bei Durchfall, die vor allem auf das Pektin zurückgeführt werden kann, kannten auch schon unsere Großmütter.

- 250 g Bio-Äpfel
- eventuell Blutwurzpulver

Waschen Sie die Äpfel, vierteln Sie sie und entfernen Sie das Kerngehäuse. Reiben Sie die Äpfel anschließend mitsamt der Schale auf einer Glasreibe oder pürieren Sie sie im Mixer. Je feiner gerieben, umso besser werden die Pektine aus dem Fruchtfleisch freigesetzt. Lassen Sie Ihr Kind etwa fünf bis sechs stets frisch zubereitete Mahlzeiten über den Tag verteilt essen.

Zur Wirkungsverstärkung können Sie jeweils noch eine Prise Blutwurzpulver über das Mus streuen. Das schmeckt zwar nicht so gut wie Zimt, ist dafür aber umso wirksamer.

Ein roher Apfel, auf der Glasreibe gerieben, hilft richtig gut gegen Durchfall.

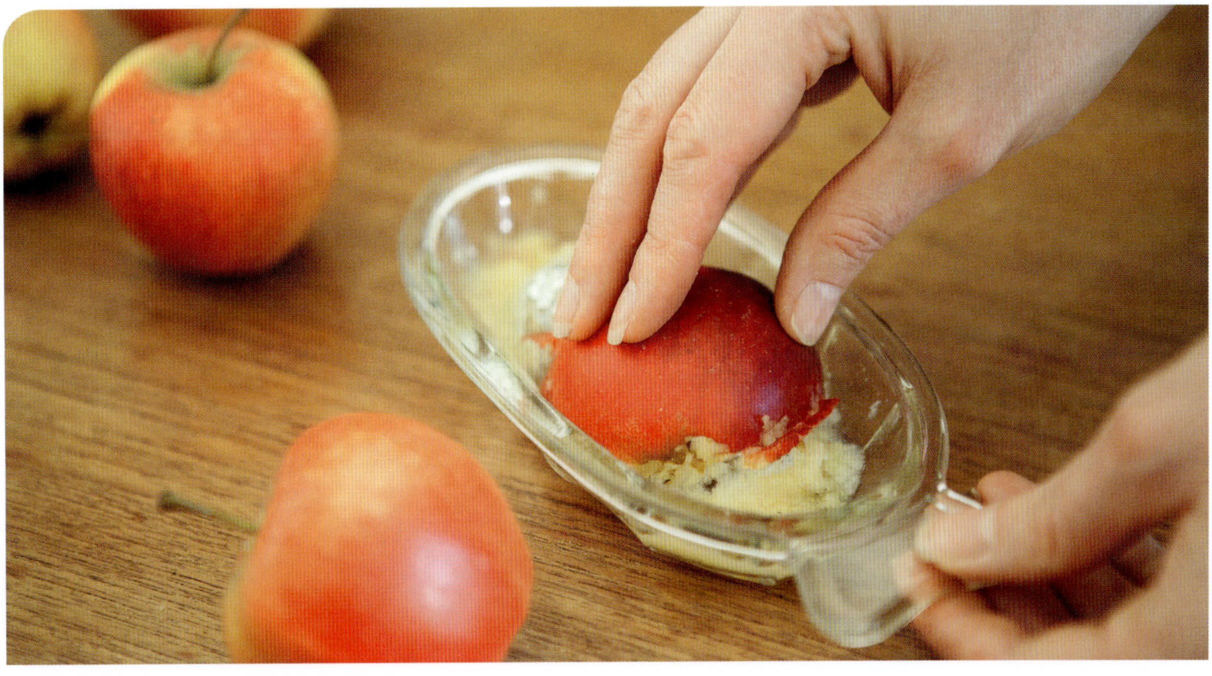

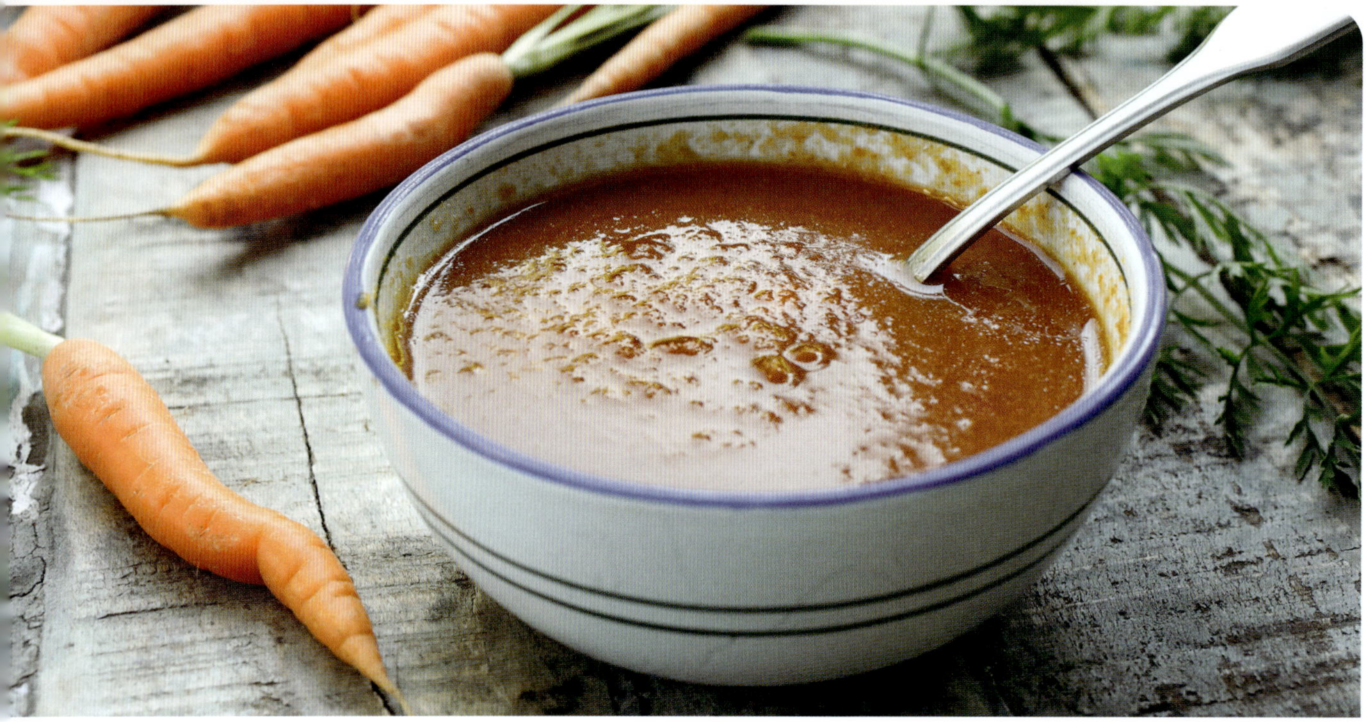

Die Karottensuppe ist seit Generationen wirksam bei Durchfall. Das Gute: Sie schmeckt!

Karottensuppe nach Moro

Der Arzt Prof. Dr. Ernst Moro erzielte 1908 an der Heidelberger Kinderklinik erstmals mit einer Suppe aus Karotten sehr gute Erfolge bei der Behandlung von Durchfall. Seitdem ist die Moro'sche Karottensuppe aus der Kinderheilkunde nicht mehr wegzudenken.

Und so wirkt sie: Beim langen Kochen der Karotten entstehen winzige Zuckermoleküle. Sie ähneln den Rezeptoren an der Darmschleimhaut, sodass die Bakterien an diesen Zuckermolekülen andocken und auf natürlichem Weg ausgeschieden werden.

- 500 g Karotten
- 1 gestrichener TL (3 g) Salz

Schälen Sie die Karotten und lassen Sie sie in 1 l Wasser 1–1,5 Stunden einkochen. Je länger Sie die Suppe kochen, umso mehr Pektine werden freigesetzt. Pürieren Sie das Ganze nun, und füllen Sie die reduzierte Menge wieder mit heißem Wasser auf 1 l auf. Geben Sie anschließend das Salz hinzu.

Wenn es mal schnell gehen muss: Verdünnen Sie ein Gläschen Karottenbrei mit abgekochtem Wasser zu Suppe und geben nur noch etwas Salz hinzu.

Heidelbeertee

Tee aus getrockneten Heidelbeeren wird von Kindern gerne getrunken und ist ein wunderbares Mittel gegen Durchfall. Die getrockneten Beeren wirken stopfend, entzündungshemmend und antibakteriell. Vor allem bei Brechdurchfall sind Heidelbeeren das Mittel der Wahl, da sie über die stopfende Wirkung hinaus auch noch den Brechreiz lindern. Frische Heidelbeeren eignen sich allerdings ganz und gar nicht dafür, sie bewirken genau das Gegenteil.

- getrocknete Heidelbeeren

Setzen Sie 1,5 EL Heidelbeeren mit 1 Tasse (150 ml) kaltem Wasser an, zum Kochen bringen, 10 Minuten köcheln lassen und anschließend abseihen. Geben Sie Ihrem Kind davon täglich 3 Tassen (Säuglinge 3-mal 50 ml, ab 1 Jahr 3-mal 75 ml, ab 4 Jahren 3-mal 100 ml, ab 10 Jahren 3-mal 150 ml) zu trinken. (Ab 0 Jahren.)

TIPP FÜR SÄUGLINGE

Selbst für Babys sind die getrockneten Beeren als Heilmittel geeignet: Den daraus bereiteten Tee können Sie Ihrem Kind direkt zu trinken geben oder auch anstelle von Wasser bei der Zubereitung des Fläschchens verwenden.

Schmeckt, stopft und lindert die Übelkeit: Tee aus getrockneten Heidelbeeren.

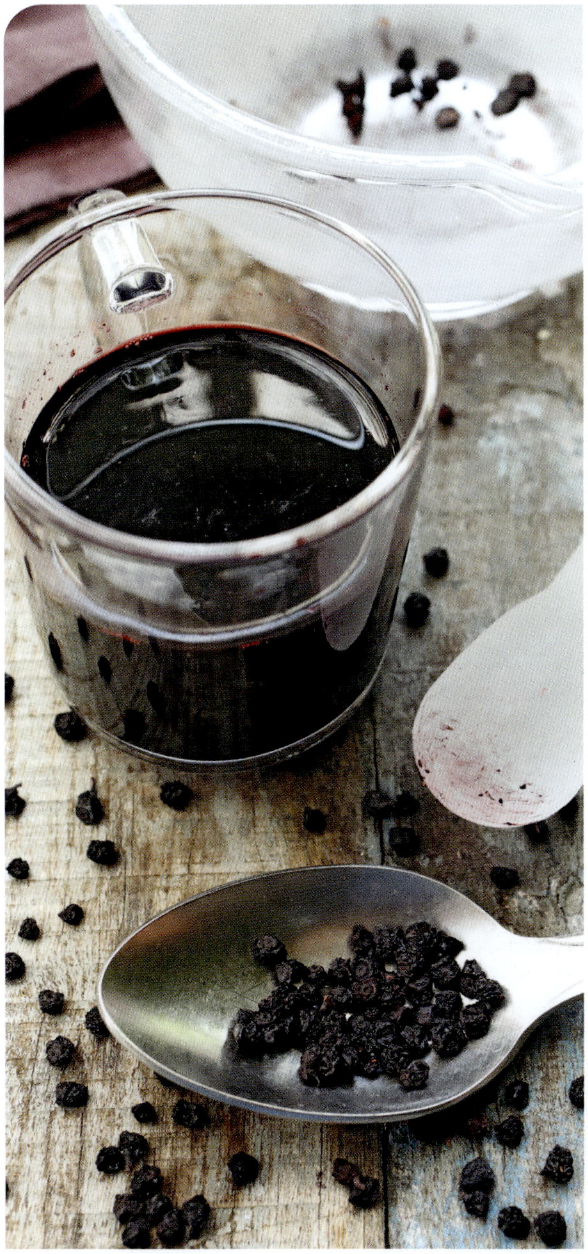

Heidelbeerkost

Eine „lila Medizin", die auch noch herrlich fruchtig schmeckt! Die nimmt Ihr Kind garantiert gerne ein. Heidelbeersaft mit seinen Gerbstoffen und Pektinen wirkt durchfallhemmend, der Quark ebenso. Zusammen geben die beiden eine gelungene Kombination ab gegen die lästige Darmerkrankung.

- Heidelbeersaft (100 Prozent Muttersaft, aus dem Reformhaus)
- 250 g Magerquark (kein Sahnequark wegen des hohen Fettanteils)

Verrühren Sie 5 EL Heidelbeersaft mit dem Magerquark, und lassen Sie Ihr Kind die Quarkcreme über den Tag verteilt essen.

TIPP FÜR ÄLTERE KINDER

Ältere Kinder können immer wieder zwischendurch ein paar getrocknete Heidelbeeren naschen (pro Tag etwa 2 EL). Wichtig ist dabei, die Beeren lange und gründlich zu kauen und dabei gut einzuspeicheln – wie Kaugummi.

Schwarzer Tee

Durchfall kündigt sich selten lange vorher an, meist tritt er von jetzt auf gleich ein. Schwarzer Tee ist da ein praktisches Hausmittel, denn er steht in fast jedem Haushalt im Küchenregal und kann daher schnell zum Einsatz kommen. Es sind die im Tee enthaltenen Gerbstoffe, die durchfallhemmend wirken. Allerdings werden sie erst freigesetzt, wenn Sie den Tee entsprechend lange ziehen lassen (10–15 Minuten). Der Geschmack wird dadurch jedoch recht „kräftig", um nicht zu sagen herbbitter. Doch hat dies für den Einsatz bei Kindern auch seine gute Seite: Die anregende Wirkung des Schwarzen Tees nimmt durch das lange Ziehen ab, weil die dafür verantwortlichen Inhaltsstoffe dabei gebunden werden.

- Schwarztee, alternativ Grüner Tee oder Oolong-Tee

Übergießen Sie 1 gehäuften TL Schwarztee (oder Grüner oder Oolong-Tee, alle drei werden aus den Blättern des Teestrauchs hergestellt) mit 1 Tasse (150 ml) kochend heißem Wasser. Lassen Sie ihn 10–15 Minuten ziehen, bevor Sie ihn abseihen. Geben Sie Ihrem Schulkind täglich 3 Tassen zu trinken.

Durchfalltee

Diese Kräuterteemischung hat sich bestens bewährt zur Behandlung von Durchfallerkrankungen. Durch die gelungene Kombination von Brombeerblättern und Gänsefingerkraut, beides milde Gerbstoffpflanzen, wird sie von Kindern normalerweise ohne Murren getrunken. Beide Pflanzen wirken durchfallhemmend, das Gänsefingerkraut darüber hinaus noch krampflösend. Der Fenchel mit seinem süßlichen Aroma rundet die Mischung geschmacklich ab und wirkt zusätzlich eventuell vorhandenen Blähungen entgegen.

Für eine 100-g-Teemischung:

- 50 g Brombeerblätter
- 25 g Kraut vom Gänsefingerkraut
- 25 g Fenchelfrüchte

Übergießen Sie 1 TL der angemörserten Mischung mit 1 Tasse (150 ml) heißem, aber nicht mehr kochendem Wasser. Lassen Sie den Tee 7 Minuten bedeckt ziehen, bevor Sie ihn abgießen. Geben Sie Ihrem Kind davon täglich 3 Tassen (ab 1 Jahr 3-mal 75 ml, ab 4 Jahren 3-mal 100 ml, ab 10 Jahren 3-mal 150 ml) zu trinken. (Ab 1 Jahr.)

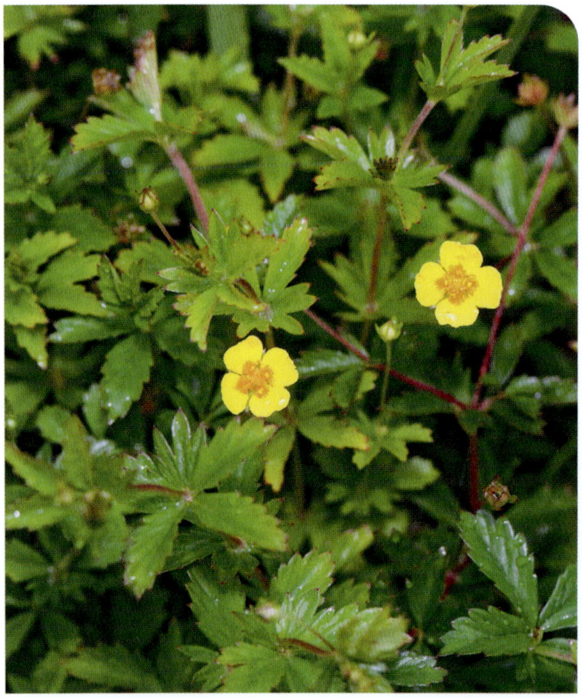

Die geballte Kraft liegt in der Wurzel: Die unscheinbare Blutwurz hilft bei Durchfall.

Durchfalltee bei Krämpfen

Die Blutwurz ist eine der stärksten Gerbstoffpflanzen und wirkt daher zuverlässig durchfallhemmend. Ein besonderer Schwerpunkt ihrer Heilkräfte ist darüber hinaus die krampflösende Wirkung, weshalb sie ein Klassiker bei krampfartigen Durchfällen ist. Trotz ihrer starken Wirkung kann sie bereits ab 1 Jahr eingesetzt werden, weil sie zwar effektiv wirkt, aber doch sehr sanft.

Die Kamille ist die ideale Partnerin dazu, denn sie beruhigt den gereizten und entzündeten Darm und wirkt ebenfalls krampflösend – in der Volksheilkunde wird sie deshalb auch „Bauchwehkraut" genannt.

Für eine 100-g-Teemischung:

- 50 g Blutwurzwurzelstock
- 50 g Kamillenblüten

Übergießen Sie 1 gehäuften TL der Mischung mit 1 Tasse (150 ml) heißem, aber nicht mehr kochendem Wasser. Lassen Sie den Tee bedeckt 10 Minuten ziehen, bevor Sie ihn abgießen. Geben Sie Ihrem Kind davon täglich 3 Tassen (ab 1 Jahr 3-mal 75 ml, ab 4 Jahren 3-mal 100 ml, ab 10 Jahren 3-mal 150 ml) zu trinken. (Ab 1 Jahr.)

Aus der Apotheke

- **Elektrolytlösung:** Diarrhoesan elektrolyt Pulver (mit Heidelbeer-Geschmack), Oralpädon 240 Apfel/Banane Pulver, Oralpädon 240 Erdbeere Pulver, Oralpädon 240 Neutral Pulver
- **Apfel:** Diarrhoesan Flüssigkeit (Apfelpektin, Kamille)
- **Blutwurz:** Lenodiar Kinder Granulat (Blutwurz, Kamille, Odermennig)
- **Medizinische Kohle:** Kohle-Compretten
- **Hefepilze:** Sie binden die Durchfallerreger und transportieren sie ab. Bewährt hat sich Trockenhefe (aus Saccharomyces boulardii) auch zur Vorbeugung von Reisedurchfall. Erhältlich als Perenterol forte 250 mg Kapseln und Perenterol Junior 250 mg Pulver.

VERSTOPFUNG

Tagelang schon nichts mehr Konkretes in der Windel gewesen? Schon wieder nichts Handfestes im Klo? Die Sorge um Ihr Kind wächst. Verständlich. Doch damit Sie sich nicht umsonst ängstigen, sei diesem Kapitel gleich einmal vorausgeschickt: Die Häufigkeit der Stuhlentleerung ist bei Kindern sehr, sehr individuell. Manche Sprösslinge haben nach jeder Mahlzeit Stuhlgang, andere nur alle paar Tage. Das ist alles noch im Bereich des Normalen. Von einer tatsächlichen Verstopfung sprechen Mediziner bei Kindern im Allgemeinen erst dann, wenn das Kind höchstens einmal pro Woche oder seltener einen mehr oder minder schmerzhaften Stuhlgang hat mit hartem, trockenem Stuhl.

URSACHEN

Oft ist die Ursache für Verstopfung ein Zuwenig an Ballaststoffen, Flüssigkeit oder Bewegung. Außerdem kann der Darm durch ein Zuviel an Kuchen, Schokolade und anderen Süßigkeiten träge geworden sein. Verdauungsprobleme können sich aber auch einstellen, wenn bei Ihrem Kind der gewohnte Tagesrhythmus durcheinanderkommt, beispielsweise auf Reisen oder in Stresssituationen. Und sollte Ihr Kind gerade eine Therapie mit Antibiotika hinter sich haben, so kann auch dies für die Verstopfung verantwortlich sein.

Bei Babys kommt es oftmals zu einem trägen Darm, wenn die Ernährung von Muttermilch auf Breimahlzeiten beziehungsweise Beikost umgestellt wird.

Nicht zu unterschätzen bei der Ursachensuche ist, man glaubt es kaum, ein wunder Kinderpopo. Er verursacht Schmerzen beim Stuhlgang, weshalb Kinder oft den Stuhl zurückhalten. Je länger der Stuhl aber im Darm „festsitzt“, desto härter wird er, was die Entleerung dann noch schmerzhafter macht und möglicherweise Haut- oder Schleimhauteinrisse verursacht. Kein Wunder, dass sich kleine Kinder jetzt erst recht den Stuhlgang verkneifen. Aus diesem Teufelskreis kann sich schnell mal eine chronische Verstopfung entwickeln.

SYMPTOME

- schmerzhafter Stuhlgang und harter, trockener Stuhl
- hartnäckige, lang anhaltende Verstopfung, oft in Kombination mit Stuhlschmieren
- Appetitlosigkeit
- Bauchweh und Unwohlsein, bei Säuglingen manchmal auch Erbrechen

WANN ZUM ARZT?

- wenn Ihr Kind regelmäßig unter Verstopfung, Stuhlschmieren oder Bauchweh leidet
- Wenn zusätzlich krampfartige Bauchschmerzen, Erbrechen und ein schwacher Puls auftreten, unverzüglich den Notarzt rufen! In seltenen Fällen kann es sich nämlich bei einer vermeintlichen Verstopfung um einen gefährlichen Darmverschluss handeln.

THERAPIE

Folgende Tipps und Empfehlungen gelten nicht nur für die Behandlung einer bereits bestehenden Verstopfung, Sie können sie auch vorbeugend einsetzen, um den Darm „im Fluss“ zu halten.

Ernährung und Flüssigkeit

Regelmäßige Mahlzeiten begünstigen eine gut funktionierende Verdauung. Außerdem gilt auch für Kinder die alte Volksweisheit „Gut gekaut ist halb verdaut“. Deshalb sollten Sie sich immer genügend Zeit fürs Essen nehmen, damit Ihr Kind jeden Bissen ausgiebig kauen kann.

Es ist sehr hilfreich, wenn Ihr Kind regelmäßig und genügend trinkt, und zwar möglichst ungesüßte Getränke wie Tee oder Mineralwasser. Ein besonderer Tipp: Geben Sie ihm morgens auf nüchternen Magen ein Glas Wasser mit einem großen Schuss naturtrüben Apfelessig zu trinken. Bei Bedarf können Sie dies mit 1 TL Honig süßen.

Achten Sie auf eine ballaststoffreiche Ernährung mit viel Rohkost, Gemüse und Vollkorn. Servieren Sie zum Frühstück eingeweichte Trockenfrüchte → Rezept Seite 54. Oder bereiten Sie Ihrem Kind ein ballaststoffreiches Müsli mit Kleie und Leinsamen zu ➔ Rezepte Seite 53, 54. Als Basis für das Müsli können gesäuerte Milchprodukt wie Joghurt, Kefir oder Buttermilch dienen, denn die Milchsäurebakterien kurbeln die Verdauung an.

Nicht alle Kinder werden begeistert davon sein, aber ein paar Gabeln rohes Sauerkraut oder ein Schnapsglas Sauerkrautsaft vor den Mahlzeiten regen die Verdauung gleichfalls ordentlich an.

Bewegung bringt Schwung

Ganz wichtig ist es, dass sich Kinder und Babys viel bewegen. Jede Art von Bewegung bringt den Darm in Schwung, vor allem im Freien Toben, Seilhüpfen oder Radfahren. Aber auch im Haus gibt es genügend Bewegungsspiele, die Sie mit Ihrem Kind auf dem Bett oder auf dem Boden spielen können.

Bei Babys ist es gut, wenn sie genügend Beinfreiheit haben und somit reichlich strampeln können. Das macht Spaß, ist gut für die körperliche Entwicklung und regt außerdem die Darmbewegung an.

Außergewöhnlich wirkungsvoll: Der Einlauf

Mithilfe eines Einlaufs können Sie einen verstopften Darm rasch entleeren. Verwenden Sie dafür Kamillentee oder lauwarmes Wasser.

Für viele Eltern ist der Einlauf eine gewöhnungsbedürftige Maßnahme. Sie müssen sich jedoch keine Sorgen machen, Ihrem Kind dabei wehzutun. Ein Einlauf ist leicht zu handhaben und dabei außergewöhnlich wirkungsvoll.

Einläufe helfen nicht nur bei Verstopfung zuverlässig und schnell, sondern auch bei Durchfall und Kopfschmerzen. Selbst hohes Fieber kann dadurch bis zu 1 °C gesenkt werden.

Als Flüssigkeit eignet sich neben Wasser auch Kamillentee. Die Temperatur der Flüssigkeit soll in etwa der Zimmertemperatur entsprechen. Bei Durchfall empfiehlt es sich, eine Prise Salz dazuzugeben.

Füllen Sie bei Säuglingen bis zu 100 ml und bei Kleinkindern bis zu 250 ml in einen Klistierball (Birnenspritze), bei Schulkindern nehmen Sie etwa 500 ml Flüssigkeit. Bei diesem Volumen können Sie auch einen Irrigator (Apotheke) einsetzen. Damit sich der Aufsatz gut einführen lässt, streichen Sie ein wenig Salbe oder ein paar Tropfen Öl auf dessen Spitze. Nun führen Sie das Klistier vorsichtig etwa 3 cm tief in den After des Kindes ein. Lassen Sie Ihr Kind dabei eine Seiten- oder Bauchlage einnehmen. Jetzt entleeren Sie den Ball der Birnenspritze mit einem kräftigen Druck, um die Flüssigkeit damit weit in den Darm hinein zu treiben. Halten Sie den Klistierball so lange gedrückt, bis Sie das Klistier aus dem After herausgezogen haben, damit die Flüssigkeit nicht wieder eingesaugt wird. Drücken Sie nun die Pobacken Ihres Kindes fest zusammen, damit sich der Pomuskel schließt. Es ist sinnvoll, nun einige Minuten abzuwarten, bevor das Kind schließlich aufs Töpfchen oder die Toilette geht und dem Darmdruck nachgibt.

So ein Einlauf kann bis zu 4-mal täglich durchgeführt werden.

Was sonst noch hilft

- **Hautpflege:** Achten Sie bei Säuglingen und Kleinkindern besonders sorgfältig auf die Pflege von Po und After. Bei eingerissener Haut hilft mehrfaches Einreiben mit Hamamelissalbe.
- **Wärme:** Wenn der Kinderbauch 2- bis 3-mal täglich eine wohlig warme Wärmflasche zu spüren bekommt, trägt dies sogleich zu seiner Entspannung bei.
- **Massage:** Bringen Sie über eine Bauchmassage Bewegung in den Darm.
- **Wasserziehende Glycerol-Zäpfchen** sind sehr hilfreich ➔ „Aus der Apotheke", Seite 55. Bei Zäpfchen im Allgemeinen ist es wichtig, behutsam vorzugehen, denn auch Kinder haben eine Intimsphäre, die geachtet werden sollte.
- **Mikrobiologisch wirksame Präparate** wie Milchzucker, Lactulose und Intestinalbakterien wirken sich positiv auf die Darmflora und somit auf die Darmpassage aus. Insbesondere nach einer Antibiotikabehandlung wären diese Mittel einen Versuch wert.

TIPP

Schenken Sie der Sauberkeitserziehung nicht zu viel Aufmerksamkeit. Eine zu strenge und zu frühe Sauberkeitserziehung äußert sich häufig in wiederkehrenden Verdauungsproblemen und einem Zurückhalten des Stuhlgangs.

Bauchmassage

Versuchen Sie es doch einmal mit einer liebevollen Bauchmassage, um Ihrem Kind bei Blähungen, Verstopfung oder Bauchschmerzen Linderung zu verschaffen.

Hierzu legt sich Ihr Kind in einem warmen Zimmer bequem auf den Rücken. Legen Sie Ihre warme Hand ganz sanft auf den Kinderbauch, bis Sie den Atem Ihres Kindes spüren. Bereits die Wärme der Hand und der Berührungskontakt sorgen für eine angenehme Entspannung. Sanft und langsam streicht Ihre Hand nun in kleinen, kreisenden Bewegungen um den Nabel, und zwar stets im Uhrzeigersinn, da dies dem natürlichen Darmverlauf entspricht. Massieren Sie spiralförmig in immer größeren Kreisen, um dann beim Nabel jedes Mal wieder neu anzusetzen. Beenden Sie die Massage nach etwa 5 Minuten und lassen Sie die warme Hand noch eine Weile sanft auf dem Nabel liegen. Ein Bauchöl → Seite 61 und/oder eine abschließend aufgelegte Wärmflasche können den wohltuenden Effekt noch verstärken.

Wenn es dem Kind guttut, können Sie die Massage gerne mehrmals täglich wiederholen.

Heilpflanzen

Je nach Beschwerden können zum Einsatz kommen:

- **Osmotisch wirksame Abführmittel** wie Manna, Pflaumen und Feigen: Die Früchte enthalten schwer resorbierbare Kohlenhydrate, die im Dickdarm Wasser binden. Dadurch wird der Kot weicher. Das hierdurch vergrößerte Stuhlvolumen führt zu einer Dehnung der Darmwand und damit zu der abführenden Wirkung.
- **Füll- und Quellstoffdrogen** wie Flohsamen und Leinsamen: Unter Flüssigkeitszugabe quellen die Samen auf. Im Darm erhöht dies das Stuhlvolumen. Der Dehnungsreiz auf die Darmwand aktiviert somit auf natürliche Weise die Eigenbewegung des Darms. Zusätzlich erhöhen enthaltene Schleimstoffe die Gleitfähigkeit des Darminhalts. Der Erfolg setzt allerdings nicht sofort ein, sondern erst nach längerer, konsequenter und richtiger Anwendung. Und ganz wichtig: Zusammen mit Quellstoffdrogen immer viel trinken!
- **Bitterstoffpflanzen** wie Löwenzahn, Pomeranze und Tausendgüldenkraut: Sie wirken auf den Verdauungstrakt appetitanregend, sekretionsfördernd und entblähend und regen die Darmpassage an. Bitterstoffe können Sie nicht nur als Tee oder Tinktur einsetzen, sondern auch durch entsprechende Lebensmittel in den Speiseplan integrieren. Mit Äpfeln verfeinert bringen Chicorée-, Radicchio-, Endivien- und Löwenzahnsalat auf genussvolle Weise Schwung in den Verdauungstrakt → Seite 69.

Kleiemüsli

Kleie ist ein Getreideerzeugnis. Es handelt sich dabei um die Schalen der Getreidekörner, die als Nachprodukt beim Mahlen von Getreide anfallen. Sie eignen sich gut zur Anreicherung von Müsli, Joghurt und Quarkspeisen.

- 1 kleiner Apfel
- 1 TL (etwa 3 g) Kleie (Hafer-, Weizen- oder Dinkelkleie aus dem Naturkostfachgeschäft)
- 100 g Naturjoghurt, Kefir oder Buttermilch

Raspeln Sie den Apfel auf einer groben Reibe und geben Sie ihn zusammen mit der Kleie und dem Joghurt in eine Müslischale. Das Ganze umrühren – und schon kann Ihr Kind das schmackhafte Kleiemüsli genießen.

Als gut wirksame Dosierung sollten Sie Kleinkindern über den Tag verteilt 6 g Kleie in ihren Breimahlzeiten geben. Schulkindern rühren Sie täglich insgesamt 15 g Kleie in Kefir, Joghurt oder Buttermilch ein, jeweils so lange, bis sich die Verdauung normalisiert hat. Und denken Sie dabei immer auch an eine ausreichende Flüssigkeitszufuhr.

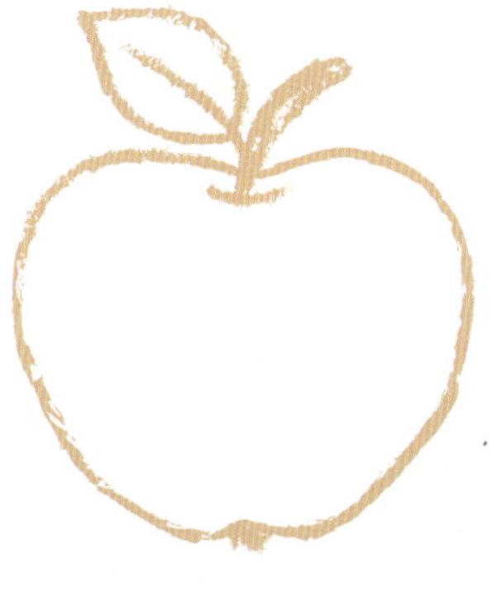

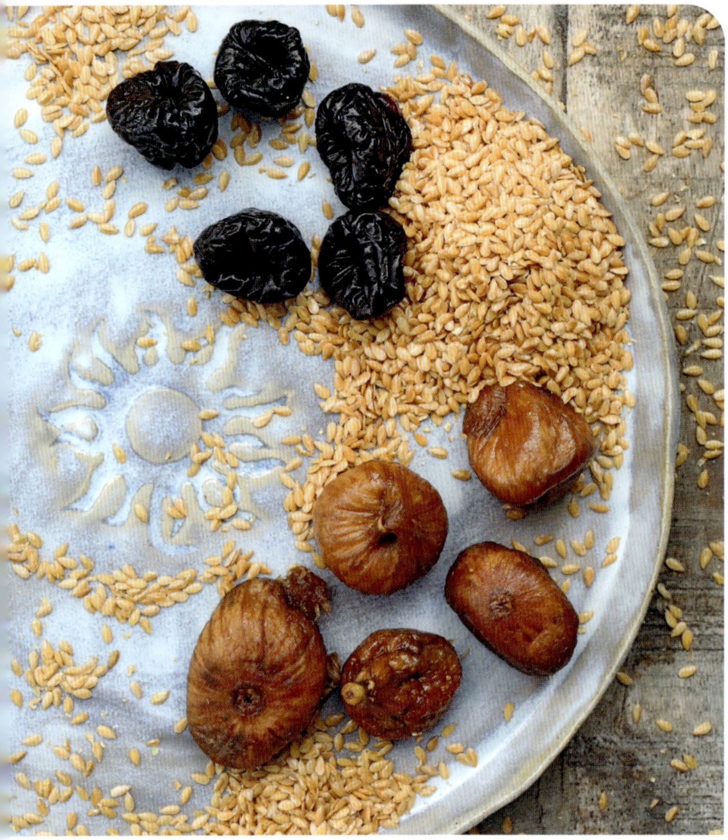

In Wasser eingeweichte Trockenpflaumen schmecken gut und bringen den Darm in Schwung.

Trockenfrüchtekost

Diese „Medizin“ schmeckt einfach nur lecker, weshalb es nicht schwer sein dürfte, ihr Kind davon zu überzeugen.

- getrocknete Feigen und / oder Pflaumen (aus dem Naturkostfachgeschäft)

Weichen Sie über Nacht 3 klein geschnittene Feigen oder Pflaumen in ein kleines Glas Wasser ein. Lassen Sie Ihr Kind am nächsten Morgen das Wasser trinken und die Früchte essen. Führen Sie dies am besten über mehrere Wochen hinweg durch.

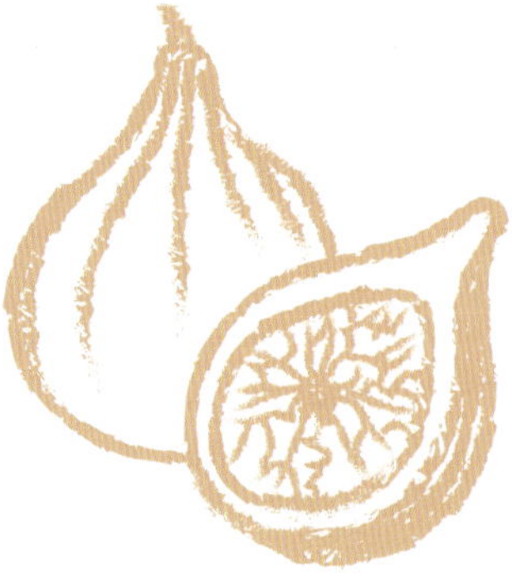

Leinsamen

Der Leinsamen gehört zu den Quellstoffdrogen und ist die wichtigste Pflanze zur Behandlung von Verstopfung bei Kindern. Man kann nicht oft genug erwähnen, dass Quellstoffe nur mit reichlich Flüssigkeit eingenommen werden dürfen. Dabei sollte das Verhältnis 1:10 sein, das heißt zum Beispiel 1 EL (etwa 15 g) Leinsamen auf 1 Glas Wasser (150 ml). Erst dies ermöglicht die erwünschte Quellung des Samens und bringt den Darm in Bewegung.

- Leinsamen

Je nach Alter Ihres Kindes dosieren Sie den Leinsamen unterschiedlich: Kinder von 1–4 Jahren nehmen jeweils 1 TL (2–4 g), Kinder von 4–10 Jahren 1,5 TL (3–6 g), Kinder über 10 Jahren 1 kleinen EL (6–10 g) ein. Verabreichen Sie Ihrem Kind die jeweilige Portion 2- bis 3-mal täglich zwischen den Mahlzeiten zusammen mit reichlich Wasser.

Leinsamen mit Himbeersüße

Der Schweizer Arzt Dr. Max Bircher-Benner (1867–1936) nutzte den Leinsamen als Zutat für das nach ihm benannte Bircher-Müsli, weil er die wertvollen Inhaltsstoffe der kleinen braunen Samen sehr schätzte. Besonders lecker schmeckt Leinsamen zusammen mit Himbeeren. So wird die „Medizin“ zu einem beliebten Kinderfrühstück.

- 50 g frische Himbeeren
- 125 ml Naturjoghurt
- 1 TL Leinsamen
- bei Bedarf Honig

Rühren Sie die Früchte und den Leinsamen in den Joghurt ein und süßen Sie das Frühstück nach Geschmack mit 1 TL Honig. Wenn Ihr Kind anschließend 1–2 Tassen Wasser oder Tee trinkt (diese Mindestmenge bitte unbedingt einhalten!), können die Himbeerkerne sowie der Leinsamen im Darm besonders gut quellen.

Aus der Apotheke

- **Zäpfchen (mit Glycerol):** Nene-Lax 0,5 Abführzäpfchen für Säuglinge, Nene-Lax 1,0 Abführzäpfchen für Kleinkinder und Kinder, Nene-Lax 1,5 Abführzäpfchen für Schulkinder und Erwachsene
- **Mikrobiologische Präparate:** Bactoflor Pulver für Kinder, Lactobiogen Kinder Beutel, Omniflora N Hartkapseln, Probio-Cult Junior Pro Sticks
- **Manna:** Schoenenberger Manna-Feigen-Sirup
- **Flohsamen:** Linusit Flohsamen (ab dem 6. Lebensjahr), Mucofalk Apfel Granulat, Mucofalk Orange Granulat (ab dem 12. Lebensjahr)

Kinder lieben Himbeeren – mit diesen schmeckt das Müsli umso besser.

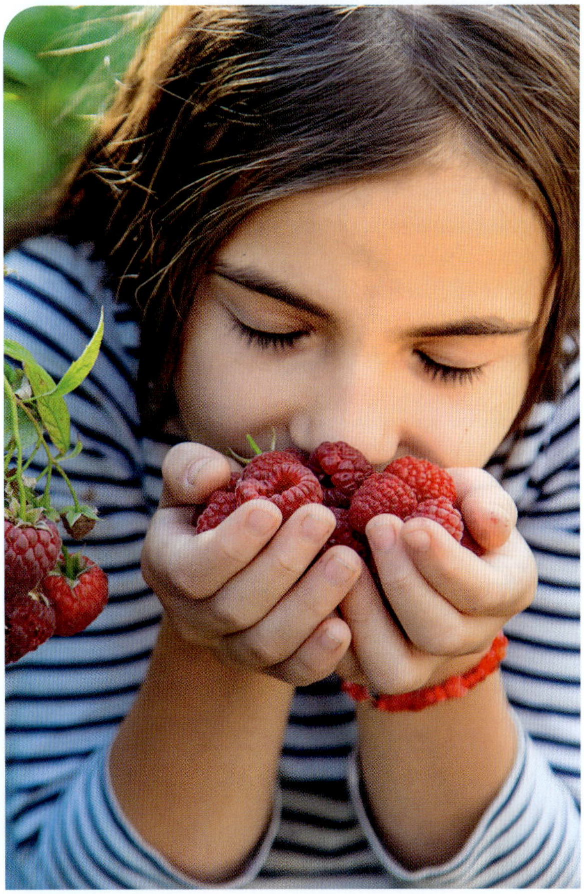

BLÄHUNGEN

Blähungen sind keine eigenständige Erkrankung, sondern ein meist harmloses Symptom. Sie zeigen sich durch einen vermehrten Abgang von Winden (Flatulenz) und einer übermäßigen Ansammlung von Gasen im Magen-Darm-Trakt (Meteorismus). Der Bauch Ihres Kindes ist gebläht und tut weh, da durch die vermehrten Gase die sensiblen Verdauungswände gedrückt werden.

Eine besondere Stellung haben die **Dreimonatskoliken**. Diese ausgeprägten Blähungen kommen, wie es der Name sagt, häufig in den ersten 3 Lebensmonaten vor.

BLÄHUNGEN BEI BABYS

Bei den sogenannten Dreimonatskoliken schreien die Babys oft anhaltend und immer wieder. Das „Drama" beginnt meist in der 2. Lebenswoche und endet im Alter von ungefähr 3–4 Monaten. Die Babys schreien dabei bevorzugt in den Abendstunden, für gewöhnlich zwischen 17.00 und 22.00 Uhr, oftmals aber auch länger.

Das herzzerreißende, irgendwann aber auch zermürbende Geschrei beginnt oft schon während des Trinkens oder kurz danach. Die Babys schreien schrill, die Stirn in Falten gelegt, was den Eindruck erweckt, dass sie Schmerzen haben. Sie lassen sich auch durch Herumtragen und menschliche Nähe kaum beruhigen.

Zwar findet das Kleine irgendwann schließlich erschöpft zur Ruhe, aber die Attacken wiederholen sich in regelmäßigen Abständen. Leider trägt das Baby seinen „Kampf" gerade zu einer Tageszeit aus, in der auch Sie und Ihr Partner sich nach Ruhe und Erholung sehnen – am Abend, wenn Sie sich auf ein gemütliches Abendessen freuen oder müde von der Arbeit nach Hause kommen. Das Schreien des Kindes löst nun zusätzlichen Stress aus. Kein Wunder, dass viele Eltern über kurz oder lang nicht mehr weiterwissen.

Man schätzt, dass etwa 20 Prozent aller Babys an diesen Koliken leiden. Kinder mit Dreimonatskoliken werden oft auch als „Schreibabys" bezeichnet.

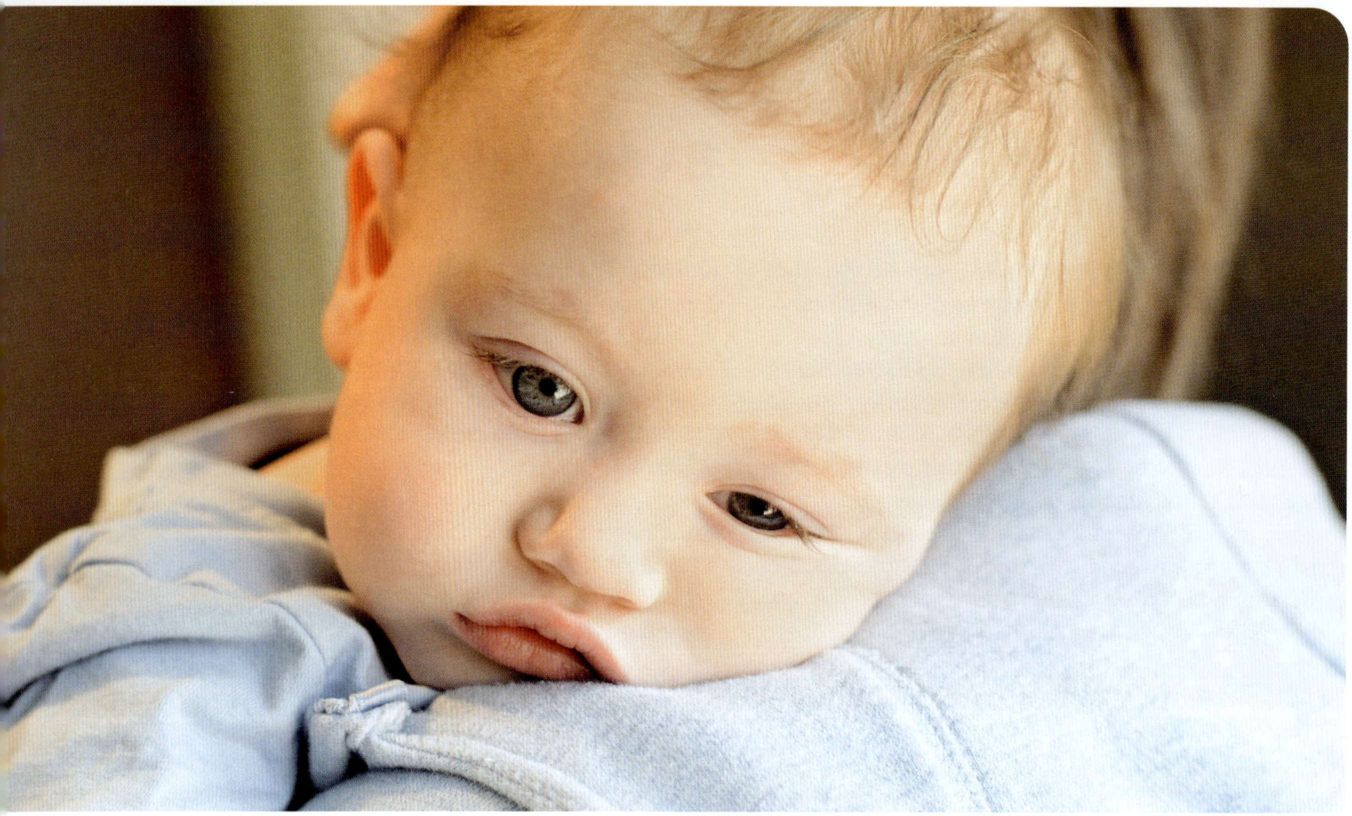

Endlich – eine kurze Schreipause. Die Dreimonatskoliken sind erschöpfend für Babys und Eltern.

URSACHEN DER DREIMONATSKOLIKEN

Es liegen in der Regel keine organischen Erkrankungen vor, weshalb man sie als funktionelle Störung bezeichnet.

Was die regelmäßigen Schreiphasen auslöst, ist noch immer ungeklärt, alle Erklärungsversuche sind Spekulation. Dass die Koliken vor allem abends auftreten, könnte auf eine Reizüberflutung oder auf eine andere Art von Stress hindeuten. Schließlich muss das bisher im Mutterleib rundum behütete Kind plötzlich eine Unmenge von Sinneseindrücken verarbeiten. Womöglich liegt es aber auch daran, dass wir Erwachsene am Ende eines Tages nicht mehr genügend Kraft und Geduld besitzen, um dem Baby die nötige Aufmerksamkeit zu schenken. Manchmal wird auch vermutet, dass es daran liegt, dass sich die Darmflora erst im Aufbauprozess befindet und noch bestimmte Verdauungsenzyme fehlen. Zumindest scheint die Ursache der Dreimonatskolik aber nicht nur ein Reifungsprozess des Darms zu sein, sondern auch ein Reifungsprozess der Persönlichkeit des Kindes sowie der Eltern-Kind-Beziehung.

URSACHEN „NORMALER“ BLÄHUNGEN

Blähungen bei älteren Kindern haben dagegen meist eindeutige Ursachen wie zum Beispiel Verstopfung, Laktoseintoleranz (Unverträglichkeit von Milchzucker), ein Ungleichgewicht der Darmflora (Dysbiose), entzündliche Darmerkrankungen sowie Zöliakie. Aber auch Medikamente (Antibiotika), blähende Speisen (zum Beispiel Hülsenfrüchte, Knoblauch, Kohl und Zwiebeln) und kohlensäurehaltige Getränke kommen als Auslöser in Betracht.

SYMPTOME

Vor allem in den ersten 3 Lebensmonaten, manchmal aber auch danach, treten folgende Symptome auf:

- geblähter Bauch
- Schlafstörungen
- Unruhe am Tag
- anhaltendes Schreien, vor allem abends
- Füße werden eng an den Körper gezogen und die Hände geballt.
- vermehrtes Abgehen von Winden
- schmerzhafte Koliken

Im Übrigen sind zeitgleich auch bei den Eltern von Schreibabys typische Symptome zu erkennen. Sie fühlen sich verständlicherweise gereizt, verzweifelt und erschöpft.

Wie sich bei etwas älteren Kindern „normale" Blähungen äußern – nun ja, das kennt man ja.

WANN ZUM ARZT?

- wenn Ihr Baby beständig schreit und der Allgemeinzustand sich zunehmend verschlechtert
- wenn zusammen mit den Bauchschmerzen Übelkeit, Erbrechen, Durchfall oder Fieber auftreten
- wenn Ihr Kind immer wieder unter ausgeprägten Blähungen leidet

THERAPIE

Der Körper hat, wenn er erst einmal gebläht ist, mehrere Möglichkeiten, die Gase zu „entsorgen". Zum einen durch Aufstoßen (bei Babys liebevoll Bäuerchen genannt), durch das Ablassen von Winden (normalerweise pupsen Kinder öfter als zehnmal am Tag) oder mittels Abbau von Gasen durch Darmbakterien.

Behandlung von Blähungen bei Babys

Die ersten Wochen sind für Eltern und Kind eine aufregende Phase. Unglaublich viele Sinneseindrücke strömen auf das Baby ein, und diese müssen erst einmal „verdaut" werden.

Auch die Eltern brauchen Zeit, bis sie sich an die neue Situation gewöhnt haben. Genau in dieser Phase treten die Dreimonatskoliken dann gehäuft auf.

Gleichmäßiger Tagesablauf

Versuchen Sie am besten, zusammen mit Ihrem Kind zu einem geregelten Tagesablauf zu finden. So bekommt Ihr Baby einen Rhythmus, der ihm Ruhe und Sicherheit gibt.

Erste-Hilfe-Tipps für Eltern

- **Nicht überfordern:** Schützen Sie Ihr Kind vor Überreizung.
- **Sanftes Schaukeln:** Setzen Sie sich mit Ihrem Kind auf dem Arm auf einen Gymnastikball, oder legen Sie Ihr Baby in eine Kinderschaukel oder Hängematte, und lassen Sie es darin leicht schwingen.
- **Erfahrungsaustausch:** Ein Austausch mit Eltern, die gerade ähnliche Erfahrungen machen, tut gut. Vielleicht gibt es in Ihrem Wohnort auch eine Mutter-Kind-Gruppe?
- **Auszeiten:** Wenn Sie und Ihr Partner sich gegenseitig entlasten, ist das Gold wert. Regelmäßige Auszeiten von der Kinderbetreuung sind nötig, um wieder Kraft zu tanken. Vielleicht können dabei auch Großeltern oder Freunde behilflich sein.
- **Viel schlafen:** Schlafen Sie selber so oft wie möglich. Nehmen Sie den Haushalt in dieser Zeit nicht allzu wichtig.
- **Fliegergriff:** Oftmals hilft es, das Baby im sogenannten „Fliegergriff" umherzutragen. Dabei wird das Kind mit dem Bauch auf den Unterarm gelegt und sanft hin und her gewiegt, dies lässt die Blähungen leichter abgehen.

Ernährung

- **Richtige Ernährung für stillende Mütter:** Oft wird die Meinung vertreten, Hauptursache der Dreimonatskolik liege in der (falschen) Ernährung der Mutter. Eine stillende Mutter würde beispielsweise durch Speisen wie Kohl, Hülsenfrüchte, Zwiebeln und häufigen Knoblauchgenuss dem Baby Blähungen bescheren, so wird gesagt. Wäre dies aber richtig, müssten Flaschenkinder frei von Koliken sein – was erwiesenermaßen nicht der Fall ist. Auch sind in anderen europäischen Kulturen, in denen die Mütter mit der traditionellen Landesküche viele blähende Lebensmittel, etwa Knoblauch, zu sich nehmen, Kolikkinder nicht häufiger anzutreffen als bei uns. Nichtsdestotrotz sollten Sie während der Stillzeit Lebensmittel meiden, auf die Sie selbst mit Blähungen reagieren. Oft handelt es sich dabei um Zwiebeln, Knoblauch, Lauch oder Kohl. Damit können Sie Ihrem Baby zumindest die ganz „normalen" Blähungen ersparen.
- **Fenchel und Kümmel – Gewürze für Mutter und Kind:** Würzen Sie nach Belieben mit den verdauungsfördernden Kümmel- und Fenchelfrüchten. Einfach frisch und fein gemahlen zu Brot, Quark, Gemüse, Kartoffel- und Kohlgerichten geben.

WOHLBEFINDEN AUS DER GEWÜRZMÜHLE

Füllen Sie Fenchel und Koriander zu gleichen Teilen in eine Gewürzmühle. Diese Mischung frisch gemahlen über das Essen gegeben macht es schmackhaft und bestens verträglich.

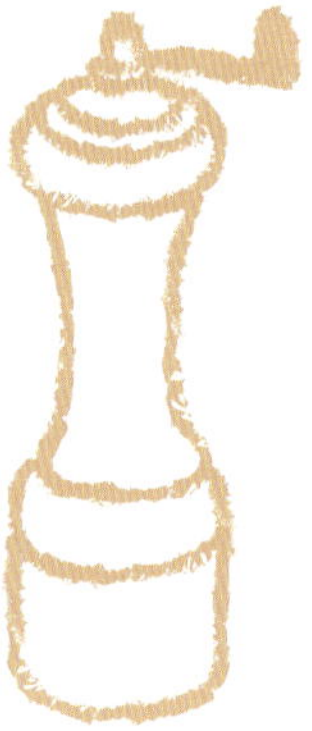

Tipps für Eltern beim Füttern ihres Kindes

- Sorgen Sie für geregelte Still- und Essenszeiten. Empfehlenswert sind Pausen von 3–4 Stunden zwischen den einzelnen Mahlzeiten. Diese Zeit braucht nämlich das Verdauungssystem, um seine Aufgabe gut zu erledigen.
- Wenn Ihr Kind die Flasche bekommt, ist es gut, diese nach der Zubereitung noch kurz stehen zu lassen, damit sich der Schaum auf der Flüssigkeit auflöst. So gelangt keine zusätzliche Luft in den Babybauch.
- Achten Sie auf eine ruhige, entspannte Atmosphäre. So trinkt Ihr Baby nicht zu hastig und schluckt dadurch weniger Luft.
- Füttern beziehungsweise stillen Sie Ihr Kind in möglichst aufrechter Position. Auch dies ist hilfreich, damit Ihr hungriges Baby weniger Luft schluckt und öfter aufstoßen kann. Bei diesem Bäuerchen entweicht die dennoch geschluckte Luft wieder aus seinem Magen.
- Wenn Ihr Kind noch die Flasche bekommt, verwenden Sie ein kleines Saugerloch. So braucht es zwar etwas länger zum Trinken, schluckt dabei aber nicht so viel Luft.

Was sonst noch hilft bei kleinen und größeren Kindern

- **Bauchmassage:** Eine sanfte Bauchmassage → Seite 53 mit Babyöl → Rezept Bauchweh-Öl, Seite 61 oder Windsalbe → Seite 62 kann Blähungen wirksam lösen. Außerdem hat auch der Kontakt durch die Berührung einen nicht zu unterschätzenden beruhigenden Effekt.
- **Entspannungsbad:** Oft wirkt auch ein warmes Entspannungsbad Wunder.
- **Warme Ölkompresse:** Sehr wohltuend wirkt eine warme Ölkompresse mit Kümmelöl → Rezept Seite 60. Sie löst sanft die Krämpfe und regt die Verdauungssäfte an.
- **Mikrobiologische Therapie:** Treten Blähungen bei Kindern immer wieder auf, ist eine mikrobiologische Therapie (zusammen mit Ihrem Arzt oder Heilpraktiker) ratsam. Dadurch wird die aus dem Gleichgewicht geratene Darmflora (Dysbiose) wieder aufgebaut. Somit kann der Darm seinen Aufgaben wieder besser nachkommen, und Blähungen werden verhindert.

Heilpflanzen

Zum Einsatz kommen Karminativa wie Kümmel, Fenchel und Anis.

„Karminativ" kommt vom lateinischen carminare und bedeutet „reinigen". Karminativa wirken vor allem krampflösend und antibakteriell. Für diese Wirkung sind in erster Linie die in den Früchten (umgangssprachlich werden sie als Samen bezeichnet) enthaltenen ätherischen Öle verantwortlich.

Von den genannten Pflanzen hat Kümmel die stärkste karminative Wirkung und Anis die schwächste. Als auswurfförderndes Mittel übertrifft hingegen Anis den Kümmel. Bei Kindern am beliebtesten ist hingegen der Fenchel, und zwar aufgrund seines angenehmen, leicht süßlichen Geschmacks.

Drei-Winde-Tee

Anis, Kümmel und Fenchel sind die wohl bekanntesten naturheilkundlichen Vertreter gegen Blähungen, Bauchschmerzen und Völlegefühl. Sie lösen die Gase im Darm sanft auf und verschaffen dadurch recht schnell Erleichterung.

Für eine 100-g-Teemischung:
- 50 g Fenchelfrüchte
- 25 g Anisfrüchte
- 25 g Kümmelfrüchte

Zerkleinern Sie die Früchte unmittelbar vor der Zubereitung mit einem Mörser, damit sich das eingeschlossene ätherische Öl gut freisetzen kann.

Übergießen Sie 1 TL der Mischung mit 1 Tasse (150 ml) heißem, aber nicht mehr kochendem Wasser. Lassen Sie den Tee dann 10 Minuten bedeckt ziehen, bevor Sie ihn abgießen. Geben Sie Ihrem Kind davon täglich 3 Tassen (Säuglinge 3-mal 50 ml, ab 1 Jahr 3-mal 75 ml, ab 4 Jahren 3-mal 100 ml, ab 10 Jahren 3-mal 150 ml) zwischen den Mahlzeiten zu trinken. (Ab 0 Jahren.)

Tipp: Lassen Sie Säuglinge den Tee vor den Stillmahlzeiten nuckeln oder bereiten Sie das Fläschchen statt mit Wasser mit diesem Tee zu.

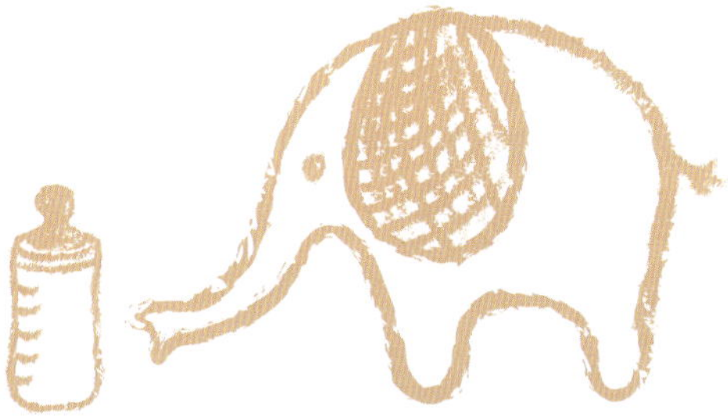

WIRKUNG VIA MUTTERMILCH

Um Ihr Kind vor Blähungen zu bewahren, genügt es oft schon, wenn Sie als Mutter etwa 30 Minuten vor dem Stillen den Drei- oder Fünf-Winde-Tee trinken oder mehrfach täglich einige Fenchel- oder Kümmelfrüchte kauen. Die karminative Wirkung der Früchte geht nämlich in die Muttermilch über.

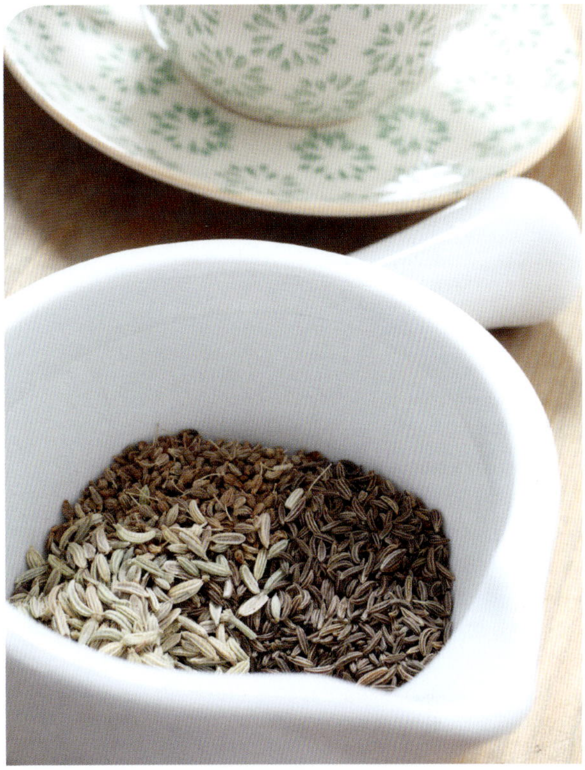

Kümmel, Fenchel und Anis sind die Klassiker gegen Luft im Bauch. Direkt vor dem Aufgießen gemörsert wirken sie erst richtig gut.

Fünf-Winde-Tee

Die klassischen Karminativa Fenchel, Anis und Kümmel können Sie auch gut kombinieren mit der sekretionsfördernden Pomeranze sowie den beiden krampflösenden Kräutern Pfefferminze und Kamille. Letztere wirkt außerdem leicht beruhigend.

Für eine 100-g-Teemischung:
- 30 g Fenchelfrüchte
- 30 g Kamillenblüten
- 20 g Kümmelfrüchte
- 15 Pfefferminzblätter
- 5 g Pomeranzenschalen

Übergießen Sie 2 TL der Mischung mit 1 Tasse (150 ml) heißem, aber nicht mehr kochendem Wasser. Lassen Sie den Tee bedeckt 10 Minuten ziehen, bevor Sie ihn abgießen. Geben Sie Ihrem Kind davon täglich 3 Tassen (Säuglinge 3-mal 50 ml, ab 1 Jahr 3-mal 75 ml, ab 4 Jahren 3-mal 100 ml, ab 10 Jahren 3-mal 150 ml) zwischen den Mahlzeiten zu trinken. (Ab 0 Jahren.)

Tipp: Für Ihr Baby können Sie auch das Milchfläschchen statt mit Wasser mit diesem Tee anrühren.

Kümmelöl-Kompresse

Die Kümmelöl-Kompresse ist eine Ölkompresse, bei der ein ätherisches Öl mit einem fetten Öl verdünnt wird. Ätherisches Öl wird gut über die Haut aufgenommen und entfaltet dann seine krampflindernde und entblähende Wirkung.

- ätherisches Kümmelöl
- 50 ml Olivenöl
- Baumwolltuch, ungefähr 10 × 10 cm
- Rohwollauflage (oder Waschhandschuh)
- Wolltuch
- Wärmflasche

Geben Sie die 0,5- oder 1-prozentige Kümmelöl-Mischung (Zubereitung und Dosierung → Übersicht Seite 61) auf das kleine Baumwolltuch. Legen Sie dieses auf den Bauch des kleinen Patienten. Schon alleine durch die Körperwärme entfalten die ätherischen Öle ihre Wirkung. Noch intensiver wirkt die Auflage, wenn Sie das Öltüchlein zusätzlich erwärmen. Packen Sie es dazu in Butterbrotpapier und legen es einige Minuten lang zwischen zwei heiße Wärmflaschen. Wärmen Sie zusätzlich die Rohwollauflage (oder den weichen Waschhandschuh) mit an. Nach dem Auflegen des Öltüchleins folgt dann die warme Rohwolle. Fixieren Sie das Ganze mit einem Wolltuch.

Darauf können Sie eine wohltemperierte Wärmflasche positionieren, die verstärkt die Wirkung noch. Lassen Sie die Kompresse 20–30 Minuten auf dem Kinderbauch ruhen. Alternativ ist es auch möglich, sie über Nacht einwirken zu lassen.

Wenn's schnell gehen soll: Einfach 10–15 Tropfen der Ölmischung in die Nabelgegend einmassieren.

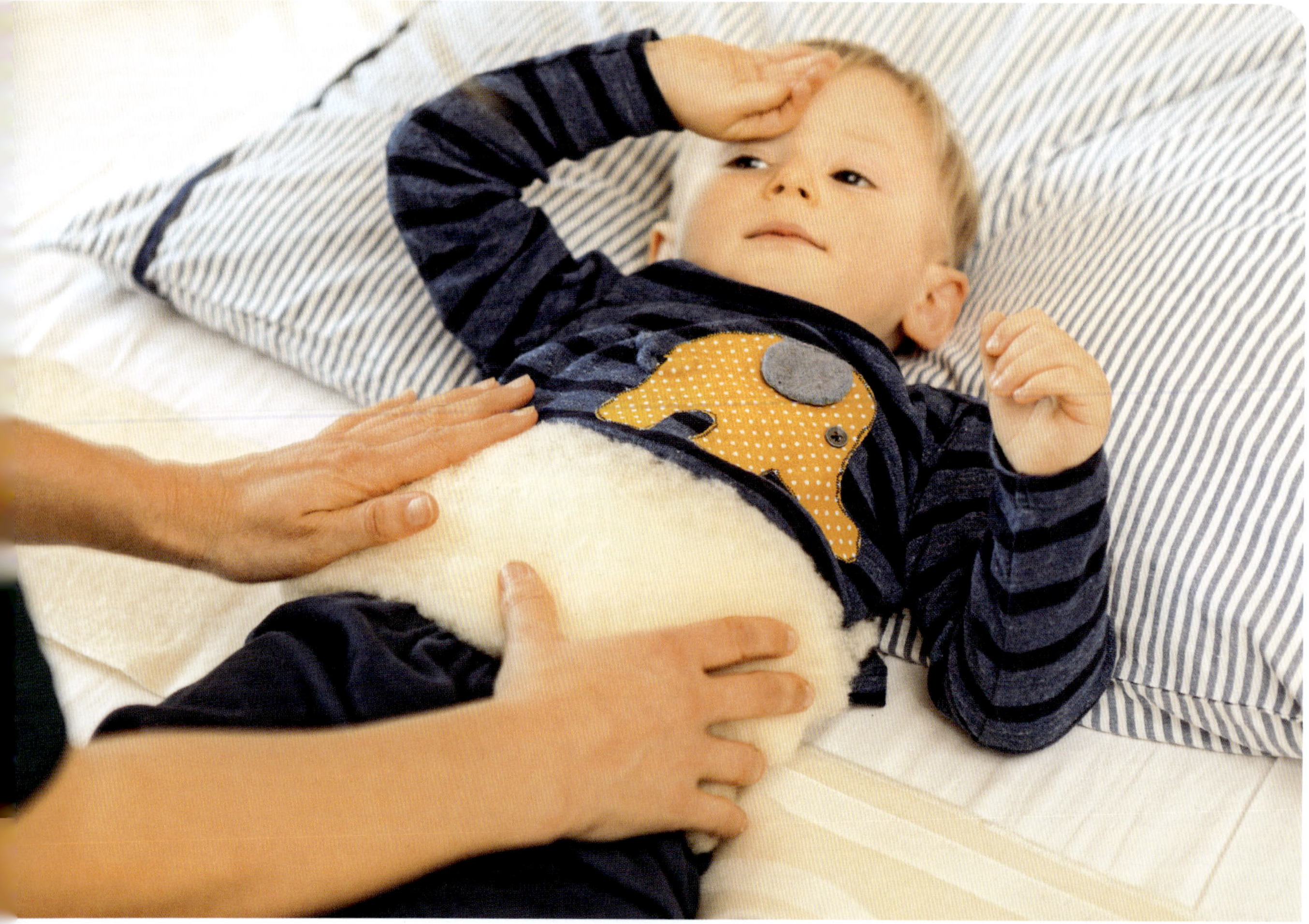

So simpel für Sie, so angenehm für Ihr Kind ist eine Bauchkompresse mit verdünntem ätherischem Kümmelöl.

Richtige Dosierung für Kümmelöl-Kompressen

Zuerst die Ölmischung herstellen:

ALTER DES KINDES	KONZENTRATION KÜMMELÖL	HERSTELLUNG DER ÖLMISCHUNG
ab 1 Jahr	0,5-prozentig	5 Tropfen ätherisches Öl auf 50 ml fettes Öl
ab 6 Jahre	1-prozentig	10 Tropfen ätherisches Öl auf 50 ml fettes Öl

Beträufeln Sie nun ein Baumwolltuch von etwa 10 × 10 cm mit der für Ihr Kind passenden Ölmischung. Nehmen Sie dazu ...

ALTER DES KINDES	DOSIERUNG
1–5 Jahre	15–25 Tropfen Ölmischung
6–10 Jahre	25–35 Tropfen Ölmischung
11–14 Jahre	30–40 Tropfen Ölmischung

Bauchweh-Öl

Das krampflösende, blähungswidrige Öl eignet sich hervorragend bei Dreimonatskoliken und Blähungen. Lavendel wirkt als ölige Einreibung beruhigend und entspannend und findet deshalb auch Anwendung bei Unruhezuständen, Schlafstörungen und Nervosität. Unterstützt durch den krampflösenden und entblähenden Fenchel sorgt eine Bauchmassage beim letzten Wickeln für einen erholsamen Schlaf.

- 2 EL (8 g) Fenchelfrüchte
- 1 EL (2 g) Lavendelblüten
- 100 ml kalt gepresstes Sonnenblumenöl

Mörsern Sie den Fenchel zusammen mit dem Lavendel. Geben Sie die Pflanzen und das Öl in ein helles Schraubglas, welches Sie 2 Wochen lang an einem warmen Ort stehen lassen und täglich schütteln. Schließlich wird der Ölansatz abfiltriert und in Flaschen gefüllt. Dunkel und kühl aufbewahrt hält das Öl 1 Jahr.

Zur Anwendung erwärmen Sie 1–2 EL Bauchweh-Öl zwischen den Handflächen und massieren damit behutsam das Babybäuchlein oder den Kinderbauch im Uhrzeigersinn. Die sanfte Massage mit dem entspannenden Öl löst die Blähungen.

Das Bauchweh-Öl wirkt sanft und lässt sich einfach im Mörser herstellen.

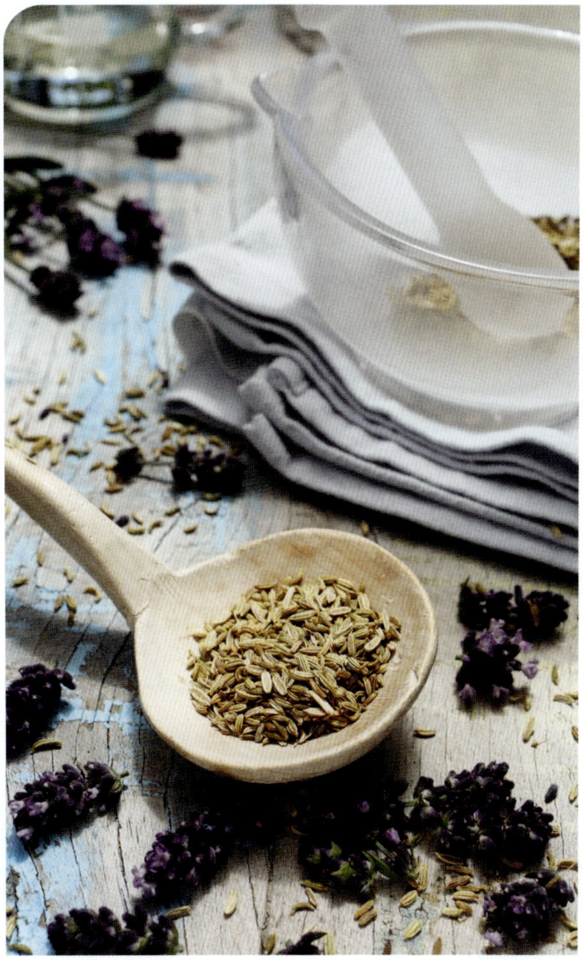

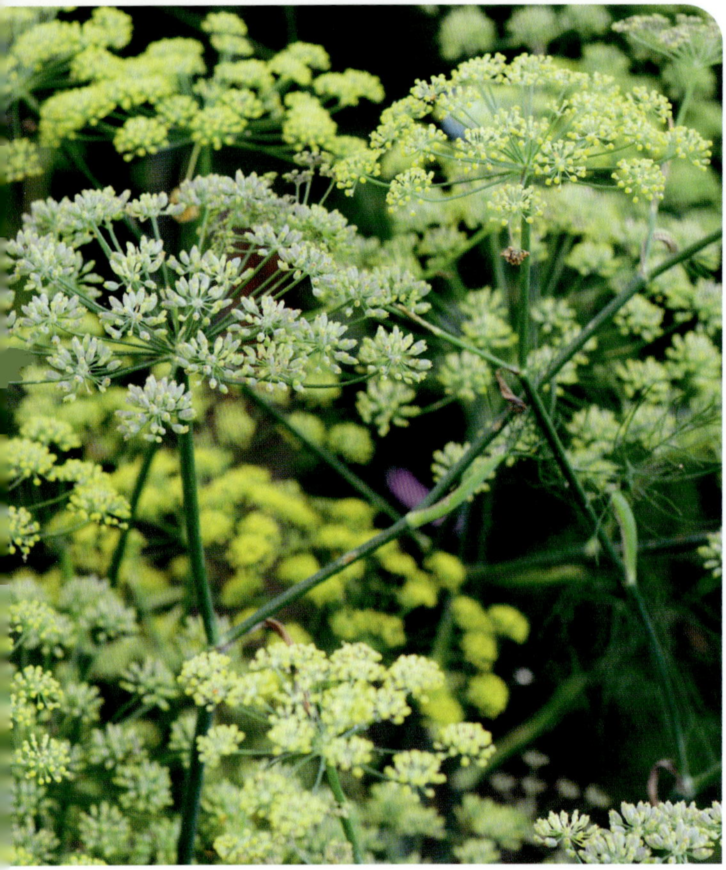

Kinder mögen Fenchelfrüchte aufgrund des aromatischen und leicht süßlichen Geschmacks.

Fenchelmilch

Mag Ihr Kind keinen Tee, probieren Sie es doch mal mit einer Fenchelmilch. Die schmeckt dem kleinen Patienten wunderbar und hilft bei Bauchschmerzen, aber auch bei Husten oder zum Einschlafen.

- Fenchelfrüchte
- 150 ml Pflanzenmilch (zum Beispiel Hafer- oder Reismilch)
- eventuell Honig

Übergießen Sie 1 TL frisch gemörserten Fenchel mit 150 ml heißer Milch. Lassen Sie die Milch 5–10 Minuten stehen, bevor Sie sie abgießen. Bei Kindern ab 1 Jahr können Sie die Milch mit 1 TL Honig süßen.

Aus der Apotheke

- **Kümmel:** Carum carvi Baby-Kümmelzäpfchen, Tamany Windsalbe N
- **Kümmel mit Fenchel, Anis und anderen Pflanzen:** Babynos Bäuchlein-Salbe (Kümmel, Sternanisöl), Carminativum-Hetterich Balance Tropfen (Kümmel, Fenchel, Kamille, Pfefferminze, Pomeranze), Casa Sana Bauch Gut Tropfen (Kamille, Fenchel, Kümmel), Wala Carum carvi comp. Säuglingszäpfchen, Wala Carum carvi Kinderzäpfchen und Wala Carum carvi Zäpfchen (Kümmel, Belladonna D2, Kamille, Tabak D4), Wala Melissenöl (ätherisches Kümmel- und Fenchelöl, Melisse, Majoran)

FÜR DIE ELTERN

Tee für starke Nerven

Vor allem, wenn das Baby sehr unter Blähungen und Koliken leidet, machen auch die Eltern eine harte Zeit durch.

Liegen Ihre Nerven schon blank und sehnen Sie sich nach Erholung? Dann ist diese angenehm schmeckende Teemischung genau das Richtige für Sie. Melisse und Lavendel wirken beruhigend und sind somit nervenstärkend. Fenchel fördert zudem die eventuell durch den Stress rückläufige Milchproduktion, Tulsi und Melisse verbessern die oft nachlassende Konzentration. Außerdem wirken Fenchel, Lavendel und Tulsi über die Muttermilch entblähend. Da kann es doch nur besser werden!

Für eine 100-g-Teemischung mischen Sie 50 g Melissenblätter, 20 g Fenchelfrüchte, 20 g Tulsiblätter (Heiliges Basilikum) und 10 g Lavendelblüten.

Zur Zubereitung eines Tees zerkleinern Sie 2–3 EL dieser Mischung mit dem Mörser (dies ist bei den harten Fenchelfrüchten besonders wichtig, damit ihre duftenden ätherischen Öle freigesetzt werden) und geben Sie diese in eine Teekanne. Anschließend kochen Sie 1 l Wasser auf, lassen es 2 Minuten lang ein wenig abkühlen und gießen es dann über die Kräuter. Verschließen Sie die Teekanne mit dem Deckel und lassen Sie das Ganze 10 Minuten ziehen, bevor Sie es abgießen. Nach Geschmack können Sie den Tee mit etwas Honig süßen.

Genießen Sie Ihren Entspannungstrunk über den Tag verteilt. Sie werden spüren, wie Sie zunehmend wieder zur Ruhe kommen.

NABELKOLIKEN

Bei Nabelkoliken, oft Angstbauch genannt, handelt es sich um harmlose, aber trotzdem sehr unangenehme Bauchschmerzen. Die wiederholt auftretenden Bauchschmerzen in der Nabelgegend haben keine fassbare Ursache. Hauptsächlich betroffen sind Kinder zwischen 4 und 12 Jahren, Mädchen häufiger als Jungen.

URSACHEN

So zahlreich Nabelkoliken auch auftreten, so wenig kann man sie bisher befriedigend erklären. Es wird vermutet, dass manche Kinder dazu neigen, auf Stress- und Belastungssituationen, etwa Klassenarbeiten oder andere unangenehme Termine, mit Koliken in der Nabelgegend zu reagieren.

SYMPTOME

- plötzlich oder allmählich stärker werdende, kolikartige Schmerzen im Bereich des Bauchnabels
- Die Schmerzen verschwinden nach einer Weile von selbst, dauern meist nicht länger als 1 Stunde.
- Nabelkoliken treten typischerweise wiederholt auf.
- häufig einhergehend mit Begleiterscheinungen wie Blässe, Übelkeit, Appetitlosigkeit und Kopfschmerzen

DAS „DARMHIRN“

Der Begriff Nervensystem lässt Sie vermutlich zuallererst an das zentrale Nervensystem (bestehend aus Gehirn und Rückenmark) denken. Weniger präsent in unseren Köpfen ist die Tatsache, dass auch unser Darm von einem komplexen Nervensystem durchzogen ist, dem sogenannten Enterischen Nervensystem, auch Darmhirn genannt. Es steuert immerhin den gesamten menschlichen Verdauungsprozess. Auch wenn das Darmhirn weitgehend selbstständig arbeitet, gibt es doch viele Nerven, die Darmsystem und Gehirn miteinander verbinden. Das ist eine nützliche Sache, da der Darm so zum Beispiel durch den Anblick eines Essens schon vorab auf den bald folgenden Verdauungsprozess vorbereitet wird. Aber auch andere Vorgänge im Kopf können den Darm stärker beeinflussen, als man meinen möchte. So kann bei psychischen Belastungen, wie zum Beispiel Stress, das Darmhirn sozusagen „die Nerven verlieren“. Mit diesem Hintergrundwissen lässt sich besser verstehen, dass Ihr Kind beispielsweise vor dem ersten Tag an der neuen Schule oder bei vermehrtem Streit in der Familie mit Bauchschmerzen reagiert.

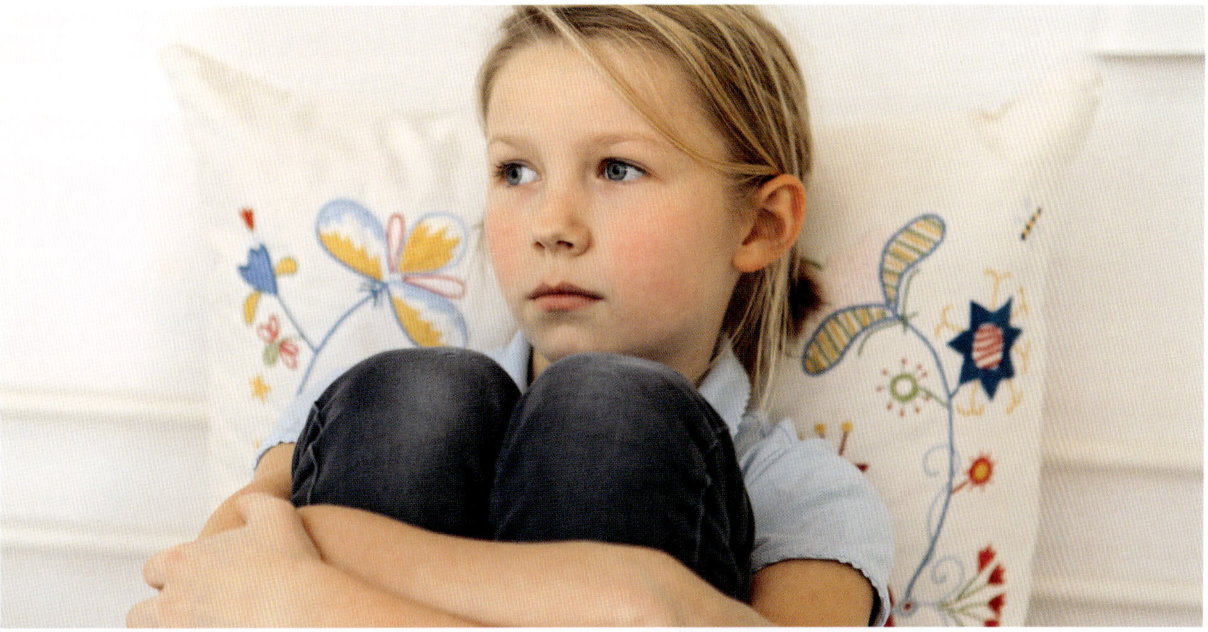

Bauchschmerzen, ohne wirklich krank zu sein? Vielleicht stecken Ängste oder Stress dahinter.

WANN ZUM ARZT?

- wenn Ihr Kind immer wieder unter Bauchschmerzen leidet
- wenn die Bauchschmerzen über längere Zeit andauern und Erbrechen dazukommt
- falls die Bauchschmerzen Ihres Kindes im rechten Unterbauch auftreten (Verdacht auf Blinddarmentzündung)
- wenn die Bauchdecke zunehmend hart wird

THERAPIE

Auch wenn die Beschwerden in der Regel harmloser Natur sind, ist es unbedingt wichtig, sie ernst zu nehmen. Versuchen Sie möglichst ruhig und gelassen zu bleiben, ohne aber die Beschwerden zu ignorieren. Haben Sie vielleicht eine Idee, worin die Ursachen liegen könnten? Was setzt Ihrem Kind so zu? Wovor hat es möglicherweise Angst?

Lassen Sie Ihr Kind sich zur Entspannung hinlegen. Oft helfen schon das Auflegen der warmen Hand und die liebevolle Zuwendung, um die Beschwerden zu lindern. Seien Sie mit Medikamenten aber eher zurückhaltend, die Schmerzen verschwinden in der Regel von ganz alleine wieder.

Wärme

Wärme tut immer gut und wirkt oft Wunder. Wärmen Sie also den schmerzenden Kinderbauch mit einer Wärmflasche oder einem Kirschkernsäckchen.

Bad, Massage, Wickel & Co.

Lassen Sie Ihr bauchwehgeplagtes Kind in den Genuss eines vollen Wellness-Programms kommen: Ein Kamillen-Bauchwickel → rechts hilft bei Magen-Darm-Störungen wie Krämpfen, Erbrechen und vor allem bei Bauchschmerzen ganz allgemein. Genauso hilfreich ist eine feucht-heiße Bauchauflage. Die Zubereitung erfolgt wie beim Kamillen-Bauchwickel, nur verwenden Sie hier anstelle des Kamillentees einfach warmes Wasser. Wenn die Bauchschmerzen mit starken Blähungen einhergehen, dann bringt eine durchwärmende Kümmelöl-Kompresse → Seite 60 schnelle Linderung. Auch für eine behutsame Bauchmassage → Seite 53 wird Ihnen Ihr Kind bestimmt dankbar sein. Wichtig ist, dass es bei all diesen Anwendungen bequem liegt. Das Anwinkeln der Beine bringt Entspannung in die Bauchdecke. Bestimmt hat der kleine Patient auch Freude an einem entspannenden Lavendel-Vollbad → Seite 66.

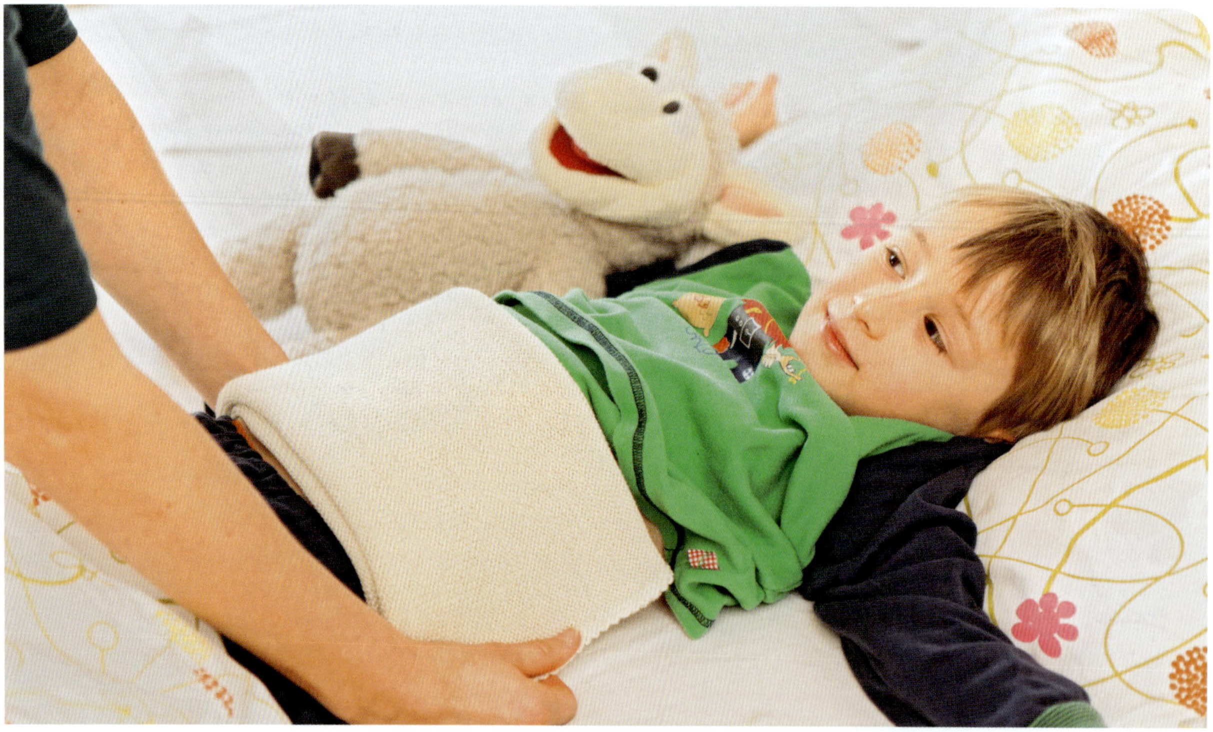

Kamillentee von innen, Kamillenwickel von außen: Das duftet angenehm und hilft gut bei Bauchkrämpfen.

WÄRME AUS DER FLASCHE

Auch das richtige Befüllen einer Wärmflasche will gelernt sein.

Kontrollieren Sie beim Einfüllen die Wärme des Wassers. Bei einer Temperatur von mehr als 60 °C kann es an der Kinderhaut bereits zu Verbrennungen kommen.

Ist zu viel Luft in der Flasche, kann diese sich beim Erwärmen so stark ausdehnen, dass sie im schlimmsten Fall die Flasche zum Platzen bringt. Deshalb empfiehlt es sich, nach dem Einfüllen des Wassers die verbliebene Luft herauszudrücken. Das hat noch den angenehmen Nebeneffekt, dass die Wärme länger gehalten wird.

Wenn Sie die Wärmflasche nur zur Hälfte füllen, ist sie biegsamer und kann sich besser an den Körper Ihres Kindes anschmiegen.

Prüfen Sie die Wärmflasche vor Gebrauch auf Dichte, und wickeln Sie sie in eine Decke oder einen Kissenbezug ein, bevor Sie sie Ihrem Kind auf den Bauch legen.

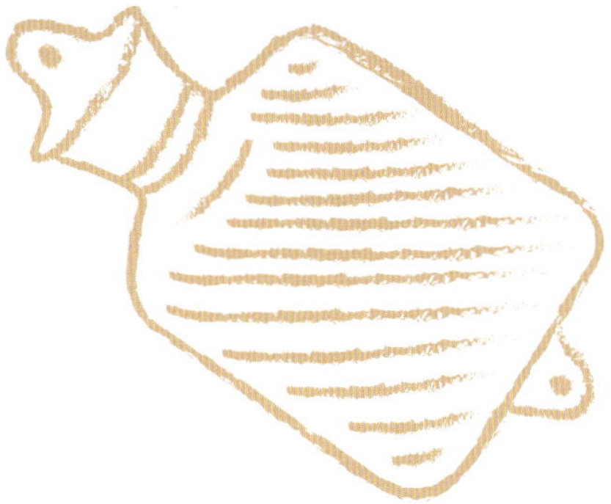

Heilpflanzen

Je nach vorliegenden Beschwerden können Sie für Ihr Kind eine passende Teemischung zusammenstellen:

- **appetitanregend:** sogenannte Bitterstoffpflanzen wie Engelwurz, Gelber Enzian, Kalmus, Löwenzahn, Pomeranze, Schafgarbe, Tausendgüldenkraut, Wegwarte und Wermut → Kapitel „Appetitlosigkeit“, ab Seite 67
- **beruhigend:** Baldrian, Hopfen, Lavendel, Melisse, Passionsblume → Kapitel „Stress“, Seite 177
- **brechreizlindernd:** Pfefferminze → Kapitel „Übelkeit, Erbrechen“, ab Seite 40
- **entblähend:** Kümmel, Fenchel, Anis → Kapitel „Blähungen“, Seite 55
- **krampflösend:** Kamille, Gänsefingerkraut

Kamillen-Bauchwickel

Die Kamille erweist sich immer wieder aufs Neue als echtes Universalheilmittel, wenn es im Bauch rumort und schmerzt. Der angenehm warme Wickel wirkt stark krampflösend und bringt – nicht zuletzt durch Ihre Zuwendung – bald Ruhe in die angespannte Situation.

Die botanische Bezeichnung der Kamille *Matricaria* ist abgeleitet von lateinisch „mater“, Mutter, beziehungsweise „matrix“, Gebärmutter. Es handelt sich also um eine Pflanze, die Mutter und Kind von Beginn an hilfreich zur Seite steht.

- Kamillenblüten
- Wickelset aus drei Tüchern: Innen-, Zwischen- und Wolltuch
- Wärmflasche

Wärmen Sie das trockene Zwischentuch über einer Heizung oder auf einer Wärmflasche auf. Übergießen Sie 2 EL Kamillenblüten mit 250 ml heißem, aber nicht mehr kochendem Wasser und lassen Sie sie 10 Minuten bedeckt ziehen, bevor Sie den Tee abseihen.

Falten Sie das Innentuch auf die gewünschte Größe (es sollte den ganzen Bauch bedecken) und übergießen Sie es in einer Schüssel mit dem Tee. Wringen Sie es so stark wie möglich aus.

Bevor Sie es auf den Bauch Ihres Kindes legen, sollten Sie seine Temperatur am eigenen Unterarm prüfen. Wenn Sie die Temperatur gut aushalten, legen Sie es Ihrem Kind auf den Bauch und überdecken es zuerst mit dem trockenen, angewärmten Zwischentuch und anschließend noch mit dem Wolltuch.

Achten Sie hierbei darauf, dass die Tücher fest am Körper anliegen. Damit der Wickel länger warm bleibt, können Sie noch eine Wärmflasche obendrauf packen. Das Ganze bleibt so lange liegen, wie es dem Kind angenehm ist. Dies sind in der Regel 10–20 Minuten. Danach das innere feuchte Tuch entfernen. Das Kind nochmals warm einwickeln und nachruhen lassen.

Bauchweh-Tee

Wenn's im Bauch zwickt, kombinieren Sie am besten die innerliche und die äußerliche Anwendung der Kamille, immer nach dem Motto: „Doppelt genäht hält besser." Sie werden sehen, dann ist das Bauchweh schnell wie weggeblasen.

Für eine 100-g-Teemischung:
- 50 g Kamillenblüten
- 50 g Melissenblätter

Übergießen Sie 2 TL der Mischung mit 1 Tasse (150 ml) heißem, aber nicht mehr kochendem Wasser. Lassen Sie den Tee bedeckt 10 Minuten ziehen, bevor Sie ihn abgießen. Geben Sie Ihrem Kind davon täglich 3 Tassen (Säuglinge 3-mal 50 ml, ab 1 Jahr 3-mal 75 ml, ab 4 Jahren 3-mal 100 ml, ab 10 Jahren 3-mal 150 ml) zwischen den Mahlzeiten zu trinken. Besonders gut wird er Ihrem Kind schmecken, wenn Sie ihn mit einem Schuss Apfelsaft verfeinern. (Ab 0 Jahren.)

Melissensirup

Melisse wirkt nicht nur auf die Psyche entspannend, sondern auch auf den Verdauungstrakt. Sie beruhigt einen „nervösen Magen", löst Krämpfe und Blähungen. Diese süße Medizin wird Ihr Kind lieben.

- 100 g frische Melissenblätter
- 1 Bio-Zitrone
- 400 g Rohrzucker

Zucker in 500 ml Wasser auflösen, kurz aufkochen und den Saft der Zitrone dazugeben. Diese Zuckerlösung über die Melissenblätter gießen. Lassen Sie den Ansatz über Nacht ziehen. Seihen Sie nun die Blätter ab, erhitzen Sie die Flüssigkeit noch einmal und füllen Sie den fertigen Sirup in eine heiß ausgespülte Flasche. Kühl gelagert hält er sich mehrere Monate.

Bei Bauchschmerzen kann Ihr Kind davon 3-mal täglich 1–2 TL einnehmen.

SÜẞE ENTSPANNUNG

Mit dem selbst gemachten Melissensirup können Sie im Handumdrehen auch eine leckere Melissenlimonade herstellen: Sirup einfach mit Mineralwasser verdünnen.

Lavendel-Vollbad

Der Name Lavendel leitet sich ab vom lateinischen „lavare", waschen, baden. Das Bad mit dem duftenden ätherischen Öl dieser Pflanze hilft bestens bei Blähungen, wirkt aber auch hervorragend gegen Unruhe und Nervosität. Also rein ins Wasser – und alles wird gut. Wenn das keine optimale Entspannung nach einem anstrengenden Schultag ist!

- 75 g Lavendelblüten
- alternativ 10 Tropfen ätherisches Lavendelöl (Apotheke) und je nach Vorhandensein im Haushalt: entweder 1 EL Sahne, 1 EL Honig oder 1 EL Salz

Übergießen Sie den Lavendel mit 1,5 l heißem Wasser. Lassen Sie den Sud 15 Minuten ziehen, bevor Sie ihn abgießen und dem Badewasser zugeben.

Alternativ zum Tee können Sie auch ätherisches Lavendelöl in Sahne oder Honig emulgieren oder mit Salz vermischen und ins Bad geben.

Aus der Apotheke

Zur Beruhigung und Entspannung und damit auch gegen Nabelkoliken und den sogenannten „Angstbauch" haben sich bewährt:
- **Iberogast** Classic Flüssigkeit (Mischung verschiedener Heilpflanzen)
- **Lavendel:** Weleda Entspannungsbad Lavendel, Weleda Lavendelöl 10 %
- **Melisse:** Wala Melissenöl (ätherisches Kümmel- und Fenchelöl, Melisse, Majoran)

APPETITLOSIGKEIT

„Ich hab' keinen Hunger." Oder: „Das schmeckt mir nicht." Und solche Sätze bei den Lieblingsspeisen Ihres Kindes? Wenn das mal kein Grund zur Sorge ist.

Ist es nicht – solange Ihr Kind gesund ist und gut gedeiht. Es ist völlig normal, dass es bei Kindern Phasen mit mangelnder Lust am Essen gibt. Sie brauchen sich auch nicht zu beunruhigen, wenn Ihr Kind weniger isst, als es in den Ernährungsplänen vorgegeben ist. Es gibt Kinder, die einfach mit weniger Nahrung auskommen als andere. Oft aber ist Appetitlosigkeit ein erstes Anzeichen dafür, dass Ihr Kind etwas „ausbrütet".

URSACHEN

Bei den meisten Krankheiten ist mangelnder Appetit eine typische Begleiterscheinung, oft sogar schon, wenn sich nur ein harmloser Schnupfen ankündigt. Der Körper will sich dadurch die zusätzliche Belastung durch die Verdauung ersparen. Er hat mit der Abwehr der Krankheitserreger schon genug zu tun. Appetitlosigkeit kann aber auch seelische Ursachen haben. Manche Kinder reagieren auf Schulprobleme oder Streit mit den Eltern oder Geschwistern oder gar der besten Freundin mit mangelndem Appetit.

WANN ZUM ARZT?

- wenn die appetitlose Phase länger als 1 Woche andauert, vor allem wenn sie von Durchfall und unklaren Bauchschmerzen begleitet wird
- bei kompletter Nahrungsverweigerung

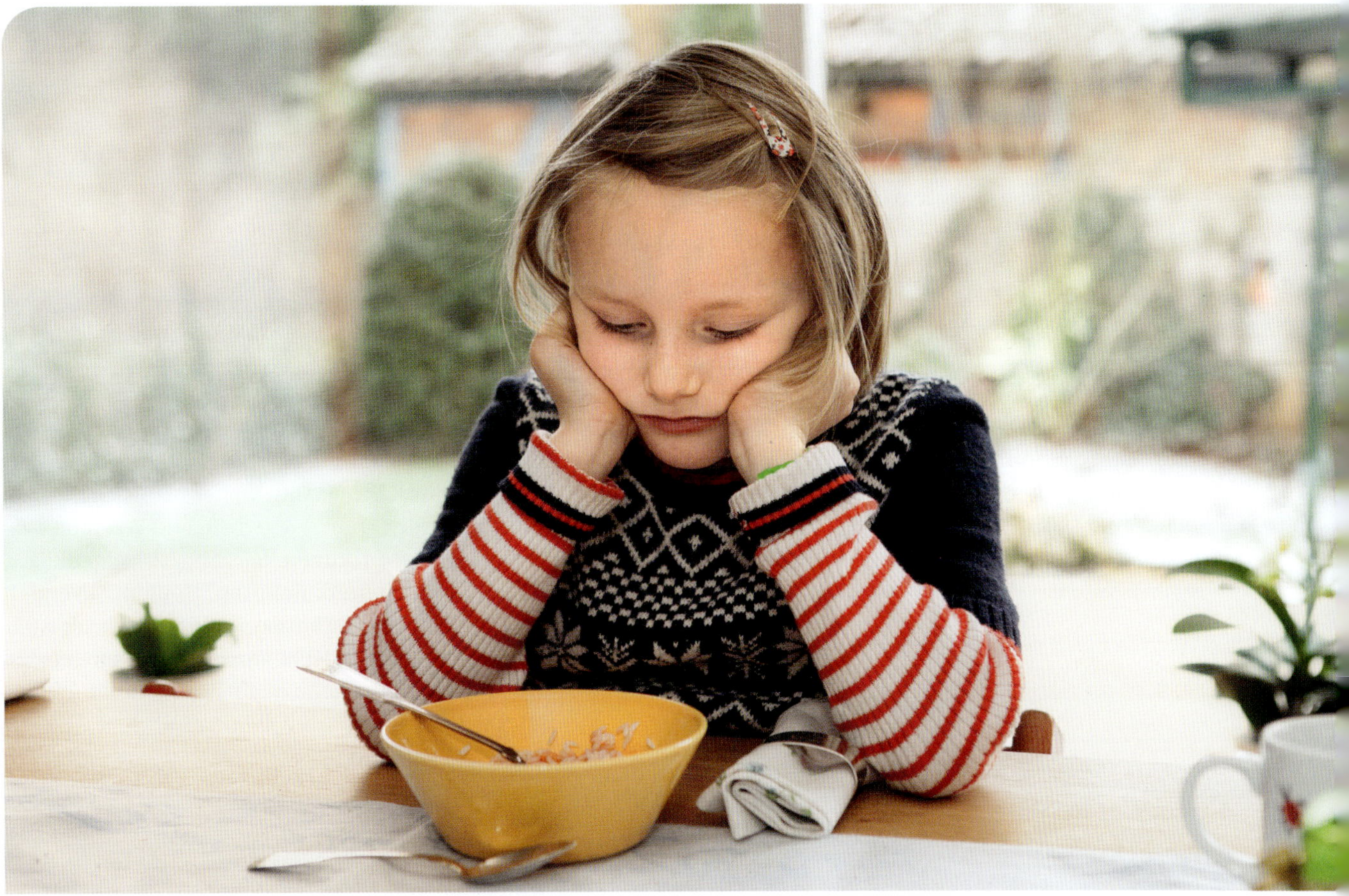

Kein Appetit? Das kann schon mal vorkommen. Schwierig wird es, wenn die Lustlosigkeit am Essen dauerhaft auftritt.

THERAPIE

Wenn Ihr Kind über eine längere Zeit keinen Appetit verspürt, wird es Zeit, sich intensiver mit möglichen Gründen auseinanderzusetzen. Ganz wichtig: Zwingen Sie Ihr Kind nie zum Essen. Vor allem wenn es krank ist, ist die Nahrungsaufnahme für den Körper belastend. Dies gilt allerdings nicht für die Flüssigkeitsaufnahme, da sonst die Gefahr der Austrocknung besteht. Babys, die noch gestillt werden, sollten öfter an die Brust gelegt werden, Flaschenkindern sollten Sie häufiger ein Fläschchen (mit Milch, Tee oder Wasser) anbieten. Ist die Krankheit überstanden, ist die Lust am Essen meist umso größer.

Das weckt den Appetit:

- Häufig fühlt sich das Kind bereits durch den Anblick eines randvollen Tellers überfordert. Fangen Sie deshalb lieber mit kleinen Portionen an, und geben Sie Ihrem Kind bei Bedarf noch einen Nachschlag.
- Wenn Ihr Kind zwischen den Mahlzeiten nicht nascht, sind die Chancen auf einen gesunden Appetit beim eigentlichen Essen größer.
- Konsumiert Ihr Kind große Mengen an Milch, Kakao, Saft oder Limonade, besteht die Gefahr, dass es sich daran „satt trinkt". Als Getränke eignen sich daher am besten Tee oder Wasser.
- Wenn Sie gemeinsam viel nach draußen gehen und sich bewegen, weckt das meist automatisch den Hunger.

Psyche im Spiel?

Vermuten Sie ein psychisches Problem, dann scheuen Sie sich nicht, nach den Ursachen zu forschen. Vielleicht hat Ihr Kind Schulprobleme oder Liebeskummer? Am besten ist es, wenn Sie mit Ihrem Kind in einer ruhigen Minute reden und es fragen, warum es „Seelenschmerz" hat. Ein Gespräch hilft oftmals weiter und spendet Geborgenheit. In schweren Fällen ist es ratsam, einen Psychologen einzubeziehen.

Kinder lieben Rituale

Geregelte Essenszeiten, eine ruhige Stimmung und hübsche Tischdekoration tragen dazu bei, dass sich Kinder auf das Essen freuen. Auch Rituale wie ein lustiger Tischspruch sorgen dafür, dass das Essen entspannt beginnen kann. Wie wär's mit folgendem Vers, wobei sich alle an den Händen halten können:

ACH, DA KOCHT DIE HASENMUTTER
AUF DEM OFEN HASENFUTTER.
RÜHRT IM TOPFE 1, 2, 3,
GRÜNKOHL, KRAUT, KARTOFFELBREI.
UND ZUM NACHTISCH 5, 6, 7
GIBT ES SÜßE ZUCKERRÜBEN.
GUTEN APPETIT!

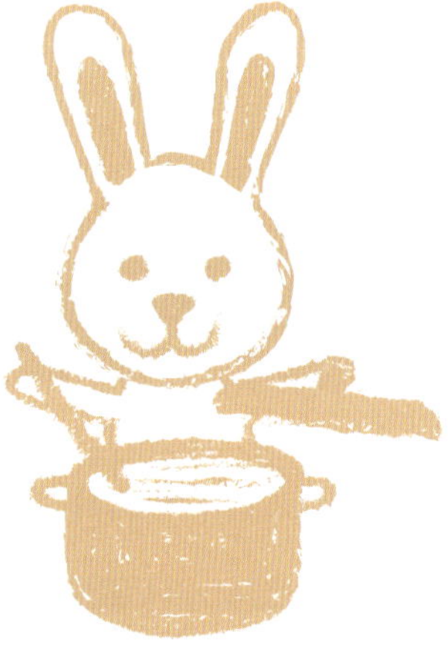

Heilpflanzen

- **appetitsteigernd:** Hier kommen vor allem Bitterstoffpflanzen zum Einsatz: Engelwurz, Gelber Enzian, Kalmus, Löwenzahn, Pomeranze, Schafgarbe, Tausendgüldenkraut, Wegwarte und Wermut.
- **beruhigende Pflanzen** bei Appetitlosigkeit aus Kummer und Sorgen: Baldrian, Hopfen, Lavendel, Melisse und Passionsblume → „Ängste", ab Seite 172.
- Traditionell werden bei Appetitlosigkeit infolge allgemeiner Schwäche auch Blütenpollen eingesetzt → Seite 180.

Bitterstoffe auf dem Tisch

„Gute Medizin muss bitter schmecken." Das alte Sprichwort gilt – zumindest bis zu einem bestimmten Grad – aber auch im umgekehrten Sinn: Was bitter schmeckt, ist auch gesund, zumindest, solange es nicht zu viel des Guten ist. Ein bisschen „Bitter", als Lebensmittel zu uns genommen, regt den Appetit an und hat noch viele andere positive Wirkungen auf unsere Gesundheit. Es darf nur nicht so richtig, richtig bitter schmecken. Dann lehnen wir es mit einem „Pfui Galle!" ab. Zu Recht, denn ein stark bitterer Geschmack hat schon die im Wald sammelnden Urzeitmenschen vor giftigen Dingen bewahrt, seien es giftige Pilze, Früchte oder Blätter. Die Dosis macht's eben, und hier soll von einer bekömmlichen, ja sogar gesunden Dosis in den Lebensmitteln die Rede sein.

Zugegeben, bittere Pflanzen sind anfangs etwas gewöhnungsbedürftig. Gerade bei Kleinkindern ist die Bitter-Empfindlichkeit noch sehr stark ausgeprägt, das ist ganz normal. Weil man sich aber durch wiederholten Verzehr von Bitterem an diese Geschmacksnote gewöhnt, ja sie sogar zu schätzen lernt (denken Sie nur an die Biertrinker unter uns), gilt es, Kinder ganz langsam, aber stetig an den Genuss von Bitterstoffen heranzuführen.

Zum Glück gibt es genug leckere Varianten, diese gesunden Pflanzenstoffe in die tägliche Ernährung so einzubauen, dass sie auch Kindern schmecken.

- **Salat:** zum Beispiel Chicorée-, Radicchio-, Endivien- und Löwenzahnsalat (eventuell verfeinert mit milden Ingredienzien wie Äpfel, gekochten Kartoffeln oder Sahne / Sauerrahm)
- **Gemüse:** zum Beispiel Artischocke (Wie wär's mit Artischockenpizza mit Rucola?) und Löwenzahnknospen
- **Obst:** zum Beispiel Grapefruit, Pomeranze → Rezept Seite 71
- **Gewürze:** zum Beispiel mediterrane Kräuter wie Thymian, Rosmarin, Basilikum, Bohnenkraut
- **Smoothies** → Rezept Seite 184
- **Als kleine „Nascherei"** eignet sich kandierter Ingwer → Rezept Seite 71.

Warum Bitterstoffe so gut sind

Bitterstoffe sind die reinsten Tausendsassas. Oder, um es sachlicher auszudrücken: Sie verfügen über ein sehr breites Wirkspektrum.

Sie regen die Motorik von Magen und Darm an und bringen die Verdauungssäfte von Mund, Magen, Galle und Bauchspeicheldrüse zum Fließen. Über die Anregung der Magensaftproduktion kommt es zur Appetitsteigerung. Die Schleimhäute des Verdauungssystems werden besser durchblutet. Dadurch wird die Verdauung verbessert und Nährstoffe besser aufgenommen. Bitterstoffe werden daher nicht nur bei Appetitlosigkeit, sondern auch bei weiteren Verdauungsstörungen wie Blähungen und Verstopfung eingesetzt.

Aber damit noch nicht genug: Sie wirken außerdem anregend und kräftigend (tonisierend) sowie abwehrstärkend und blutbildend. Deshalb werden sie zur Kräftigung nach überstandenen Infektionskrankheiten und zur Anregung des Immunsystems verwendet.

Sie können Bitterstoffe als Tee, Tinktur oder als Frischpflanzenpresssaft verabreichen. Am besten ist es allerdings, sie schlicht und einfach häufiger in den Speiseplan einzubauen.

DER RICHTIGE ZEITPUNKT

Zur Appetitanregung werden Bitterstoffpflanzen 20–30 Minuten vor dem Essen verabreicht.

Sollte Ihr Kind keinen Tee mögen, bieten Sie ihm 10–20 Tropfen einer entsprechenden Tinktur in einem Schnapsgläschen Apfelsaft an (3-mal täglich, jeweils 20 Minuten vor den Mahlzeiten).

Hinweis: Falls Sie eine Tinktur der Firma Ceres verwenden, genügen schon 3-mal täglich 5 Tropfen.

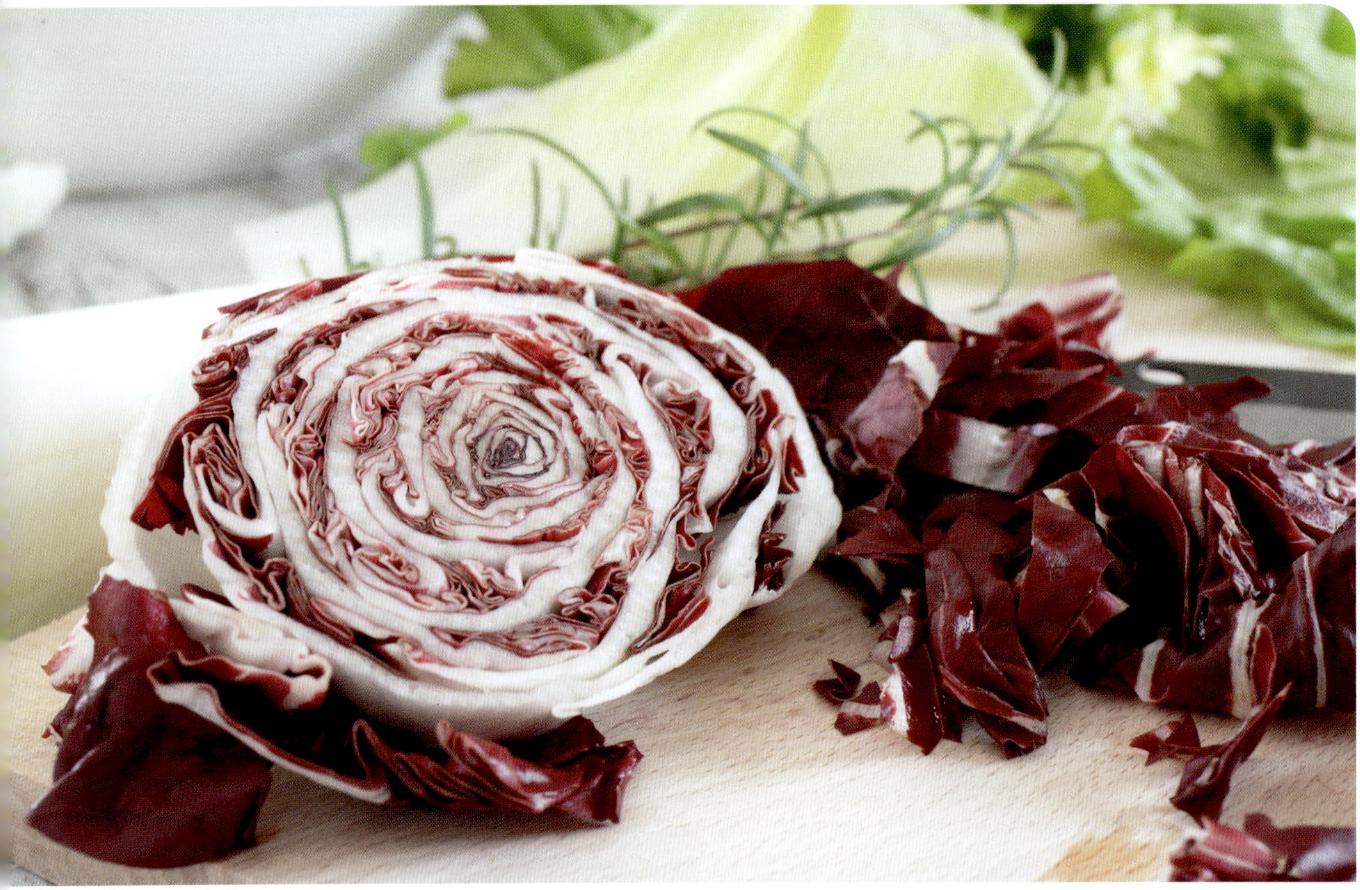

Verschiedene Salate und Gemüsesorten enthalten Bitterstoffe – so können Sie den Appetit „anfüttern".

Tee bei Appetitlosigkeit I

Sie wollen Ihr Kind nach überstandener Krankheit wieder „aufpäppeln"? Die folgende Kombination aus Bitterem und Fruchtigem bringt ihm den Appetit wieder zurück und steigert darüber hinaus die Abwehr seines Körpers.

Für eine 100-g-Teemischung:

- 20 g Löwenzahnwurzel
- 20 g Pomeranzenschalen
- 20 g Schafgarbenkraut
- 20 g Engelwurzwurzel
- 20 g Hagebuttenfrüchte

Übergießen Sie 1 TL der Mischung mit 1 Tasse (150 ml) kochendem Wasser. Lassen Sie den Tee 10 Minuten ziehen, bevor Sie ihn abgießen. Geben Sie Ihrem Kind vor jeder Hauptmahlzeit 1 Tasse (ab 4 Jahren 100 ml, ab 10 Jahren 150 ml) des warmen Tees zu trinken. Der Tee soll langsam und schluckweise genossen werden. (Ab 4 Jahren.)

Tee bei Appetitlosigkeit II

Wenn einem bei Kummer oder Sorgen der Appetit vergangen ist, fehlt auch allgemein oft der „Biss". Jeder kennt das von sich selbst. Den Kindern geht es da nicht anders. In so einem Fall können die bitteren Heilpflanzen dieses Tees nicht nur den Appetit wieder anregen, sondern auch die Energie zurückbringen.

Für eine 100-g-Teemischung:

- 40 g Kraut vom Tausendgüldenkraut
- 30 g Melissenblätter
- 20 g Passionsblumenkraut
- 10 g Orangenblüten

Übergießen Sie 1 TL der Mischung mit 1 Tasse (150 ml) heißem, aber nicht mehr kochendem Wasser. Lassen Sie den Tee 10 Minuten ziehen, bevor Sie ihn abgießen. Geben Sie Ihrem Kind vor jeder Hauptmahlzeit 1 Tasse (ab 4 Jahren 100 ml, ab 10 Jahren 150 ml) des warmen Tees zu trinken. Achten Sie darauf, dass er langsam und schluckweise genossen wird. (Ab 4 Jahren.)

Kandierter Ingwer

Der Ingwer mit seinen bitteren Scharfstoffen eignet sich sowohl bei Reisekrankheit zum Knabbern als auch, um den Lebenshunger im Allgemeinen wieder „anzufachen“. Hier ist dezentes Naschen also ausdrücklich erlaubt!

- 500 g frische Ingwerwurzel
- ca. 500 g Zucker
- brauner Zucker zum Bestreuen

Schälen Sie den Ingwer und schneiden Sie ihn in dünne Scheiben. Geben Sie ihn dann in einen Topf mit gerade so viel Wasser, dass der Ingwer bedeckt ist, und lassen Sie ihn bei schwacher Hitze 30 Minuten köcheln. Gießen Sie anschließend das Wasser ab, halten aber 3 EL davon zurück. Wiegen Sie nun den Ingwer ab, und geben Sie ihn mit der gleichen Menge Zucker und den 3 EL Ingwerwasser zurück in den Topf, wo Sie ihn unter ständigem Rühren weitere 30 Minuten köcheln. Der Ingwer ist nun glasig geworden. Lassen Sie ihn über Nacht im Sirup ziehen. Am nächsten Morgen können Sie ihn dann abtropfen lassen und in braunem Zucker wälzen. Den abgefilterten Ingwersirup müssen Sie übrigens nicht wegwerfen: Er lässt sich hervorragend zum Süßen von Tee verwenden.

Pomeranzenwasser

Die Pomeranze gehört zu den Zitrusfrüchten. Sie schmeckt fruchtig nach Orange, aber auch leicht bitter. Aus diesem Grund wird sie auch Bitterorange genannt. Die Schale mit ihrem frischen Duft steigert die Esslust und regt die Verdauungssäfte an – egal ob als Tee oder als Pomeranzenwasser.

- Pomeranzentinktur
- bei Bedarf Honig

Geben Sie die Tinktur, und zwar für einen Patienten von 3–5 Jahren 10 Tropfen, von 6–12 Jahren 15 Tropfen und ab 13 Jahren 20 Tropfen, in ein Glas lauwarmes Wasser. Süßen Sie den Trank bei Bedarf mit wenig Honig. Geben Sie Ihrem Kind das Pomeranzenwasser zur Appetitsteigerung 20 Minuten vor den Hauptmahlzeiten schluckweise zu trinken.

Aus der Apotheke

- **Präparate mit Mischungen bitterstoffhaltiger Heilpflanzen:** Wala Bitter Elixier, Wala Enzian Magentonikum, Weleda Amara-Tropfen
- **Engelwurz:** Ceres Engelwurz
- **Enzian:** Ceres Gentiana lutea Urtinktur
- **Löwenzahn:** Ceres Taraxacum Urtinktur
- **Tausendgüldenkraut:** Ceres Tausendgüldenkraut
- **Homöopathie:** Wala Gentiana Magen Globuli (Enzian, Wermut, Löwenzahn, Gentiana lutea, Nux Vomica D4)

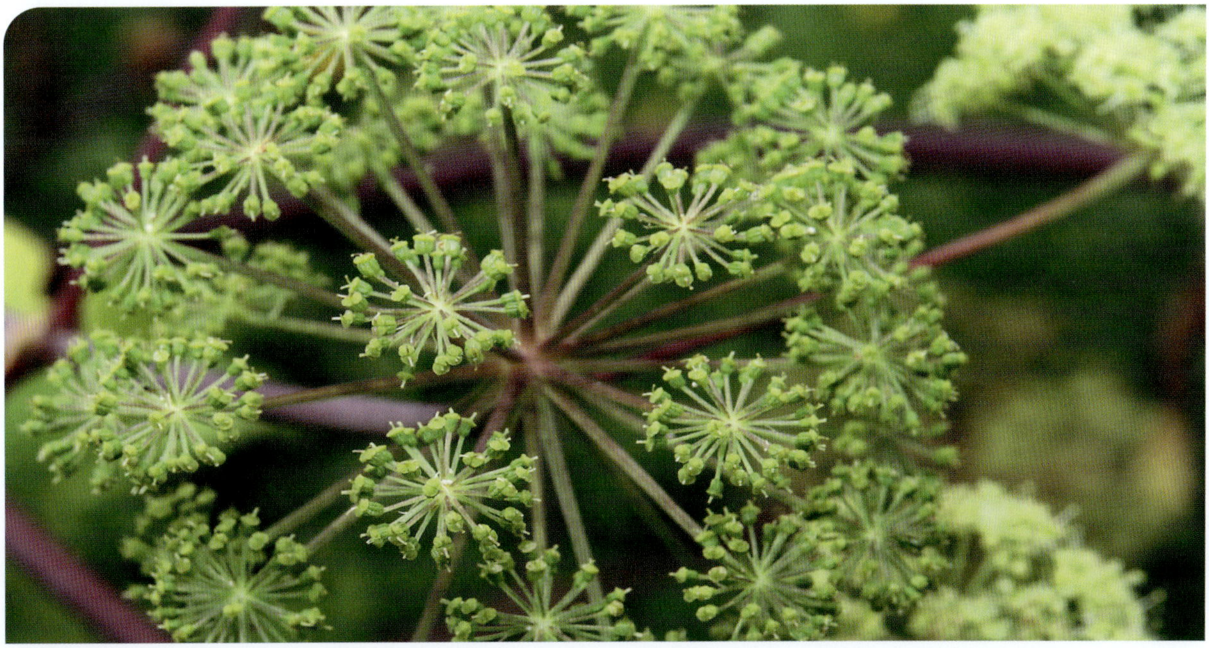

So zart die Blüten, so kräftig bitter ist die Wurzel der Engelwurz. Das macht stark – und Appetit!

RUND UM DIE MENSTRUATION

Für Mädchen ist die Menstruation ein äußerlich sichtbares Zeichen, dass die Kindheit vorbei ist und das Frausein beginnt. Je normaler und offener Sie als Eltern mit diesem Übergang umgehen, desto besser gelingt es Ihrem Kind, in die neue Rolle hineinzuwachsen. Für viele Mädchen bedeutet die Zeit vor und während der Menstruationsblutung keine Einschränkung, denn sie haben kaum Probleme. Ihr Alltag verläuft wie immer.

Ihre Tochter kann jedoch auch zu jenen gehören, die die Menstruation als eine Zeit erleben, in der sie vermehrt unter Beschwerden leiden.

URSACHEN

Für den Körper ist es anstrengend, die Gebärmutterschleimhaut abzubauen und aus dem Körper zu transportieren. Es muss jedoch nicht zwangsläufig schmerzhaft sein. Über die Gründe, warum manche Mädchen während ihrer Menstruation Schmerzen haben, ist man sich noch im Unklaren.

Grundsätzlich wird vermutet, dass das Zusammenspiel der Botenstoffe nicht immer harmonisch verläuft. Eine bedeutende Rolle spielt ein erhöhter Prostaglandinspiegel. Prostaglandine sind Gewebshormone, die Entzündungen und Schmerzen verursachen können. Durch den erhöhten Spiegel während der Menstruation wird das Zusammenziehen der Gebärmutter stark stimuliert, wodurch es zu Krämpfen und einer schmerzhaften Minderdurchblutung kommt. Infrage kommt außerdem eine gestörte Balance zwischen den Hormonen Östrogen und Progesteron. Vor allem beim prämenstruellen Syndrom spielt eine Östrogendominanz eine entscheidende Rolle.

Auch psychische Faktoren sollten in Betracht gezogen werden, zumindest können sie die Beschwerden verstärken. Meist stehen sie in Zusammenhang mit dem „Frausein". Hier kommt dem sozialen Umfeld eine wichtige Rolle zu, denn es macht einen Unterschied, ob Ihre Tochter dieses Frausein als unangenehm oder angenehm empfindet.

Des Weiteren gibt es auch organische Ursachen, wie etwa die Endometriose.

SYMPTOME

- **an den Tagen vor der Menstruation:** Kopfschmerzen, Spannungsgefühle in den Brüsten, Gereiztheit und Stimmungsschwankungen – das sogenannte Prämenstruelle Syndrom, kurz PMS
- **während der Menstruation:** starke krampfartige Schmerzen im Unterleib, die im Extremfall in den Rücken und in die Oberschenkel ausstrahlen können; gelegentlich kann es dadurch sogar zu Kreislaufbeschwerden wie Schwindel und Übelkeit kommen

Ein paar Fakten

Die erste Blutung (medizinisch: Menarche) tritt bei Mädchen unseres Kulturkreises heutzutage im Alter zwischen 10 und 16 Jahren ein. Das durchschnittliche Alter liegt heute bei 12,5 Jahren. Interessanterweise war in den letzten Jahren zu beobachten, dass die Mädchen ihre erste Regelblutung immer früher bekommen. Nachdem das Wachstum der Schamhaare und der Brust begonnen hat, läutet das Einsetzen der Menstruation den letzten Teil der Pubertät ein.

Die Blutung kann mal stärker und mal schwächer sein. In der Regel dauert sie 3–5 Tage.

Obwohl es zuweilen vorkommen kann, dass „frau" das Gefühl hat, regelrecht „auszulaufen", beträgt die durchschnittliche Menge an Blutverlust während eines Zyklus nur 80 ml. Das entspricht etwa ½ Tasse. Gewöhnlich gleicht der Körper diesen Blutverlust schnell wieder aus. Es sei denn, es handelt sich um eine Folge ungewöhnlich starker und/oder langer Blutungen. Dann kann es zu einer Anämie (Blutarmut) kommen.

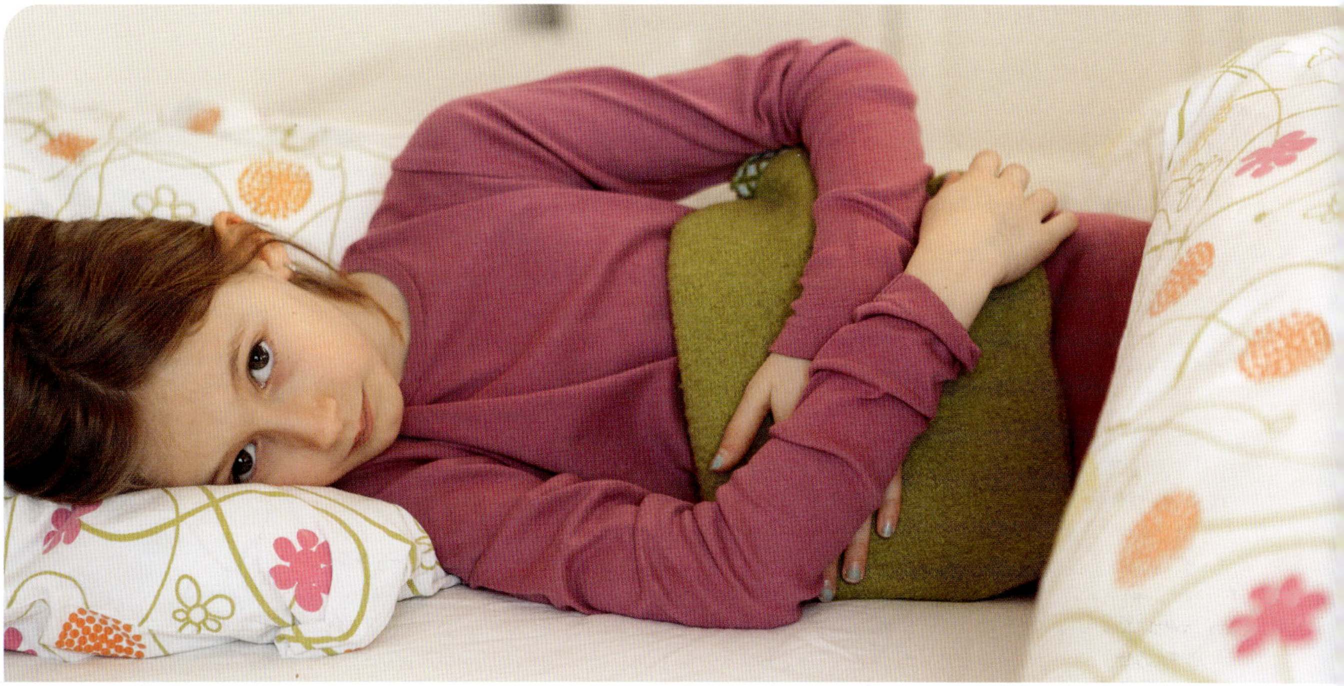

Bei Blasenentzündung verschafft Wärme Ihrem Kind erste Linderung.

THERAPIEN

- **Wärme:** Legen Sie Ihrem Kind eine Wärmflasche oder ein Kirschkernkissen auf den unteren Bauch. Was auch hilft, sind Sitzbäder oder ein Bad in der warmen Wanne – dann geht das Wasserlassen wieder leichter. Auch ein ansteigendes Fußbad → Seite 88, vor allem zu Beginn einer Blasenentzündung, wirkt durchwärmend. Neigt Ihr Kind zu Blasenentzündungen, dann empfehlen wir, generell auf ausreichend warme Bekleidung zu achten, vor allem im Nierenbereich.
- **Unterkühlung vermeiden:** Hatte Ihr Kind bereits eine Blasenentzündung, dann achten Sie darauf, dass es nach dem Baden gleich das nasse Schwimmzeug aus- und etwas Trockenes anzieht.
- **Hygiene:** Beim Toilettengang den Po immer von vorne nach hinten abwischen, damit Darmkeime nicht in die Harnröhre gelangen.
- **Viel trinken:** Das Durchspülen der Harnwege spült auch Bakterien mit aus. Gut geeignet sind Wasser, dünne Saftschorlen oder Tee.

Heilpflanzen

Gehen Sie bei der Behandlung eines Harnwegsinfektes stets „zweigleisig“ vor: Einerseits müssen die Keime vertrieben und andererseits die Harnwege kräftig durchgespült werden, damit sich Keime erst gar nicht darin festsetzen können.

- **Den Harn desinfizierende Heilpflanzen** sind zum Beispiel Kapuzinerkresse, Meerrettich, Bärentraube und Goldrute. Vor allem Meerrettich und Kapuzinerkresse enthalten im frischen Zustand scharfe Senföle, die gegen ein riesiges Keimspektrum (Bakterien, Viren, Pilze) wirken.
- Bei häufigen Harnwegsinfekten vermeiden Preiselbeere und Cranberry mit ihren Pflanzenfarbstoffen, dass sich Keime an der Schleimhaut von Harnwegen und Blase anheften.
- **Durchspülende Heilpflanzen:** Als solche Pflanzen gelten Birke, Brennnessel, Löwenzahn und Ackerschachtelhalm.
- Denken Sie bei häufigen Harnwegsinfekten auch an eine Stärkung des körpereigenen Abwehrsystems → Rezepte Seite 130–131.

Da die Behandlung eines Harnwegsinfektes in erfahrene therapeutische Hände gehört, soll der Schwerpunkt in diesem Buch nur auf der begleitenden Therapie liegen.

Nieren-Blasen-Tee

Der Klassiker, sobald eine Blasenentzündung im Anzug ist – und dank der Pfefferminze auch angenehm im Geschmack.

Für eine 100-g-Teemischung:
- 40 g Bärentraubenblätter
- 20 g Echtes Goldrutenkraut
- 15 g Kraut vom Gänsefingerkraut
- 15 g frisch angequetschte Wacholderbeeren
- 10 g Pfefferminzblätter

Übergießen Sie 1 TL der Mischung mit 1 Tasse (150 ml) kochendem Wasser. Lassen Sie den Tee 10 Minuten bedeckt ziehen, bevor Sie ihn abgießen. Geben Sie Ihrem Kind davon täglich 3 Tassen (ab 4 Jahren 3-mal 100 ml, ab 10 Jahren 3-mal 150 ml) zwischen den Mahlzeiten zu trinken. (Ab 4 Jahren.)

Eukalyptusöl-Kompresse

Die Eukalyptusöl-Kompresse ist einfach durchzuführen und äußerst wirkungsvoll. Das ätherische Eukalyptusöl wird über die Haut aufgenommen und bewirkt eine Krampflösung der Blase. Außerdem wirkt es ausgesprochen antibakteriell. Achten Sie beim Kauf auf gute Qualität (zum Beispiel Primavera, Farfalla, Neumond) und verwenden Sie, wenn möglich, das ätherische Öl des Zitroneneukalyptus (*Eucalyptus citriodora*). Es ist in diesem Fall wirksamer und zugleich für Kinder geeigneter als das des gewöhnlichen Eukalyptus (*Eucalyptus globulus*).

- ätherisches Öl des Zitroneneukalyptus (*Eucalyptus citriodora*)
- 100 ml fettes Öl (Mandel-, Sesam- oder Sonnenblumenöl)
- 1 Baumwoll- oder Leinentüchlein, handtellergroß (etwa 10 × 10 cm)
- 1 Zwischentuch aus Baumwolle
- 1 Wolltuch

Je nach Alter werden für die Kompresse unterschiedliche Konzentrationen des Eukalyptusöls verwendet:
- Säuglinge 1-prozentig
- Kleinkinder 1- bis 3-prozentig
- Schulkinder ebenso wie Erwachsene 3- bis 5-prozentig

Stellen Sie sich zunächst die benötigte Ölmischung her → Kasten rechts. Tränken Sie dann das Tüchlein mit 1–2 EL des Ölgemisches, und legen Sie es auf den Unterbauch des Kindes, knapp oberhalb des Schambeins. Decken Sie es mit dem Zwischentuch und zuletzt noch mit dem wärmenden Wolltuch ab. So sollte die Kompresse mehrmals täglich 20–30 Minuten liegen bleiben, wenn möglich zusätzlich über Nacht.

Tipp: Noch wirksamer wird die Kompresse, wenn Sie zusätzlich eine Wärmflasche auflegen.

VERDÜNNUNGEN ÄTHERISCHER ÖLE

Um Ölgemische unterschiedlichen Verdünnungsgrades herzustellen, geben Sie auf jeweils 100 ml fettes Öl …
- für eine 1-prozentige Verdünnung: 25 Tropfen ätherisches Öl
- für eine 2-prozentige Verdünnung: 50 Tropfen ätherisches Öl
- für eine 3-prozentige Verdünnung: 75 Tropfen ätherisches Öl.

Anschließend schütteln Sie das Ganze sehr gut durch.

Zwiebelsöckchen

Kalte Füße können die Entstehung einer Blasenentzündung begünstigen. Bei diesem Wickel wird die reflektorische Beziehung der Fußsohlen zum ganzen Körper genutzt, die man auch im Zusammenhang mit der Fußreflexzonenmassage kennt. Über den scharfen Zwiebelsaft wird eine vermehrte Durchblutung der Fußsohlen bewirkt, wodurch auch die Beckenregion vermehrt durchblutet wird, was folglich die dortigen Schmerzen lindert und Krämpfe löst → Rezept Seite 118.

Ackerschachtelhalm-Sitzbad

Ein Sitzbad mit Zinnkraut, wie der Ackerschachtelhalm auch genannt wird, ist nicht nur wunderbar durchwärmend, sondern zusätzlich abwehrstärkend und entzündungshemmend.

Für 1 Sitzbad:
- 5 EL Ackerschachtelhalmkraut

Setzen Sie 5 EL Ackerschachtelhalmkraut über Nacht mit 1 l kaltem Wasser an. Am nächsten Morgen 30 Minuten kochen, abseihen und dem Badewasser zugeben. Und dann rein ins Wasser, bis zu 20 Minuten lang. Nicht wundern: Oft fließt das Pipi schon in die Badewanne, so entkrampfend und wohltuend ist die Wirkung.

Nach dem Bad packen Sie Ihr Kind warm ein, und lassen Sie es eine Weile im Bett oder auf dem Sofa nachruhen.

Vorbeugen mit Beeren

Und zwar nicht mit irgendwelchen Beeren, sondern mit Cranberrys und Preiselbeeren. Beide Wildfrüchte sind tiefrot und schmecken herb-säuerlich. Preiselbeeren kennen Sie sicher eher als Beilage zu dunklem Fleisch, wo der geschmackliche Kontrast gut passt. Ihre Farbstoffe, Anthocyane genannt, entstehen aus farblosen Proanthocyanidinen (PA). Studien belegen deren gute Wirkung zur Vorbeugung einer Blasenentzündung, da sie das Anhaften von Bakterien an der Schleimhaut von Blase und Harnwegen verhindern. Sollte Ihr Kind immer wieder unter Blasenentzündungen leiden, dann empfehlen wir Preiselbeer- oder Cranberry-Kuren. Wie lange? Das entscheiden Sie am besten selbst. In Schwimmbadzeiten die ganze Badesaison hindurch, bei regnerisch kaltem Wetter mit „Nasse-Füße-Gefahr“ eben während dieser Zeit. In jedem Fall aber über 4–6 Wochen im Anschluss an eine durchstandene Blasenentzündung.

Cranberrys und Preiselbeeren erhalten Sie in verschiedenen Zubereitungsformen, vor allem als Säfte und Lutschdragees (aus Apotheken, Reformhäusern, Drogeriemärkten und Bioläden).

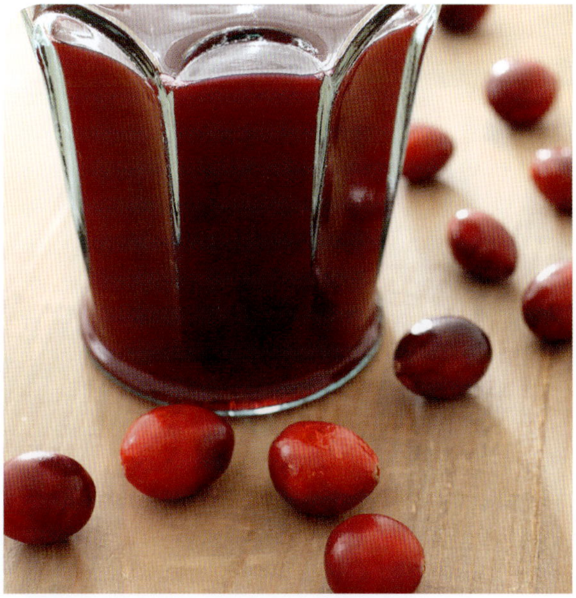

Cranberrysaft beugt durch seine natürlichen Farbstoffe Blasenentzündung vor.

Achten Sie auf einen ausreichenden Wirkstoffgehalt: Für Erwachsene gelten 36 mg Proanthocyanidine als Tagesdosis. Die enthaltene Menge ist auf den verkauften Produkten stets vermerkt. Kinder bis 6 Jahre erhalten ein Drittel der Erwachsenendosis, also 12 mg pro Tag, Kinder von 6–14 Jahren die Hälfte der Erwachsenendosis, das heißt 18 mg pro Tag.

Zur Vorbeugung empfehlen wir Cranberry- oder Preiselbeer-Muttersaft (zum Beispiel Rabenhorst, Alnavit). Beim Muttersaft handelt es sich um den Fruchtsaft direkt aus der ersten Pressung. Er ist hoch konzentriert und schmeckt sehr herb. Verdünnen Sie ihn deshalb mit Wasser oder einem Fruchtsaft. So haben Sie gleich auch einen erfrischenden und gesunden Durstlöscher. Erwachsene trinken vom Muttersaft täglich 75 ml, verteilt auf drei Portionen à 25 ml. Aufgrund des hohen Gerbstoffgehalts (Proanthocyanidine zählen zu den Gerbstoffen) und der damit verbundenen möglichen Magenreizung trinkt man den Saft am besten jeweils nach dem Essen.

NICHT LANGE WARTEN

Setzen Sie Cranberry oder Preiselbeere schon bei den allerersten Symptomen einer Blasenentzündung ein.

Cranberry-Smoothie

Cranberrys schmecken nicht nur Kindern, sondern auch den Eltern. Und eine gesunde Vorbeugung vor Harnwegsinfekten ist gut für die ganze Familie.

Rezept für 4 Personen

- 100 g getrocknete Cranberrys
- 300 ml Cranberrysaft oder 50 ml Cranberry-Muttersaft
- 150 g frische Himbeeren (ersatzweise aufgetaute Tiefkühl-Himbeeren)
- 1 große reife Banane
- 150 g Joghurt
- 200 ml Milch

Alles in den Mixer geben, zerkleinern – und genießen.

Aus der Apotheke

Zur begleitenden Behandlung bei Harnwegsinfekten empfehlen wir Ceres Tropaeolus majus Urtinktur (Kapuzinerkresse) oder das Kombinationspräparat Angocin Anti-Infekt N (Meerrettich und Kapuzinerkresse). Beides kann ab 6 Jahren eingenommen werden.

REIZBLASE

Ihr Kind muss ständig aufs Klo? Da kann es bei der Planung von Familienausflügen wichtig werden, dass immer eines in der Nähe ist. Und manchmal leidet die allgemeine Stimmung darunter, denn der zwanghafte Harndrang kostet viel Geduld. Von ihren Beschwerden her erinnert die Reizblase stark an eine Blasenentzündung, ohne jedoch eine zu sein. Vermutlich spielen nervöse Störungen eine wichtige Rolle.

URSACHE

Die Reizblase kann als Folge von immer wiederkehrenden Blasenentzündungen entstehen, aber auch ein Zeichen seelischer „Überspanntheit" sein. Manche Kinder reagieren auf Stress und Kummer mit Schulbauchweh, andere haben Einschlafprobleme – und bei wieder anderen äußert sich die innere Anspannung eben durch häufiges „Müssen".

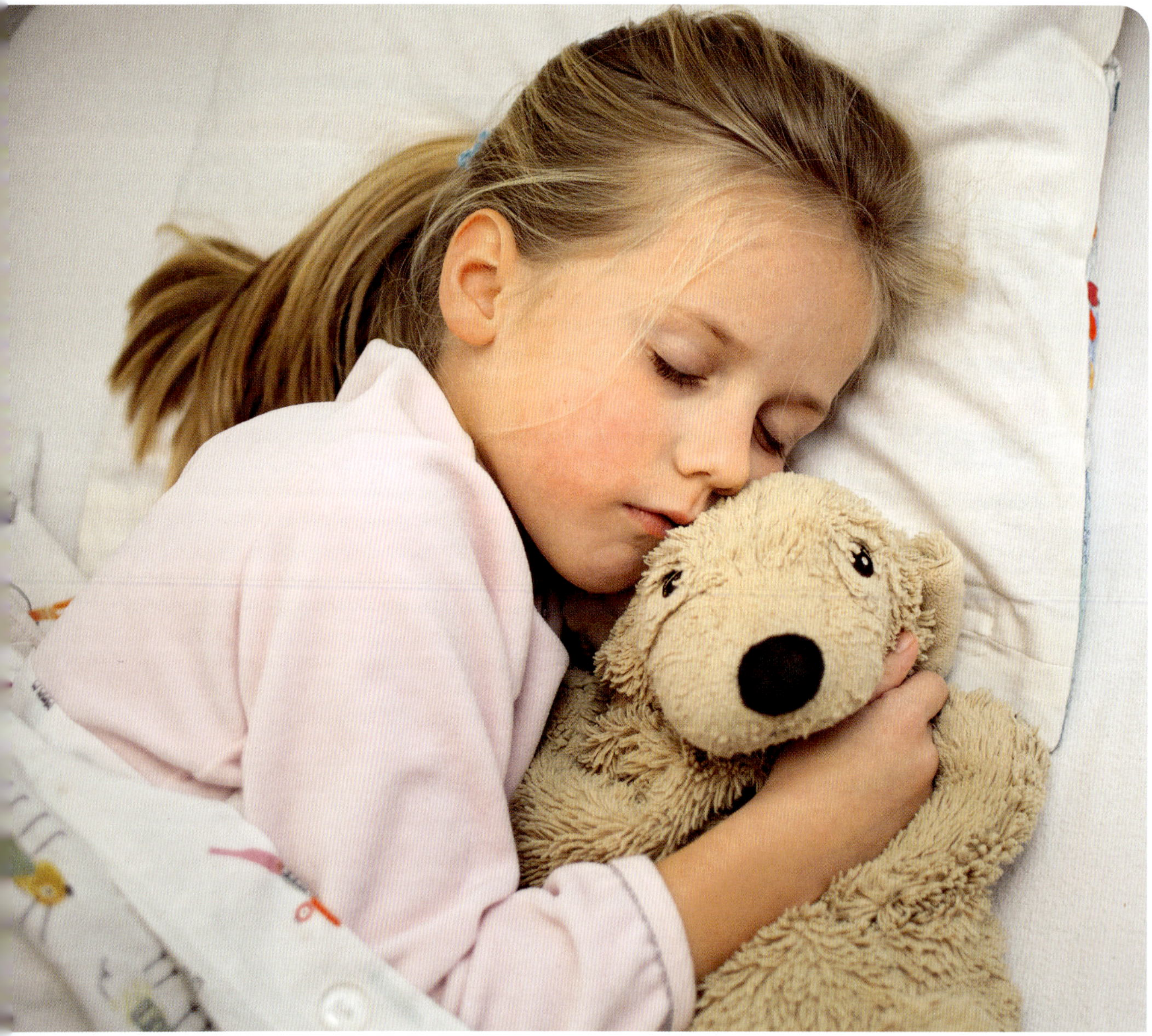

Schön, dass sie gut schlafen kann. Hoffentlich hält auch die Blase durch.

SYMPTOME

- häufiger Harndrang, jedoch ohne Brennen beim Wasserlassen
- im Urin kein bakterieller Infekt nachweisbar

WANN ZUM ARZT

Sollte sich die Reizblase bei Ihrem Kind als sehr hartnäckig erweisen, empfiehlt es sich, das Krankheitsbild von einem Neurologen abklären zu lassen.

THERAPIEN

Forschen Sie am besten gemeinsam mit Ihrem Kind nach den möglichen Ursachen. Einfühlsame Gespräche und eine aufmerksame Beobachtung lassen Sie vielleicht vermuten, womit die Beschwerden zusammenhängen könnten. Holen Sie sich im Zweifelsfall ärztliche oder psychologische Unterstützung, denn oft ist man als besorgte Eltern auch „betriebsblind". Versuchen Sie, ausreichend Geduld aufzubringen und Ihrem Kind Mut zu machen, denn vermutlich leidet es selber am meisten darunter.

Wertvolle Tipps finden Sie auch im Kapitel „Psyche und Kopf" → ab Seite 165.

Heilpflanzen

Da der Therapieansatz der gleiche ist wie beim Bettnässen, sind hier dieselben Heilpflanzen wirksam, die im Folgenden aufgeführt stehen.

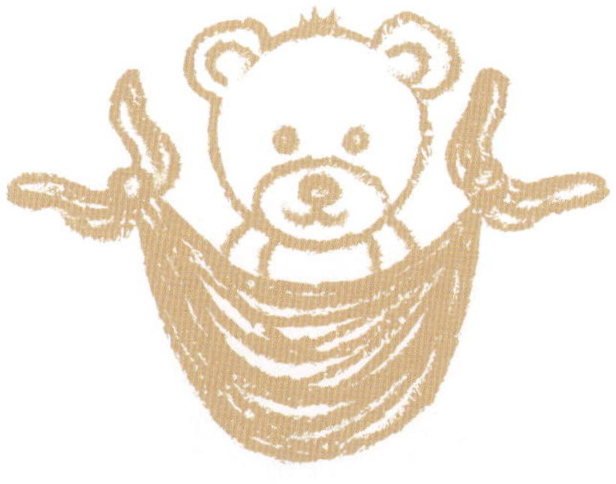

BETTNÄSSEN

Bettnässen ist eine der häufigsten Störungen im Kindsalter und doch ein Tabuthema. Dabei sind etwa 10 Prozent der Siebenjährigen und noch 1–2 Prozent der Jugendlichen davon betroffen.

Es geistern ganz unterschiedliche Vorstellungen darüber durch die Elternwelt, ab wann Kinder „trocken" sein müssen, und oft machen Eltern sich den Stress vor allem selbst. Oder wussten Sie, dass Kinder erst mit 5–6 Jahren lernen, ihre Blase auch nachts wirklich gut zu kontrollieren? Folglich spricht man erst von Einnässen (Enuresis), wenn ein Kind in einem Alter von 5 Jahren oder älter noch regelmäßig einnässt. Und selbst bei älteren Kindern kann es noch vorkommen, dass sie zu Beginn von Infektionskrankheiten einnässen. Normalerweise schafft es aber jedes Kind – eben in seinem eigenen Tempo – spätestens bis zum Schuleintritt, die Blase vollständig zu kontrollieren.

Wie belastend das Thema sein kann, wissen Sie womöglich aus eigener Erfahrung, denn gerade, wenn die Zeit beginnt, in der die Kinder Pyjamapartys feiern und bei der Freundin oder dem Freund übernachten wollen, ist es einfach nur peinlich, nachts immer noch eine Windel tragen zu müssen, und sei sie auch noch so unauffällig.

URSACHEN

Hauptursache für das Bettnässen scheint eine Art Reifeverzögerung zu sein. Das Gehirn kann die Nervensignale der Blase noch nicht richtig erkennen und verarbeiten. Statt eines Weckreizes: „Du musst jetzt aufstehen und aufs Klo gehen!", entspannt sich der Blasenschließmuskel, und der Blaseninhalt entleert sich ins warme Bett – ohne dass das Kind davon aufwacht. Auffällig ist, dass es oftmals eine familiäre Häufung gibt, bei mehr als der Hälfte der bettnässenden Kinder sind oder waren auch andere Familienmitglieder betroffen.

Nur in seltenen Fällen liegen dem Bettnässen organische Erkrankungen (zum Beispiel Anomalität des Harnsystems, Harnwegsinfekte, Epilepsie oder Diabetes) zugrunde. Selten sind auch hormonelle Ursachen zu finden. Der Körper bildet dann zu wenig ADH (Antidiuretisches Hormon), welches dafür sorgt, dass nachts weniger Urin produziert wird.

SYMPTOME

Die häufigste Form des Bettnässens ist das nächtliche Einnässen, medizinisch Enuresis nocturna genannt. Es ist gekennzeichnet durch:

- häufiges Einnässen mit großen Urinmengen
- schwere Erweckbarkeit bei normalem Schlafverhalten
- hohe Einnässfrequenz, das heißt von 3-mal pro Woche bis hin zu jeder Nacht

Selten gibt es hierbei psychische Begleitsymptome, und wenn, entstehen sie vor allem als Folge des Einnässens, denn von den Kindern wird es mit zunehmendem Alter als starke Einschränkung ihres Selbstständigkeitsdrangs empfunden.

Klinisch wird unterschieden, ob das Kind noch nie trocken war (Primäre Enuresis) oder bereits trocken war und erneut einnässt (Sekundäre Enuresis). Mit 75–80 Prozent ist die Primäre Enuresis die wesentlich häufigere Form des kindlichen Einnässens.

WANN ZUM ARZT?

- zu Beginn, um organische Ursachen auszuschließen
- Wenn Sie vermuten, psychische Spannungszustände könnten ursächlich für das Bettnässen verantwortlich sein, ist es sinnvoll, professionelle psychologische Hilfe zur Unterstützung zu holen.
- Auch für seelische Belastungen, die bei Ihrem Kind möglicherweise als Folge des Bettnässens auftreten können, sollten Sie, je nach Ausprägung, professionelle psychologische Begleitung suchen.

THERAPIE

Ganz generell gilt: Geduld und Zuwendung geben Ihrem Kind das Gefühl, dass alles in Ordnung kommt. Drohungen oder Bestrafungen hingegen verschärfen das Problem nur zusätzlich.

Entspannungsübungen können Ihrem Kind helfen, innere Spannungen abzubauen. Hierfür gibt es

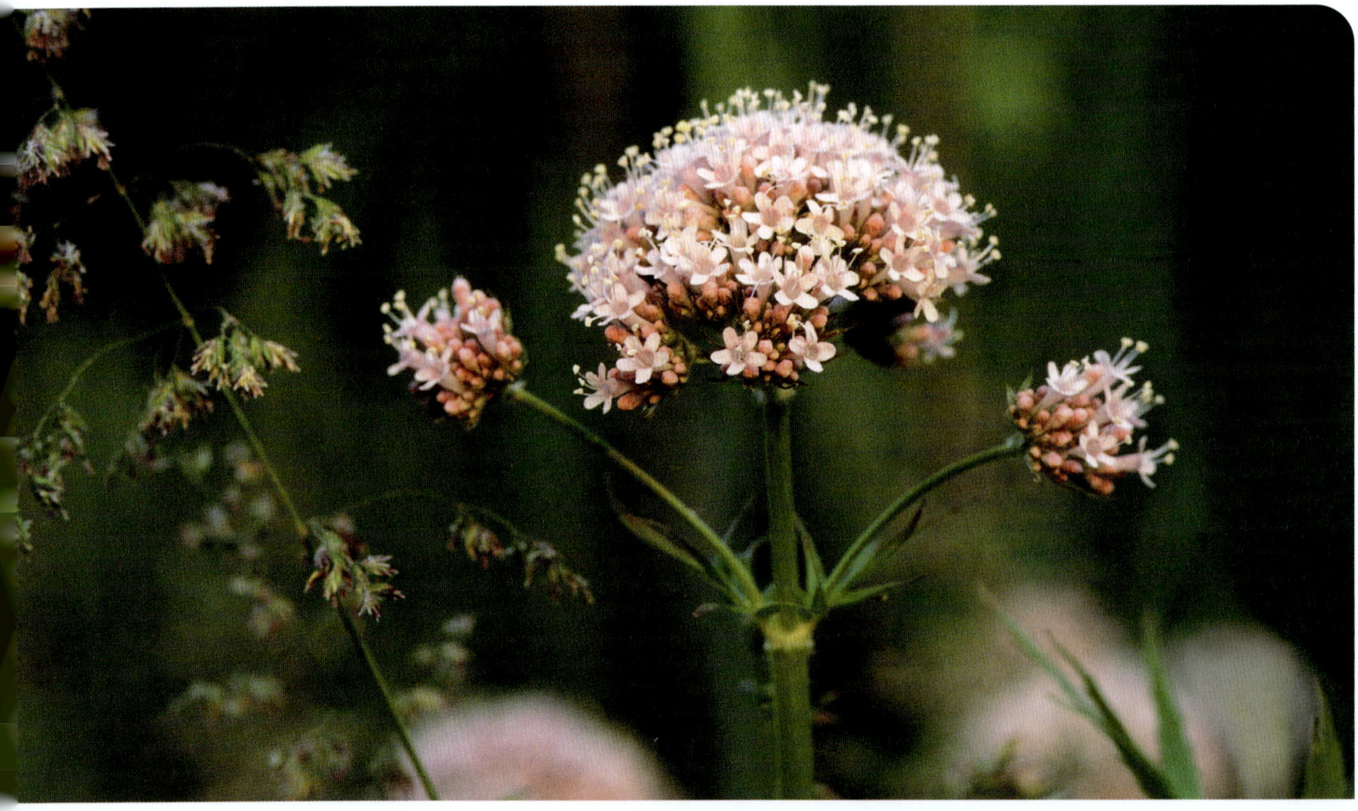

Baldrian kann gegen Bettnässen helfen, wenn die Ursache seelische Anspannung ist.

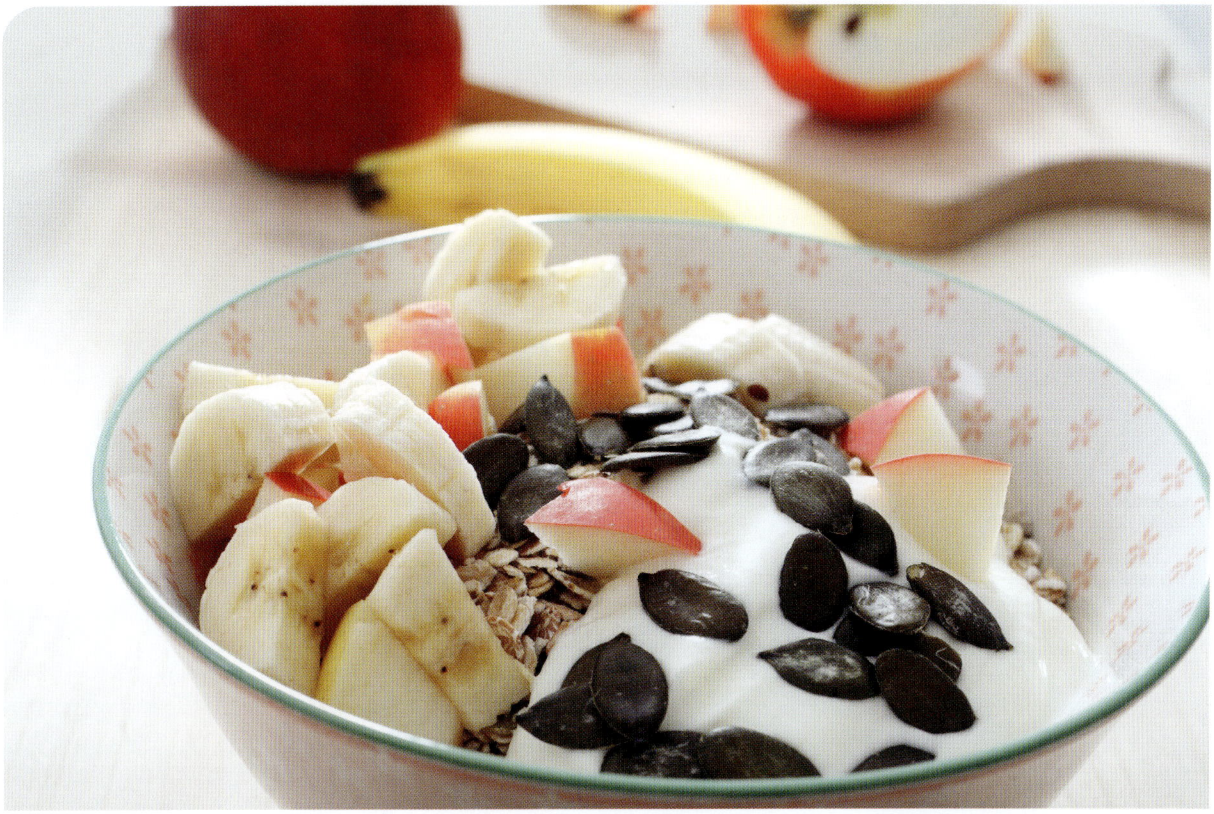

Kinder mögen Kürbiskerne – gut, dass sie auch noch den Blasenschließmuskel stärken. Und nebenbei viele gesunde Inhaltsstoffe haben.

schöne Fantasiereisen oder andere kindgerechte Entspannungsverfahren. Mehr dazu finden Sie im Abschnitt Psyche und Kopf, Ängste → ab Seite 172.

In sehr hartnäckigen Fällen können Sie sich auch mit Ihrem Kinderarzt oder der Kinderärztin über die Verwendung von Klingelgeräten beraten lassen. Das sind Hosen oder Windeln, die bei Kontakt mit Feuchtigkeit einen Klingelton von sich geben. Überlegen Sie gemeinsam, ob diese Methode für Ihr Kind hilfreich sein könnte.

Heilpflanzen

- **Entspannend** wirken Baldrian, Passionsblume, Lavendel und das stimmungsaufhellende Johanniskraut. Sie begleiten Kinder, wenn innere Spannungszustände vorliegen → Rezepte ab Seite 168.
- Kürbiskerne kräftigen die Blase und den Blasenschließmuskel.

Aus der Apotheke

- **Kürbiskerne:** Die schalenlosen Kerne des Medizinalkürbisses (einer Unterart des Steirischen Ölkürbisses) enthalten besonders viele medizinisch wirksame Phytosterole. Diese hormonähnlichen Pflanzenwirkstoffe wirken kräftigend auf den Blasenschließmuskel. Sie erhalten sie von den Firmen Altapharma, Aurica und Pharma Peter in der Apotheke und in Drogeriemärkten. Ihr Kind wird diese Therapie mögen, wenn es – ruhig über einen langen Zeitraum, das heißt Wochen bis Monate – täglich 1–2 EL ins Müsli, in den Quark oder Joghurt bekommt oder pur knabbern darf.

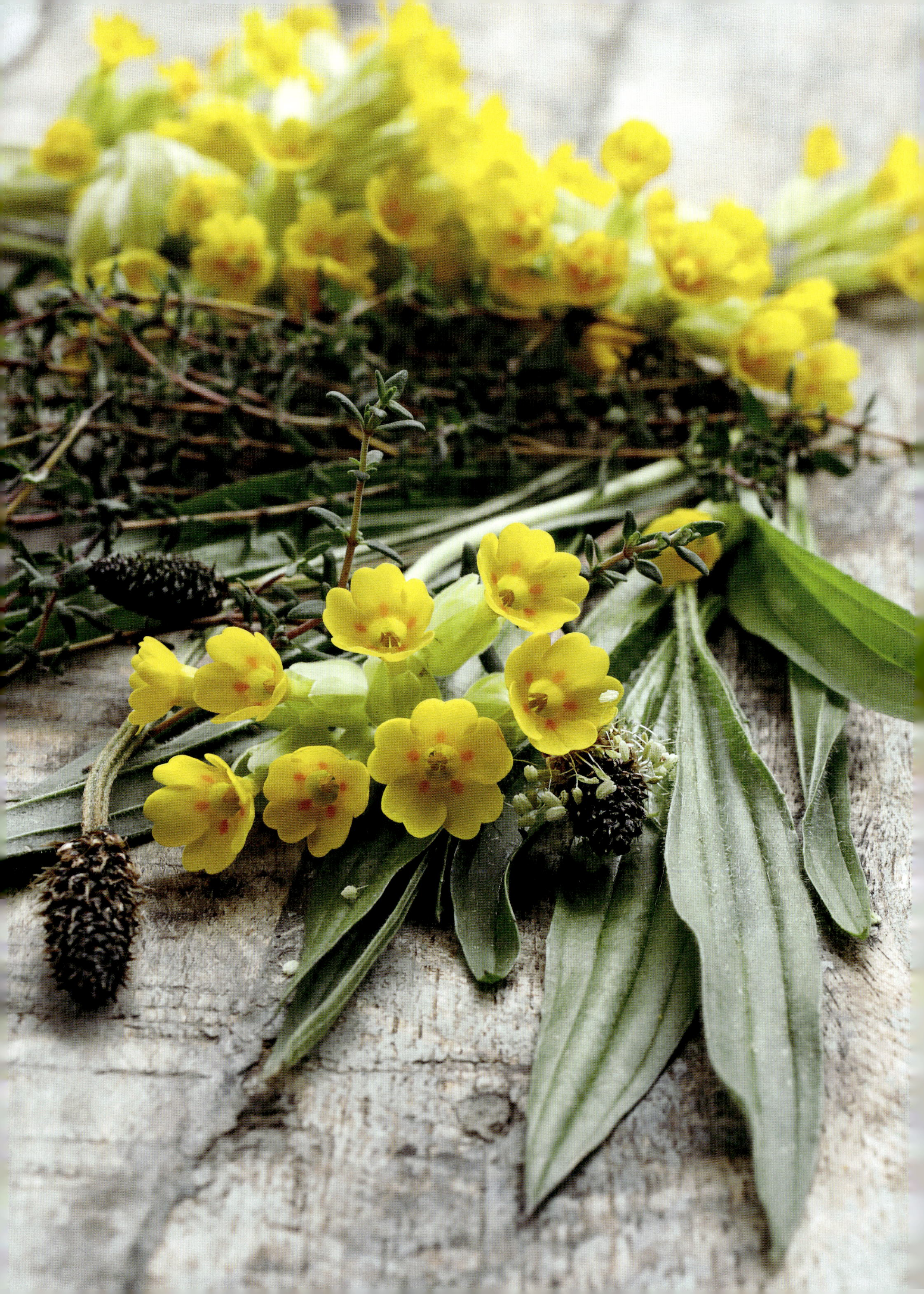

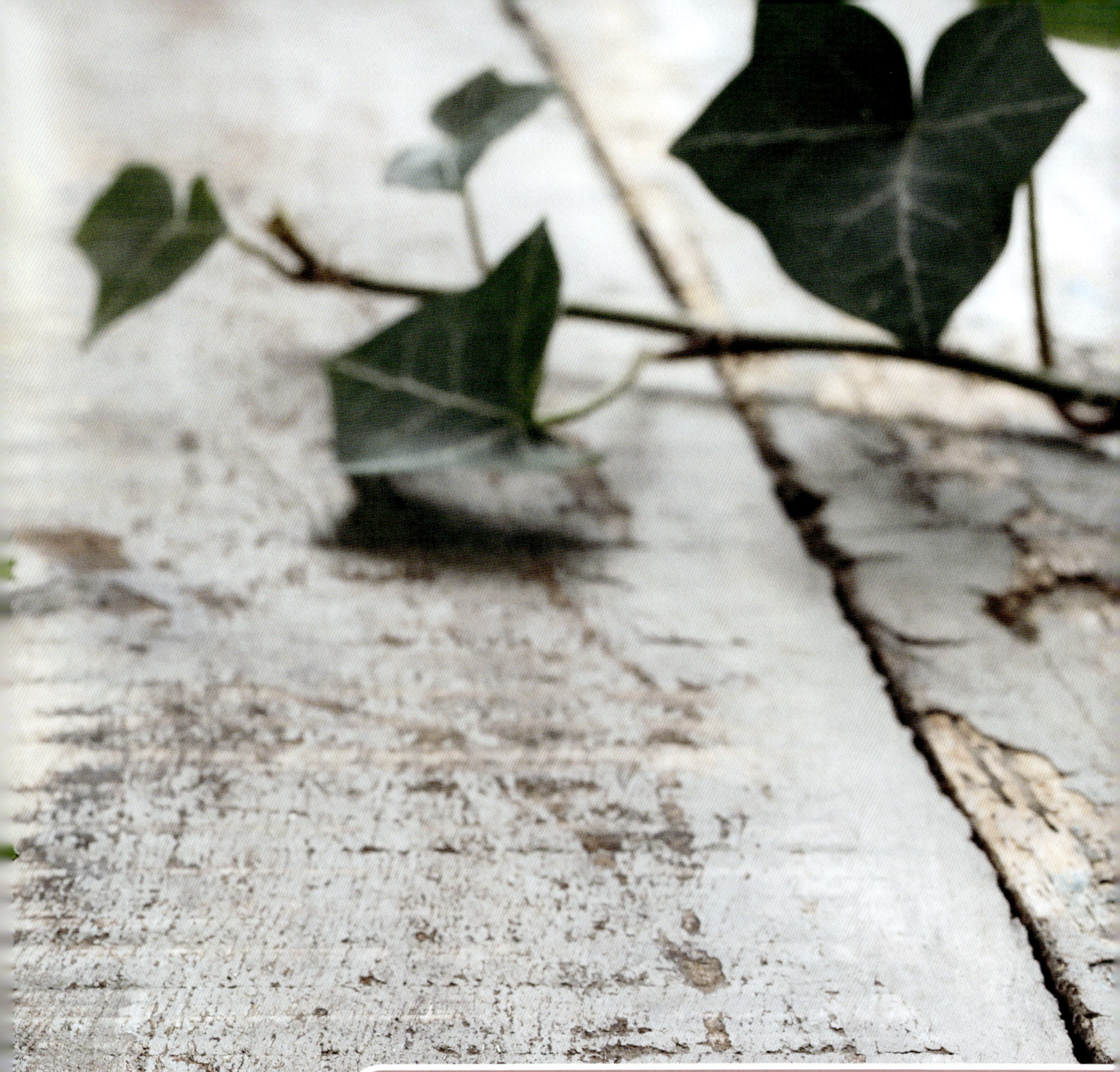

ATEMWEGE

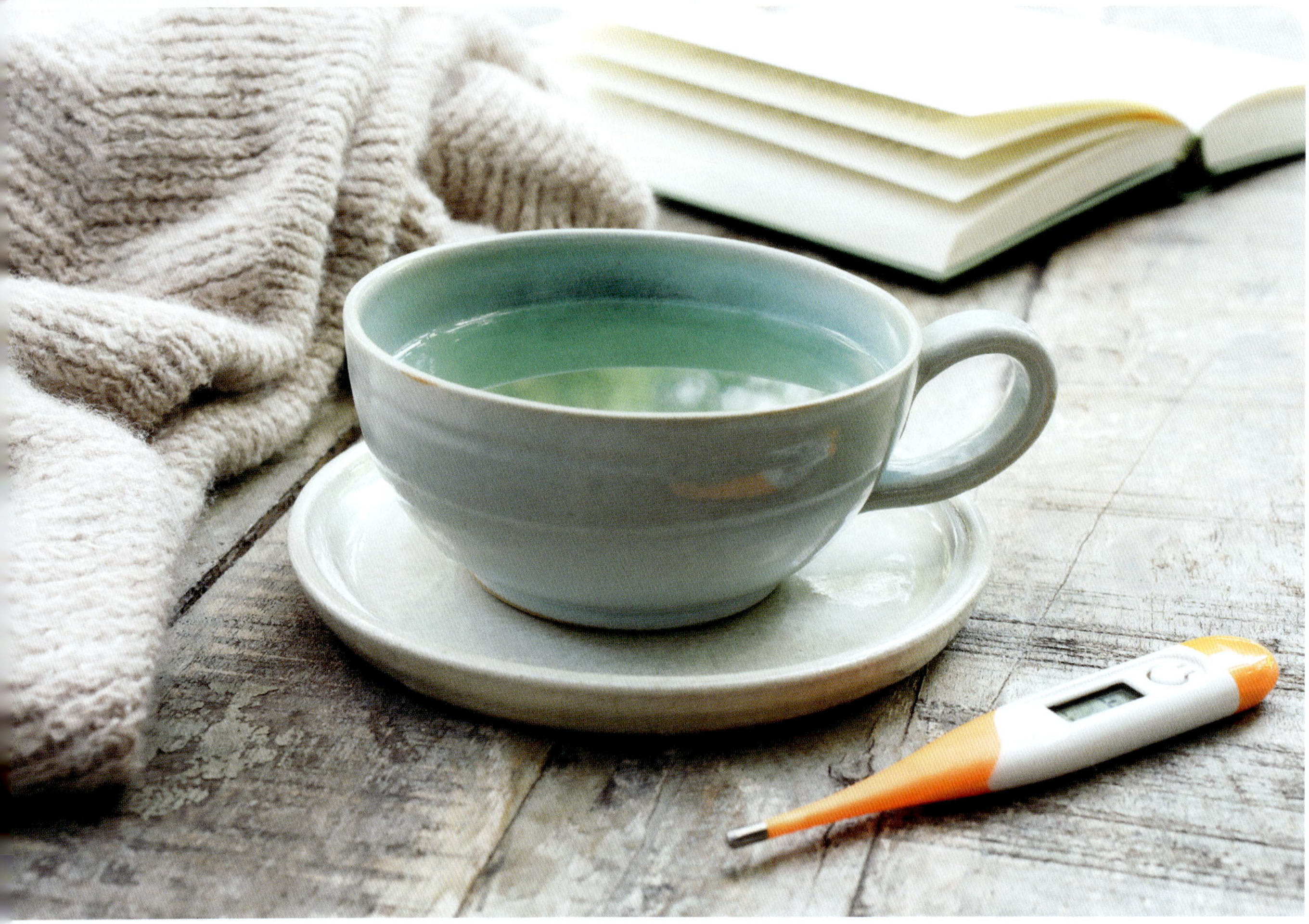

„Zweimal im Jahr ist Erkältungszeit"… sagen die Lehrbücher. Wer mit Kindern zu tun hat, weiß allerdings, dass es im Alltag ganz anders aussieht. Spätestens, wenn die Kleinen im Kindergarten sind und reichlichen Kontakt mit anderen Kindern haben, geht es los, das Trainingsprogramm fürs Immunsystem. Bis zu zehn Erkältungen pro Jahr sind dann noch ganz normal. Für ansonsten gesunde Kinder ist das nicht weiter schlimm. Nur lästig. Und zwar vor allem für die Eltern, die hin- und hergerissen sind zwischen besorgt und erschöpft sein.

FÜR DAS IMMUNSYSTEM

Weil mit der Luft nicht nur Sauerstoff, sondern auch Fremdkörper oder Krankheitserreger in die Lunge gelangen können, braucht unser Körper ein ausgeklügeltes Abwehrsystem, um dies zu verhindern. Und so sind unsere Atemwege mit einer Schleimhaut ausgekleidet, auf der sich Härchen befinden. Diese fangen Fremdkörper ab oder transportieren sie sogar aktiv wieder heraus wie die Flimmerhärchen in den Bronchien. Dringen dagegen Krankheitserreger über die Nase ein, produziert deren Schleimhaut einen mehr oder weniger flüssigen Schleim, mit dem die Eindringlinge herausgespült werden. Für uns ist das dann ein lästiger Schnupfen. In der Flüssigkeit, die die Schleimhaut absondert, finden sich auch zahlreiche Zellen des Immunsystems. Deren Job ist es, Krankheitserreger abzufangen, bevor diese in tiefere Bereiche vordringen. Gelingt ihnen das nicht, werden wir krank. Daher muss das Immunsystem „fit" sein.

Kinder sind gerade deshalb so anfällig für Erkältungen, weil ihr Immunsystem noch nicht voll entwickelt ist, sondern noch trainieren muss. Bei der nächsten Triefnase also statt ärgern lieber Tee kochen, Wickel und Fußbäder herrichten und die Lieblingsbücher bereitstellen. Dann kommt Ihr Kind gut durch die Erkältung hindurch und ist danach gut vorbereitet auf die nächste Erkältungswelle.

ERKÄLTUNG

Was in der Alltagssprache gemeinhin Erkältung oder Verkühlung genannt wird, nicht selten auch fälschlich Grippe, das heißt bei den Medizinern etwas präziser „grippaler Infekt". Betroffen sind die Schleimhäute der Atemwege, also von Nase, Rachen und Bronchien. Die Inkubationszeit, die Zeit von der eigentlichen Ansteckung mit den Krankheitskeimen bis zum Ausbruch der Krankheit, dauert einige Stunden bis 3 Tage. In dieser Zeit wandern die Viren vom vorderen Nasenteil in Richtung Nasenrachen beziehungsweise über den Tränennasengang in die Nase. Die Erkrankung selbst kann dann bis zu 2 Wochen dauern.

URSACHEN

Etwa 200 verschiedene Viren sind verantwortlich für die Entstehung von Erkältungskrankheiten, ein buntes Völkchen mit klangvollen Namen. Hauptsächlich handelt es sich um Rhinoviren, aber auch Corona-, Adeno- und RS-Viren mischen mit. Stets werden sie durch Tröpfcheninfektion oder direkten Kontakt übertragen, und stets befallen sie die Schleimhäute von Rachen und Nase.

SYMPTOME

Die ersten Krankheitssymptome sind meist:

- Abgeschlagenheitsgefühl
- Gliederschmerzen
- Halskratzen
- Schnupfen
- eventuell auch leicht erhöhte Temperatur

In den folgenden Tagen kann sich daraus dann Verschiedenes entwickeln:

- Bronchitis
- Nasennebenhöhlenentzündung
- Mittelohrentzündung
- Fieber

Selten kommt es auch zu Kopfschmerzen, und wenn, dann als Begleitsymptom der Sinusitis (Nasennebenhöhlenentzündung).

Nicht umsonst wird eine Erkältung als „banaler Infekt" bezeichnet. Komplikationen sind also eher selten. Beobachten Sie Ihr Kind dennoch aufmerksam, um eine Verschlechterung seines Zustands rechtzeitig wahrzunehmen.

WANN ZUM ARZT?

- wenn das Fieber ansteigt
- wenn Husten, Schnupfen oder Halsweh wieder stärker werden
- wenn Ihr Kind, statt gesund zu werden, eher immer schwächer wird

THERAPIE

Ansteckung vermeiden

„Vorbeugen ist besser als heilen", der Spruch gilt in hohem Maß für die Erkältung. Die allseits bekannten Vorsichtsmaßnahmen, sich bei erkälteten Personen nicht anzustecken und umgekehrt die eigene Infektion nicht an andere Personen weiterzugeben, gelten natürlich auch für Kinder: keinen engen Kontakt, kein Küsschen, nicht dasselbe Trinkglas oder denselben Löffel benutzen, Husten und Niesen in die Armbeuge und so weiter. Nun kann man aber die kleinen Racker durchaus nicht immer vom Kuscheln mit triefnasigen Freunden abhalten.

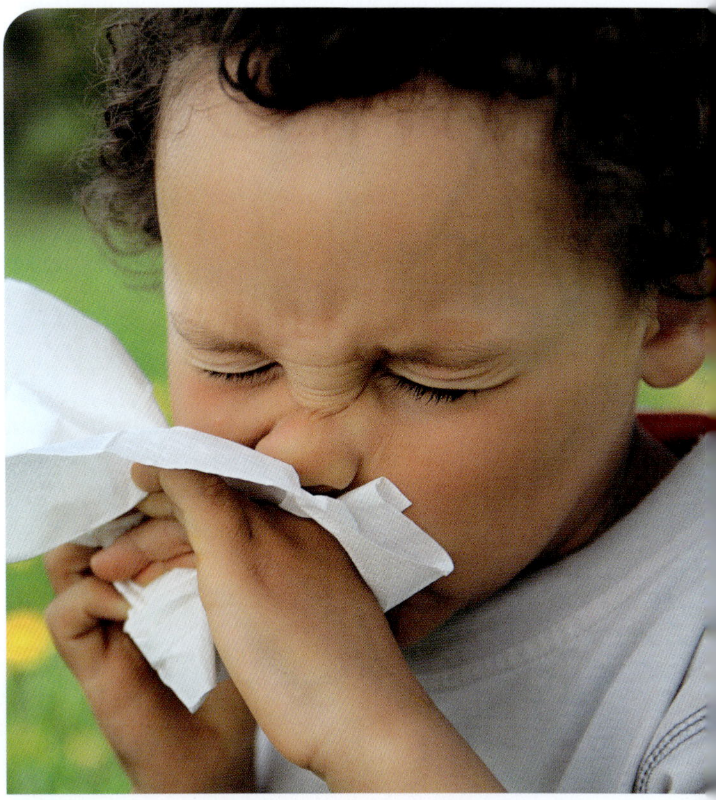

Eine Schniefnase kann ganz schön nerven. Zum Glück ist ein normaler Schnupfen bald wieder vorbei.

Beim Spielen ebenso wie in den schönen Momenten großer emotionaler Nähe ist für sie eine Schnupfennase einfach unwichtig. Umso wichtiger ist es vor allem in der kalten Jahreszeit, durch einfache Maßnahmen den fiesen Viren das Leben schwer zu machen und damit die Häufigkeit und Wahrscheinlichkeit von Ansteckungen zu verringern.

Händewaschen: Erkältungsviren halten sich bis zu 48 Stunden auf glatten Oberflächen wie zum Beispiel gemeinsamem Spielzeug, Türklinken und Treppengeländern – und gelangen so auf die Hände der Kleinen (und übrigens auch auf die Hände der Eltern) und darüber prompt auch in Mund und Nase. Häufiges Händewaschen mit Seife und warmem Wasser, auf jeden Fall aber vor den Mahlzeiten, verhindert so manche Infektion.

Frischluft: Regelmäßiges Durchlüften pustet die Krankheitserreger aus dem Zimmer und befeuchtet zusätzlich die Raumluft. Darüber freuen sich unsere Schleimhäute.

Ausreichend trinken: Auch das hält die Schleimhäute feucht. Das erste Bollwerk unseres Immunsystems sind die „guten" Bakterien auf unseren Schleimhäuten. Und diese fühlen sich nur auf feuchter Schleimhaut wohl.

Mit Düften Erreger vertreiben: Zur Raumluftdesinfektion können in Erkältungszeiten geeignete ätherische Öle in die Duftlampe gegeben werden. Eukalyptusöl (*Eucalyptus globulus*), Lavendelöl (*Lavandula angustifolia*), Lemongras und Zitrone sind die Renner unter den Virenverteibern. Für einen Raum mit 20 m² genügen 5 Tropfen in die Duftlampe. Achten Sie beim Kauf ätherischer Öle auf gute Qualität (zum Beispiel Primavera, Neumond, Farfalla).

Rasches Aufwärmen bei Kälte: Wenn Ihr Kind durchnässt und mit kalten Füßen nach Hause kommt, heißt es aktiv werden. Der Volksmund sagt: „Eine Erkältung beginnt mit kalten Füßen." Und nicht von ungefähr steckt im Wort Erkältung die „Kälte". Kühlt der Körper zu sehr aus, schwächt das sein Abwehrsystem. Eine schnelle Wiedererwärmung unterstützt die Selbstheilungskräfte.

Ansteigendes Fußbad

Das ansteigende Fußbad führt nicht nur zur Erwärmung, sondern auch zu einer besseren Durchblutung der Füße, was sich wiederum durchblutungsfördernd auf die Schleimhäute der Atemwege auswirkt und das Schwitzen anregt. Diese bewährte Anwendung können Sie bereits mit Kleinkindern durchführen.

Man braucht: ein Badethermometer, einen Eimer oder eine Plastikwanne, in der die Füße des Kindes gut Platz haben, sowie eine Gießkanne mit heißem Wasser (etwa 50–60 °C) beziehungsweise eine Duschbrause.

Die Füße in den Eimer und los geht's! Zunächst den Eimer mit angenehm warmem Wasser (etwa 33 °C) bis über die Knöchel füllen. Dann etwa alle 2 Minuten einen Schub heißes Wasser nachgießen, bis das Wasser etwa bis zu den Waden reicht. Die Wassertemperatur steigt auf diese Weise langsam an, sollte aber immer im Wohlfühlbereich bleiben (maximal 40–41 °C). Nach 10–15 Minuten trocknen Sie Ihrem Kind die Beine ab, ziehen ihm warme Socken an und lassen es noch 15–30 Minuten nachruhen.

VIER FÜßE IM WASSER

Miteinander im warmen Wasser zu „füßeln" ist eine besonders lustige und angenehme Art, das Immunsystem zu unterstützen! Stellen Sie sich einen Stuhl neben den des Kindes, oder suchen Sie ein schönes Plätzchen auf dem Sofa für das Fußbad aus (Teppich mit einem großen Duschtuch gegen Spritzwasser schützen!), und stecken Sie Ihre Füße einfach mit in die Wanne. So macht es viel mehr Spaß und erleichtert Ihrem Kind das Still-Sitzenbleiben.

Erkältungsbad

Ein heißes Vollbad durchwärmt den ganzen Körper. Erkältungsbäder bestehen aus ätherischen Ölen, die über die Atmung und über die Haut aufgenommen werden, so riecht sich Ihr Kind quasi gesund. Ätherisches Eukalyptusöl als häufigster Bestandteil von Erkältungsbädern (zum Beispiel Pinimenthol Erkältungsbad für Kinder, ab 2 Jahre) wirkt gegen verschiedenste Krankheitserreger. Thymianöl (Penaten Baby Erkältungsbad, ab 6 Monaten) hilft besonders gut bei verschleimtem Husten. Nicht baden sollte Ihr Kind bei erhöhter Temperatur oder Fieber.

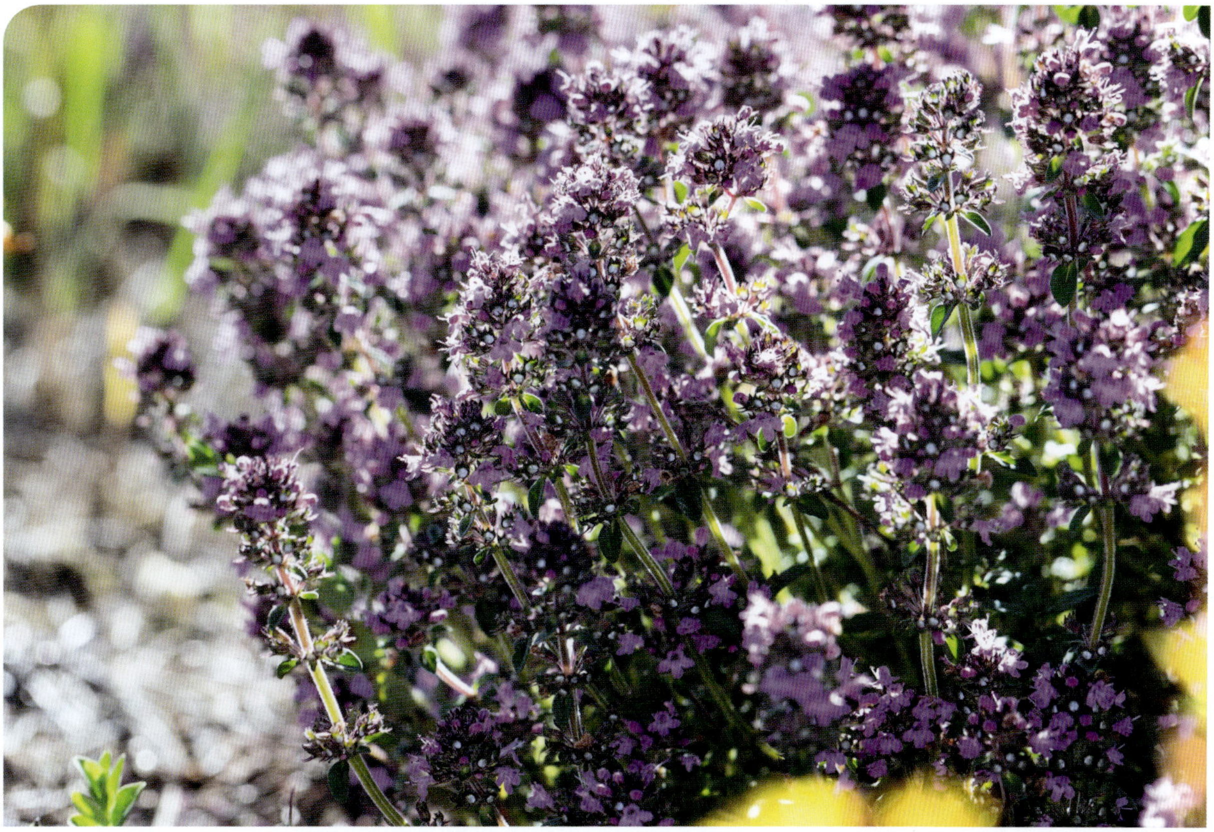

Thymian ist eine besonders wirksame Heilpflanze gegen verschleimten Husten.

Heilpflanzen

Viele Heilpflanzen eignen sich besonders gut zur Begleitung von Erkältungskrankheiten, weil sie die Abwehraktivitäten des Körpers unterstützen:

- Die Schleimhaut der Atemwege wird besser durchblutet, was zu einer erhöhten Aktivität der darin vorkommenden Abwehrzellen führt.
- Der Selbstreinigungsmechanismus der Schleimhäute in den Atemwegen wird unterstützt, indem die Aktivität der Flimmerhärchen angeregt wird. Dadurch kann der Schleim besser abgehustet werden.
- Über reflektorische Vorgänge wird die Produktion eines flüssigeren Schleims angeregt. Das ist vor allem dann wichtig, wenn sich das Sekret der Bronchien und der Nasenschleimhaut schlecht löst.
- Verschiedene Heilpflanzenwirkstoffe bremsen die Entzündungsreaktion der Schleimhäute, sodass diese nicht gar so rot und schmerzend werden.
- Einige Heilpflanzenwirkstoffe wirken antiviral und antibakteriell, das heißt, sie bekämpfen direkt die Viren und Bakterien, die Verursacher der Erkältung. Damit verhindern sie auch bakterielle Superinfektionen.
- Mit einer Schwitzkur kann das Immunsystem bei den ersten Erkältungszeichen angeregt werden. Hierfür eignen sich die beiden schweißtreibenden Heilpflanzen Linde und Holunder. Sie können sie einzeln verwenden oder mischen, beide Heilpflanzen schmecken Kindern meist sehr gut. Wichtig ist für eine Schwitzkur, dass der Tee möglichst heiß getrunken wird. ½ Liter ist eine gute Menge, vielleicht parallel zu einem ansteigenden Fußbad? Anschließend packen Sie Ihr Kind ins Bett oder aufs Sofa und decken es warm zu, sodass es gut zu schwitzen beginnt.
- Dass Vitamin C die Abwehr stärkt, ist heute allgemein bekannt. Es ist aktiv an der Abwehr von Viren und Bakterien beteiligt. Im Herbst finden Sie in der Natur ganz umsonst beste Lieferanten dafür: Einige unserer heimischen Wildfrüchte, zum Beispiel Hagebutten oder Sanddornfrüchte, haben einen vielfach höheren Vitamin C-Gehalt als Zitrusfrüchte.

Fliederbeersuppe mit Grießklößchen

In Norddeutschland ist es Tradition, in Erkältungszeiten eine „Fliederbeersuppe" zuzubereiten. Diese „Fliederbeeren" haben nichts mit dem Flieder zu tun, es sind vielmehr die kugelrunden Früchte des Holunders. Dass die blauvioletten Beeren beim Essen Zähne und Zunge verfärben, finden Kinder lustig. Und Sie nehmen es sicher gern in Kauf, wenn Sie wissen, dass es genau diese Farbstoffe (Anthocyane) sind, die verhindern, dass erkältungsauslösende Viren in die Zellen eindringen, sich dort vermehren und schließlich im Körper ihr Unwesen treiben.

Dieses leckere Rezept aus Norddeutschland ist also perfekt zur Vorbeugung in der kalten Jahreszeit. Und ins Schwitzen kommt man auch …

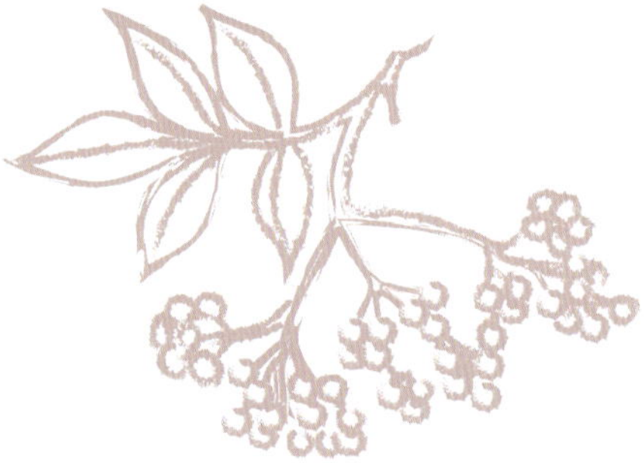

Für die Suppe (4 Portionen):

- im Herbst 1 kg frische Holunderbeeren, im Winter 1 l Holunderbeersaft
- 1 Zimtstange
- 2 Gewürznelken
- Schale und Saft von 1 Bio-Zitrone
- 125 g Zucker
- 250 g feste, säuerliche Äpfel oder Birnen
- 2 gestrichene EL Speisestärke

Für die frische Fliederbeersuppe die Holunderbeeren waschen und abtropfen lassen. Die Beeren von den Stielen streifen. 1 l Wasser aufkochen, Fliederbeeren hineingeben und 10 Minuten im geschlossenen Topf bei mittlerer Hitze kochen lassen. Durch ein Sieb in einen zweiten Topf abgießen, dabei die Beeren mit einer Suppenkelle gut ausdrücken.

Den so gewonnenen (oder im Winter den fertig gekauften) Holundersaft mit Zimtstange, Gewürznelken, Zitronenschale und -saft und Zucker erneut aufkochen. Die Äpfel (oder Birnen) schälen, vierteln und ohne Kerngehäuse in Spalten schneiden. Zum Holundersaft geben und 5 Minuten mitkochen lassen. Speisestärke mit 2–3 EL kaltem Wasser glatt rühren, in den kochenden Holundersaft gießen, einmal aufkochen. Den Topf vom Herd nehmen.

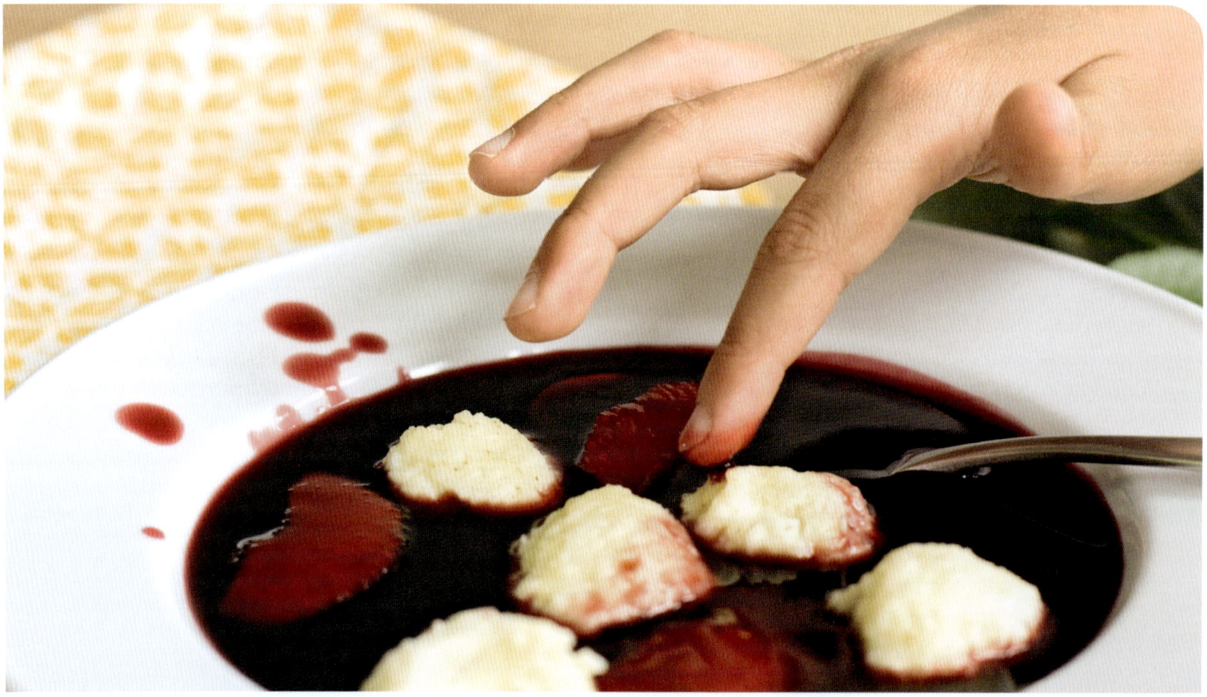

Lila und lecker: Die Fliederbeersuppe ist farbenkräftige Power für die Abwehr.

Für die Grießklößchen:
- 250 ml Milch
- 30 g Butter
- 1 EL Zucker
- 1 Päckchen Bourbon-Vanillezucker
- 1 Prise Salz
- 1 TL abgeriebene Schale von einer Bio-Zitrone
- 100 g Weichweizengrieß
- 2 Eier

Milch mit Butter, Zucker, Vanillezucker, Salz und abgeriebener Zitronenschale aufkochen. Den Grieß unter Rühren hineinschütten. Unter ständigem Weiterrühren in 5–10 Minuten bei kleiner Hitze ausquellen lassen. Den Topf vom Herd nehmen und ein Ei nach dem anderen gründlich unterrühren. Aus der Masse mit zwei in kaltes Wasser getauchten Teelöffeln etwa 16 kleine Klößchen formen.

In einem weiten Topf Salzwasser aufkochen, die Klößchen hineingeben und bei kleiner Hitze in 15–20 Minuten gar ziehen lassen. Mit einer Schaumkelle herausnehmen und gut abtropfen lassen.

Zum Anrichten die Fliederbeersuppe nochmals erhitzen, in Teller füllen und die Grießklößchen hineingeben.

Holunderblütentee

Ein heißer Tee aus Holunderblüten wirkt nicht nur schweißtreibend und abwehrsteigernd, sondern zusätzlich schleimlösend. Setzen Sie ihn deshalb auch bei hartnäckigem Husten oder Schnupfen ein. Kinder mögen den Duft sehr.

- getrocknete oder frische Holunderblüten

Übergießen Sie 1 EL getrocknete beziehungsweise 2 EL frische Holunderblüten mit 1 Tasse (150 ml) kochendem Wasser. Lassen Sie den Tee 10 Minuten bedeckt ziehen, bevor Sie ihn abgießen. Geben Sie Ihrem Kind davon täglich 3 Tassen (Säuglinge 3-mal 50 ml, ab 1 Jahr 3-mal 75 ml, ab 4 Jahren 3-mal 100 ml, ab 10 Jahren 3-mal 150 ml) zwischen den Mahlzeiten zu trinken. (Ab 0 Jahren.)

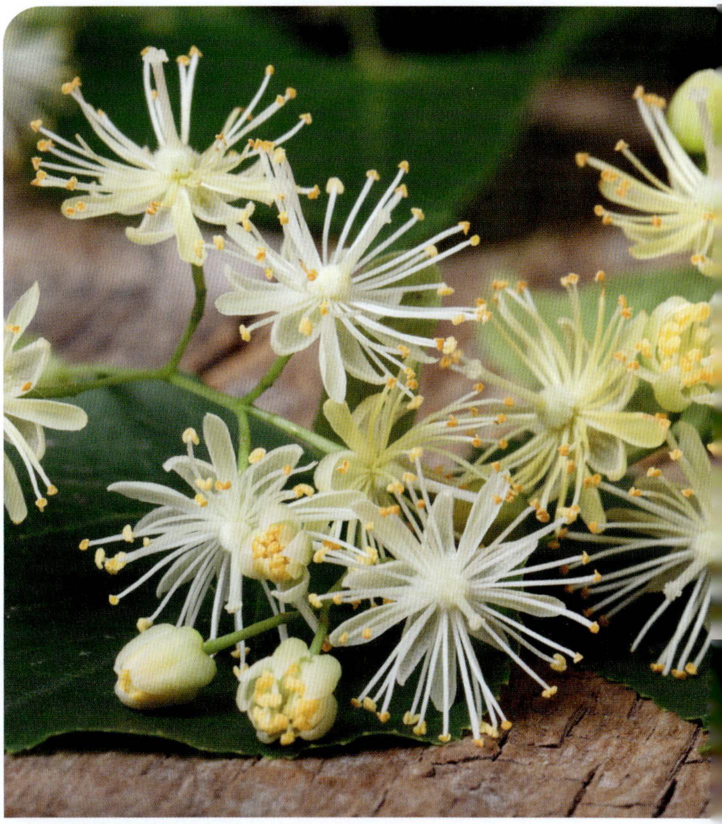

Lindenblütentee schmeckt fein, mild und nach Honig. Den mögen Ihre Kinder ganz bestimmt.

Lindenblütentee

Was der Holunder kann, kann die Linde auch! Ein Tee, der mit seinem Honigduft (vor allem bei selbst gesammelten Blüten) Kindern eigentlich immer schmeckt und der an den Sommer erinnert.

- Lindenblüten

Übergießen Sie 1 TL Lindenblüten mit 1 Tasse (150 ml) kochendem Wasser. Lassen Sie den Tee 15 Minuten bedeckt ziehen, bevor Sie ihn abgießen. Geben Sie Ihrem Kind davon täglich 3 Tassen (Säuglinge 3-mal 50 ml, ab 1 Jahr 3-mal 75 ml, ab 4 Jahren 3-mal 100 ml, ab 10 Jahren 3-mal 150 ml) zwischen den Mahlzeiten zu trinken. (Ab 0 Jahren.)

Lindenblütensirup

Wenn Sie im Sommer einen Lindenblütensirup ansetzen, haben Sie in den Erkältungszeiten des Jahres eine schöne Ergänzung und „Veredelung" für Ihren Schwitz-, Erkältungs- oder Hustentee parat.

- mindestens 200 g frische Lindenblüten mit Tragblatt
- 500 g Zucker
- 5 g Zitronensäure

Die abgezupften Lindenblüten vorsichtig von Ungeziefer befreien. Dafür kann man sie auch einige Stunden anwelken lassen, dann verziehen sich die Tierchen meist von selbst. Über Nacht in 1 l Wasser einweichen. Am nächsten Tag die Flüssigkeit mit den Blüten kurz aufkochen, dann abfiltern. Mit dem Zucker und der Zitronensäure erneut aufkochen. Heiß in ausgekochte Flaschen füllen und gut verschließen. Zur Aufbewahrung kalt und dunkel stellen.

DRINK GEFÄLLIG?

Ein Lindenblütensirup schmeckt auch hervorragend mit Sekt, als „Lindenblüten-Hugo" gewissermaßen. Kinder bekommen ihn einfach mit Mineralwasser – als leckere Limonade. In der Erkältungszeit gießen Sie ihn mit heißem Wasser auf. Fertig ist ein gesunder „Blitz-Tee".

Hagebuttentee

Die Hagebutte ist eine kleine Vitaminbombe. Sie enthält sehr viel Vitamin C (400–3000 mg/100 g), weit mehr als Orangen, Zitronen, Johannisbeeren und Sanddorn, des Weiteren die Vitamine B1, B2, E, K, Vorstufen von Vitamin A und sehr viel Zitronensäure, Mineralstoffe und Spurenelemente.

- getrocknete oder frische Hagebuttenschalen (ohne Samen und Samenhaare)

Bringen Sie 1 TL getrocknete oder 1 EL frische zerkleinerte Hagebuttenschalen mit 1 Tasse Wasser (150 ml) zum Kochen. Lassen Sie sie 10 Minuten zugedeckt köcheln, bevor Sie den Tee abgießen. Geben Sie Ihrem Kind davon täglich 3 Tassen (Säuglinge 3-mal 50 ml, ab 1 Jahr 3-mal 75 ml, ab 4 Jahren 3-mal 100 ml, ab 10 Jahren 3-mal 150 ml) zwischen den Mahlzeiten zu trinken. (Ab 0 Jahren.)

Übrigens: Bei Fieber kann Hagebuttentee auch sehr gut zum Durstlöschen getrunken werden.

Noch ein Tipp: Kindern, die nicht gerne Kräutertees trinken, kann man den Tee schmackhaft machen, indem man ihn mit Honig süßt oder einen Schluck Fruchtsaft dazugibt.

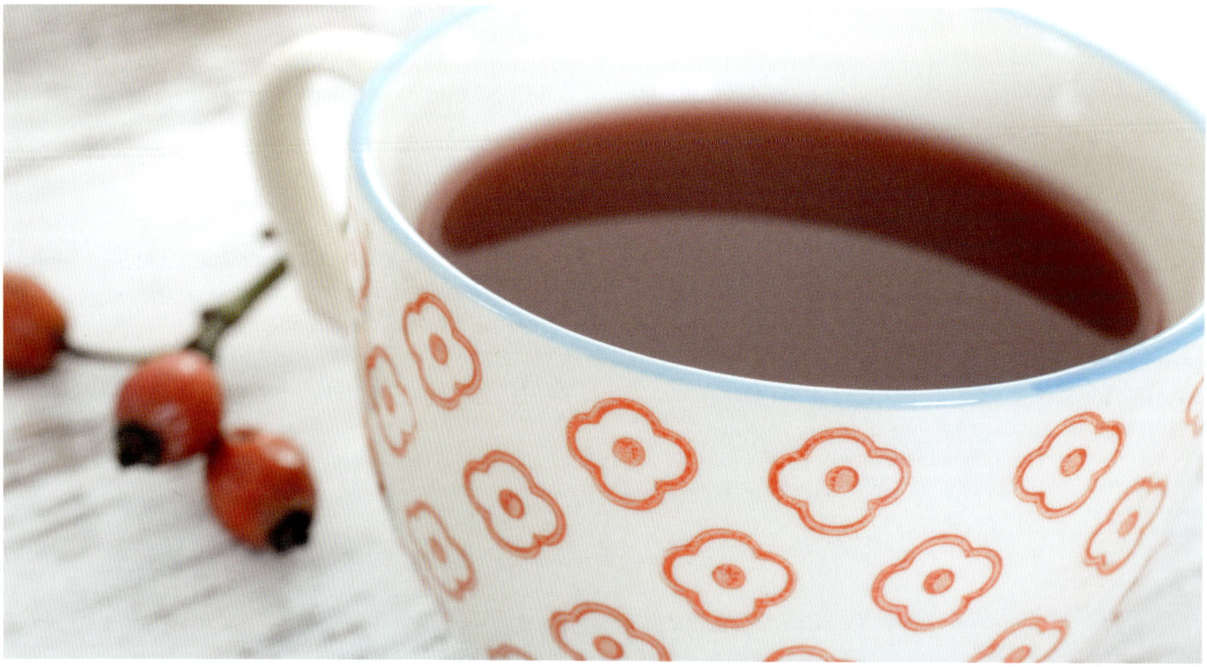

Durstlöscher mit gutem Geschmack und viel Vitamin C: Hagebuttentee, der Klassiker.

Ein Wort zum Honig

Erkältungs- oder Hustentees können gerne gesüßt werden. Hierfür verwendet man am besten braunen Kandis oder Honig. Für Hustentee wählen Sie dabei Tannen- oder Thymianhonig – das unterstützt zusätzlich den Heileffekt.

Bei der Zugabe von Honig sollte der Tee bereits etwas abgekühlt sein, denn ab 38 °C werden die wirksamen Enzyme des Honigs zerstört. Für einen Schwitztee, der ja möglichst heiß getrunken werden sollte, empfehlen wir aus diesem Grund statt Honig Apfelsaft.

Doch Achtung: Babys bis zu 1 Jahr dürfen keinen Honig bekommen! Ihre Darmflora ist noch nicht ausgereift. Deshalb können sich im Honig möglicherweise vorhandene Botulismusbakterien (*Clostridium botulinum*) in ihrem Darm ansiedeln. Sie bilden das Nervengift Botulinustoxin, was zunächst zu einer Lähmung des Darms führt. Nach einer schließlich explosionsartigen Vermehrung der Bakterien gelangen diese auch in den übrigen Körper und lähmen nach und nach die gesamte Muskulatur bis hin zur Atmung. Es besteht Lebensgefahr!

Um jedoch unnötiger Sorge hier gleich vorzubeugen: Für größere Kinder und für Erwachsene sind die Botulismusbakterien in einer Konzentration, wie sie eventuell im Honig vorkommt, völlig ungefährlich. Sie werden einfach von der natürlichen Darmflora abgefangen und unschädlich gemacht.

Heiße Zitrone

Schulkinder können sich dafür begeistern, Kindergartenkinder auch oft. Noch kleineren Kindern allerdings ist der Trunk häufig zu sauer.

- 1 kleine Zitrone
- Honig

Pressen Sie die Zitrone aus und füllen Sie den Saft mit 200 ml heißem Wasser auf. Geben Sie 2 EL Honig dazu. Viele Kinder genießen diese saure Abwehrstärkung für ihren Körper!

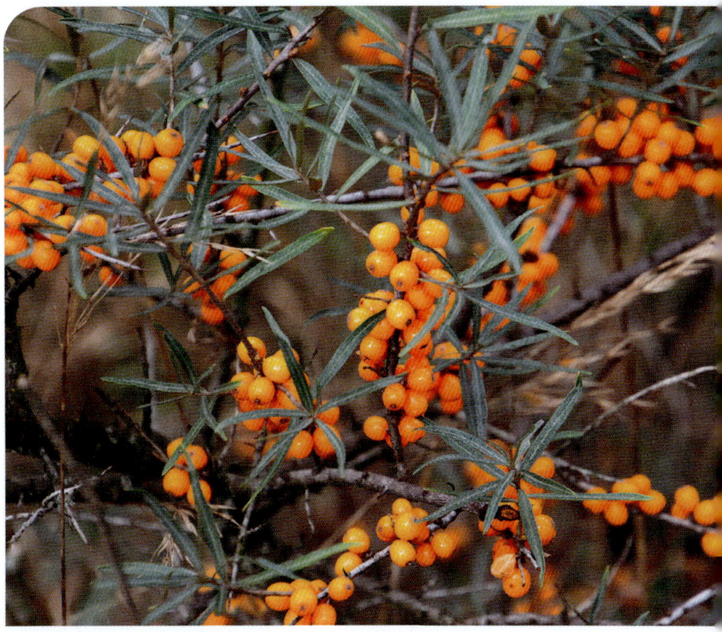

Kleine Vitamin-C-Bomben vom Strauch: Sanddorn hilft richtig gut bei Erkältungen und schmeckt einfach lecker.

Brennnessel-Sanddorn-Trunk

Keine Sorge, Sie müssen dafür nicht in Brennnesseln greifen. Glücklicherweise gibt es deren Saft fertig zu kaufen. In Kombination mit Sanddorn tun Sie Ihrem Kind in Erkältungszeiten etwas richtig Gutes, denn dieser Trunk mobilisiert alle Abwehrkräfte. Sowohl Brennnesseln wie auch Sanddornbeeren enthalten weit mehr Vitamin C als so manche Zitrusfrucht.

- Brennnesselsaft (zum Beispiel Schoenenberger)
- Sanddornsaft (erhältlich im Drogeriemarkt, Bioladen oder Reformhaus)
- Honig
- 200 ml Buttermilch

Mischen Sie 20 ml Brennnesselsaft, 2 EL Sanddornsaft und 1–2 EL flüssigen Honig mit 200 ml Buttermilch. Wir empfehlen täglich eine solche Portion. Der Trunk eignet sich für ältere Kindergartenkinder und Schulkinder, wenn alle um sie herum erkältet sind, und auch für Sie als Eltern!

Aus der Apotheke

- **Holunder:** Keine Zeit zum Sirupkochen? In der Apotheke gibt es Sambucol Sirup für Kinder, der für Kinder ab 1 Jahr geeignet ist. Dort und im Reformhaus, Bioladen oder Drogeriemarkt bekommen Sie auch Holunderbeersäfte (zum Beispiel von Alnavit oder Rabenhorst).

FIEBER

Ihr Kind hat Fieber? Sehr gut, denn dies ist das Zeichen für eine funktionierende Körperabwehr. Nun ist es an Ihnen, das Fieber umsichtig zu begleiten.

URSACHEN

Fieber entsteht als Reaktion auf das Eindringen von Erregern und hat zum Ziel, diese in ihrer Aktivität zu hemmen beziehungsweise sie zu zerstören. Fieber ist also gut und sinnvoll. Viren werden durch die erhöhte Körpertemperatur in der Vermehrung gebremst, und auch die meisten Bakterien sterben bei hohen Temperaturen ab. Das nutzt der Körper aus und fährt bei einem Infekt kurzerhand seine Temperatur hoch.

Noch etwas kommt dazu: Was Bakterien und Viren gar nicht ausstehen können, das finden die in unserem Blut enthaltenen Fresszellen gerade gut. Ihr Job ist es, die eingedrungenen Krankheitserreger „wegzuräumen“, und das erledigen sie bei einer Temperatur ab 39 °C besonders fleißig.

WAS IST SCHÜTTELFROST?

Wenn Sie in der Kälte frieren, fangen Sie an zu zittern. Das kann bis zum „Schlottern“ gehen. Bei diesen Zuckungen der großen Körpermuskeln entsteht Wärme, und die ist wichtig, um die Körperkerntemperatur stabil bei ungefähr 37 °C zu halten. Häufig sind auch die Kaumuskeln beteiligt. Das ist dann als Zähneklappern zu hören.

Bei Schüttelfrost passiert etwas ganz Ähnliches. Die durch die unwillkürlichen Zuckungen entstehende Wärme führt zu einem vermehrten Schwitzen – und damit wird die Körperkerntemperatur bei Fieber gesenkt. Daher tritt Schüttelfrost bei Infektionskrankheiten vor allem dann auf, wenn das Fieber schnell und hoch steigt. Schüttelfrost kann auch bei einem Hitzschlag oder Sonnenstich auftreten.

Fieber-Einteilung (bei rektaler Messung)

37,5–38,0 °C	erhöhte Temperatur
38,0–38,5 °C	leichtes Fieber
38,5–39,0 °C	Fieber
39,0–40,0 °C	hohes Fieber
40,0–42,0 °C	sehr hohes Fieber

WANN ZUM ARZT?

- wenn Säuglinge unter 6 Monaten Fieber bekommen
- wenn bei Fieber über 39 °C keine begleitenden Erkältungssymptome bestehen
- wenn Ihr Kind hohes Fieber mit starken Kopfschmerzen und einen steifen Nacken bekommt oder teilnahmslos wird
- wenn Fieber länger als 3 Tage anhält
- wenn Fieber nach einem fieberfreien Intervall erneut auftritt
- wenn sich der Allgemeinzustand des Kindes deutlich verschlechtert
- wenn erstmals ein Fieberkrampf auftritt → Kasten rechte Seite
- wenn Sie unsicher sind

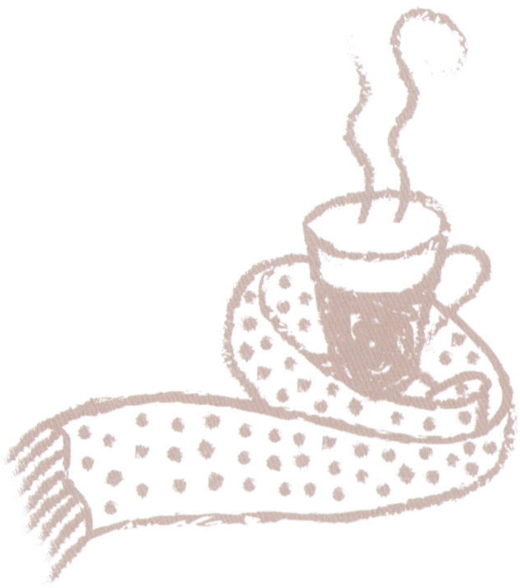

Fieberkrampf! Was nun?

Ihr Kind biegt sich plötzlich durch, Arme und Beine sind sehr stark gespannt oder schleudern unkontrolliert herum, und Ihr Kind ist nicht ansprechbar – wer das einmal erlebt hat, weiß, wie beunruhigend ein solches Erlebnis ist. Es handelt sich dabei um einen Fieberkrampf, der bei manchen Kindern beim Fieberanstieg auf über 39 °C auftreten kann. Das Fieber braucht dabei gar nicht besonders hoch zu sein, entscheidend für das Auftreten des Krampfes ist die Geschwindigkeit des Anstiegs. Das kindliche Gehirn erweist sich insbesondere im Alter von 6 Monaten bis 5 Jahren als besonders empfänglich für Krampfanfälle, die genaue Ursache dafür ist nicht bekannt. Die Krämpfe treten immerhin bei 4 Prozent aller Kinder in diesem Alter auf, offenbar liegt dabei auch eine familiäre Häufung vor.

In den allermeisten Fällen handelt es sich um „unkomplizierte" Fieberkrämpfe, das heißt sie treten einmal während eines fieberhaften Infektes auf und dauern unter 15 Minuten, meist nur 2–3 Minuten lang. Abgegrenzt hiervon werden „komplizierte" Fieberkrämpfe, die länger als 15 Minuten dauern und mehrmals während eines fieberhaften Infektes auftreten. Diese kommen allerdings sehr selten vor. Da es sich bei einem Fieberkrampf um einen „epileptischen Gelegenheitsanfall" handelt, wird bei einem komplizierten Anfall immer und bei einem unkomplizierten Anfall häufig im Anschluss ein EEG (eine Messung der Hirnströme) veranlasst, um eine tatsächliche Epilepsie ausschließen zu können.

Was tun bei einem Fieberkrampf?

- Bleiben Sie ruhig, auch wenn Sie der Anblick Ihres Kindes zutiefst erschreckt. Sprechen Sie mit Ihrem Kind.
- Halten Sie Ihr Kind auf dem Arm oder legen Sie es aufs Bett. Achten Sie darauf, dass es sich nicht verletzt.
- Versuchen Sie nicht, Arme und Beine festzuhalten.
- Lockern Sie die Kleidung Ihres Kindes.

Immer muss ein Notarzt gerufen werden …

- wenn ein Fieberkrampf das erste Mal auftritt
- wenn der Fieberkrampf länger als 10 Minuten anhält
- wenn die Atmung des Kindes während des Krampfs dauerhaft aussetzt
- wenn sich der Fieberkrampf innerhalb eines fieberhaften Infekts wiederholt
- wenn vorher bereits Kopfschmerzen oder ein steifer Nacken bestanden haben, denn dann kann es sich um eine Hirnhautentzündung handeln
- wenn Ihr Kind unter 6 Monate oder über 5 Jahre alt ist

Nach einem Fieberkrampf ist Ihr Kind erschöpft und wirkt schläfrig. Unterstützen Sie dieses Bedürfnis und achten Sie auf lockere Kleidung und leichte Zudecken.

Was kann man zur Vorbeugung tun?

Die Gabe von fiebersenkenden Arzneimitteln wie Paracetamol ist unter Medizinern umstritten. Problematisch dabei ist, dass ein Anfall nicht immer auftritt, sondern nur bei raschem Fieberanstieg. Wenn dann bei jeder Temperaturerhöhung (und die tritt ja bekanntermaßen sehr häufig auf) bereits das Fieber gesenkt wird, nimmt man dem Immunsystem die Möglichkeit, Krankheitserreger selber effektiv zu vertreiben.

Wir empfehlen daher, ab einer Fieberhöhe von 38,5 °C mit fiebersenkenden Maßnahmen wie Wadenwickeln oder Einlauf → Seite 100 zu beginnen. Halten Sie für solche Situationen auch fiebersenkende homöopathische Arzneimittel → „Aus der Apotheke", Seite 102 in Ihrer Hausapotheke bereit.

Fieber

SYMPTOME	BEGLEITSYMPTOME	BESONDERHEITEN, WICHTIG!	MÖGLICHE URSACHEN
leichtes Fieber	Husten, Auswurf		Bronchitis → Seite 113
sich allmählich steigerndes Fieber	Halsweh, Schnupfen, Abgeschlagenheit, Kopf- und Gliederschmerzen, Husten	Ansteckend!	Erkältung → Seite 87
Fieber	Halsschmerzen, Mundgeruch, Schluckstörungen, geschwollene Lymphknoten am Kieferwinkel, eventuell eitrig belegte Mandeln	Ansteckend! ärztliche Abklärung, vor allem bei eitrig belegten Mandeln wegen möglicher Spätfolgen	Rachenentzündung, Angina, Mandelentzündung → Seite 120
	starke Ohrenschmerzen	ärztliche Abklärung, vor allem bei Kleinkindern	Mittelohrentzündung → Seite 123
	Kopfschmerzen im Stirnbereich, oft auch Schnupfen	ärztliche Abklärung wegen möglicher Komplikationen	Nasennebenhöhlenentzündung → Seite 114
	vermehrter Speichelfluss, Unruhe, eventuell Schnupfen, Husten, Durchfall, wunder Po können auftreten		Zahnen → Seite 193
	Schmerzen beim Wasserlassen, Rückenschmerzen, unklare Bauchschmerzen, häufiges Wasserlassen, Druck auf der Blase	ärztliche Abklärung	Harnwegsinfektion → Seite 76
	starke, rechtsseitige Unterbauchschmerzen, Schmerz wandert von Ober- in Unterbauch, Bauchdecke angespannt, Appetitlosigkeit, eventuell Erbrechen	sofortiger Arztbesuch, je nach Schwere der Symptome Notarzt	Blinddarmentzündung
	Hautausschlag	Ansteckend! Meldepflichtig! ärztliche Abklärung	Masern, Scharlach, Röteln, Ringelröteln, Windpocken
	Durchfall	Je kleiner das Kind, desto gefährlicher kann sich der Flüssigkeitsverlust auswirken. Daher bei Säuglingen immer ärztliche Abklärung!	Magen-Darm-Infektion (Enteritis), meist Virusinfektion → Seite 45, Lebensmittelvergiftung
plötzlich auftretendes Fieber	eventuell Schüttelfrost, starkes Krankheitsgefühl, starke Glieder- und häufig auch Kopfschmerzen, eventuell trockener Husten und Halsschmerzen	ärztliche Abklärung wegen der Schwere der Erkrankung	Grippe → Seite 127

HUSTEN

Eigentlich eine geniale Einrichtung der Natur, und dennoch häufig eine quälende Angelegenheit. Beim Husten wird durch Auslösung des Hustenreizes reflexartig Luft mit hohem Druck durch die Stimmritze gepresst. Auf diese Weise werden die Atemwege frei gepustet von Substanzen, die hier fehl am Platz sind, weil sie sie verengen oder verlegen könnten, etwa Krümel oder aber Schleim. Husten ist darüber hinaus das Hauptsymptom bei der Bronchitis (Entzündung der Bronchien).

URSACHEN

Meistens ist Husten eine Abwehrreaktion des Körpers, wenn im Rahmen einer Infektion Erreger auf die Bronchialschleimhaut gelangt sind. Dann kommt es zu starker Schleimbildung und Reizungen in der Luftröhre und den Bronchien. Hält Husten über mehrere Wochen an, kann dem eine Allergie zugrunde liegen. Häufig besteht dann zusätzlich eine Verkrampfung der Bronchien und es liegt ein allergisches Asthma vor. Auch ein Umweltgift, zum Beispiel Feinstaub, kann einen hartnäckigen Husten auslösen. Und nicht zuletzt reagieren manche Kinder auch mit Husten auf seelische Probleme.

SYMPTOME

Beim Husten ist es wichtig, verschiedene Hustenarten zu unterscheiden, um die richtige Therapie zu wählen. Schauen wir deshalb genauer hin:

Der trockene Husten

Wird auch Reizhusten oder unproduktiver Husten genannt. Charakteristisch ist es ein hartes, bellendes Husten ohne schleimigen Auswurf. Der trockene Husten tritt häufig zu Beginn einer Erkältung auf, wenn die Rachenschleimhaut durch Erreger gereizt wird. In der Rachenschleimhaut finden sich Rezeptoren, die normalerweise von einer feuchten Schleimschicht abgedeckt sind. Ist die Schleimhaut irritiert und trocken, werden diese Hustenrezeptoren gereizt, und es kommt zum typischen Husten. Häufig geht der trockene Husten in eine feuchte Form über, den sogenannten produktiven Husten. Er kann jedoch auch eigenständig auftreten.

Der produktive Husten

Wird auch feuchter oder verschleimter Husten genannt. Der produktive Husten tritt unter anderem bei einer Bronchitis, der entzündeten Bronchialschleimhaut, auf. Hierbei wird ein mehr oder weniger zähes Sekret abgesondert. Die Bronchialschleimhaut ist von kleinen Härchen, den sogenannten Flimmerhärchen, bedeckt, die durch peitschenartige Bewegungen den Schleim in Richtung Luftröhre transportieren. Durch Aktivierung der in der Schleimhaut sitzenden Hustenrezeptoren kommt es reflektorisch zum Abhusten des Schleims mithilfe unseres wichtigsten Atemmuskels, des Zwerchfells.

Der krampfartige Husten

Wird auch spastische Bronchitis genannt. Neben der Entstehung von Schleim kommt es zu einer krampfenden Muskelkontraktion der Bronchien. Dies verursacht röchelnde und pfeifende Atemgeräusche und erschwert das Abhusten. Krampfartiger Husten tritt auch beim Keuchhusten und Pseudokrupp auf. Typisch hierbei sind die Hustenanfälle und das bellende Husten.

WANN ZUM ARZT?

- wenn Ihr Kind jünger als 6 Monate ist
- bei ausgeprägten und lang anhaltenden Hustenanfällen
- wenn der Husten länger als 1 Woche unverändert stark ist
- bei Atemnot
- Wenn Ihr Kind zusehends matter wird, das Fieber bis zu hohem Fieber mit Schüttelfrost steigt, der Husten eher stärker und schmerzhaft wird, eventuell Atemnot dazukommt und die Lippen sich blau verfärben – dann sind das ziemlich sichere Anzeichen für eine Lungenentzündung. Diese wird durch Bakterien ausgelöst und bedarf einer Therapie mit Antibiotika. Sie stellt auch eine mögliche Komplikation der Virusgrippe (Influenza) dar. Gerade Säuglinge und Kleinkinder, deren Immunsystem noch nicht vollständig entwickelt ist, können davon betroffen sein.

Husten

SYMPTOME	BEGLEITSYMPTOME	BESONDERHEITEN, WICHTIG!	MÖGLICHE URSACHEN
Husten mit Auswurf	Halsweh, Schnupfen, Abgeschlagenheit, Kopf- und Gliederschmerzen, Fieber	Ansteckend! bei Säuglingen ärztliche Abklärung	Erkältung → Seite 87
	eventuell Fieber	Ansteckend! ärztliche Abklärung	Bronchitis → Seite 113
	Fieber, pfeifende, erschwerte Ausatmung, eventuell Atemnot	vor allem in den ersten 3 Lebensjahren, ärztliche Abklärung Bei Atemnot sofort zum Arzt!	obstruktive Bronchitis
	länger als 8 Wochen andauernd	ärztliche Abklärung	chronische Bronchitis
	Heiserkeit, eventuell Fieber	Ansteckend! ärztliche Abklärung	Tracheobronchitis (Entzündung von Speiseröhre und Bronchien)
	starke Abgeschlagenheit, eventuell gelbgrüner oder blutiger Auswurf, Atemnot, Schmerzen beim Atmen, mittleres bis hohes Fieber, häufig Schüttelfrost; besonders bei Säuglingen und Kleinkindern „Nasenflügeln“ (Aufstellung der Nasenflügel beim Einatmen)	Ansteckend! Sofort mit dem Arzt abklären wegen der Schwere der Erkrankung!	Lungenentzündung
Husten mit Auswurf, trockener Husten	plötzlich auftretendes hohes Fieber, eventuell Schüttelfrost, starkes Krankheitsgefühl, starke Glieder- und häufig auch Kopfschmerzen, eventuell Halsschmerzen, Schnupfen	Mit dem Arzt abklären wegen der Schwere der Erkrankung!	Grippe → Seite 127
trockener Husten, Reizhusten	ohne Auswurf, Übergang in produktiven Husten mit Auswurf	bei Säuglingen ärztliche Abklärung	Erkältung, Grippe → Seite 87, 127
trockener Husten	ohne Auswurf, mit Heiserkeit	ärztliche Abklärung	Kehlkopfentzündung
	ohne Auswurf, länger als 8 Wochen andauernd	bei älteren Kindern und Erwachsenen; ärztliche Abklärung	Nasennebenhöhlenentzündung
	anfallsweise auftretende Atemnot, pfeifendes Atemnebengeräusch (Giemen), länger als 8 Wochen andauernd	ärztliche Abklärung; bei Atemnot Notarzt rufen!	Asthma
	anfallsweise auftretende Atemnot, pfeifendes Atemnebengeräusch (Giemen), saisonal bedingt oder als Reaktion auf Allergene wie Hausstaub, Tierhaare etc.	ärztliche Abklärung Bei Atemnot Notarzt rufen!	allergisches Asthma

SYMPTOME	BEGLEITSYMPTOME	BESONDERHEITEN, WICHTIG!	MÖGLICHE URSACHEN
trockener Husten	1–2 Wochen vorher Schnupfen, leichtes Fieber, dann vor allem nächtliche stakkatoartige Hustenattacken mit Atemnot und eventuell Erbrechen, Keuchen bei der Einatmung; Säuglinge: unspezifische Beschwerden, Fiepen bei der Einatmung, Atemstillstand	Ansteckend! Meldepflichtig! Ärztliche Abklärung; bei Atemnot Notarzt rufen! Säuglinge: Bei Atemstillstand Notarzt rufen!	Keuchhusten
bellender Husten	ohne Auswurf, mit Luftnot, eventuell Heiserkeit	am häufigsten zwischen dem 18. Lebensmonat und 3. Lebensjahr; ärztliche Abklärung	Pseudokrupp
	ohne Auswurf; Fieber, Augenbindehautentzündung, Masernausschlag	Ansteckend! Meldepflichtig! ärztliche Abklärung	Masern
	ohne Auswurf, mit Heiserkeit	ärztliche Abklärung Tritt bei älteren Kindern und Erwachsenen auf.	Rachenentzündung

THERAPIEN

Feuchtigkeit

Heiße Getränke eignen sich hervorragend, um beim trockenen Husten die gereizte Rachenschleimhaut zu pflegen, und ebenso, um beim verschleimten Husten das Abhusten zu erleichtern. In Form von heißen Tees lässt sich dies bestens mit der therapeutischen Wirkung entsprechender Heilpflanzen → Rezepte ab Seite 107 verbinden.

Hängen Sie feuchte Tücher über die Heizung, oder stellen Sie eine Wasserschale auf den Kachelofen – feuchte Raumluft bringt Linderung für Hustengeplagte. Und ein Spritzer Weleda Edeltannen Erholungsbad (enthält ätherische Öle von der Fichte und der Edeltanne) auf ein feuchtes Tuch gegeben und dieses neben dem Bett aufgehängt, befreit zusätzlich die Atemwege.

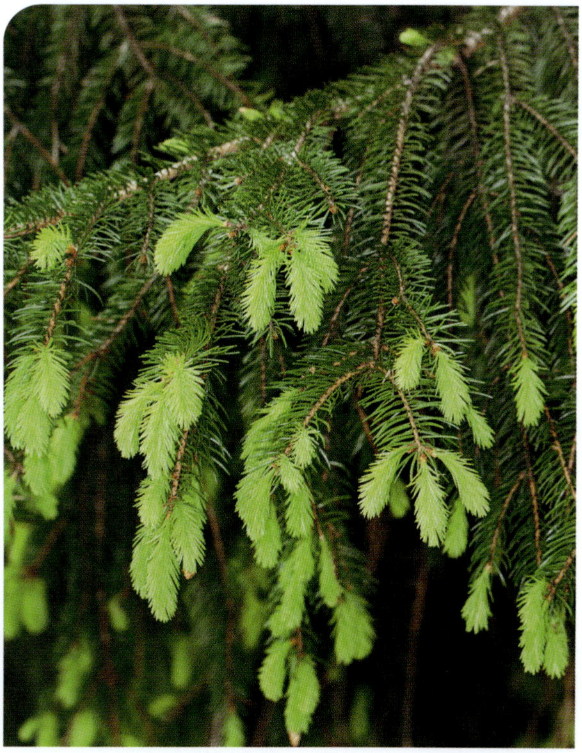

Kräftige Waldfrische: Mit Fichtenduft lässt sich der Hustenreiz vertreiben.

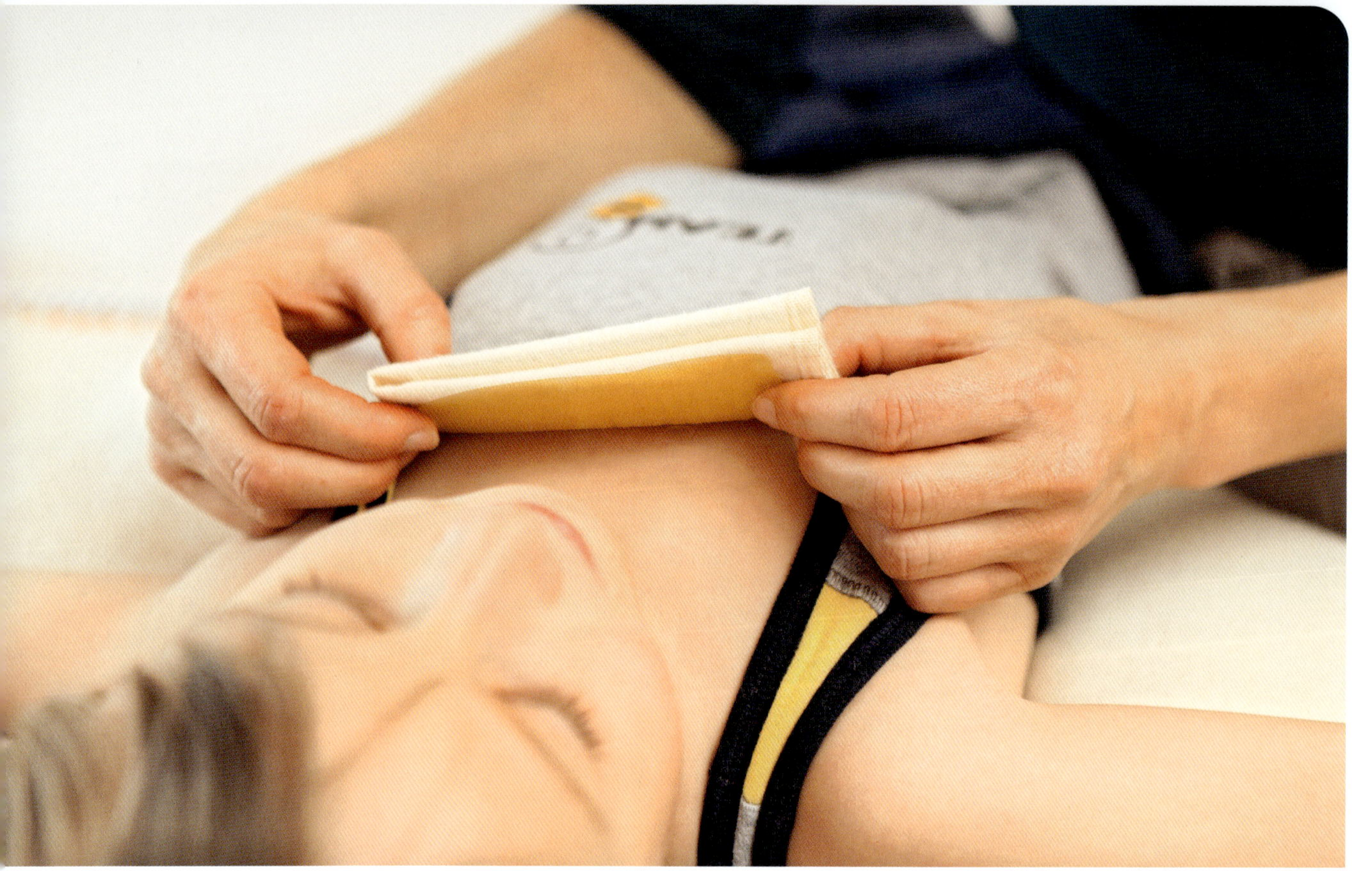

Duftend, mild und zuverlässig in der Wirkung – der Bienenwachswickel ist ein idealer Wickel für die Kleinen. Den wird Ihr Kind lieben!

Bienenwachswickel

Zur unterstützenden Behandlung bei Husten kann ein Bienenwachswickel angelegt werden. Er wirkt vor allem nachts reizstillend und schleimlösend. Die hierfür benötigten Bienenwachsplatten können Sie in der Apotheke oder im Fachhandel → „Service", Seite 277 besorgen.

- Bienenwachsplatte
- enges Unterhemd oder T-Shirt
- Wolltuch

Die Bienenwachsplatte auf das Wolltuch legen und föhnen, bis sie ganz warm und weich ist. Testen Sie aber die Temperatur des Bienenwachses unbedingt an Ihrem Unterarm oder an der Wange, bevor Sie die Platte auf die Haut des Kindes auflegen. Wenn Sie es mit dem Föhn zu gut gemeint haben, besteht Verbrennungsgefahr für die zarte Kinderhaut! Die Bienenwachsplatte darf durchaus ohne Tuch dazwischen direkt auf der Haut aufliegen. So bleibt sie längere Zeit warm und weich. Um den Wickel wirken zu lassen, ziehen Sie Ihrem Kind ein eng anliegendes Hemd über und befestigen den Wickel mit dem Wolltuch.

Am besten legt man so einen Wickel vor dem Einschlafen an, so kann er die ganze Nacht aufliegen und wirken (bei Säuglingen genügen allerdings 1–3 Stunden). Anfänglich hustet manches Kind noch verstärkt, denn durch die Wärme löst sich Schleim, der abgehustet wird.

Heilpflanzen

- Spitzwegerich und Eibisch können mit ihren Schleimstoffen den Hustenreiz lindern und die gereizten Schleimhäute beruhigen.
- Heilpflanzen, die ätherische Öle (Thymian, Fenchel, Anis) oder Saponine (Efeu, Schlüsselblume, Süßholz) enthalten, unterstützen das Abhusten und wirken antibakteriell.
- Efeu und Thymian wirken zusätzlich krampflösend. Sie können auch beim Asthma eingesetzt werden.

Hustenreizlindernde Pflanzen

Wer kennt das nicht? Trockener Husten, wo er am lästigsten ist: die Kasperle-Aufführung, der Lesewettbewerb, der stillste Moment im Kino. Schon räuspern sich die Ersten, ein kurzes Husten folgt, dann noch eines und noch eines. Schon werden raschelnd Bonbons ausgewickelt. Das Bonbon in den Mund gesteckt oder einen Schluck getrunken – und Ruhe kehrt wieder ein, der Hustenreiz hat sich gelegt. Feuchtigkeit scheint also zu helfen. In der Therapie geht es daher vor allem darum, durch Befeuchtung der Rachenschleimhaut den Hustenreiz zu lindern.

Die Pflanzenheilkunde hat hierfür eine Gruppe von Heilpflanzen parat, die sich zur Therapie besonders gut eignen. Es sind Pflanzen, die in der Lage sind, Feuchtigkeit zu speichern. Dies tun sie, um an trockenen Standorten stets ausreichend Wasser zur Verfügung zu haben, wie etwa die Königskerze, die wir häufig auf schattenarmen Schuttplätzen oder Bahndämmen sehen. Oder um die Weiterverbreitung zu gewährleisten, wie zum Beispiel der Spitzwegerich, dessen Samen von einer Schleimschicht umhüllt sind, sodass der Weitertransport durch Anhaften gewährleistet ist.

Diese wasserbindenden Inhaltsstoffe werden als Schleimstoffe bezeichnet, da sie in Verbindung mit Wasser eine schleimige Konsistenz entwickeln. Beim trockenen Husten kommen Schleimstoffdrogen zum Einsatz.

Die Schleimstoffe einer Heilpflanze löst man durch einen Kaltauszug, ein Mazerat, heraus. Der so gewonnene Tee wird leicht erwärmt und bei Bedarf mit Honig gesüßt. Wichtig ist das schluckweise Trinken, damit sich der schleimhaltige Tee schützend und andauernd auf die Rachenschleimhaut legen kann. Dies lindert unmittelbar den Hustenreiz, schützt die Schleimhaut vor weiteren Reizungen und regt die Heilung der gereizten Schleimhaut an.

Auswurffördernde Pflanzen

Ätherische Öle und Saponine in Heilpflanzen bewirken, dass in den Bronchien ein dünnflüssiger Schleim gebildet wird, der sich leichter abhusten lässt als der bei der Bronchitis gebildete zähe Schleim. Zusätzlich wird die Aktivität der Flimmerhärchen angeregt. Diese reinigen mit ihren peitschenartigen Bewegungen die Bronchialschleimhaut von Fremdkörpern und Schleim. Eine tolle Einrichtung der Natur!

Praktischerweise wirken beide Wirkstoffgruppen auch antibakteriell, das heißt, sie verhindern das Ansiedeln von Bakterien auf der entzündeten Schleimhaut. Dies ist zur Vermeidung möglicher Komplikationen, etwa einer Lungenentzündung, von Bedeutung. Auch wirken manche Saponine, zum Beispiel die des Süßholzes und des Efeus, gegen bestimmte Erkältungsviren. Heilpflanzen lindern also nicht nur die Symptome, sondern tragen auch dazu bei, die auslösenden Erreger niederzukämpfen.

> **SÜSSES GEGEN HUSTEN**
>
> Hustentees zu süßen ist nicht nur sehr lecker, sondern sogar sinnvoll. Wussten Sie, dass allein schon durch die Geschmackswahrnehmung „süß“ der Hustenreiz gedämpft wird?

Spitzwegerichtee

Der unscheinbare Spitzwegerich wird auch als „pflanzlicher Hustenstiller“ bezeichnet. Seine Schleimstoffe legen sich lindernd auf die gereizte Rachenschleimhaut.

- Spitzwegerichblätter

Setzen Sie 2 EL mit 1 Tasse (150 ml) kaltem Wasser an und lassen den Auszug 30 Minuten zugedeckt stehen, bevor Sie ihn abgießen. Erwärmen Sie ihn vor dem Trinken leicht, und geben Sie Ihrem Kind davon täglich 3 Tassen (ab 1 Jahr 3-mal 75 ml, ab 4 Jahren 3-mal 100 ml, ab 10 Jahren 3-mal 150 ml) zwischen den Mahlzeiten zu trinken. (Ab 1 Jahr.)

Erdkammersirup

In diesem Sirup zeigen sich die Schleimstoffe des unscheinbaren Spitzwegerichs von ihrer süßen Seite. Am besten setzen Sie ihn gemeinsam mit Ihrem Kind an. Das gemeinsame Sammeln, Schichten und Buddeln macht viel Spaß, und die Spannung, wenn man den verborgenen Schatz nach einem Vierteljahr wieder ausgräbt, ist riesig.

- frische Spitzwegerichblätter, gesammelt zwischen Mai und September
- Honig

Schichten Sie die Blätter bis oben hin abwechselnd mit Honig in ein Glas, am besten eines mit Schraub- oder Bügelverschluss. Die Lagen sollten jeweils etwa 1 cm dick sein. Lassen Sie das Glas zwischendurch immer wieder eine Weile stehen, damit der Honig sich setzen kann. Die Blätter sollten am Ende mit Honig bedeckt sein. Gut verschlossen wird das Glas in einem rund 50 cm tiefen Loch in der Erde vergraben. Nicht vergessen, die Stelle zu markieren! Nach 3 Monaten ausgraben und abfiltrieren. Falls der Honig kristallisiert ist, erwärmen Sie ihn vorsichtig im Wasserbad.

Von dem Sirup kann mehrmals täglich 1 TL eingenommen werden. Er eignet sich auch hervorragend zum Süßen von Husten- oder Erkältungstee. (Ab 1 Jahr.)

Eibischtee

Nicht die hübschen Blüten des Eibischs oder seine flauschig-weichen Blätter sind es, auf die es die Pflanzenheilkunde abgesehen hat, sondern seine dicken Wurzeln. Sie enthalten besonders viele Schleimstoffe.

- Eibischwurzel

Setzen Sie 2 TL davon mit 1 Tasse (150 ml) kaltem Wasser an, und lassen Sie den Auszug 1–2 Stunden zugedeckt stehen, bevor Sie ihn abgießen. Erwärmen Sie ihn vor dem Trinken leicht, und geben Sie Ihrem Kind davon täglich 3 Tassen (ab 1 Jahr 3-mal 75 ml, ab 4 Jahren 3-mal 100 ml, ab 10 Jahren 3-mal 150 ml) zwischen den Mahlzeiten zu trinken. (Ab 1 Jahr.)

Lutschtabletten gegen Hustenreiz

In Apotheken und Drogerien erhältlich sind Lutschbonbons aus Isländisch Moos. Das „Moos“, das botanisch eigentlich eine Flechtenart ist, enthält neben Schleimstoffen auch antibiotisch wirkende Flechtensäuren. Der berühmte Arzt Christoph Wilhelm Hufeland setzte es Anfang des 19. Jahrhunderts sogar zur Behandlung der Tuberkulose ein. Die Bonbons können von Kindern ab dem 2. Lebensjahr gelutscht werden. Sie erhalten sie, genauso wie Lutschtabletten aus Eibischwurzel, in der Apotheke und im Drogeriemarkt.

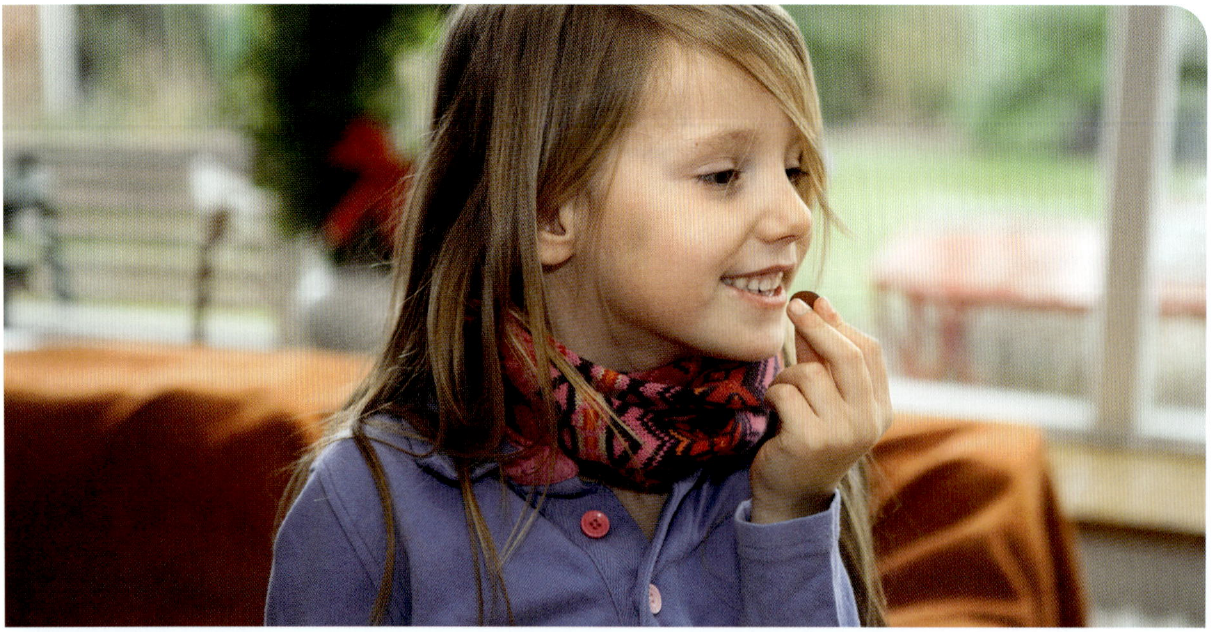

Lutschbonbons mit Isländisch Moos oder Eibischwurzel beruhigen den kratzigen Hals – und schmecken lecker!

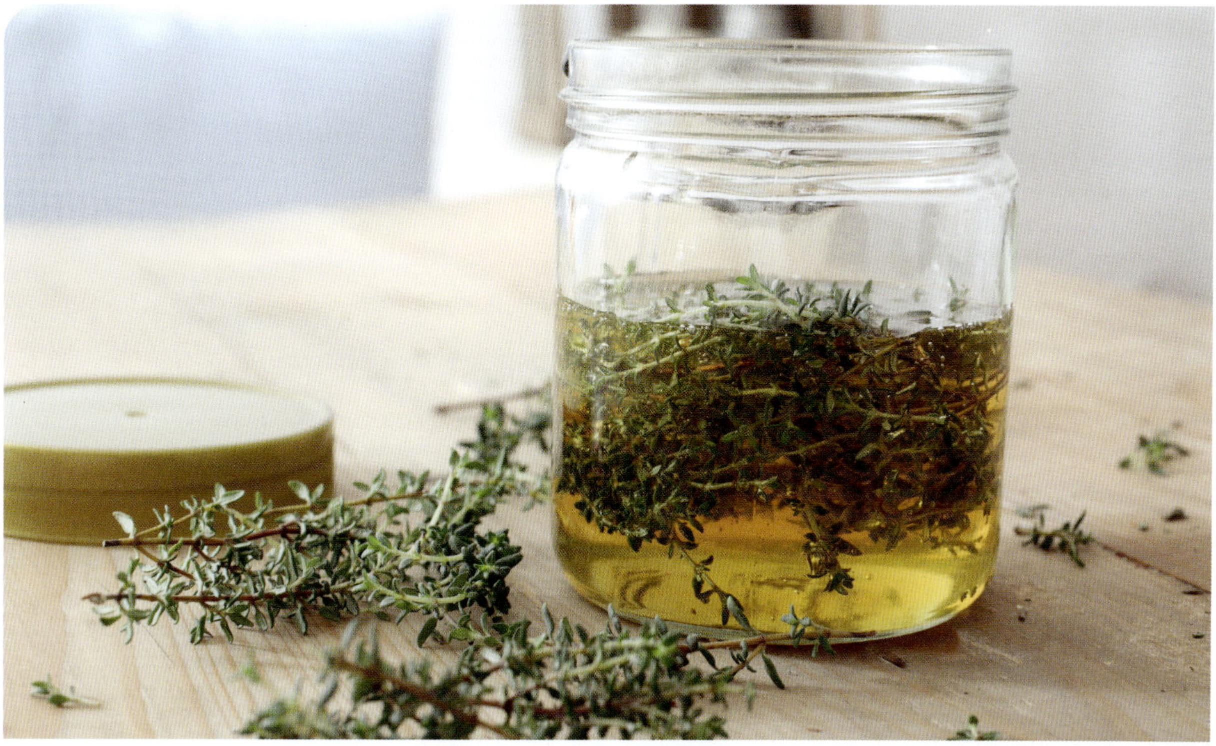

Thymianhonig: Dafür brauchen Sie kein Imker am Mittelmeer zu sein, den können Sie ganz einfach selber ansetzen. Noch besser wirkt er mit blühendem Thymian.

Thymiantee

Vom Thymian sagt der Volksmund, er sei das „Antibiotikum der armen Leute". Und in der Tat wirkt er nicht nur auswurffördernd, sondern zusätzlich antibakteriell und antiviral. Seine krampflösende Wirkung hilft bei krampfartigem Husten und durch seinen aromatischen Geschmack bereichert er jeden Hustentee.

Etwas milder als der Arznei-Thymian wirkt der einheimische Quendel, der als Bodendecker auf trockenen Wiesen, an sonnigen Böschungen und in der Nähe von Ameisenhaufen zu finden ist.

- Thymiankraut

Übergießen Sie 1 TL Thymiankraut mit 1 Tasse (150 ml) heißem, aber nicht mehr kochendem Wasser. Lassen Sie den Tee 10 Minuten bedeckt ziehen, bevor Sie ihn abgießen. Geben Sie Ihrem Kind davon täglich 3 Tassen (Säuglinge 3-mal 50 ml, ab 1 Jahr 3-mal 75 ml, ab 4 Jahren 3-mal 100 ml, ab 10 Jahren 3-mal 150 ml) zwischen den Mahlzeiten zu trinken. (Ab 0 Jahren.)

Thymianhonig

Eine Delikatesse in Erkältungszeiten!

- frisches, möglichst blühendes Thymiankraut
- eventuell zusätzlich Fichtensprossen, Blüten von Gänseblümchen, Königskerze oder Dost
- 500 g Akazienblütenhonig

Ein leeres Honigglas im Sommer schichtweise (immer jeweils 1 cm dick) mit blühendem Thymiankraut (und eventuell Fichtensprossen, Blüten von Gänseblümchen, Königskerze und Dost) und dünnflüssigem Akazienblütenhonig auffüllen und gut verschließen. 2–3 Wochen dunkel an einem zimmerwarmen Ort stehen lassen, dabei immer wieder mal wenden, damit sich der Inhalt mit dem Honig gut vermischt. Danach abfiltern und den Honig dunkel lagern.

Das Ergebnis ist ein besonders aromatischer, leckerer Honig, der Süßspeisen würzt und Ziegenkäse aromatisiert, aber auch in warmer Milch oder heißem Tee richtig gut schmeckt – ob mit oder ohne Husten. (Ab 1 Jahr.)

Anistee

Anis wirkt ähnlich wie Fenchel, und auch geschmacklich haben beide Ähnlichkeiten. Beim Husten ist er jedoch eindeutig der Stärkere, er unterstützt das Abhusten und wirkt antibakteriell.

- Anisfrüchte, frisch gemörsert

Übergießen Sie 1 TL Anisfrüchte mit 1 Tasse (150 ml) heißem, aber nicht mehr kochendem Wasser. Lassen Sie den Tee dann 10 Minuten bedeckt ziehen, bevor Sie ihn abgießen. Geben Sie Ihrem Kind davon täglich 3 Tassen (Säuglinge 3-mal 50 ml, ab 1 Jahr 3-mal 75 ml, ab 4 Jahren 3-mal 100 ml, ab 10 Jahren 3-mal 150 ml) zwischen den Mahlzeiten zu trinken. (Ab 0 Jahren.)

Fencheltee

Fenchel hilft nicht nur zuverlässig bei Verdauungsbeschwerden, er ist auch eine wertvolle Hustenpflanze. So findet sich Fenchelhonig traditionell in vielen Hausapotheken. Der aromatisch-süße Geschmack macht den Fenchel zu einer feinen Teedroge.

- Fenchelfrüchte, frisch gemörsert

Übergießen Sie 1 TL mit 1 Tasse (150 ml) heißem, aber nicht mehr kochendem Wasser. Lassen Sie den Tee 7 Minuten bedeckt ziehen, bevor Sie ihn abgießen. Geben Sie Ihrem Kind davon täglich 3 Tassen (Säuglinge 3-mal 50 ml, ab 1 Jahr 3-mal 75 ml, ab 4 Jahren 3-mal 100 ml, ab 10 Jahren 3-mal 150 ml) zwischen den Mahlzeiten zu trinken, maximal 2 Wochen lang.

Selbst gemachter Fenchelhonig

Probieren Sie ihn einfach. Sie werden ihn lieben!

- 50 g Fenchelfrüchte
- 500 g Akazienhonig

Stoßen Sie die Fenchelfrüchte im Mörser grob an, bis sie zu duften beginnen. Übergießen Sie sie dann mit dem Akazienhonig, und lassen Sie das Ganze 1 Woche lang stehen, bevor Sie die Früchte mithilfe eines Teesiebs wieder aus dem Honig filtern.

Der selbst gemachte Fenchelhonig hält sich rund 6 Monate lang. Er wird in Erkältungszeiten teelöffelweise eingenommen oder zum Süßen von Tees eingesetzt. (Ab 1 Jahr.)

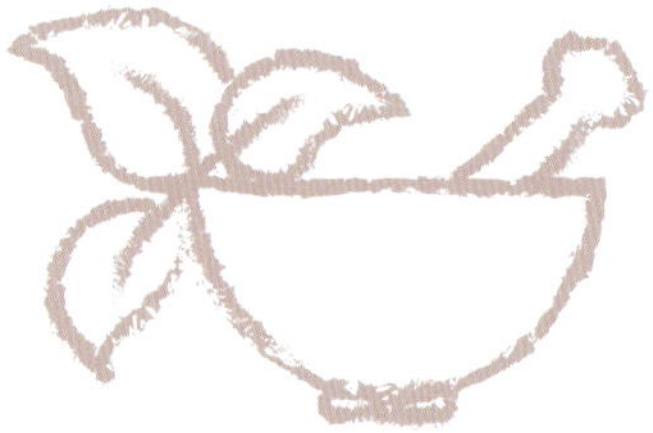

ZUERST IN DEN MÖRSER

Für die Zubereitung von Anis- und Fencheltee lohnt sich die Anschaffung eines Mörsers. Das ätherische Öl befindet sich in der festen Samenschale und löst sich schwer im Tee. Wenn Sie die Früchte im Mörser so lange anstoßen, bis sie zu duften beginnen, dann sind sie perfekt für die Teezubereitung vorbereitet. Und sicher können Sie den Mörser auch gut in der Küche verwenden.

Schlüsselblumentee

Vor allem die Wurzel hat es in sich: schleimlösende Saponine satt. Etwas weniger davon findet sich in den Blüten, dafür machen sie jeden Hustentee schon rein optisch zur Attraktion.

- Schlüsselblumenwurzel, fein geschnitten oder grob gepulvert, alternativ: Schlüsselblumenblüten

Setzen Sie ¼ TL Wurzel mit 1 Tasse (150 ml) kaltem Wasser an, und bringen Sie es kurz zum Kochen. Lassen Sie den Tee dann 5 Minuten bedeckt ziehen, bevor Sie ihn abgießen. Oder: Übergießen Sie 1 TL der Blüten mit 1 Tasse (150 ml) heißem Wasser, und lassen Sie den Tee 5 Minuten bedeckt ziehen, bevor Sie ihn abgießen.

Geben Sie Ihrem Kind täglich 3 Tassen zum Trinken (Säuglinge 3-mal 50 ml, ab 1 Jahr 3-mal 75 ml, ab 4 Jahren 3-mal 100 ml, ab 10 Jahren 3-mal 150 ml), und zwar jeweils zwischen den Mahlzeiten. (Ab 0 Jahren.)

Bei Kindern ab 1 Jahr kann der Tee nach Geschmack mit Honig gesüßt werden, bei Babys lassen Sie den Honig aber bitte weg → Kasten Seite 93.

Hustentee mit Süßholz

Süßholz wirkt auswurffördernd, hustenlösend und antibakteriell. Sie werden es vor allem in Form von Lakritze, dem eingedickten Wurzelsaft, kennen. Den Chinesen ist seine antivirale, entzündungshemmende und auswurffördernde Wirkung schon seit Jahrtausenden bekannt, und auch bei uns ist es unter dem Begriff „Bärendreck" Teil der Volksmedizin.

Bevorzugt wird es in Teemischungen verwendet, es verleiht den Tees eine süße Note.

Für eine 100-g-Teemischung:

- 25 g Fenchelfrüchte, frisch gemörsert
- 25 g Spitzwegerichblätter
- 25 g Thymiankraut
- 25 g Süßholzwurzel

Übergießen Sie 1 EL der Mischung mit 1 Tasse (150 ml) heißem, aber nicht mehr kochendem Wasser. Lassen Sie den Tee 7 Minuten bedeckt ziehen, bevor Sie ihn abgießen. Geben Sie Ihrem Kind davon täglich 3 Tassen (ab 1 Jahr 3-mal 75 ml, ab 4 Jahren 3-mal 100 ml, ab 10 Jahren 3-mal 150 ml) zwischen den Mahlzeiten zu trinken. (Ab 1 Jahr.)

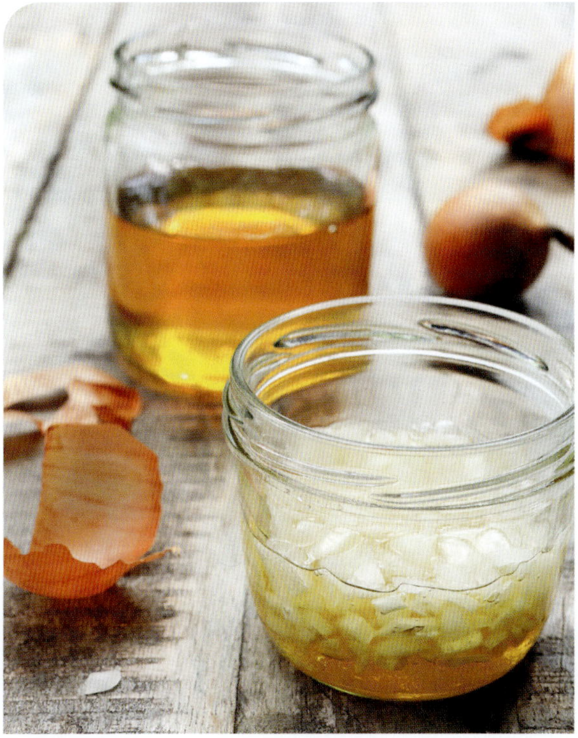

Schon beim Zwiebelschneiden läuft die Nase. Der Sirup ist schnell gemacht und schmeckt tatsächlich!

Zwiebeltee

Sicher kennen Sie auch das eine oder andere Erkältungszwiebelrezept. Generationen von Familien haben beste Erfahrungen mit der Küchenzwiebel bei Erkältungskrankheiten gemacht.

In der Pflanzenheilkunde wird die Zwiebel gerne als „Küchenantibiotikum" bezeichnet, weil sie gegen zahlreiche Erkältungserreger, Viren ebenso wie Bakterien, wirkt. Zudem wirkt sie krampflösend und – besonders praktisch – sie ist ein Mittel, das man normalerweise vorrätig hat. Dass man aus der Zwiebel einen Tee bereiten kann, ist eher unbekannt. Es lohnt sich jedoch, ihn einmal zu versuchen.

- ½ Zwiebel mittlerer Größe
- Honig

Zwiebel klein schneiden, 3–5 Minuten in 250 ml Wasser kochen, abseihen, und den Tee mit Honig süßen. Kleinkindern 3- bis 6-mal täglich 1 EL anbieten; größere Kinder und Erwachsene trinken 2–3 Tassen Tee am Tag, eventuell mit einem Schluck Fruchtsaft verdünnt.

Schneller Zwiebelsirup

Dieser Sirup lässt sich gut nebenbei zubereiten und ist wirksamer als die gekochte Variante, weil die Inhaltsstoffe besser erhalten bleiben.

- 1 Zwiebel
- Honig

Die Zwiebel klein schneiden und mit der gleichen Menge Honig vermischen. 2–6 Stunden stehen lassen, je länger, desto mehr Saft bildet sich. Zuletzt den Saft abgießen. 3- bis 6-mal täglich 1–2 Teelöffel Saft einnehmen.

Der Saft hält sich 1 Tag und schmeckt besser, als man denkt. (Ab 1 Jahr.)

Schwarzrettichsirup

Neben der Zwiebel steht uns mit dem Schwarzrettich, auch Winterrettich genannt, ein weiteres Küchenantibiotikum zur Verfügung. Er ist schleimlösend und gegen eine Vielzahl von Erkältungserregern wirksam.

- 1 Schwarzrettich (die rundlich dick gewachsene Form)
- Honig oder brauner Kandis

Schneiden Sie die Kappe des Rettichs mit einem Messer ab, und höhlen Sie ihn mit einem scharfkantigen Löffel aus. Achten Sie dabei darauf, dass der Rand unverletzt bleibt. Kürzen Sie die Rettichspitze ein wenig, und bohren Sie dort dann ein Loch hinein, das bis zum Hohlraum führt. Zerkleinern Sie das herausgeschnittene Rettichinnere noch etwas, mischen Sie es mit 3–4 EL Honig oder braunem Kandis, und füllen Sie dies in den ausgehöhlten Rettich ein. Setzen Sie nun den Rettich mit der Spitze nach unten auf ein (entsprechend schmales) Trinkglas, und lassen Sie ihn so über Nacht stehen. Am nächsten Morgen können Sie den ausgetretenen Saft in eine Flasche füllen. Es kann mehrmals täglich 1 TL oder 1 EL davon eingenommen werden. Der Saft hält sich im Kühlschrank 2 Wochen lang.

Oder: Einen mittelgroßen Schwarz- oder Winterrettich waschen, schälen und klein reiben. 5 EL Honig oder Kandis untermischen. Nach etwa 2 Stunden kann der ausgetretene Saft abgegossen werden. Aufgrund seiner Schärfe ist Rettichsaft eher für ältere Kinder geeignet. Er wirkt nur im frischen Zustand. Eingesetzt wird er traditionellerweise als Sirup.

Übrigens: Weißer Rettich schmeckt Ihnen „pur“ vielleicht besser, aber für die Anwendung gegen Husten eignet er sich nicht. Dazu ist er zu mild, weil er zu wenig Senföle enthält.

Aus der Apotheke

- **Spitzwegerich:** Broncho-Sern Sirup, Schoenenberger Heilpflanzensaft Spitzwegerich
- **Eibisch:** Phytohustil Hustenstiller Saft und Pastillen
- **Thymian:** Von Thymian gibt es zahlreiche Fertigarzneimittel, zum Beispiel Aspecton, Pertussin Sirup und Lutschtabletten, Schoenenberger Heilpflanzensaft Thymian, Thymiverlan. Beim krampfartigen Husten wird er oft mit Efeu kombiniert (zum Beispiel Bronchicum, Bronchipret).
- **Efeu:** Er ist der Krampflöser Nr. 1 bei der Behandlung des krampfartigen Hustens und Keuchhustens. Aus Efeublättern aber bitte nicht selbst Tee zubereiten, da ihr besonders hoher Gehalt an schleimlösenden Saponinen die Magenschleimhaut reizt. Dafür finden Sie in der Apotheke zahlreiche Fertigarzneimittel als Saft, Tropfen und Tabletten (zum Beispiel Hedelix, Prospan), die bereits im Säuglingsalter eingesetzt werden können. Sie enthalten Efeusaponine in genau kontrollierter Dosis. Da der Efeu nicht nur schleimlösend, sondern auch beruhigend wirkt, eignet er sich besonders zur Behandlung nächtlicher Hustenanfälle.

Gerade um die Nachtruhe zu gewährleisten, empfiehlt sich daher die abendliche Gabe vor dem Zubettgehen.

„MEIN“ SIRUP

Stellen Sie den Schwarzrettich- oder auch den Zwiebelsirup möglichst gemeinsam mit Ihrem Kind her. Das schafft einen ganz anderen Bezug zum „Arzneimittel“.

Gerade bei diesen einfachen Rezepten, die aber geschmacklich, nun, sagen wir mal, „etwas speziell“ sind, ist das nicht ganz unwichtig. Es überrascht immer wieder, wie gerne die Kinder auch diese scharfen Säfte einnehmen, wenn sie sie selbst gemacht oder zumindest kräftig dabei mitgeholfen haben.

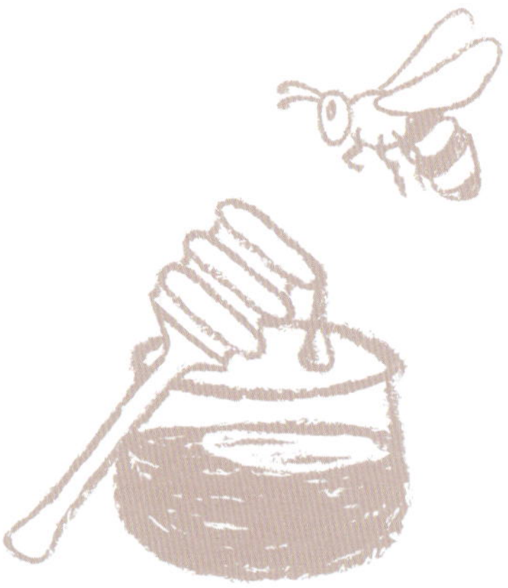

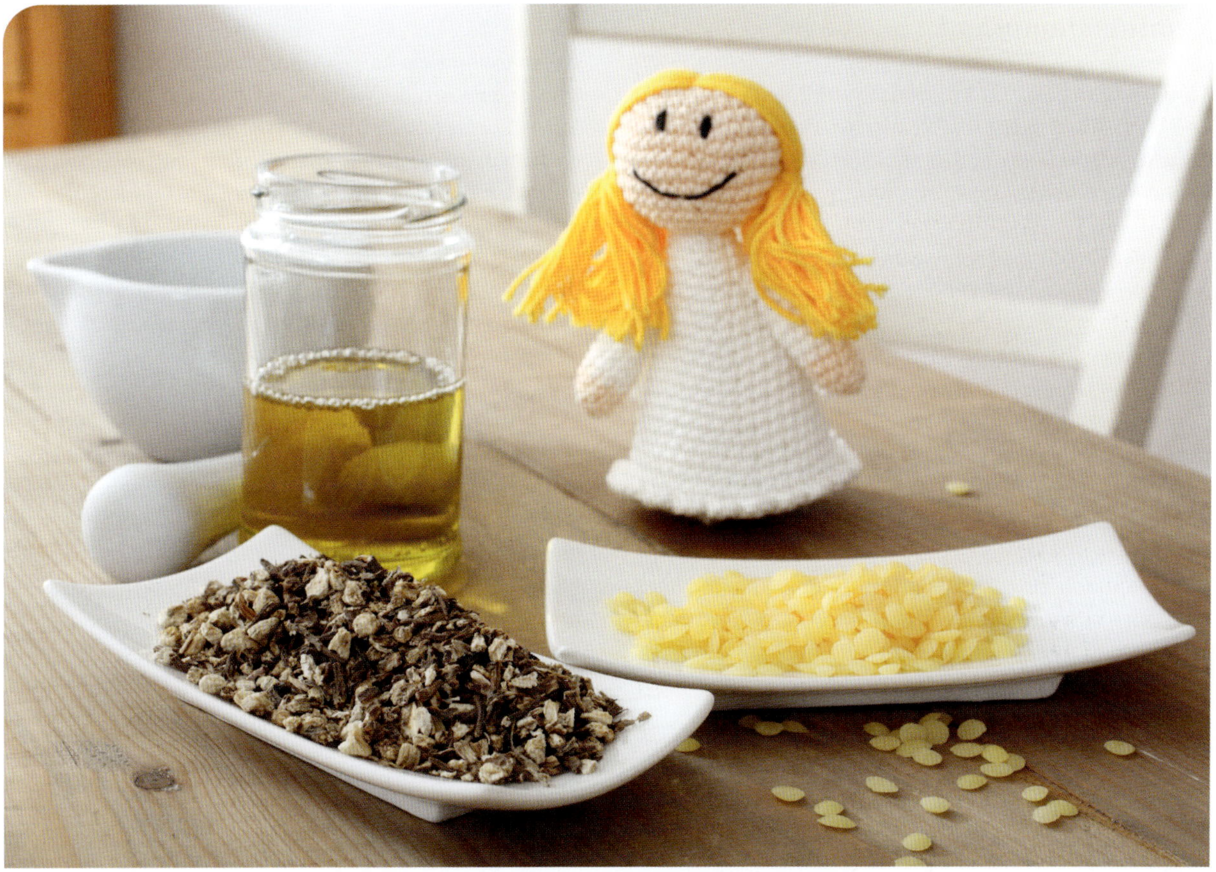

Engelwurzsalbe können Sie einfach selber herstellen.
Ein Schutzengel bei Schnupfen, sogar für Babys geeignet.

Schnupfentee

Dieser Tee schmeckt aromatisch, leicht bitter und ist genau das Richtige für kleine Rotznasen. Zäher Schleim löst sich, und die Nase läuft – bitte Taschentücher bereithalten!

Für eine 100-g-Teemischung:
- 30 g Holunderblüten
- 20 g Thymiankraut
- 20 g Schlüsselblumenwurzel
- 20 g Engelwurzwurzel (Angelikawurzel)
- 10 g Königskerzenblüten

Übergießen Sie 1 TL der Mischung mit 1 Tasse (150 ml) heißem, aber nicht mehr kochendem Wasser. Lassen Sie den Tee 10 Minuten bedeckt ziehen, bevor Sie ihn abgießen. Geben Sie Ihrem Kind davon täglich 3 Tassen (ab 4 Jahren 3-mal 100 ml, ab 10 Jahren 3-mal 150 ml) zwischen den Mahlzeiten zu trinken. (Ab 4 Jahren.)

Thymiandampfbad

Alternativ zum Klassiker Kamille können Sie auch den duftenden Dampf von Thymian gegen eine Schnupfennase einsetzen.

- Thymiankraut

2–3 EL Thymiankraut mit 1 l kochendem Wasser übergießen. Lassen Sie Ihr Kind sogleich den aufsteigenden Dampf einatmen, möglichst 10 Minuten lang.

Achtung, Nebenwirkung: Es ist nicht auszuschließen, dass Ihnen, während Ihr Kind inhaliert, das Wasser im Munde zusammenläuft. Kramen Sie dann einfach Ihre französischen Kochrezepte raus …

Kamillendampfbad

Kamille wirkt entzündungshemmend, schleimlösend und antibakteriell. Ein Extrakt ist für Inhalationen besser geeignet als die Blüten selbst, da er mehr ätherische Öle enthält.

- Kamillenextrakt (aus der Apotheke, zum Beispiel Kamillosan)

Geben Sie 2-mal täglich 15 ml Kamillenextrakt in eine Schüssel oder einen Inhalator, und übergießen Sie es mit 1 l kochendem Wasser. Lassen Sie Ihr Kind die Dämpfe 10 Minuten lang inhalieren.

Zwiebelsäckchen …

Sie ist einfach eine Alleskönnerin, die Zwiebel. Nicht nur, dass sie jede Mahlzeit abrundet, sie kann auch bei Schnupfen gute Dienste leisten:

- 1 mittelgroße Zwiebel
- 1 dünner Baumwollsocken

Schneiden Sie die Zwiebel klein, und füllen Sie sie in den Socken. Binden Sie diesen zu, und hängen Sie ihn als Säckchen neben das Bett Ihres Kindes. Die Dämpfe desinfizieren nicht nur die Raumluft, sondern wirken auch schleimlösend.

… und Zwiebelsöckchen

Und das soll wirken, wundern Sie sich? Am anderen Ende des Körpers? Ja doch, es wirkt. Der Zwiebelsaft reizt die Haut der Fußsohle und führt dort zu einer vermehrten Durchblutung. Reflektorisch führt dies zu einer verbesserten Durchblutung der Schleimhäute der Atemwege. Und infolgedessen löst sich bei einer Erkältung der festsitzende Schleim in den Atemwegen.

- 1–2 Zwiebeln, je nach Größe der Zwiebeln und der Füße Ihres Kindes
- etwas Rohwolle oder Watte
- 2 Mullbinden
- warme Wollsocken

Schneiden Sie die Zwiebeln in dünne Scheiben, und legen Sie diese auf die Fußsohlen Ihres Kindes. Geben Sie etwas Wolle oder Watte darauf, und fixieren Sie dann das Ganze mit einer Mullbinde, wobei Sie die Zehen freilassen. Streifen Sie zuletzt noch warme Wollsocken darüber und lassen Sie Ihr Kind so 3–4 Stunden lang auf dem Bett oder Sofa liegen. Es sollte während der ganzen Zeit warme Füße haben, wenn nötig, noch eine Decke drüberlegen. Gerne darf Ihr Kind auch ein paar Schritte mit den Zwiebeln unter den Füßen gehen. Durch das Körpergewicht tritt der Zwiebelsaft besser aus!

Doch Achtung: Nicht durchführen bei Kindern unter 6 Monaten und wenn Hautverletzungen an den Füßen bestehen!

Fußbad mit ätherischen Ölen

Das ist so recht etwas für Kinder: planschen (wenigstens mit den Füßen), Duft verbreiten und die Wärme genießen. Wie schön erst, wenn man anschließend wieder durchatmen kann.

- Schüssel, in der beide Füße Platz haben
- 2 EL Sahne
- ätherisches Öl (Eucalyptus citriodora, Cajeput, Myrte oder Thymian ct. linalool)
- warme Socken

Füllen Sie die Schüssel mit gut warmem Wasser (etwas über Körpertemperatur). Das Wasser sollte bis über die Knöchel des Kindes reichen. Emulgieren Sie 2 Tropfen von einem der oben genannten ätherischen Öle in der Sahne, und geben Sie die Emulsion ins Wasser. Nun steht das Fußbad bereit. Ihr Kind sollte seine Füße etwa 15 Minuten lang hineinstellen. Anschließend die Füße abtrocknen, warme Socken anziehen und ab ins Bett! (Ab 6 Jahren.)

Aus der Apotheke

- **Engelwurzbalsam** der Bahnhof-Apotheke Kempten (bereits für Säuglinge geeignet)
- **Rhinodoron Nasenspray** mit einer Salzlösung und Aloe vera – vor allem für die trockene Nase
- **Weleda Schnupfencreme** (ab 2 Jahren); Hinweis: Bei Kindern von 2–5 Jahren wird die Schnupfencreme auf die Nasenflügel und nicht an den Naseneingang aufgetragen.
- **Wala Nasenbalsam für Kinder** (bereits für Säuglinge geeignet)

Ein Wort zur Aromatherapie

Achten Sie beim Kauf ätherischer Öle auf gute Qualität (Primavera, Farfalla, Neumond → Bezugsquellen Seite 277). Diese erkennen Sie an folgenden Angaben auf dem Fläschchen:

- korrekte Angabe des botanischen Namens der destillierten Pflanze
- Bezeichnung „100 Prozent naturreines ätherisches Öl"
- Herkunftsbezeichnung
- Warnhinweise
- eine Chargennummer

Ätherische Öle aus Pflanzen ein- und derselben Art können ein gänzlich verschiedenes Profil an Inhaltsstoffen aufweisen, abhängig vom Standort der Pflanzen, also in welcher Höhe, bei welchen Klima- und Bodenverhältnissen sie herangewachsen sind. Ihre ätherischen Öle unterscheiden sich dann deutlich in ihren chemischen Bestandteilen – und entsprechend auch in ihren Anwendungsgebieten.

Das beste Beispiel hierfür ist der Thymian, *Thymus vulgaris*, bei dem die gleiche botanische Art je nach Standort unterschiedliche Chemotypen entwickelt: Je höher der Wuchsort, desto milder ist er. Das Profil des ätherischen Öls von Thymus vulgaris ct. linalool „entsteht" etwa 1500 m über dem Meer. Die Abkürzung für Chemotyp lautet „ct."

So ist der in der Rezeptur aufgeführte Thymian ct. linalool etwas milder wirksam als der Thymian ct. thymol und für Kinder geeignet. Die Angabe der Dosierung in diesem Buch ist bewusst jeweils sehr niedrig gehalten. Bitte halten Sie sich unbedingt daran, denn ätherische Öle sind sehr stark wirksam.

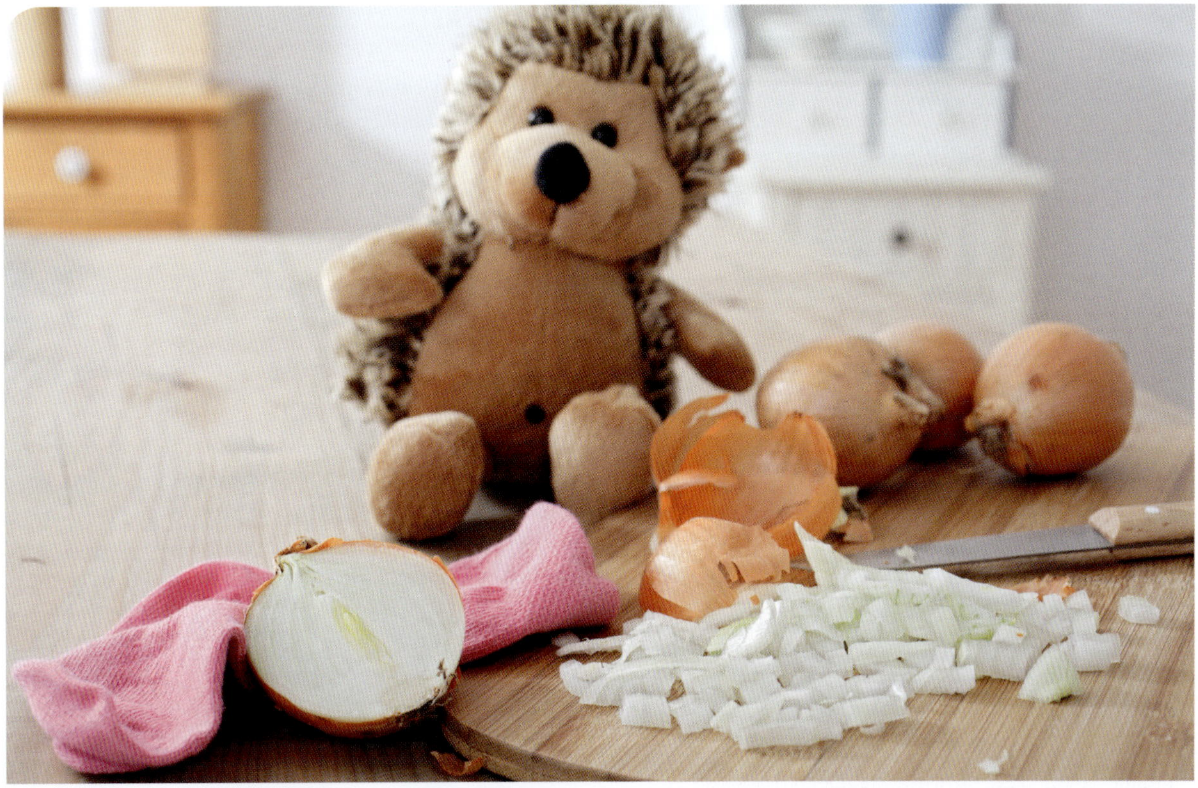

Einfach Zwiebel ohne Schnickschnack: Der Duft geschnittener Zwiebeln, ins Zwiebelsäckchen verpackt, hilft über Nacht.

HALSSCHMERZEN UND MANDELENTZÜNDUNG

Ähnlich wie der Schnupfen können Halsschmerzen das erste Anzeichen einer Erkältung sein. Die auslösenden Krankheitserreger werden nicht nur eingeatmet, sondern gelangen oft auch über die Hände in den Mund. Häufiges Händewaschen in Erkältungszeiten hilft demzufolge, Ansteckungen zu vermeiden!

Haben die Erreger (Bakterien oder Viren) erst mal an der Rachenschleimhaut angedockt, wird das körpereigene Immunsystem aktiv. Als wichtiger Teil dieses Systems befinden sich im Rachenraum die Rachen- und Gaumenmandeln, ein erstes Bollwerk gegen krank machende Eindringlinge. Bei einer Infektion schwellen die Mandeln an und können sich entzünden. Dieses Anschwellen übrigens ist es, was der Erkrankung ihren Namen „Angina" gegeben hat, was von lateinisch „angus" kommt, das heißt „eng". Mediziner bezeichnen sie als Tonsillitis, nach ihrem Begriff für die Mandeln, die medizinisch „Tonsillen" heißen.

Dauern die Beschwerden länger als 1–2 Tage, hat sich vermutlich zur viralen Infektion noch eine bakterielle Infektion mit Streptokokken oder Staphylokokken dazugesellt. Häufig geht dies mit Fieber und stärker werdenden Halsschmerzen einher.

Bei Kleinkindern ist diese Erkrankung übrigens deutlich seltener als bei Schulkindern.

URSACHE

Die typischen, brennend scharfen Halsschmerzen entstehen durch das Eindringen von Erkältungsviren, meist Rhinoviren, in die Rachenschleimhaut.

SYMPTOME

Folgen der Entzündung sind:

- Halsschmerzen
- Schluckbeschwerden
- häufig eine „kloßige" Sprache

WANN ZUM ARZT?

- bei Entwicklung von Fieber, stärker werdenden Beschwerden und eitrigen Auflagen auf den sichtbaren Gaumenmandeln
- Besonders gefürchtet ist die Infektion mit Streptokokken der Gruppe A, deren Stoffwechselprodukte zu schweren Folgeerkrankungen wie rheumatischem Fieber, Nierenentzündung (Glomerulonephritis), Herzentzündungen (Endo-, Myo-, Perikarditis) oder Entzündungen der Gelenke (Gelenkrheumatismus) führen können. Das kann nur durch einen Abstrich geklärt werden. Mittlerweile führen viele Ärzte in ihren Praxen Schnelltests durch, die die prophylaktische Antibiotikagabe eindämmen sollen. Ärztlich abgeklärt werden sollte bei Eiterbefall der Mandeln auch, ob es sich um Scharlach handelt.

THERAPIEN

Halswickel

Halswickel sind sehr angenehm für das Kind und verschaffen häufig schnelle Linderung. Am besten den Wickel anlegen und es sich dann auf dem Sofa gemütlich machen.

- Zitrone
- Baumwolltuch (Stoffwindel oder Geschirrtuch)
- Zwischentuch
- Wollschal

Bei hohem Fieber (ab 39 °C):
Hier können kühle Halswickel mit Zitronenwasser helfen. Das geht ganz einfach: Auf 250 ml kaltes bis handwarmes Wasser den Saft von ½ Zitrone geben, ein Baumwolltuch hineintauchen, dann leicht auswringen. Das Tuch um den Hals legen, dabei die Halswirbelsäule aussparen. Ein etwas größeres Tuch darüberlegen, dann mit einem Außentuch, zum Beispiel einem Wollschal, fixieren. Den Wickel 20–45 Minuten liegen lassen.

Bei leichtem bis mäßigem Fieber (37,8–39 °C):
Da ist es besser, für den Halswickel warmes Wasser ohne Zusätze zu verwenden.

Heilpflanzen

Heilpflanzen sollten bei Halsweh so früh wie möglich zum Einsatz kommen, um eine bakterielle Superinfektion zu verhindern.

- **Entzündungshemmende und schleimhautschützende Heilpflanzen** wie Kamille und Salbei verkürzen den Verlauf und lindern die Symptome.
- Bei Kindern, die immer wieder Mandelentzündungen haben, können innerlich zusätzlich abwehrstärkende Heilpflanzen wie die Kapland-Pelargonie oder der Purpurrote Sonnenhut zum Einsatz kommen.
- Da die Mandeln Teil des Lymphsystems sind, empfehlen wir bei wiederholtem Auftreten von Entzündungen zusätzlich zur „Gurgeltherapie" und zur Abwehrstärkung auch noch Arzneimittel zur Entlastung des Lymphsystems. Dafür gut geeignete Fertigarzneimittel, in denen Heilpflanzen und passende homöopathische Mittel kombiniert sind, sind zum Beispiel Lymphdiaral Halstabletten und Lymphdiaral Basistropfen SL.

Kamille

Kamille hilft zuverlässig bei entzündeter Rachenschleimhaut. Und mit ihren ätherischen Ölen wirkt sie antibakteriell gegen Staphylokokken und Streptokokken. Wichtig ist, frühzeitig anzufangen mit Kamille zu gurgeln oder sie als Spray einzusetzen. Um ihre antibakterielle Wirkung voll auszunutzen, empfehlen wir die Verwendung von Kamillenextrakt, zum Beispiel Kamillosan.

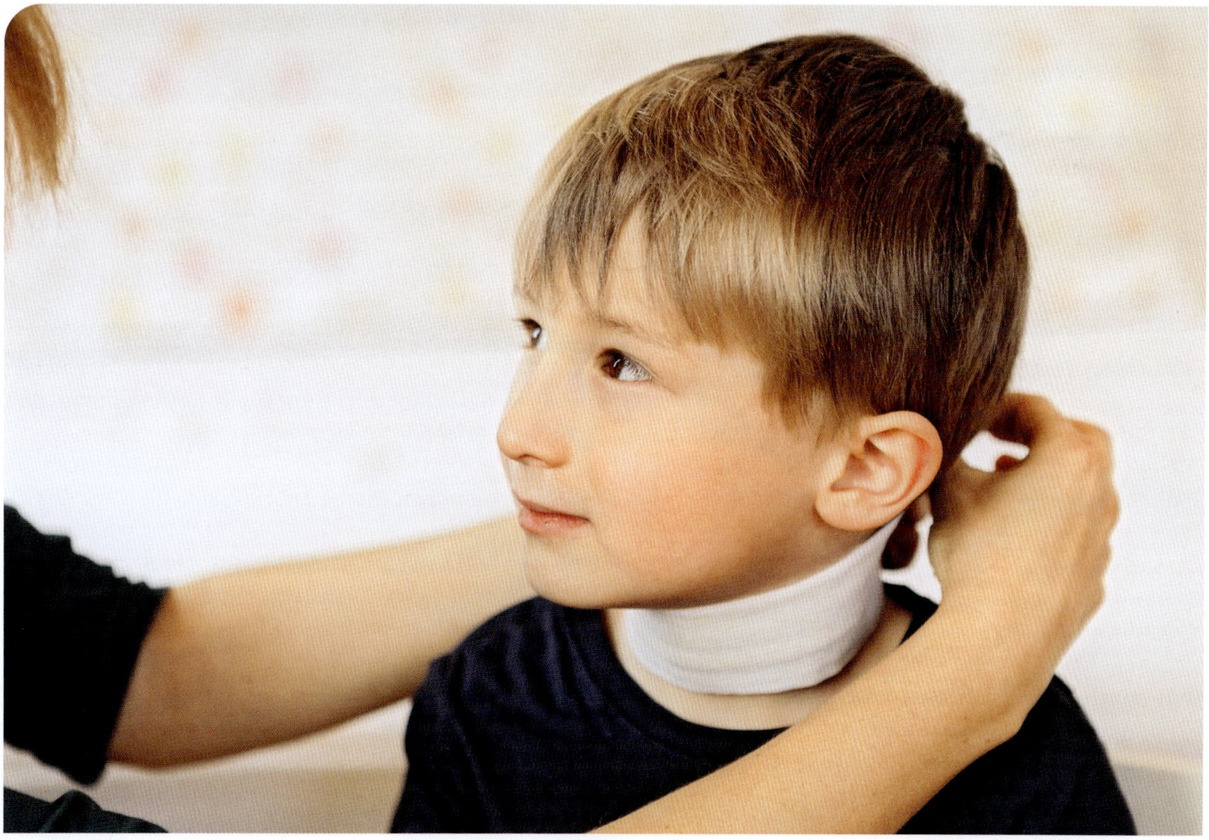

Es ist immer wieder erstaunlich, wie gut ein Halswickel die Halsschmerzen lindern kann. Eine angenehme Therapie.

Sollten Sie keinen Extrakt oder kein Spray zu Hause haben, dann bereiten Sie zum Gurgeln ersatzweise einen richtig kräftigen Kamillentee zu: 2 EL Kamillenblüten mit 1 Tasse heißem, nicht mehr kochendem Wasser übergießen, 3 Minuten zugedeckt ziehen lassen. Dann abgießen und zum Gurgeln auf Zimmertemperatur abkühlen lassen.

Kamillen-Gurgellösung

Gurgeln, was das Zeug hält! Das kämpft die Keime im Hals nieder.

- Kamillenextrakt (aus der Apotheke)

Geben Sie 1 EL Kamillenextrakt auf 200 ml lauwarmes Wasser. Ihr Kind sollte möglichst lange gurgeln. Und das auch noch 3- bis 5-mal täglich – je stärker das Halsweh, desto häufiger. Bei Besserung der Beschwerden reicht dann nur noch 2-mal täglich.

Kamillenspray

Der Vorteil eines Sprays ist, dass damit auch tiefere Rachenabschnitte erreicht werden als mit einer Gurgellösung. Praktisch ist auch, dass Ihr Kind das Spray immer dabeihaben kann, wenn es in der Schule oder unterwegs ist.

Zwar ist ein Kamillenspray in jeder Apotheke erhältlich (Kamillosan Mund- und Rachenspray), Sie können es aber auch ohne Weiteres selber herstellen:

- Kamillenextrakt (aus der Apotheke)

1 EL (15 ml) Kamillenextrakt in eine Pumpsprayflasche (100 ml Fassungsvermögen) geben, mit Wasser auffüllen und schütteln.

Aus der Apotheke

- **Kamille:** Kamillosan Mund- und Rachenspray
- **Kapland-Pelargonie:** Pelargonium ratiopharm, Umckaloabo
- **Echinacea:** Wala Echinacea Mund- und Rachenspray (für Kinder ab 4 Jahren)
- **Salbei und Thymian:** Salviathymol (Mischung ätherischer Öle, vor allem Salbei- und Thymianöl, sehr scharf, daher erst ab Schulkindalter)

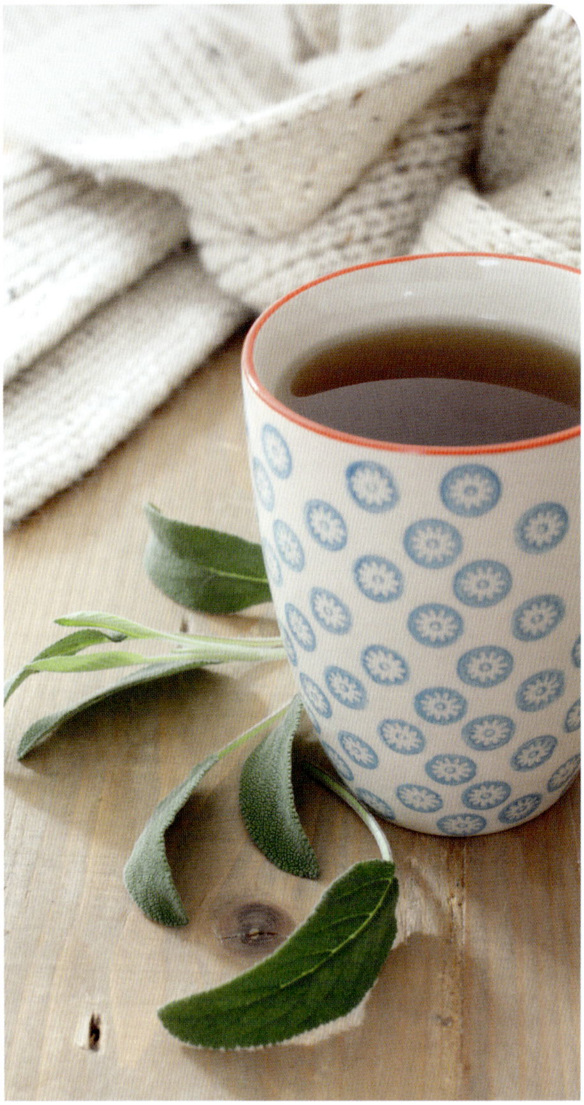

Salbeitee ist ein sehr gutes Mittel zum Gurgeln bei Halsweh.

Salbeitee

Gerade bei Halsschmerzen gehört er zu den Klassikern. Salbeitee wirkt entzündungshemmend und antibakteriell.

- getrocknete oder frische Salbeiblätter

Kochen Sie zunächst einen Tee aus den Salbeiblättern: 1 TL getrocknete oder 1 EL frische Salbeiblätter mit 1 Tasse heißem Wasser übergießen, 10 Minuten abgedeckt ziehen lassen, dann abgießen.
Zum Gurgeln lassen Sie den Tee auf Zimmertemperatur abkühlen. Je stärker die Beschwerden Ihres Kindes, desto häufiger (3- bis 5-mal täglich) und länger sollte es gurgeln. Und wichtig: Bereiten Sie den Salbeitee vor jedem Gurgeln frisch zu!

MITTELOHRENTZÜNDUNG

Bei der Mittelohrentzündung kommt es zur Entzündung der Schleimhäute des Mittelohrs. Sie ist eine typische Erkrankung für das Kindergartenalter und kann bei manchen Kindern zur wirklichen Dauerplage werden.

URSACHE

Akute Mittelohrentzündung: Sie wird vor allem durch Bakterien, seltener durch Viren verursacht. Meistens tritt sie im Zusammenhang oder als Folgeerkrankung einer Erkältung oder eines Schnupfens auf, manchmal auch nach einem Schwimmbadbesuch. Auch begleitend zu Infektionserkrankungen wie Masern kann es dazu kommen.

Chronische Mittelohrentzündung: Hier ist die Ursache in einer Vergrößerung der Rachenmandeln (umgangssprachlich oft „Polypen" genannt) zu suchen. Diese verlegen den Verbindungsgang zwischen Mittelohr und Rachen, die Ohrtrompete oder Eustachische Röhre. Als Folge kommt es zu einer Bakterienvermehrung im Mittelohr mit nachfolgender Entzündung. In der Praxis erleben wir immer wieder, dass manche Kinder davon besonders betroffen sind.

SYMPTOME

- tritt meist einseitig auf
- ist sehr schmerzhaft
- Ohr ist berührungsempfindlich
- Es kann zu Fieber kommen.
- Hörvermögen gewöhnlich eingeschränkt

WANN ZUM ARZT?

- wenn sich der Zustand Ihres Kindes nach 2–3 Tagen nicht gebessert oder sich sogar verschlechtert hat

THERAPIE

Wärme

Vermeiden Sie kalte Luft oder Zugluft an den Ohren Ihres Kindes. Es sollte dann sein Lieblingsstirnband oder eine Mütze tragen.

Heilpflanzen

- **schmerzlindernd und entzündungshemmend:** Es gibt dafür kaum ein besseres Mittel als die gute, alte Zwiebel. Die hilft, und das schnell und zuverlässig.
- **Nase freihalten:** Hierfür ist alles gut, was bei Schnupfen hilft. Das Mittelohr wird nämlich durch die zum Rachen führende Eustachische Röhre belüftet. Sind die Schleimhäute, wie bei einem Schnupfen der Fall, angeschwollen, wird das Mittelohr nicht mehr ausreichend belüftet. Dadurch entsteht ein ideales Milieu für Bakterien. Daher begleitend inhalieren, Schnupfentee trinken, Zwiebelsöckchen und Engelwurzsalbe einsetzen! → Rezepte ab Seite 116

Kamillenkissen

Sie oder Ihr Kind mögen den Zwiebelgeruch der klassischen Zwiebelauflage (Zwiebel-Ohrwickel) partout nicht? Kein Problem. Die Kamillen-Dampfkompresse hilft ähnlich gut, wenn auch etwas milder, duftet aber natürlich nach Kamille. Kamille wirkt ebenfalls antibakteriell und lindert die Schmerzen.

- Kamillenblüten
- Stofftaschentuch oder Kindersöckchen
- Stirnband oder Mütze

Füllen Sie 1–2 TL Kamillenblüten in ein Säckchen, und erwärmen Sie es zwischen zwei Wärmflaschen. Nun wie beim Zwiebel-Ohrwickel → Seite 124 beschrieben auflegen.

Zur Kamillen-Dampfkompresse wird das Kamillenkissen, wenn Sie es über Wasserdampf erwärmen. Durch den Dampf treten dann sogar noch mehr ätherische Öle aus als allein durch die Körperwärme.

Auch diese einfache Anwendung ist bereits für die ganz Kleinen geeignet. Bei Babys hilft eine Kamillen-Dampfkompresse auch bei Zahnungsbeschwerden und den damit verbundenen Unruhezuständen → Seite 193.

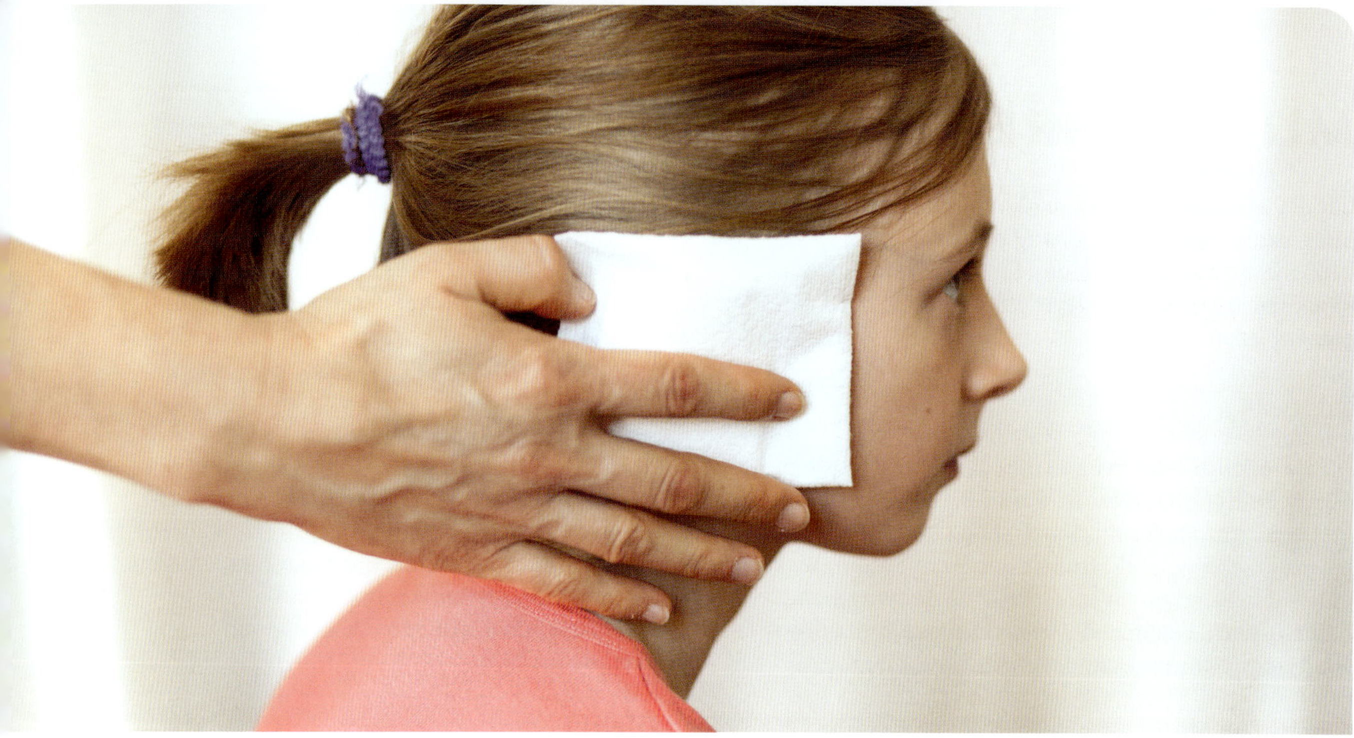

Mit einem Zwiebel-Ohrwickel kann eine beginnende Mittelohrentzündung gestoppt werden.

Zwiebel-Ohrwickel

Wie praktisch – eine Zwiebel hat man immer im Haus. Die stark antibakterielle und antivirale Wirkung des tränentreibenden Gemüses haben ihr einen festen Platz in der Hausapotheke verschafft. Beeindruckend ist die schmerzlindernde Wirkung bei der Mittelohrentzündung.

- 1 Zwiebel
- Stofftaschentuch oder Kindersöckchen
- Stirnband oder Mütze

Schneiden Sie die rohe Zwiebel in feine Stücke, und packen Sie diese in das Taschentuch ein, oder füllen Sie sie in das Söckchen. Das Päckchen wird nun über Wasserdampf erwärmt, was gut in einem Gemüseeinsatz funktioniert, oder kurz in der Mikrowelle erhitzt. Währenddessen zieht Ihr Kind bereits das Stirnband beziehungsweise die Mütze an. Warm, aber nicht zu heiß (vorher am Unterarm ausprobieren!) wird das Päckchen dann mit seiner einfachen Stoffseite auf das Ohr gelegt, und zwar so, dass der Mastoidknochen (der hinter dem Ohrläppchen tastbare „Hügel") bedeckt ist, und unter Stirnband oder Mütze „festgeklemmt". Der Wickel kann so lange liegen bleiben, wie es dem Kind angenehm ist (½–2 Stunden).

Diese Anwendung ist für Kinder ab 6 Monaten geeignet – und tut bei Bedarf auch Erwachsenen gut.

Aus der Apotheke

- **Homöopathie:** Wala Aconit Ohrentropfen (ab Kleinkindalter), Wala Levisticum Ohrentropfen (bereits für Säuglinge geeignet). Für Ihr Kind ist es übrigens angenehmer, wenn Sie die Ohrentropfen vor der Anwendung in der Hosentasche auf Körpertemperatur anwärmen. Hinweis: Ohrentropfen bitte nur dann in den Gehörgang geben, wenn das Ohr nicht nässt. Im Innenohr entsteht durch die Entzündung ein Sekret, was zu einer Vorwölbung des Trommelfells führt. Dies kann der Arzt oder Heilpraktiker mit dem Otoskop (der „Ohrlampe") sehen. Ist diese Schwellung zu stark, reißt das Trommelfell und das Sekret tritt aus. Das Ohr „nässt" dann.
- **innerliche Anwendung:** Otovowen Tropfen

BINDEHAUTENTZÜNDUNG

Die Bindehautentzündung ist eine Reizung der Augenbindehaut. Im Zusammenhang mit Infektionskrankheiten und Erkältungen kann vor allem bei Babys eine Bindehautentzündung zu den Erkältungssymptomen dazukommen. „Verrotzt und verquollen" – das trifft dann wirklich zu.

Doch keine Sorge: In der Regel ist die Bindehautentzündung, richtig behandelt, nach ein paar Tagen wieder vorbei.

URSACHE

Nicht infektiöse Bindehautentzündungen werden durch Fremdkörper oder andere reizende Stoffe ausgelöst.

Infektiöse Bindehautentzündungen werden durch Viren oder Bakterien ausgelöst und sind ansteckend. Zu den Erregern gehören beispielsweise das Herpes-, Grippe-, Adeno- und das Zostervirus. Bakterielle Infektionen werden häufig durch Staphylokokken und Streptokokken verursacht. Diese Form kommt oft bei Kindern vor. Neugeborene können sich auch mit Chlamydien oder (sehr selten) während der Geburt mit Gonokokken infizieren. Mögliche Übertragungswege ansteckender Bindehautentzündungen sind der direkte oder indirekte Augenkontakt mit verunreinigten, infizierten Händen. Im Zusammenhang mit Erkältungen erweisen sich oft Pneumokokken oder Adenoviren als Auslöser. Sobald diese Adenoviren im Spiel sind, werden Bindehautentzündungen zu einer hoch ansteckenden Sache. So ansteckend, dass diese Infektionen, die häufig Kindergärten und Kitas betreffen, sogar dem Gesundheitsamt gemeldet werden müssen. Davon betroffene Kinder dürfen während der Erkrankung die Gemeinschaftseinrichtung nicht besuchen.

SYMPTOME

- rote Augen
- starker Juckreiz
- Brennen
- Lichtempfindlichkeit
- Tränen der Augen mit Fremdkörpergefühl
- Bei bakterieller Ursache sind die Augen morgens eitrig verkrustet und verklebt.
- Eine virenbedingte Bindehautentzündung äußert sich oft zunächst auf nur einem Auge, bevor die typische, extreme Rötung und die Bildung eines wässrigen Sekrets auch auf das andere Auge übergehen.
- Bei einer virenbedingten Bindehautentzündung kann auch die Hornhaut mit erkranken. Dies führt nicht nur zu Schmerzen und Lichtempfindlichkeit, sondern kann – zu spät erkannt oder unbehandelt – die Sehkraft auch dauerhaft verringern.

WANN ZUM ARZT?

Bei Verdacht auf eine Bindehautentzündung sollte die Ursache immer ärztlich abgeklärt werden, damit die richtige Therapie durchgeführt werden kann. Bei einer Infektion durch Adenoviren besteht außerdem Meldepflicht.

THERAPIE

Abdunklung

Da das Auge hochempfindlich auf Lichteinwirkung reagiert, ist es angenehm, das Zimmer abzudunkeln. Das Tragen einer Sonnenbrille, auch im Haus, hilft ausgesprochen gut – und Ihr Kind wird dies begeistert tun.

Augenbewegung vermeiden

Die gereizten Augen reagieren empfindlich auf schnelle Bewegungen des Augapfels, wie es beim Lesen oder Fernsehen der Fall ist. Lesen Sie doch Ihrem Kind mal wieder etwas vor. Wenn Sie dazu keine Zeit haben, kann es aber auch spannende Hörbücher hören.

Berührung vermeiden

Das unangenehme Reizgefühl lädt dazu ein, das Auge zu reiben. Das macht es leider nur noch schlimmer. Die Sonnenbrille → oben leistet auch hierbei sehr gute Dienste, weil Ihr Kind immer dranstößt, wenn es die Augen reiben will, und dadurch erinnert wird: „Nicht reiben!"

Hygiene

Um das nässende Auge abzutupfen, verwenden Sie bitte nur Papiertaschentücher, die Sie anschließend sogleich wegwerfen. Und achten Sie darauf, sich vor und nach Augenkontakt die Hände zu waschen.

RICHTIG STERIL

Da man unter häuslichen Bedingungen keinen vollkommen sterilen Tee erhalten kann, empfehlen wir für die Anwendung bei Babys tatsächlich sterile Zubereitungen aus der Apotheke, zum Beispiel Herba-Vision Augentrost, Vidisan, Visiodoron Euphrasia Augentropfen und Euphrasia comp. Augensalbe, Wala Euphrasia Augentropfen.

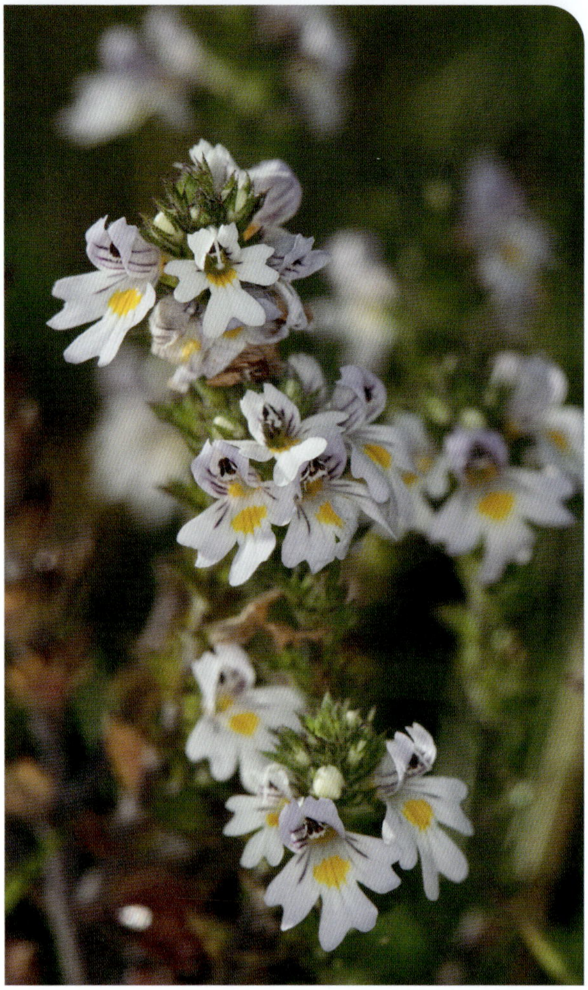

Klitzekleine Blüten, die lustig blinzeln: Augentrost hilft bei Augenweh.

Heilpflanzen

- Augentrost ist nur wenige Zentimeter groß, doch es lohnt sich, seine Blütchen einmal genauer anzusehen. Die Blütenblätter erinnern in ihrer gelappten Form und mit den dunklen Saftmalen, die zu einem gelben Fleck führen, mit etwas Fantasie an einen fröhlichen Augenaufschlag. Die Heiterkeit, die diese Blüte versprüht, hat den Botaniker Linné zur Namensgebung inspiriert: Der botanische Name *Euphrasia* heißt übersetzt „Frohsinn". So unauffällig die kleine Pflanze auch ist, hat sie es doch in sich: Der Augentrost wirkt antibakteriell und entzündungshemmend.

Augentrost-Waschung

Mit einem Augentrosttee, der aber nicht zum Trinken, sondern nur für die äußerliche Anwendung gedacht ist, rücken Sie den Entzündungserregern in den Augen Ihres Kindes zu Leibe.

- Augentrostkraut
- sterile Wundkompressen (aus der Apotheke)

Zunächst den Tee zubereiten: Übergießen Sie 2 TL Augentrostkraut mit 1 Tasse (150 ml) kochendem Wasser, lassen Sie es 10 Minuten zugedeckt ziehen, und gießen Sie es dann ab.

Mit dem (abgekühlten) Tee reinigen Sie dann morgens sanft das über die Nacht verklebte Auge Ihres Kindes und waschen es immer wieder. Als Läppchen aber nicht einfach den Waschlappen oder irgendein Tuch verwenden, sondern sterile Wundkompressen. Hygiene ist bei dieser Anwendung sehr wichtig! Waschen Sie sich selbst zwischen den Waschungen jeweils die Hände, und verwenden Sie immer wieder eine frische Kompresse! Auch den Tee sollten Sie vor jeder Anwendung frisch zubereiten. Er ist durch das kochende Wasser dann jeweils sterilisiert.

Augentrost-Auflagen

Diese Anwendung eignet sich nicht nur zur Behandlung einer Bindehautentzündung, sondern auch bei sogenannten Gerstenkörnern am Lidrand.

- Augentrostkraut
- sterile Wundkompressen (aus der Apotheke)

Zunächst einen Augentrost-Tee zubereiten → links und abkühlen lassen.

Dann tränken Sie die sterile Wundkompresse mit dem Tee, und legen Sie sie mehrmals täglich je 5–10 Minuten auf die geschlossenen Augen auf. Jedes Mal eine frische Kompresse nehmen!

GRIPPE

Als „Influenza" oder „echte Grippe" bezeichnet man eine Erkrankung, die durch das Grippevirus hervorgerufen wird. Es gibt verschiedene Typen dieser Virusart (Influenza A, B, C). Am häufigsten und gleichzeitig am gefährlichsten ist das Influenzavirus Typ A. Es ist auf der ganzen Welt verbreitet und, das ist das Fiese an ihm, es verändert sich ständig. Das macht es schwierig, einer Infektion vorzubeugen, etwa durch die Entwicklung von Impfstoffen.

URSACHEN

Die Ansteckung mit Influenzaviren erfolgt durch Tröpfchen-, Schmier- oder Kontaktinfektion. Dabei muss man gar nicht unbedingt direkten Kontakt mit einem Erkrankten haben. Es genügt schon, zum Beispiel Türklinken, Spielzeug, Möbel, Treppengeländer oder Ähnliches zu berühren, die zuvor eine infizierte Person angefasst hat. Auf glatten Oberflächen können sich Influenzaviren nämlich bis zu 2 Tage lang halten.

SYMPTOME

Typisch für die Virusgrippe ist der plötzliche Beginn mit starkem Krankheitsgefühl. Kurz darauf folgen Symptome wie hohes Fieber, eventuell mit Schüttelfrost, und starke Glieder- und Kopfschmerzen. Bei Kindern kann es außerdem zu Übelkeit und Erbrechen kommen. Auch Heiserkeit und Husten sowie eine Mittelohrentzündung sind im frühen Kindesalter typische Symptome. Der Verlauf einer Grippe hängt sowohl vom Typ des Influenzavirus selbst ab als auch vom gegenwärtigen Zustand des Immunsystems.

Bei einem unkomplizierten Verlauf ist die Infektion nach wenigen Tagen überstanden, ansonsten kann die Grippe durchaus bis zu 2 Wochen dauern. Wer sie einmal hatte, weiß, dass man danach lange braucht, um wieder richtig fit zu werden.

WANN ZUM ARZT?

Bei Verdacht auf eine Influenza sollte der Arzt aufgesucht werden. Es besteht sogar eine Meldepflicht. Außerdem sollte eine Influenza wegen des mitunter fulminanten Verlaufs ärztlich überwacht werden.

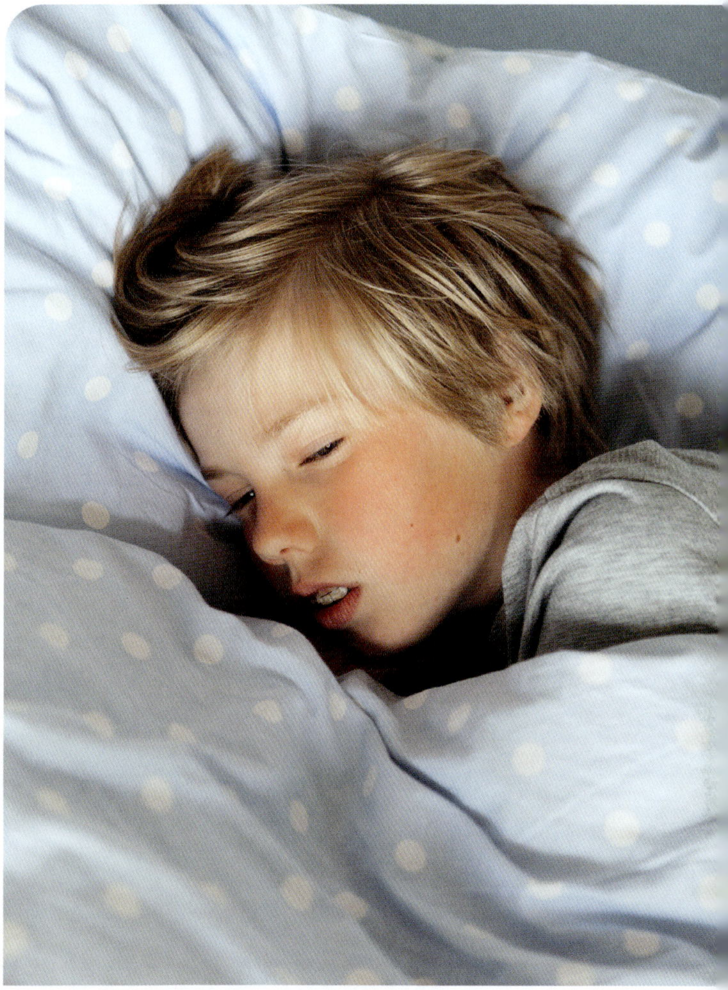

Mit einer Grippe fühlt man sich so richtig krank – da wird die Bettruhe freiwillig eingehalten.

THERAPIEN

- **Ruhe:** Bettruhe und Schonung sind oberstes Gebot. Jetzt müssen alle Reserven des Körpers für das Immunsystem bereitgestellt werden, denn die Grippe lässt sich nur aus eigener Kraft überwinden.
- **Saftfasten:** Ihr Kind ist appetitlos? Kein Problem, sondern durchaus verständlich. Die Verdauung verbraucht viel Energie, und die würde nur dem Immunsystem fehlen. Unterstützen Sie Ihr Kind darin, statt ihm das Essen aufzudrängen. Nach überstandener Krankheit wird es wieder ausreichend Appetit haben. Vitamin-C-haltige Getränke sind nun optimal: Schwarze-Johannisbeer-Saftschorle, Sanddornsaft oder Orangensaft.

Heilpflanzen

Heilpflanzen können, ebenso wie beim grippalen Infekt, zur Unterstützung des Immunsystems eingesetzt werden → Rezepte ab Seite 87.

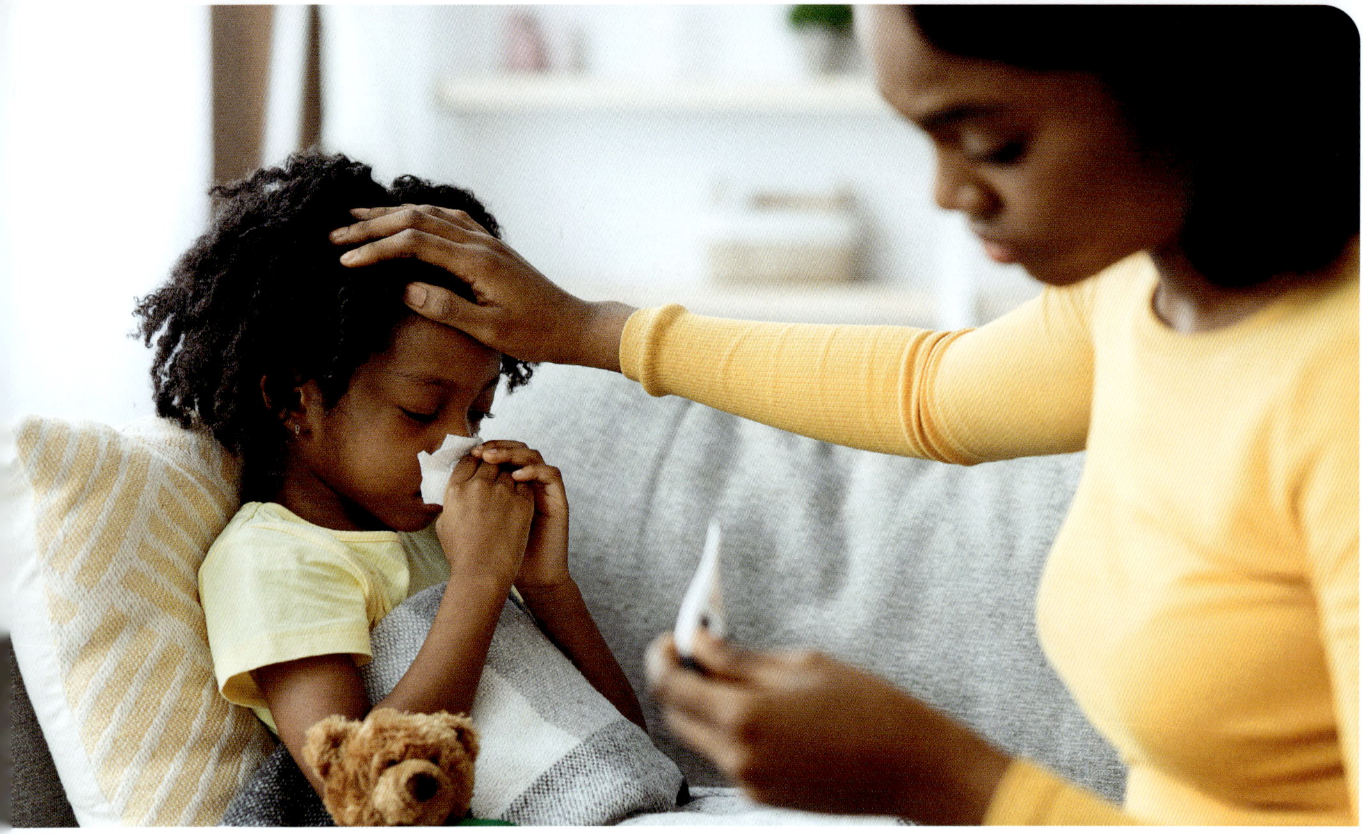

Schon wieder erkältet! Gerade kleine Kinder trainieren ihr Immunsystem intensiv. Wenn es allzu viel wird, können Sie die Abwehr sanft unterstützen.

INFEKTANFÄLLIGKEIT

Kaum gesund und schon wieder krank? Dieser Eindruck entsteht bei manchen Kindern, die von einer Mittelohrentzündung oder Bronchitis in die nächste fallen. Es ist normal und wichtig, dass Kinder häufiger krank sind als Erwachsene, denn es dient der Entwicklung eines funktionierenden Immunsystems. Dennoch gibt es Unterschiede in der Ausprägung der Infektanfälligkeit. Durch das noch nicht vollständig entwickelte Immunsystem kommt es vor allem im Kleinkindalter (2–6 Jahre) zu immer wiederkehrenden Erkältungen mit unterschiedlicher Ausprägung.

Was ist normal?

Laut Lehrbuch sind acht bis zehn Infektionen im Jahr für das Kindergartenalter völlig normal. Über die Hälfte dieser Infektionen dauert länger als 4 Tage, etwa jede fünfte dauert länger als 7 Tage.

Wir halten es vor allem bei sehr hartnäckigen und häufigen Erkältungen für sinnvoll, das kindliche Immunsystem bei seinem Immuntraining etwas zu unterstützen.

URSACHE

Eine erhöhte Infektanfälligkeit ist meist eine entwicklungsbedingte Phase im Kleinkindalter. Mit zunehmendem Alter und entsprechend trainiertem Immunsystem lässt die Infektanfälligkeit dann nach. Die Erfahrung in unseren Praxen zeigt eines ganz klar: Kinder, die darin unterstützt werden, Erkältungen aus eigener Kraft zu überwinden, sind auf lange Sicht gesehen gesundheitlich stabiler. In sehr seltenen Fällen ist auch ein Gendefekt für eine Störung des Immunsystems verantwortlich. Das aber nur der Vollständigkeit halber, es kommt wirklich sehr selten vor.

SYMPTOME

Kurz und bündig gesagt: Wenn das Kind immer wieder krank ist.

WANN ZUM ARZT?

Eine erhöhte Infektanfälligkeit sollte immer mit dem behandelnden Kinderarzt besprochen werden – nur zur Absicherung, ob nicht womöglich doch ein Gendefekt die Ursache ist.

THERAPIE

Bewegung, Ernährung, frische Luft

Es mögen ja Binsenweisheiten sein, aber man kann nicht oft genug darauf hinweisen, wie wichtig viel Bewegung, gesunde Ernährung und reichlich frische Luft für die Gesunderhaltung sind. Nicht nur für uns Erwachsene, auch für unsere Kinder.

Stressvermeidung

Stress, auch Schulstress und seelischer Stress, schwächt unser Immunsystem.

Heilpflanzen

- **das Immunsystem stärkende Heilpflanzen:** Purpurroter Sonnenhut und Kapland-Pelargonie
- **Phytobiotika** („pflanzliche Antibiotika") → Seite 130: Meerrettich, Kapuzinerkresse

Purpurroter Sonnenhut

Die abwehrstärkende *Echinacea purpurea* stammt ursprünglich aus Nordamerika. Heute schmückt die hübsche Pflanze unter dem Namen Purpurroter Sonnenhut auch bei uns vielfach die Gärten und Parks. Igelkopf wird sie oft auch genannt, in Anspielung auf ihren gewölbten, stacheligen Blütenboden. Aufgrund ihrer Inhaltsstoffe eignet sie sich nicht zur Teezubereitung. Sie wird ausschließlich in Form von Fertigarzneimitteln eingesetzt, zum Beispiel in Echinacin oder Esberitox mono.

Bei der Verwendung der Echinacea unterscheidet man zwischen der Therapie bei akuten Erkältungskrankheiten und chronischer Infektanfälligkeit.

- **Akuter Infekt:** Gehört Ihr Kind zu denen, die sich bei jeder Gelegenheit anstecken, empfiehlt es sich, Sonnenhut bereits bei den ersten Symptomen (Krankheitsgefühl, Temperaturanstieg, Schnupfen, Halsweh) einzusetzen. Je früher Sie ihn einsetzen, desto schwächer und kürzer ist der Krankheitsverlauf. Nach Abklingen der Beschwerden lassen Sie ihn Ihr Kind noch weitere 2–3 Tage einnehmen. Parallel dazu können Sie Ihrem Kind Erkältungstees kochen und ansteigende Fußbäder bereiten → Rezepte ab Seite 88.
- **Chronische Infektanfälligkeit:** Zur Vorbeugung in Erkältungszeiten kann Echinacea über einen Zeitraum von 4–6 Wochen gegeben werden. Länger nicht, da dies zu einer Schwächung des Immunsystems führen kann. Zur vorbeugenden Stärkung empfiehlt es sich, eine Intervalltherapie durchzuführen: Ihr Kind nimmt 3 Tage lang Echinacea, macht dann 3 Tage Pause, nimmt wieder 3 Tage lang Echinacea und so weiter, maximal 6 Wochen lang.

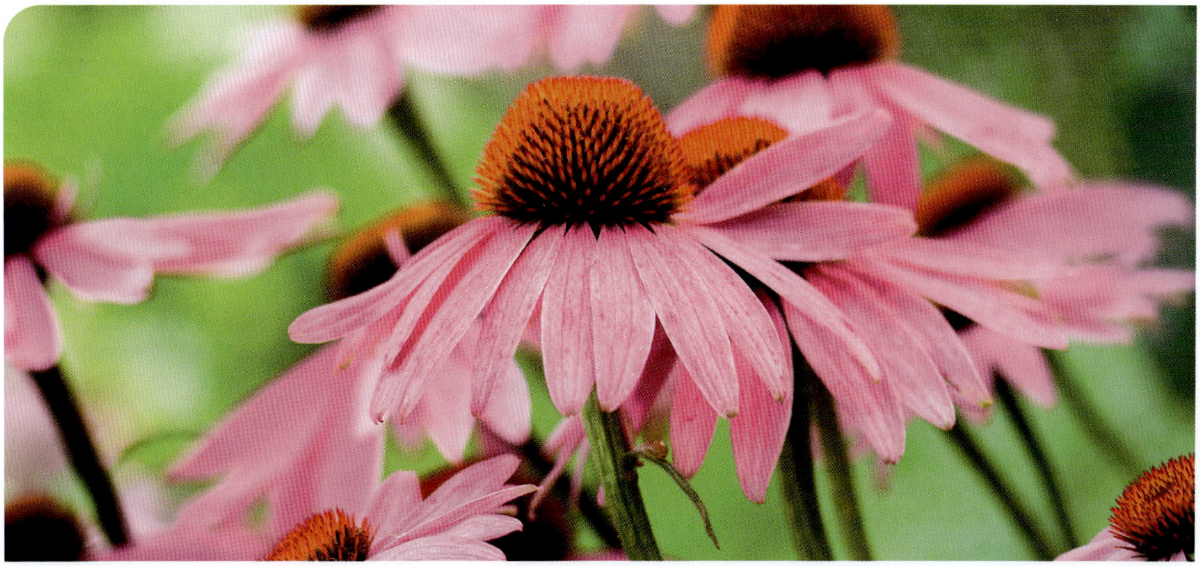

Präparate aus Echinacea sind hilfreich bei immer wiederkehrenden Erkältungen.

- **Purpurroter Sonnenhut** kann ab dem 2. Lebensjahr eingesetzt werden. Bitte halten Sie sich an die Dosierungsempfehlung in der Packungsbeilage, da die Arzneimittel von ihrer Zubereitung und Wirkstärke her sehr unterschiedlich sind.
- **Und Vorsicht:** Bei Autoimmunerkrankungen (wie zum Beispiel Colitis ulcerosa, Morbus Crohn, Rheumatoide Arthritis) dürfen Zubereitungen aus *Echinacea purpurea* nicht eingesetzt werden.

Meerrettich und Kapuzinerkresse

Beide Pflanzen bestechen durch ihre Schärfe – und schon tut sich die Frage auf, wie das mit der Kinderheilkunde vereinbar ist. In der Tat ist es nicht möglich, sie in der Menge, die für eine therapeutische Wirkung notwendig wäre, als Pflanze direkt einzusetzen. Dafür sind ihre Hauptinhaltsstoffe einfach zu scharf. Auch sind beide Pflanzen nicht für Tees geeignet, sondern ausschließlich im frischen Zustand wirksam. Praktisch bedeutet das, dass sie in Form von Fertigarzneimitteln eingesetzt werden → gegenüberliegende Seite: „Aus der Apotheke“.

Senföle können die Magenschleimhaut reizen, lassen Sie Ihr Kind daher solche Präparate immer zum oder nach dem Essen einnehmen.

WAS SIND PHYTOBIOTIKA?

Sie kennen das Wort Antibiotika? Und den Begriff Phytotherapie für Pflanzenheilkunde haben Sie auch schon gehört? Jetzt noch die beiden Wörter kombinieren, und schon haben Sie Phytobiotika. Pflanzliche Antibiotika sozusagen. Man bezeichnet damit Heilpflanzen, die gegen ein großes Spektrum an Erregern – Bakterien, Viren und Pilze – wirken. Häufig sind sie auch noch abwehrstärkend. Aufgrund ihrer verschiedenen Wirkmechanismen führen Phytobiotika nicht zur Resistenzbildung von Erregern, wie es die synthetischen Antibiotika tun. Die Wirkung von Phytobiotika ist wissenschaftlich gut untersucht. So eignen sich zum Beispiel die senfölhaltigen Phytobiotika Meerrettich und Kapuzinerkresse hervorragend zur Behandlung von Atemwegserkrankungen.

FÜR DIE ELTERN

Schneller Meerrettichsirup

Die Schärfe des Meerrettichs mag für Kinder etwas heftig sein, wir Erwachsene vertragen sie – in Maßen – jedoch ganz gut. Wenn die Erkältung Sie fest im Griff hat, dann probieren Sie doch mal folgendes Rezept:

Ein Stück Meerrettichwurzel frisch reiben und zu gleichen Teilen mit Honig vermischen. Von dieser Mischung nehmen Sie 3-mal täglich nach dem Essen 1 TL ein. Am besten reiben Sie sich Ihre Tagesportion immer frisch am Morgen.

Wussten Sie, dass Meerrettich nicht nur viele Senföle enthält (das sind die, die uns zum Weinen bringen), sondern auch unheimlich viel Vitamin C? Bis zu 180 mg auf 100 g Frischgewicht – das ist mehr als 3-mal so viel wie Orangen oder Zitronen enthalten. Dazu kommen nennenswerte Mengen an Vitamin B1, B2 und B6, Magnesium und Eisen. Wenn das nicht gesund ist!

Teekur mit Thymian

Zu den Phytobiotika kann auch der Arzneithymian gerechnet werden. Er wirkt stark antibakteriell und gegen verschiedene Viren. Der Volksmund weiß es schon lange: „Der nächste Schnupfen kommt bestimmt, doch nicht zu dem, der Thymian nimmt!“

Bereits in den alten Kräuterbüchern gilt Thymian als starke Pflanze zur Behandlung immer wiederkehrender Atemwegserkrankungen. Hier kann eine Teekur über die heikle Erkältungszeit helfen.

- Thymiankraut

Übergießen Sie 1 TL Thymian mit 1 Tasse (150 ml) heißem, aber nicht mehr kochendem Wasser. Lassen Sie den Tee dann 10 Minuten bedeckt ziehen, bevor Sie ihn abgießen. Davon geben Sie Ihrem Kind täglich 1–2 Tassen (ab 1 Jahr 3-mal 75 ml, ab 4 Jahren 3-mal 100 ml, ab 10 Jahren 3-mal 150 ml) über die Erkältungszeit zu trinken, am besten jeweils zwischen den Mahlzeiten. (Ab 1 Jahr.)

Thymian-Parmesan-Kekse

Eine Knabberei für die ganze Familie – ebenso gesund wie lecker.

Für rund 24 Kekse:

- 110 g zimmerwarme Butter
- 110 g frisch geriebener Parmesan
- 2 gestrichene EL Thymian (gerne auch frisch)
- ½ TL Salz
- 1 TL frisch gemahlener Pfeffer
- 150 g Weizenmehl

Schlagen Sie die Butter in einer Schüssel schaumig, geben Sie den Parmesan und die Gewürze nach und nach dazu. Das Mehl darübersieben und so lange rühren, bis grobe Streusel entstanden sind. Alles auf eine leicht bemehlte Arbeitsfläche geben und zu einem glatten Teig zusammenkneten.

Zu einer Rolle mit 3–4 cm Durchmesser formen, in Frischhaltefolie wickeln und ½ Stunde in den Kühlschrank legen. Danach ungefähr 0,5 cm dicke Scheiben abschneiden und diese auf ein mit Backpapier belegtes Blech legen. Im vorgeheizten Backofen bei 180 °C (Umluft) etwa 15–20 Minuten backen, bis die Kekse eine goldbraune Farbe angenommen haben.

Kapland-Pelargonie

Heimisch ist sie in der Wüste des südlichen Afrikas und eine Verwandte unserer Balkon-Geranien, die botanisch auch Pelargonien heißen. Anders als unsere Balkonzier ist die Kapland-Pelargonie eine wirkungsvolle Heilpflanze, die auch bei immer wiederkehrenden Atemwegserkrankungen hilft. Zahlreiche wissenschaftliche Untersuchungen haben die antibiotische und antivirale Wirkung ihrer Inhaltsstoffe bestätigt. Wie gut: Sie wirkt außerdem schleimlösend und auswurffördernd und eignet sich daher sowohl zur Vorbeugung in Erkältungszeiten als auch zur Behandlung, wenn es Ihr Kind bereits erwischt hat.

Aus der Apotheke

- **Purpurroter Sonnenhut:** Ceres Echinacea Urtinktur, Echinacin, Esberitox mono
- **Thymian:** Aspecton, Ceres Thymus vulgaris Urtinktur, Pertussin Sirup und Lutschtabletten, Schoenenberger Heilpflanzensaft Thymian, Thymiverlan
- **Kapland-Pelargonie:** Pelargonium ratiopharm, Umckaloabo
- **Meerrettich und Kapuzinerkresse:** Angocin Anti-Infekt N Tabletten (ab 6 Jahren), Ceres Tropaeolus majus Urtinktur

Hier heißt die Devise: je stärker die Beschwerden, desto höher die Dosierung. Halten Sie sich diesbezüglich bitte an die im Beipackzettel empfohlene Dosierung des Herstellers.

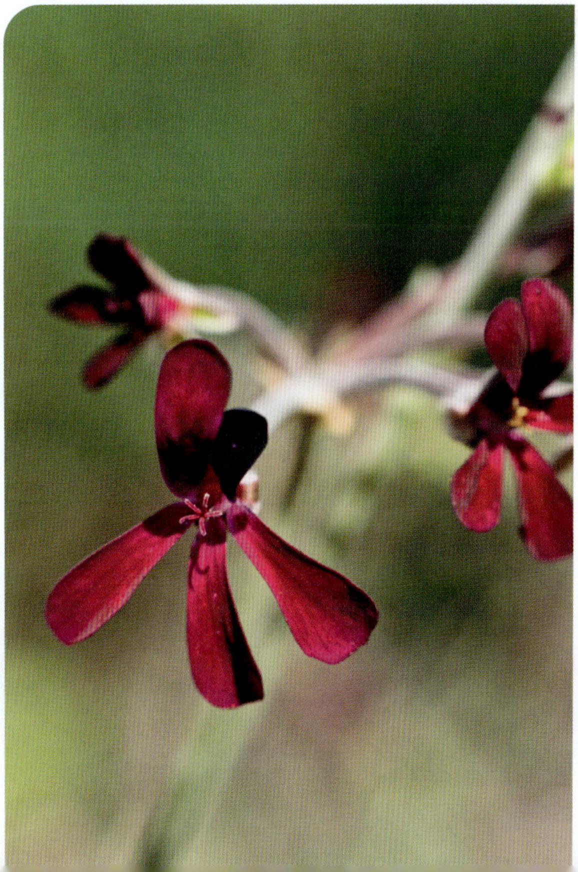

Die Kapland-Pelargonie ist die Pflanze, die hinter dem mystischen Wort „Umckaloabo“ steckt.

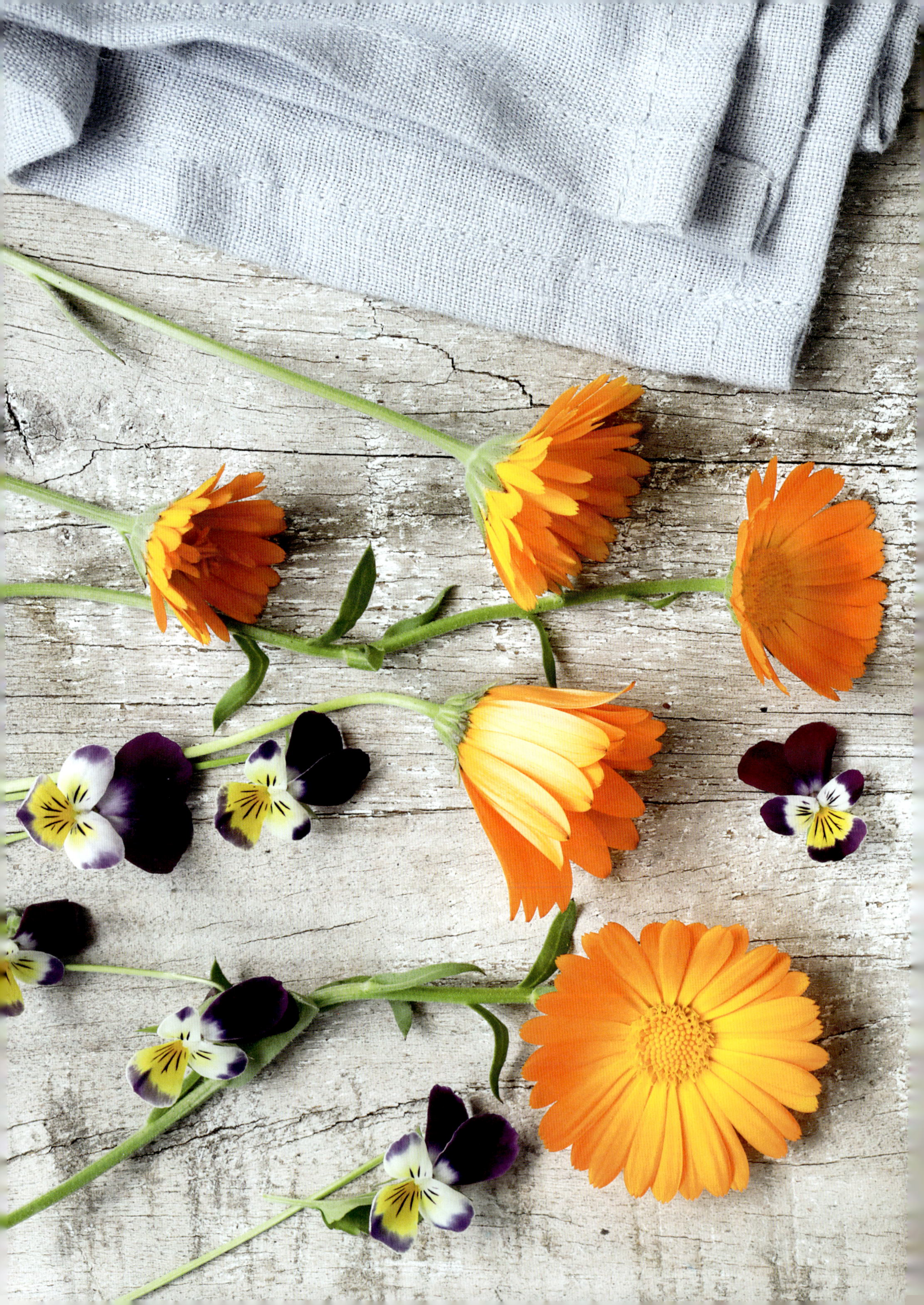

INSEKTENSTICHE

Endlich ist der Sommer da! Und mit ihm zahlreiche Insekten, die nicht nur die Blumen bestäuben oder in Vogelschnäbeln landen, sondern die auch uns und unseren lieben Kleinen ganz schön zusetzen können. Barfüßler, wie es die meisten Kinder im Sommer sind, wissen davon ein Lied zu singen, denn wenn der Klee auf den Wiesen blüht, tummeln sich darauf auch viele Bienen. Und die teilen ihre Blüte nicht gerne mit nackten Füßen. Im Spätsommer dann sind es die Wespen, die sich an Fallobst stärken und sich erbost wehren gegen eine Störung durch Kinderhände. Auch nach Streifzügen durch Wiesen und Wälder kann sich der ein oder andere missliebige Bewohner auf uns niedergelassen habe: Zecken sind in manchen Gegenden sehr verbreitet – und können gefährliche Krankheiten übertragen.

URSACHEN

Stiche von Mücken oder Bremsen sowie die Bisse der Zecken dienen den Tieren zur Nahrungsaufnahme, sie brauchen das Blut zu ihrer Vermehrung und zum Überleben. Bienen, Wespen oder Hornissen hingegen stechen nur, wenn sie sich oder ihr Nest bedroht sehen, ebenso beißen Ameisen nur in diesen Situationen. Mit dem Stich oder Biss gelangt Insektengift in die Haut – mit unangenehmen Folgen.

SYMPTOME

- Schwellung
- Rötung
- Quaddelbildung
- Juckreiz
- Manche Stiche brennen und schmerzen zusätzlich.

WANN ZUM ARZT?

- Wenn es durch Verschlucken der Insekten zu Stichen im Mund oder Rachenraum kommt, sofort den Notarzt rufen! Bis zu dessen Eintreffen kühlen: Lassen Sie das Kind Eiswürfel lutschen oder mit kaltem Wasser gurgeln und legen Sie ihm von außen kalte Umschläge auf. Aber nichts trinken lassen, denn durch die zunehmende Schwellung besteht Erstickungsgefahr.
- Bei bekannten Allergien auf bestimmte Insektengifte Notarzt alarmieren!
- wenn nach Zeckenbissen folgende Symptome auftauchen:
  - deutliche und anhaltende Rötung der Bissstelle
  - sich ringförmig ausbreitende Rötung innerhalb der nächsten Tage um die Bissstelle herum
  - grippeähnliche Symptome mit Fieber innerhalb 1 Woche nach dem Biss (Risiko einer Borreliose)
  - rasende Kopfschmerzen und steifer Nacken – Risiko einer FSME-(Frühsommer-Meningoenzephalitis-)Infektion

THERAPIE

- **Vorbeugung:** Repellents dienen der Abwehr von Insekten. Wir empfehlen nur solche mit natürlichen Bestandteilen, die für Kinder unbedenklich sind, zum Beispiel Anti Brumm naturel, Mosquito free (Apotheke), Zedan.
- **Kühlen** Sie nach einem Stich die Stelle mit Eis oder kalten Umschlägen. Falls es eine Biene war, entfernen Sie vor dem Kühlen mit einer Pinzette den Stachel, sofern er noch in der Haut steckt.
- **Heilerdeumschläge** (zum Beispiel Luvos) lindern ebenfalls: 1 EL Heilerde mit wenig Wasser zu einem Brei rühren, und diesen auf ein Papiertaschentuch streichen. Auflegen, und wenn es anfängt zu trocknen, Umschlag erneuern. Statt Heilerde können Sie auch Quark verwenden.
- **Erste Hilfe bei Zeckenbissen:** Zecken sollten sofort aus der Haut entfernt werden, nach Möglichkeit mit einer Zeckenzange (aus der Apotheke). Verwenden Sie dafür kein Öl oder Klebstoff und desinfizieren Sie die Bissstelle gleich mit Ringelblumen- oder Kamillentinktur oder ätherischem Lavendelöl. Damit hemmen Sie das Ausbreiten möglicher Erreger.

ZECKE IN SICHT?

Nach einem Sommerpicknick oder Streifzug durch die Natur suchen Sie Ihr Kind bitte immer nach Zecken ab. Vor ihrer Blutmahlzeit sind diese noch sehr klein und leicht zu übersehen. Sie bevorzugen warme, dünne Hautstellen. Schauen Sie daher besonders gründlich an Kniekehlen, Armbeugen, am Hals und Kopf sowie im Schritt nach. Je früher die Zecke entfernt wird, desto geringer ist die Infektionsgefahr.

Heilpflanzen

- Spitzwegerich und Zwiebel wirken schmerzlindernd, juckreizlindernd und entzündungshemmend.
- Arnika wirkt ebenso zuverlässig, entweder allein oder in der Kombination mit Brennnessel.

Spitzwegerich-Knoten

Er liebt Wegränder und Wiesen und ist entsprechend weit verbreitet. Insofern ist der Spitzwegerich sehr praktisch, denn bei einem Insektenstich muss es möglichst schnell gehen. Wenn es beim Spazierengehen passiert ist und jetzt brennt und juckt es, sammeln Sie einfach ein paar Blätter – und es wird rasch wieder gut.

- 3–5 frische, möglichst lange und vor allem saubere Spitzwegerichblätter

Legen Sie die Blätter aufeinander und schlingen Sie einen Knoten hinein. Dann reiben Sie den Knoten zwischen beiden Handflächen kräftig und so lange, bis reichlich Pflanzensaft austritt. Diesen Saft tragen Sie nun direkt auf den Stich auf. Der Effekt ist verblüffend und begeistert Kinder sehr: Schmerz und Juckreiz sind wie weggeblasen. Beim nächsten Stich wissen die Kinder sich dann oft schon selber zu helfen.

SPITZWEGERICH GEGEN ALLERGIEN

Der Saft, der sich aus frischen Spitzwegerichblättern pressen lässt, hilft nicht nur bei Insektenstichen, sondern auch bei allergischen Reaktionen, zum Beispiel bei einer Kontaktallergie auf Kosmetikprodukte, bei Sonnenallergie oder Ähnlichem. Die Inhaltsstoffe des Spitzwegerichs hemmen die Freisetzung von Histamin, das für die Entstehung der Entzündung und Anschwellung des Gewebes verantwortlich ist.

Zwiebelauflage

Als fester Bestandteil der „Küchenapotheke" ist eine Zwiebel immer griffbereit, wenn Ihr Kind im Garten eine Kollision mit einer Biene oder Wespe hatte und deutlich den Kürzeren gezogen hat. Zusammen mit tröstenden Worten lindert die einfache Zwiebelauflage schnell den Juckreiz und die Schwellung.

- 1 Zwiebel

Schneiden Sie die Zwiebel in der Mitte durch, und drücken Sie eine Hälfte mit der Schnittfläche für einige Minuten auf den Stich. Wenn es dann immer noch wehtut, können Sie auch eine dickere Zwiebelscheibe mithilfe eines Pflasterstreifens für etwa 30 Minuten auf dem Stich fixieren.

Aus der Apotheke

- **Arnika:** Dreluso Arnika Gel, Weleda Arnika-Gelee
- **Arnika und Brennnessel:** Combudoron Gel

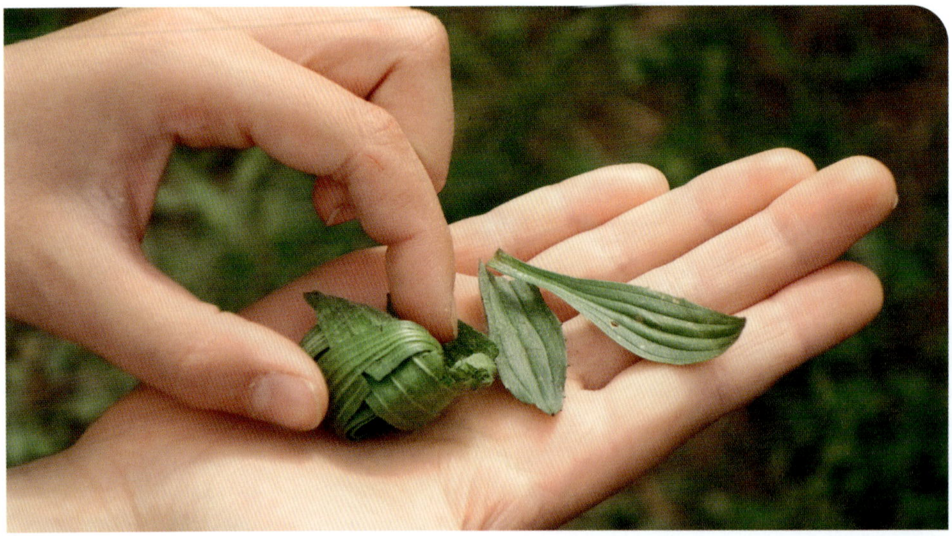

Für den Knoten aus Spitzwegerich pflücken Sie einfach ein paar Blätter von der Wiese. Das ist ganz schnelle Hilfe, wenn man bei einem Ausflug von einer Biene gestochen wird.

WINDELDERMATITIS UND WINDELSOOR

Jedes Baby hat wohl mindestens einmal mit einer mehr oder weniger starken Windeldermatitis zu tun. Das liegt ganz einfach am Windel-Klima: Feuchtigkeit und Wärme in Kombination mit dem scharfen Urin und Kot reizen die zarte Babyhaut und weichen sie auf. Rötung und Brennen sind die Folge, und möglicherweise gesellt sich noch ein Windelsoor dazu. Dieser wird durch Pilze der Gattung *Candida* ausgelöst und verschärft das Beschwerdebild zusätzlich.

URSACHEN

Das seltene Wechseln von Windeln begünstigt das Entstehen einer Windeldermatitis, ebenso zu große Mengen an Obstsäften oder Zitrusfrüchten. Auch ein geschwächtes Immunsystem, wie es zum Beispiel beim Zahnen oder bei Infekten der Fall ist, kann dazu führen.

Vor allem nach einer Antibiotikatherapie kann sich leicht zusätzlich ein Windelsoor entwickeln.

SYMPTOME

- Po des Babys im Bereich der Windel wund und rot
- beim Soor zusätzlich nässende und leicht blutende Stellen, die Rötungen sind massiv ausgeprägt und scharf umrandet

WANN ZUM ARZT?

- wenn sich das Hautbild deutlich verschlechtert, das heißt, wenn die Röte stark zunimmt oder die Beschwerden mit den unten aufgeführten Hausmitteln gar nicht abheilen wollen
- wenn Fieber dazukommt, dann kann es zu einer bakteriellen Superinfektion gekommen sein

THERAPIE

- Wickeln Sie Ihr Kind jetzt möglichst oft, und lassen Sie viel Luft an seinen Po.
- Verwenden Sie bei nässenden Stellen keine Salben oder Pasten. Hier gilt die Regel: „feucht auf feucht", das heißt, Bäder, Waschungen oder Auflagen sind die Mittel der Wahl.
- Sofern ein Zusammenhang mit bestimmten Nahrungsmitteln wie Zitrusfrüchten, Obstsäften, Tomaten oder Erdbeeren erkennbar ist, dann lassen Sie diese weg.

Schön ist es, wenn der Popo nicht mehr schmerzt. Frische Luft, Gerbstoffe und Kamille helfen bei Windelsoor.

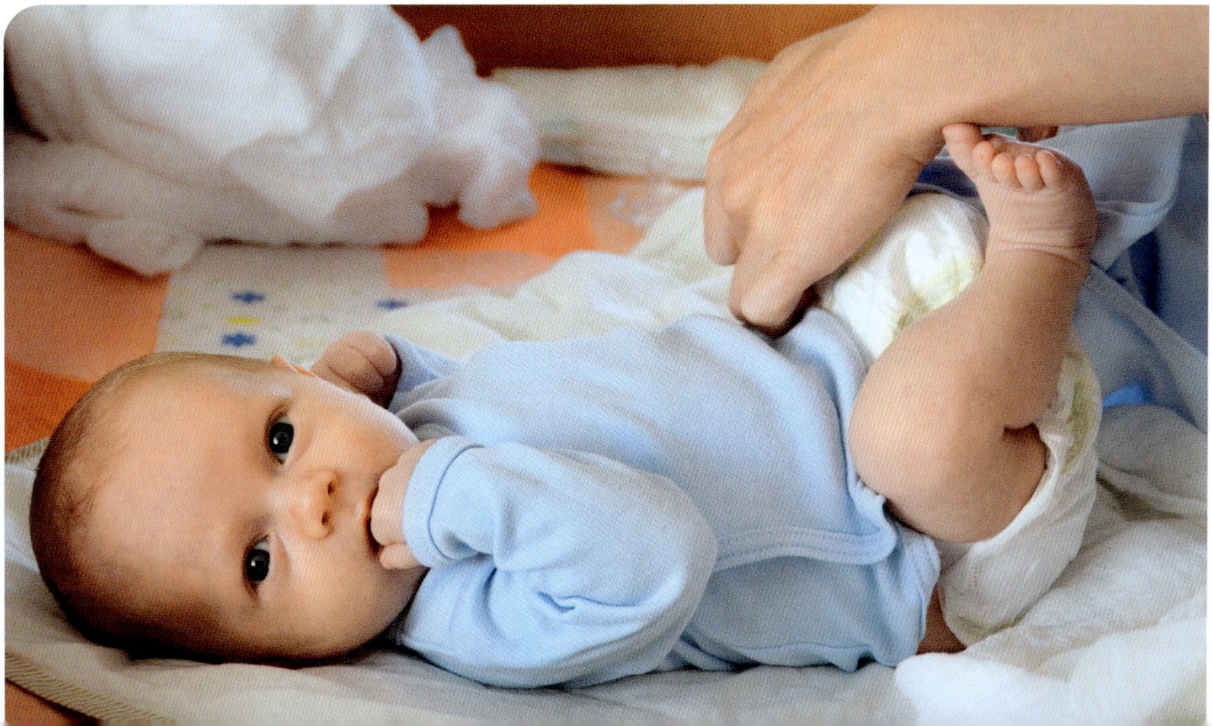

Heilpflanzen

- Johanniskraut, Kamille und Ringelblume wirken entzündungshemmend und antibakteriell.
- Schwarzer Tee wirkt zusätzlich austrocknend und pilzwidrig.

Schwarztee-Auflage

Ein Klassiker bei Windeldermatitis und Windelsoor, besonders in Kinderkliniken, ist der Einsatz von Schwarztee. Und das aus gutem Grund: Die im Schwarztee enthaltenen Gerbstoffe wirken austrocknend und zusammenziehend auf die entzündete Babyhaut. Was drastisch klingt, ist genial, denn damit wird Störenfrieden wie Bakterien und Pilzen die Existenzgrundlage entzogen, sie fühlen sich einfach nicht mehr wohl. Die Haut kann sich erholen, und die Entzündung klingt ab.

- 1 Teebeutel Bio-Schwarztee
- Tuch

Übergießen Sie den Teebeutel mit 1 Tasse kochendem Wasser, und lassen Sie ihn 15 Minuten ziehen. Dann tränken Sie ein Tuch mit dem nur noch handwarmen Tee und legen es für 10 Minuten auf den wunden Po. Wiederholen Sie die Prozedur mehrmals täglich, bis eine Besserung erkennbar wird.

Kamillensitzbad

Auf die Kamille mit ihren entzündungshemmenden Eigenschaften ist einfach immer Verlass. Sie wirkt schnell und zuverlässig, auch am roten Kinderpopo. Und so ein Sitzbad fürs Baby lässt sich problemlos durchführen, einfach in einer großen Schüssel oder im Handwaschbecken.

- 25 g Kamillenblüten
- 20 ml Kamillenextrakt (aus der Apotheke)

Übergießen Sie die Kamillenblüten mit 1 l heißem, aber nicht mehr kochendem Wasser, und lassen Sie den Tee 10 Minuten bedeckt ziehen, bevor Sie ihn abgießen. Fügen Sie dann noch 10–20 ml Kamillenextrakt dazu, das verstärkt die Wirkung. Wenn Sie nur Extrakt verwenden ohne Blüten, dann nehmen Sie 20 ml davon. Sobald das Kamillenbad auf eine angenehme Badetemperatur abgekühlt ist, setzen Sie Ihr Kind hinein, am besten 10–15 Minuten lang. Zum Schluss den Po sanft trocken tupfen und möglichst an der Luft vollends trocknen lassen. Idealerweise wiederholen Sie dieses Badevergnügen 1- bis 2-mal täglich.

Ringelblumen-Waschung

Wo es Entzündungen zu hemmen und Bakterien zu bekämpfen gilt, spielt die Ringelblume immer in der ersten Liga mit. So auch beim entzündeten Babypopo. Gleichzeitig unterstützt sie die Hautregeneration.

- Ringelblumenblüten oder Ringelblumentinktur (Apotheke)
- Waschlappen

Übergießen Sie 2 TL Ringelblumenblüten mit 1 Tasse kochendem Wasser, und lassen Sie sie 10 Minuten ziehen. Dann gießen Sie sie ab und lassen den Tee auf Körpertemperatur abkühlen. Noch einfacher geht's mit gekaufter Ringelblumentinktur: 1 EL Tinktur auf ¼ l warmes Wasser geben. Fertig.

Beim Wickeln waschen Sie nun nach der Grundreinigung die entzündete Haut mit dem (jedes Mal frisch zubereiteten!) Tee oder der verdünnten Tinktur ab. Tupfen Sie den Po anschließend nur ganz vorsichtig ab, oder lassen Sie ihn an der Luft trocknen.

Aus der Apotheke

- **Kamille:** Kamillosan Kamillenextrakt, Robugen Kamillin Extern
- **Ringelblume:** Bübchen Calendula Wundschutzcreme, Weleda Calendula Essenz, zur vorbeugenden Pflege zum Beispiel Weleda Calendula Babycreme

RECHTZEITIG VORBEUGEN

Wenn Ihr Kind zur Windeldermatitis neigt (sein Po aber gerade nicht akut entzündet ist), ist es für seine empfindliche Haut eine Wohltat, täglich eine Pflege mit Johanniskraut- oder Ringelblumenöl zu erhalten. Gut eignet sich auch Ringelblumensalbe oder Babypflegecremes, zum Beispiel von der Bahnhof-Apotheke Kempten, Weleda Calendula Wundschutzcreme Baby oder Multilind Care Wundschutz Pflegecreme. Die Haut wird dadurch gestärkt und Sie werden sehen, dass Ihr Kind bald viel weniger anfällig sein wird für den lästigen „roten Po".

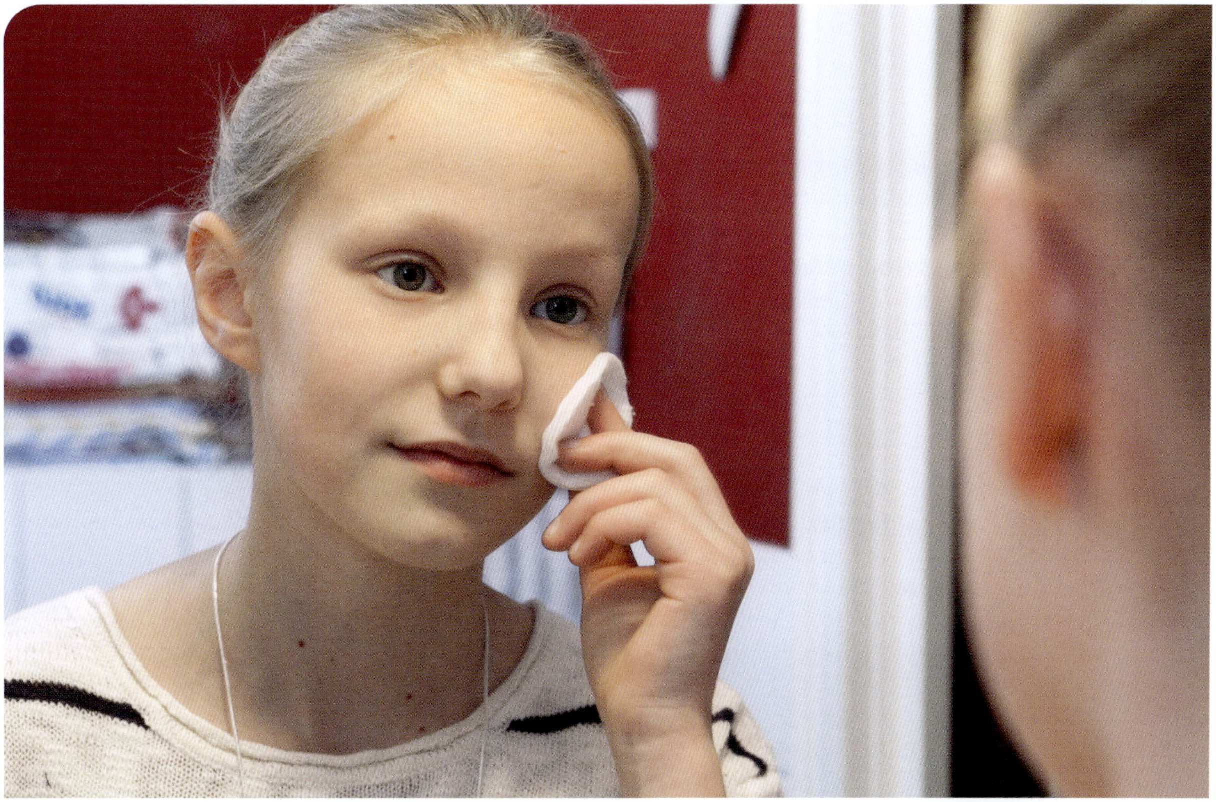

Viele milde, gut verträgliche und hautstärkende Mittel helfen bei Akneproblemen.

AKNE

Wenn die Gesichtshaut anfängt zu glänzen und die ersten Mitesser auftauchen, wissen Sie: Die Pubertät hat begonnen. Und damit eine Zeit der großen Verunsicherung. Als wäre die seelische Achterbahnfahrt dieser Jahre nicht schon genug, sieht auch noch das Gesicht aus wie ein Streuselkuchen. Der Leidensdruck für Jugendliche, die unter Akne leiden, ist oft enorm.

Jungen sind öfter betroffen als Mädchen, und die Symptome sind bei ihnen oft stärker ausgeprägt. Die Akne ist die häufigste Hauterkrankung unter Jugendlichen und tritt meist zwischen dem 15. und 18. Lebensjahr auf, kann aber insgesamt vom 12.–30. Lebensjahr in Erscheinung treten.

URSACHE

Akne ist eine Hautkrankheit, bei der infolge hormoneller Einflüsse die Talgproduktion der Haut zunimmt. Die Talgdrüsen aber können verstopfen, was sich im Entstehen von Mitessern und Pickeln äußert. Durch den Einfluss von Bakterien können diese sich schließlich entzünden – und dann erst recht rot und auffällig aussehen.

SYMPTOME

- Mitesser, Papeln, Pusteln oder Knoten, die vor allem im Gesicht, am Dekolleté und am oberen Rücken auftreten

WANN ZUM ARZT?

- wenn sich die Beschwerden auch mit den beschriebenen Hausmitteln innerhalb eines Vierteljahrs nicht verbessern
- wenn Ihr Kind sehr unter den Beschwerden leidet

FÜR DIE ELTERN

Autoritätsfrage

Jugendliche in der Pubertät lassen sich oft nur noch ungern von den Eltern Ratschläge geben – auch nicht bezüglich Hautpflege und schon gar nicht in puncto Ernährung. Lassen Sie vielleicht einfach mal dieses Buch aufgeschlagen irgendwo herumliegen.

THERAPIE

Hautpflege

Am besten reinigt Ihr Teenager seine Haut nur mit Wasser oder alkalifreien Seifen und verzichtet auf Gesichtswasser mit alkoholischen Lösungen über 50 Vol.-Prozent. Der Alkohol würde die Haut austrocknen beziehungsweise entfetten, wodurch die Talgproduktion nur zusätzlich angeregt würde.

Ständiges Herumdrücken an Mitessern führt leicht zu deren Superinfektion, daher unbedingt: Finger weg, auch wenn es schwerfällt. Wer dagegen 1-mal in der Woche ein Peeling durchführt, um abgestoßene Hautzellen zu entfernen, tut viel für seine aknegeplagte Haut. Dazu am besten einmal wöchentlich eine Heilerde-Maske auflegen:

2 EL Heilerde (zum Beispiel Luvos) mit etwas Wasser, 1 TL Kamillenextrakt (zum Beispiel Kamillosan) und 3 Tropfen Teebaumöl (zum Beispiel von Primavera) zu einem Brei verrühren und auf das Gesicht streichen, dabei die Augen aussparen. Wenn die Maske trocken wird, mit lauwarmem Wasser vorsichtig abwaschen.

Empfehlenswerte Naturkosmetika mit entzündungshemmenden Pflanzenextrakten finden sich in der Drogerie und im Bioladen (zum Beispiel Akne-Wasser und -Gesichtsmaske von Wala, Naturally clear Pflegeserie Weleda, Pure Beauty Pflegeserie Lavera, Pickel Stop Serie Logona).

Ernährung

Viele von Akne geplagte Jugendliche beobachten, dass sich bei ungesunder Ernährung ihr Hautbild verschlechtert. Zugegeben, es ist in dem Alter nicht immer ganz einfach, konsequent auf gesunde Ernährung zu achten. Wer es aber durchzieht, wird bald mit einer Verbesserung des Hautbildes belohnt werden.

Eigentlich weiß man ja schon, worauf es ankommt: ausreichendes Trinken von Wasser (mindestens 1,5 l pro Tag), möglichst vollwertige Lebensmittel, reichlich Obst und Gemüse, Wurst stark reduzieren.

Heilpflanzen

- **stoffwechselanregend und entgiftend:** Stiefmütterchen (entlastet die Haut und unterstützt die Heilung von innen)
- **entzündungshemmend und antibakteriell:** Stiefmütterchen, Kamille, Thymian, Hamamelis, Lavendel, Rose (alle zum äußerlichen Einsatz)

Schöne-Haut-Tee

Dieser Tee wirkt ganz allgemein entgiftend und stoffwechselanregend. Erfahrungsgemäß hat dies bei Akne einen positiven Einfluss auf das Hautbild.

Für eine 100-g-Teemischung:
- 30 g Stiefmütterchenkraut
- 30 g Walnussblätter
- 20 g Brennnesselkraut
- 10 g angestoßene Wacholderbeeren
- 10 g Pfefferminzblätter

Übergießen Sie 1 TL der Teemischung mit 1 Tasse (150 ml) kochendem Wasser, und lassen Sie den Tee 10 Minuten bedeckt ziehen, bevor Sie ihn abgießen. Am besten wirkt der Tee, wenn man ihn als Kur über 6 Wochen hinweg trinkt, und zwar 3 Tassen täglich. Diese Teekur kann traditionell im Frühjahr, aber auch zu jeder anderen Zeit durchgeführt werden.

Stiefmütterchentee

Kurmäßig über 6 Wochen hinweg getrunken, wirkt dieser Tee stoffwechselanregend und fördert dadurch auch die Entgiftung. Auf diese Weise unterstützt er die Pflege der Haut von innen.

- Stiefmütterchenkraut

Übergießen Sie 1 TL des Stiefmütterchenkrauts mit 1 Tasse (150 ml) kochendem Wasser. Der Tee soll 10 Minuten bedeckt ziehen, bevor Sie ihn abgießen. Von dem Tee 3 Tassen täglich zwischen den Mahlzeiten trinken.

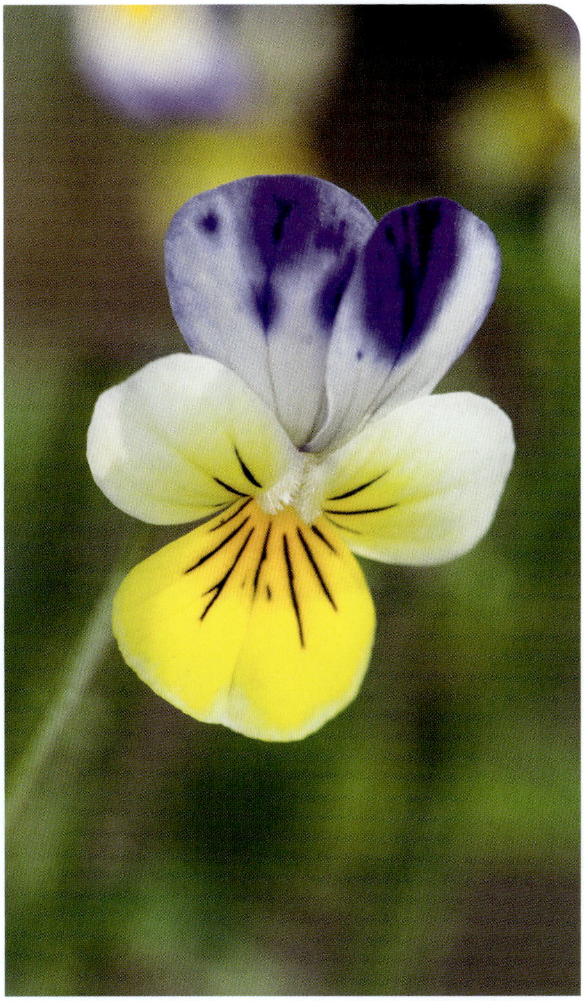

Tee aus dem Wilden Stiefmütterchen hilft von innen und außen gegen unreine Haut.

Stiefmütterchen-Waschung

Die Inhaltsstoffe des Stiefmütterchens wirken auch entzündungshemmend und antibakteriell. Bei unreiner Haut kann daher ein Tee aus der kleinen Heilpflanze auch sehr hilfreich sein, wenn man ihn zur äußerlichen Hautpflege einsetzt.

- Stiefmütterchenkraut

Übergießen Sie 1 EL des Stiefmütterchenkrauts mit ¼ l kochendem Wasser. Lassen Sie den Tee 10 Minuten bedeckt ziehen, gießen Sie ihn dann ab und lassen ihn auf Körpertemperatur abkühlen. Damit sollte sich Ihr Sohn oder Ihre Tochter morgens und abends das Gesicht waschen.

Kamillen- oder Thymiandampfbad

Ihr Teenager wird dieses Dampfbad sicher gerne durchführen, denn die mit dem Wasserdampf aufsteigenden ätherischen Öle der beiden aromatischen Heilpflanzen machen die Anwendung zum reinen Riechgenuss. Währenddessen wirken die ätherischen Öle mit ihrer entzündungshemmenden und antibakteriellen Wirkung pflegend auf die Haut ein.

- Kamillen- und / oder Thymiankraut
- 1 Schüssel
- 1 großes Handtuch

2 EL Kamillen- oder Thymiankraut oder beides, dann 1:1 gemischt, in einer Schüssel mit 1 l kochendem Wasser übergießen. Dann setzt man sich so vor die Schüssel, dass man den Kopf darüber beugen kann, und breitet das Handtuch über Kopf und Schüssel aus. Nun 10 Minuten den aromatischen Dampf genießen, und das 3-mal pro Woche.

Rosengesichtswasser

Dieses Gesichtswasser wirkt nicht nur hautberuhigend und klärend, es duftet auch unverschämt gut, und es kann ganz einfach selber hergestellt werden.

Für 250 ml Gesichtswasser:
- 200 ml Rosenhydrolat (zum Beispiel Primavera, Farfalla)
- 50 ml Kamillenextrakt
- ½ TL Thymianhonig
- 1 EL Apfelessig

Lösen Sie den Honig im Kamillenextrakt durch längeres Rühren auf, fügen Sie sowohl das Rosenhydrolat wie auch den Essig hinzu und rühren wieder alles gründlich durch. Zum Aufbewahren füllen Sie die entstandene Lösung in eine Braunglasflasche (250 ml Fassungsvermögen).

Zur Anwendung tränkt Ihr Sohn oder Ihre Tochter nach der Gesichtsreinigung ein Wattepad mit dem Gesichtswasser und tupft sich das Gesicht damit ab. Oder man füllt es in eine Sprayflasche, sprüht es einfach aufs Gesicht auf und lässt es trocknen.

Haltbarkeit bei Raumtemperatur: maximal 6 Monate.

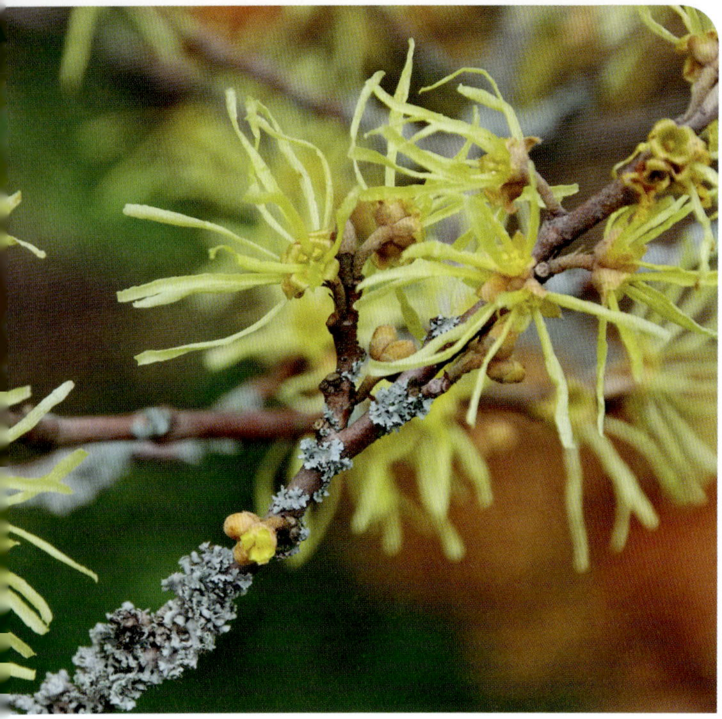

Die Virginische Zaubernuss ist die Grundlage für Hamamelis-wasser, das einfach auf das Gesicht gesprüht wird.

Hamameliswasser

Hamameliswasser, auch Hamamelishydrolat genannt (zum Beispiel von Primavera oder Farfalla), ist ein sehr hautberuhigendes Hydrolat, das durch Wasserdampfdestillation aus Blättern und Rinde der Zaubernuss hergestellt wird. Es ist besonders für die entzündete und fettige Haut geeignet und wirkt porenreinigend und antiseptisch. Es klärt die Haut, fördert die Durchblutung und verbessert das Hautbild, daher ist es Ihnen sicher auch schon in Naturkosmetikprodukten zur Pflege fettiger Haut begegnet.

Wir verwenden es gerne pur: täglich nach der Gesichtsreinigung auf das Gesicht sprühen und trocknen lassen.

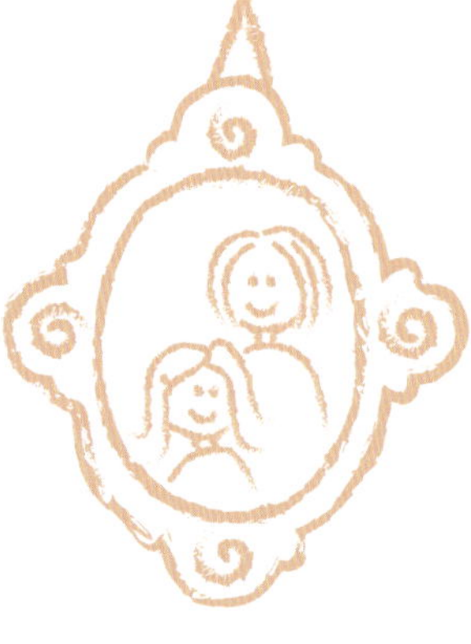

Lavendel-Thymian-Waschgel

Thymian wirkt laut mehrerer Studien besonders gut gegen die bei Akne beteiligten Bakterien. Und Lavendel sowieso. Und Hamamelis nicht minder. Was könnte sich also besser zur täglichen Gesichtsreinigung am Morgen und Abend eignen als dieses Waschgel?

- 5 ml Thymiantinktur (Apotheke)
- 3 Tropfen ätherisches Lavendelöl (zum Beispiel Lavendel fein Primavera)
- ½ TL Guarkernmehl (Apotheke)
- 50 ml Hamameliswasser
- 1 TL Mandelöl

Thymiantinktur, Lavendelöl und Guarkernmehl in einer Cremedose (100 ml Fassungsvermögen) mit einem Glasstab verrühren und ein paar Minuten quellen lassen. Das Hamameliswasser dazurühren, zuletzt noch das Mandelöl einrühren. Verschließen Sie nun die Dose, und schütteln Sie sie kräftig.

Die Haltbarkeit des Waschgels beträgt (bei Raumtemperatur) maximal 3 Monate.

Aus der Apotheke

- **Hamamelis (Zaubernuss):** Farfalla Hamameliswasser, Primavera Hamameliswasser
- **Rose:** Farfalla Rosenblütenwasser, Primavera Rosenwasser
- Außerdem: Wala Akne Wasser und Akne Gesichtsmaske, Velan Pure & Clear Pflegeserie (Waschgel und Fluid), Weleda Akne Pflegeserie Naturally care (Waschgel und Fluid)

FÜR DIE ELTERN

Makellose Haut

Machen Sie doch am besten gleich mit, wenn Ihr jugendlicher Sprössling sich der Hautpflege annimmt. Gemeinsam vor dem Spiegel stehen und der Haut beim Immer-schöner-Werden zuschauen macht sicher viel Spaß!

NEURODERMITIS

Ihr Kind hat Neurodermitis? Es ist damit wahrlich nicht alleine. In Mitteleuropa gehört die Neurodermitis zu den häufigsten Hauterkrankungen. In Deutschland leidet etwa jedes sechste bis zwölfte Kind unter 6 Jahren daran.

Zusammen mit Heuschnupfen und allergischem Bronchialasthma gehört die Neurodermitis zu den Erkrankungen des sogenannten Atopischen Formenkreises (daher wird die Neurodermitis auch Atopische Dermatitis genannt). Gemeinsam haben die drei Erkrankungen, dass das Immunsystem überschießend reagiert. Darum haben Neurodermitis-Kinder oft zusätzlich noch Allergien. Und von einem „Etagenwechsel" spricht man, wenn sich aus einer abgeheilten Neurodermitis ein Asthma entwickelt, die Erkrankung also von der Haut gewissermaßen in die Brust rutscht.

Jetzt die gute Nachricht: Bei ungefähr einem Drittel der Kinder verringern sich die Symptome im Laufe der Jahre und verschwinden schließlich ganz, bei anderen verschiebt sich die Symptomatik in Richtung chronischer Allergien.

Durchaus ein Grund, weshalb hier sanften Therapien zur Begleitung der Vorzug gegeben wird. Was allerdings keineswegs ausschließt, dass gerade im akuten Schub für begrenzte Zeit auch eine Cortisonsalbe zum Einsatz kommen kann.

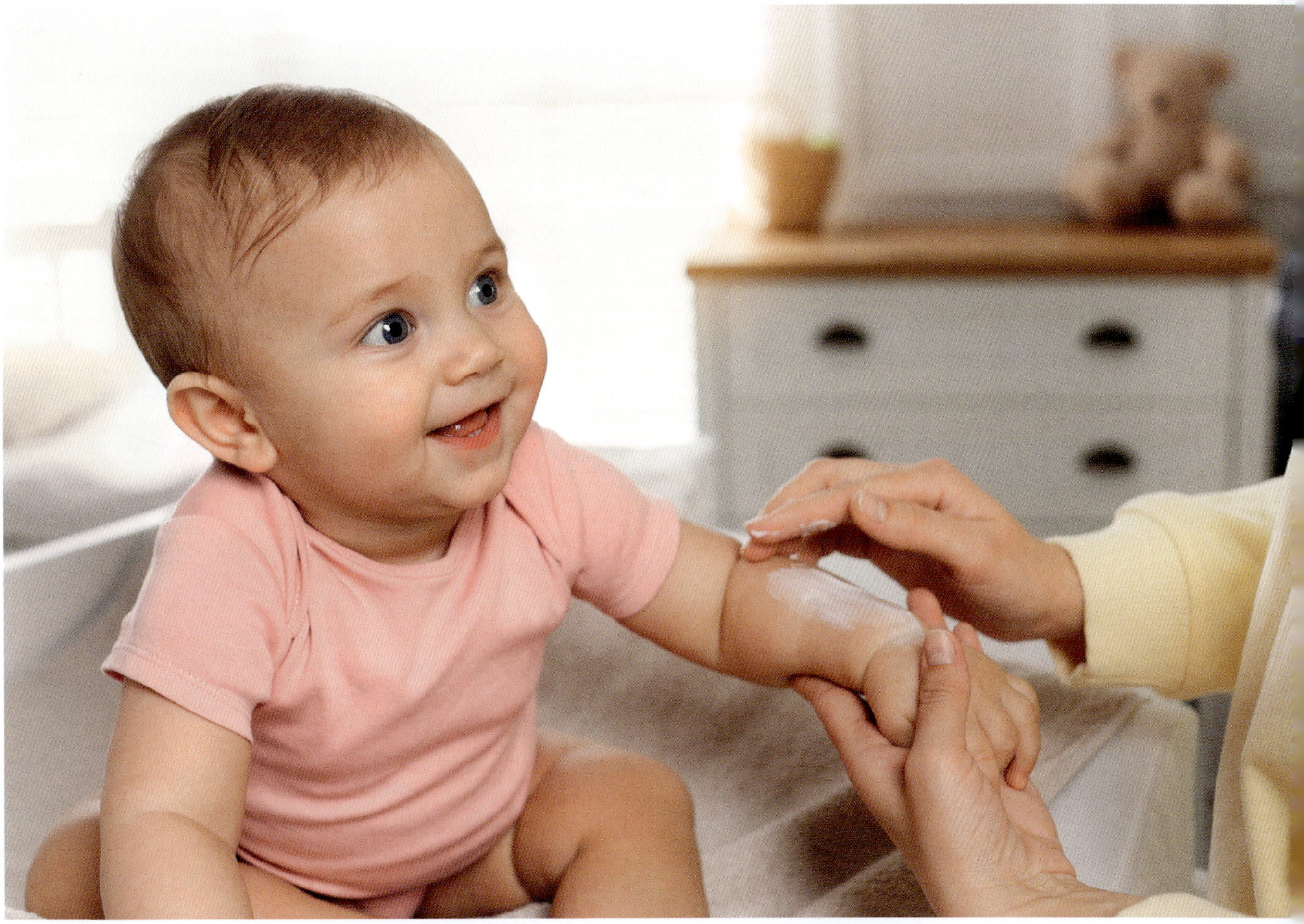

Helfen Sie Ihrem Neurodermitis-Kind bei der täglichen Hautpflege.
Das schafft Nähe und Sie haben die Krankheit gut im Blick.

URSACHEN

Bei der Entstehung der Neurodermitis spielen mehrere Ursachen eine Rolle, die sich gegenseitig „hochschaukeln“:

- Die Wahrscheinlichkeit, an einer Neurodermitis zu erkranken, steigt, wenn ein oder gar beide Elternteile an einer Erkrankung des Atopischen Formenkreises leiden, das heißt, es gibt eindeutig eine genetische Ursache.
- Genetisch bedingt kommt es zu einem Mangel an bestimmten Eiweißen und Fetten, die eine wichtige Rolle bei der Instandhaltung der Hautbarriere spielen → Seite 162; die Haut kann sich aus eigener Kraft nicht feucht und fett genug halten.
- Neurodermitiker leiden mehr unter Stress, als Gesunde das tun. Selbst im Ruhezustand werden in der Haut vermehrt Stress-Botenstoffe gebildet, die zu Entzündungsreaktionen führen.
- Umwelteinflüsse wie sehr früh eingesetzte Antibiotika und fiebersenkende Mittel begünstigen die Entstehung einer Neurodermitis.

SYMPTOME

Neurodermitiker haben aufgrund der gestörten Hautbarriere …

- eine sehr empfindliche und trockene Haut
- stark juckende Ekzeme an den Kniekehlen und Armbeugen sowie an Hals und Gesicht

Weitere äußere Merkmale:

- Vergröberung der Hautfaltung (Lichenifikation)
- Ausdünnung der Augenbrauen und doppelte Unterlidfalte
- „paradoxe Gefäßreaktion“, das heißt, im Gegensatz zu gesunder Haut bilden sich beim Kratzen nicht rote, sondern weiße Streifen auf der Haut
- schubweiser Verlauf, der durch individuell ganz unterschiedliche Provokationsfaktoren ausgelöst werden kann
- Im akuten Schub ist die Haut stark entzündet und nässt.

Bewegung und kreative Tätigkeiten wie Malen helfen Kindern mit Neurodermitis (und nicht nur diesen), abzuschalten.

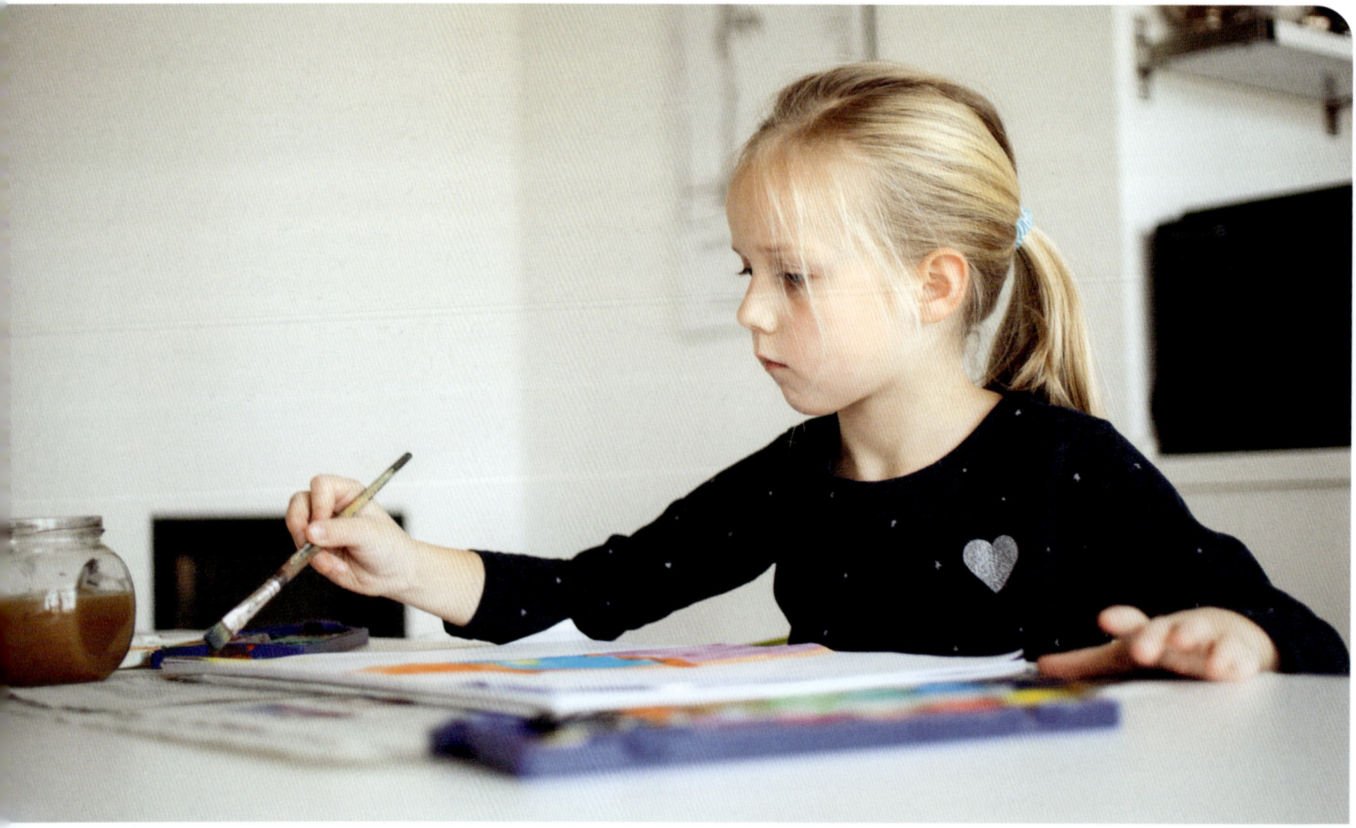

Die häufigsten Auslöser sind:

- Allergene, zum Beispiel Nahrungsmittel- oder Inhalationsallergene wie Pollen, Tierhaare oder Hausstaub; sie lösen eine Überreaktion des Immunsystems und den Entzündungsprozess der Haut aus.
- Mechanische Reizungen, zum Beispiel kratzende Kleidung, zu intensiver Wasser- und Seifenkontakt oder hautreizende Chemikalien – diese führen zu einer weiteren Belastung der ohnehin gestörten Hautbarriere.
- Infektionen, ausgelöst durch Viren, Bakterien oder Pilze. Sie reizen das Immunsystem.
- Klima und Jahreszeit: Extreme Temperaturen, warme, schwüle Luft im Sommer, aber auch trockene Heizungsluft können einen Schub auslösen.
- Psychische Belastungen wie Stress und Aufregung, aber auch Freude haben Einfluss auf das Immunsystem.

THERAPIE

Lebensführung

Kinder, die unter Neurodermitis leiden, sind von ihrem Temperament her häufig Kinder, die eher intellektuell erscheinen. Es sind Kinder, die zum Beispiel ganz früh lesen können, die alles mit ihrem Verstand durchdringen möchten und eher grüblerisch wirken. Ihre Sinne sind hochsensibel, häufig nehmen sie alles um sich herum wahr, und das Abschalten fällt ihnen schwer. Diesen Kindern tut es gut, durch andere Aktivitäten das Körpergefühl zu stärken und die „Energie aus dem Kopf zu holen". Sportliche Betätigungen sind genauso wichtig wie kreative Tätigkeiten, also musizieren, modellieren, malen oder basteln. Auch ein regelmäßiger Tagesrhythmus, gemeinsame Mahlzeiten und ausreichende Ruhezeiten können hier gut helfen.

Ernährung

Erfahrungsgemäß hilft es, auf folgende Nahrungsmittel zu verzichten beziehungsweise deren Verzehr stark einzuschränken:

- Eier
- Kuhmilch
- Weizenmehl
- Kiwis
- Zitrusfrüchte
- Tomaten
- Lebensmittelzusatz- und Konservierungsstoffe

Hautpflege

Das A und O bei Neurodermitis ist die richtige Hautpflege. Wir empfehlen, auch in der beschwerdefreien Zeit nicht mit der Hautpflege nachzulassen.

Was das Baden und Duschen angeht, ist die Verträglichkeit individuell sehr unterschiedlich. Hartes Wasser führt eher zu Juckreiz und Trockenheit als weiches Wasser. Verwenden Sie zur Reinigung nur seifenfreie, pH-neutrale Waschlotionen, um den Säureschutzmantel der Haut zu erhalten.

Kleopatrabad

Zum Baden können wir wärmstens das „Kleopatrabad" empfehlen.

- 3–4 EL kalt gepresstes Olivenöl
- ¼ l heiße Milch
- 1–2 EL Johanniskraut-, Nachtkerzen-, Borretsch- oder Schwarzkümmelsamenöl

Das Olivenöl mit der Milch vermischen, gut schütteln und dem Badewasser zugeben. Gut ist auch die Zugabe von Johanniskraut-, Nachtkerzen-, Borretsch- oder Schwarzkümmelsamenöl. Nach dem Bad die Haut nicht trocken rubbeln, sondern nur behutsam „abtupfend" abtrocknen.

Verwenden Sie Hautpflegeprodukte auf der Basis von Pflanzenölen und ohne den Zusatz von Konservierungsmitteln, künstlichen Emulgatoren und Duftstoffen. Mittlerweile gibt es zahlreiche speziell für Allergiker und Neurodermitiker entwickelte Pflegeprodukte in Drogeriemärkten und Apotheken (zum Beispiel die Lavera Neutral-Serie oder die Logona Pur-Serie). Speziell für die Basispflege bei Neurodermitis entwickelt wurde die Mittagsblumen Körperlotion von Dr. Hauschka med sowie die Velan calm & repair Pflegeserie und die Bionorica Derma Line.

FÜR DIE ELTERN

Schönheit für alle

Das „Kleopatrabad" → oben tut jeder Haut gut, auch gesunder. Es macht sie glatt und ebenmäßig. Gönnen Sie sich also den Genuss dieses Schönheitsbades ruhig auch ab und zu.

HAUTBARRIERE, WAS IST DAS?

Die oberste Schicht unserer Haut, die Hornschicht, wirkt als Barriere gegen jede Art von Eindringlingen, ob Bakterien, Viren, Pilze oder hautreizende Stoffe aus der Umwelt. Die Zellen in dieser Hornschicht liegen ziegelartig übereinander und werden mit einem Kitt aus verschiedenen Eiweißen und Fetten zusammengehalten. Zusammen mit dem Säureschutzmantel der Haut dienen diese der Abwehr verschiedenster Erreger. Beim gesunden Menschen werden diese abwehrenden Eiweiße und Fette laufend von den Hautzellen produziert. Bei Menschen mit Neurodermitis fehlen jedoch, genetisch bedingt, bestimmte Eiweiße wie Filaggrin und/oder bestimmte Fette beziehungsweise Fettsäuren, etwa Gamma-Linolensäure. Die Folge daraus: Die Haut ist empfindlich gegenüber Reizen und verliert zu viel Feuchtigkeit.

Heilpflanzen

- Bei der Neurodermitis können alle bei der Ekzembehandlung aufgeführten Heilpflanzen verwendet werden ➔ Rezepte ab Seite 154.
- Speziell bei der Neurodermitis werden Pflanzen eingesetzt, die die Hautbarriere stärken, wie etwa Johanniskraut und Heilpflanzen mit Bitterstoffen.
- Wichtig sind Samenöle, die Gamma-Linolensäure enthalten (von Nachtkerze und Borretsch). Diese Fettsäure spielt bei der Intakthaltung der Hautbarriere eine wichtige Rolle und kann von etwa 50 Prozent der an Neurodermitis Erkrankten nicht selber hergestellt werden.

Johanniskrautöl

Was täten wir bloß ohne das Johanniskraut? Es gehört zu den bedeutendsten und auch sehr gut untersuchten Heilpflanzen. Und angewendet wird es innerlich wie äußerlich bei den unterschiedlichsten Beschwerden, von depressiven Verstimmungen ➔ Seite 226 bis zu Verbrennungen ➔ Rezept Seite 143.

Erst kürzlich kam noch etwas dazu: Es wurde bekannt, dass das vor allem in den ölhaltigen Samenkapseln enthaltene Hyperforin nicht nur gegen antibiotikaresistente Keime wirksam ist, sondern bei langfristiger äußerlicher Anwendung auch die Hautbarriere stärkt. Genau das also, was bei Neurodermitis vonnöten ist.

- Johanniskrautöl (aus der Apotheke oder selbst gemacht ➔ Seite 227)

Tragen Sie Johanniskrautöl regelmäßig nach dem Duschen auf die noch feuchte Haut Ihres Kindes auf. Dann wird es gut aufgenommen und erzeugt kein Spannungsgefühl. Rubbeln Sie Ihr Kind nach dem Duschen also nicht herzhaft ab, sondern tupfen Sie nur sanft das Wasser ab. Dann ist die Haut gerade richtig, um das Öl aufzunehmen.

Bitteres für die Haut

Jüngere Untersuchungen ergaben, dass es in der Haut Rezeptoren gibt, die auf Bitterstoffe reagieren. Durch die Aktivierung dieser Bitterstoffrezeptoren werden vermehrt Lipide und Schutzproteine gebildet – beide sind wichtige Bestandteile der Hautbarriere. Somit machen Bitterstoffe die Haut widerstandsfähiger und fördern die Regeneration bereits geschädigter Haut.

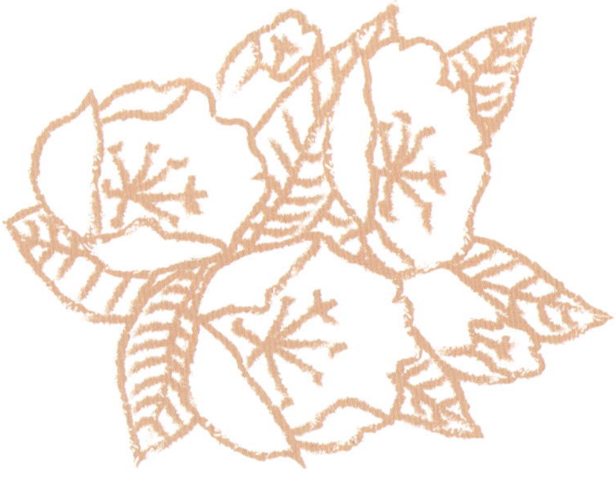

Nachtkerze für die Hautbarriere

Die indigenen Völker Nordamerikas wussten es schon lange: Nachtkerze ist gut bei Hautdefekten. Heute weiß man es genauer: Das aus dem Samenöl der Nachtkerze hergestellte Öl enthält reichlich Gamma-Linolensäure – und die fehlt einem Neurodermitiker. Die Einnahme von Nachtkerzenöl über mindestens 3 Monate kann die Hautbarriere stärken und auf diesem Weg dazu führen, dass Neurodermitisschübe seltener und schwächer ausgeprägt sind. Und nicht nur das. In Studien zeigte sich überdies eine deutliche juckreizlindernde und entzündungshemmende Wirkung.

- Nachtkerzenöl (aus der Apotheke)

Nachtkerzenöl kann Ihr Kind bereits ab 1 Jahr einnehmen. Die Tagesdosis liegt für Kinder bei 1000–2000 mg. Das entspricht etwa 1 TL Nachtkerzenöl oder entsprechenden Fertigarzneimitteln, die man in Form von Kapseln kaufen kann. Das Schlucken der Kapseln ist allerdings für kleinere Kinder meist recht mühsam. Leichter geht's, wenn Sie den Inhalt der Kapsel herauspressen und ihn in einen Löffel voll Joghurt einrühren. So essen die Kleinen diese „Medizin" mit Vergnügen.

Wenn Sie Nachtkerzenöl kaufen, dann achten Sie bitte unbedingt auf Bio-Qualität. Und kaufen Sie nur kleine Flaschen mit 100 oder 200 ml Inhalt. Bewahren Sie eine angebrochene Flasche im Kühlschrank auf, denn aufgrund der vielen ungesättigten Fettsäuren ist das Öl maximal 3 Monate haltbar.

Borretschsamenöl

Das Öl aus den Borretschsamen enthält sogar noch etwas mehr Gamma-Linolensäure als das Nachtkerzenöl. Hildegard von Bingen sagte vom Borretsch, der uns eher als Gurkenkraut bekannt ist, dass er fröhlich mache. Na, gesund ist er auf jeden Fall!

- Borretschsamenöl (Fertigpräparat aus der Apotheke)

Die Dosierung und Anwendungsdauer ist die gleiche wie beim Nachtkerzenöl.

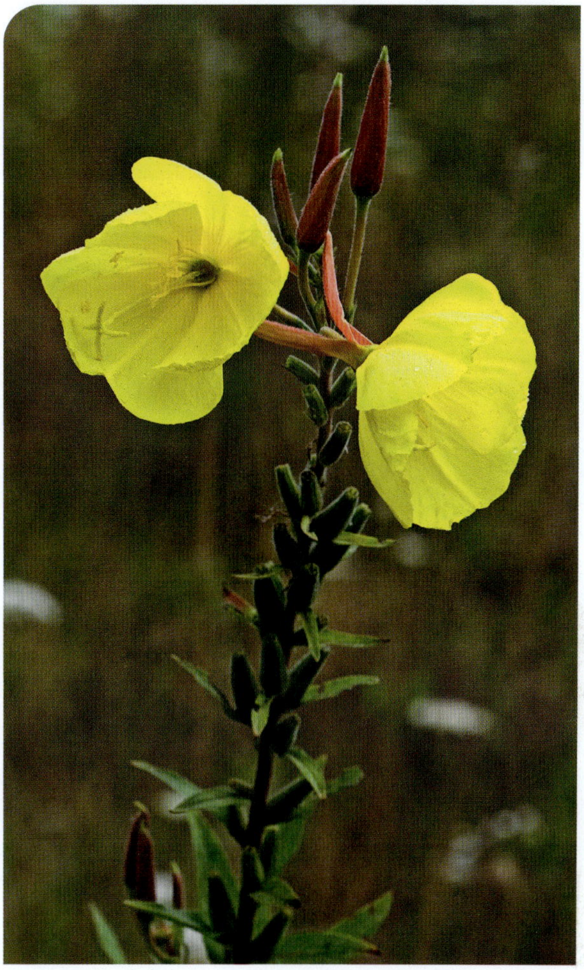

Aus den Samen der Nachtkerze wird ein sehr wertvolles Hautöl gewonnen.

Aus der Apotheke

- **Bitterstoffe:** Bitterstern Velan Creme Schnelle Hilfe, Velan calm & repair
- **Nachtkerze:** Efalex, Efamol Kapseln, Primavera Nachtkerzenöl
- **Borretsch:** Dr. Wolz Borretschöl Kapseln

LUXUS PUR

Nachtkerzenöl kann auch in Form von Pflegeprodukten äußerlich eingesetzt werden. Das reine Öl auf die Haut aufzutragen, wäre allerdings purer Luxus, denn es ist ziemlich kostspielig. Gewöhnlich wird es daher in Lotionen eingearbeitet.

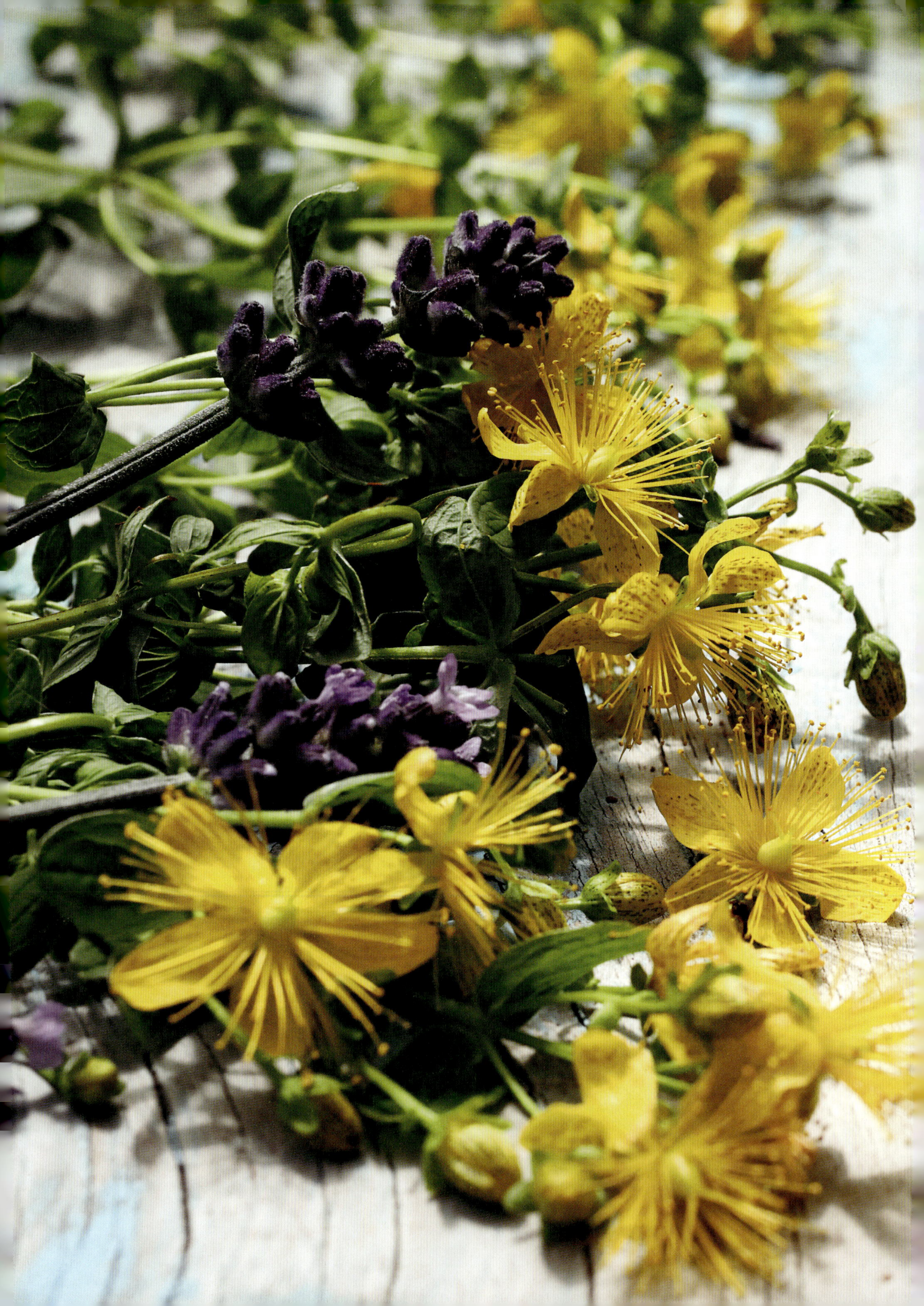

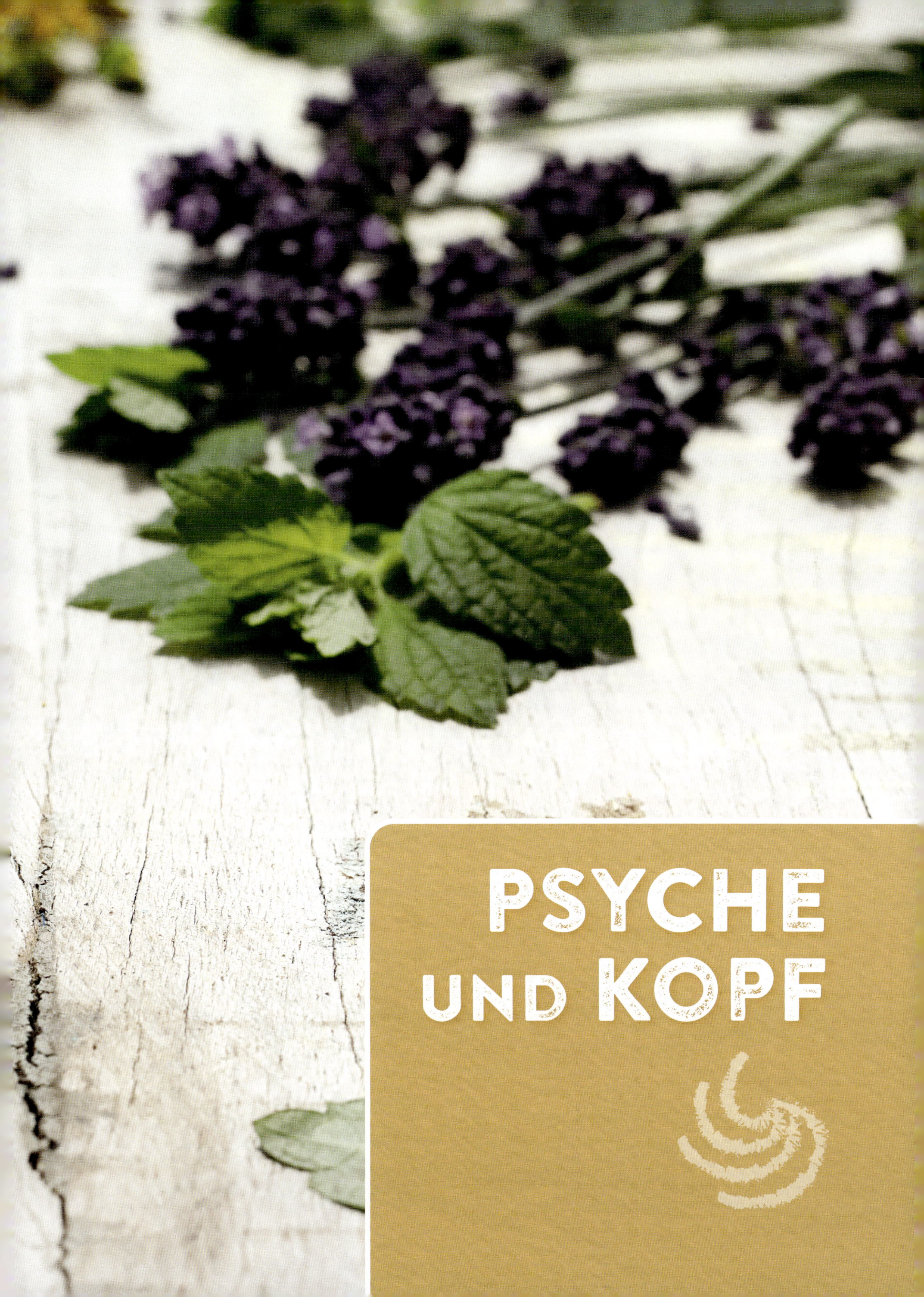

PSYCHE UND KOPF

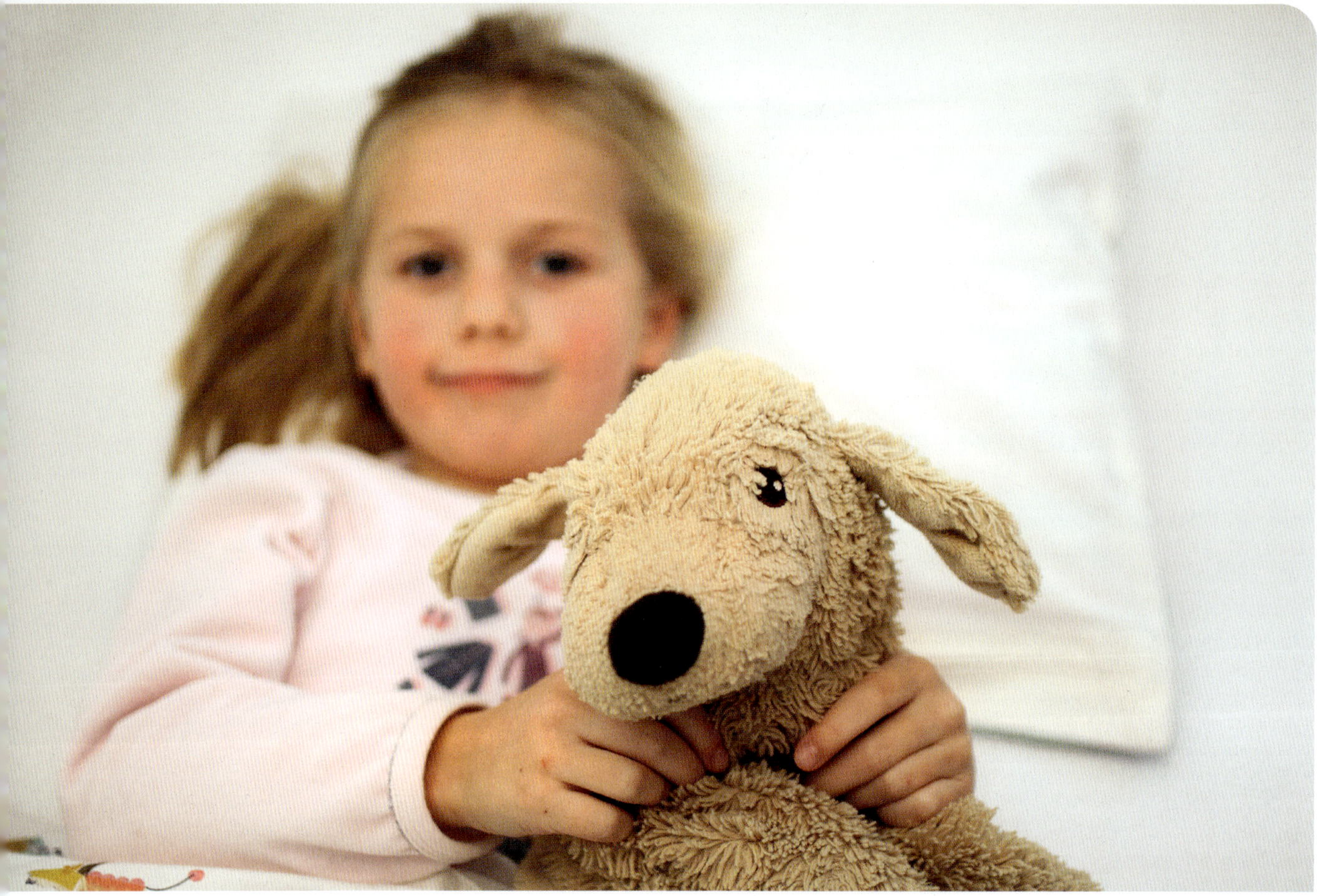

„Willst du den Körper heilen, musst du zuerst die Seele heilen." – Das wusste schon Platon vor über 2000 Jahren. Der Anteil des Seelischen bei einer Erkrankung tritt vor allem bei solchen Störungen in den Vordergrund, an denen die Psyche maßgeblich beteiligt ist. Bei Kindern äußert sich das dann häufig in Schlafstörungen, nervöser Unruhe, Ängsten und Konzentrationsstörungen. Aber auch Appetitlosigkeit und unbestimmte Kopf- oder Bauchschmerzen sind ganz typisch, wenn es einem Kind nicht gutgeht, weil es zum Beispiel Stress hat oder sich überfordert fühlt. Und leider kommt es in den letzten Jahren zunehmend auch schon bei Kindern zu regelrechten Erschöpfungszuständen.

JEDE(R) IST ANDERS

Die Ursachen solcher Erkrankungen sind sehr vielfältig. Sie können im gesellschaftlichen oder familiären Umfeld liegen, aber auch die individuellen Temperamente und Charaktereigenschaften spielen eine große Rolle. Kinder können ja so verschieden sein. Das können Sie bestimmt aus eigener Erfahrung bestätigen. Nicht jedes Kind präsentiert sich als Robin Hood oder Pippi Langstrumpf. Neben den mutigen „Draufgängern" gibt es auch zartbesaitete, schüchterne und ängstliche Naturen, die trotzdem ihren individuellen Weg gehen werden.

NÄHE HILFT

Die beste Medizin und Unterstützung ist eine einfühlsame Zuwendung der Eltern. In einer Atmosphäre der Geborgenheit und Nähe wird sich die Kinderseele gesund entwickeln und reifen. Das heißt jedoch nicht, dass es immer nur Sonnenschein gibt. Auch Turbulenzen und seelische Störungen gehören, mehr oder weniger, zu einer normalen Kindheit dazu. Zum Glück gibt es viele naturheilkundliche Maßnahmen, die Ihnen helfen, es Ihrem Kind in solchen Situationen leichter zu machen. Die Beschwerden werden dann über kurz oder lang wieder abklingen. Wie immer gilt jedoch: Scheuen Sie sich im Zweifelsfall nicht, professionelle Hilfe in Anspruch zu nehmen.

SCHLAFSTÖRUNGEN

„Ich kann nicht einschlafen!“ Schon wieder steht Ihr Sprössling jammernd im Wohnzimmer, obwohl Sie ihn gerade zum dritten Mal ins Bett gebracht haben. „Ist das noch normal?“, fragen Sie sich.

Nun, in Deutschland leiden immerhin 25 Prozent aller Kinder unter Ein- oder Durchschlafstörungen. Machen Sie sich also nicht allzu viele Sorgen, wenn Ihr Kind gelegentlich partout nicht ins Bett gehen will oder wenn es nachts das Elternbett heimsucht. Dass Kinder ab und zu nachts aufwachen und dann Schwierigkeiten haben, wieder einzuschlafen, ist nämlich nicht ungewöhnlich. Zum Glück dauert dieses Verhalten in der Regel nur begrenzt an und hört auch von alleine wieder auf. Solche vorübergehenden Schlafstörungen können Sie sehr gut mit naturheilkundlichen Verfahren bessern.

URSACHEN

Es klingt vielleicht komisch, aber wie alles andere muss auch das Schlafen von Ihrem Kind erst gelernt werden. Dieser Lernprozess findet in den ersten Lebensjahren statt. Ein Kuscheltier als Begleiter kann dabei ungemein hilfreich sein. Wenn's aber mal nicht recht klappt mit dem Schlafen, könnte auch das Zahnen oder aber Verdauungsbeschwerden hinter den Problemen stecken. Ein weiterer möglicher Grund für schlaflose Nächte könnte sein, dass das Kind nicht richtig Luft bekommt, weil es von einem Schnupfen geplagt wird.

Sind die Kinder erst mal dem Baby- und Kleinkindalter entwachsen, haben Schlafstörungen jedoch fast immer seelische Ursachen. Der Tod der geliebten Oma, das entlaufene Haustier, ein Umzug oder die Ankunft eines Geschwisterchens – wenn sich das gewohnte Leben derart ändert, finden manche Kinder nur noch schwer in den Schlaf, wachen häufig auf oder haben gar Albträume.

Ältere Kinder neigen leider häufig dazu, Kummer oder Konflikte zu verschweigen, sodass Sie als Eltern es schwer haben, den Ursachen auf den Grund zu gehen. Aber bestimmt kennen Sie Ihren Sprössling gut und kommen der Sache auf die Spur, wenn Sie sich ausreichend Zeit zum Nachforschen nehmen. Manchmal hindern Unsicherheit, Schuldgefühle oder ein Konflikt zwischen den Eltern das Kind am unproblematischen Einschlafen. In solchen Fällen fehlen Sicherheit und Vertrauen, um „loslassen“ zu können und unbesorgt in die Welt der Träume einzutauchen. Auch Angst, Überreizung oder Nervosität sind mögliche Gründe für Schlafprobleme.

Manchmal sind die Ursachen aber auch viel banaler. Vielleicht kann Ihr Kind einfach nicht einschlafen, weil das Schlafzimmer zu warm ist, das Abendessen zu üppig oder die Cola am Kindergeburtstag des Freundes zu viel war.

SYMPTOME

- Einschlafschwierigkeiten, Einschlafen meist nur mit aufwendiger Hilfe der Eltern möglich
- Durchschlafschwierigkeiten
- längere Wachphasen in der Nacht
- Übermüdungsanzeichen tagsüber: Gereiztheit, vermehrtes Jammern, Konzentrationsstörungen

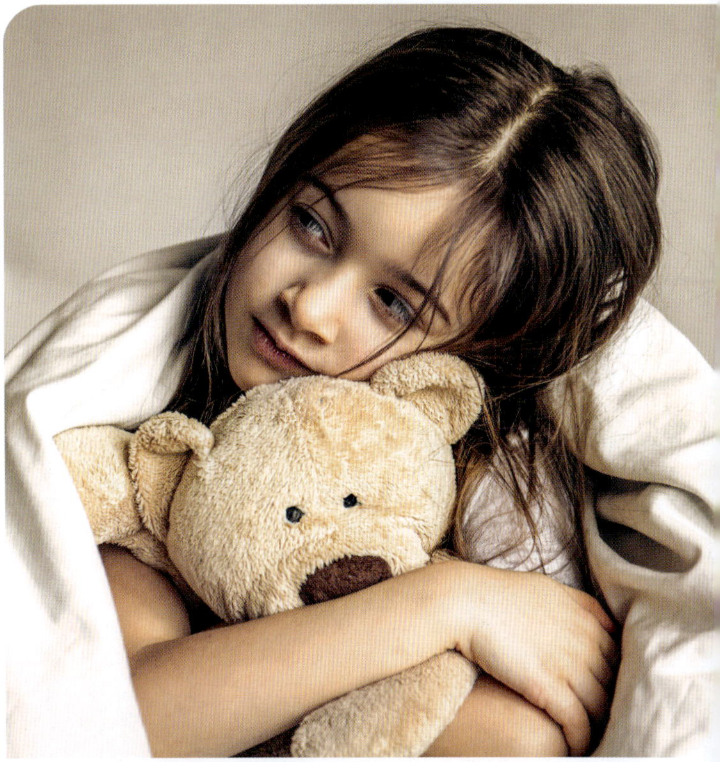

Sie kann einfach nicht einschlafen …
Sind es Ängste, Stress oder Aufregung?

WANN ZUM ARZT?

- wenn Ihr Kind oder Sie oder sogar die ganze Familie unter dem gestörten Schlafverhalten leiden
- wenn das Kind abends stets länger als 1 Stunde zum Einschlafen braucht und nur mit sehr viel Aufwand schließlich zum Schlafen gebracht werden kann
- wenn Ihr Kind häufig nachts aufwacht und dann längere Zeit braucht, bis es wieder in den Schlaf findet
- wenn das Kind morgens sehr lange braucht, um richtig wach zu werden, und dann den ganzen Tag über müde und gereizt ist
- wenn ältere Kinder, die jahrelang keine Schlafprobleme hatten, über einen längeren Zeitraum (2–4 Wochen) unter Schlafstörungen leiden

THERAPIE

Viele Eltern erleben in den ersten Lebensjahren ihres Kindes unruhige, kurze Nächte, denn die meisten Kinder lernen das Durchschlafen erst im Alter von 6 Monaten oder später. Wie viel Schlaf normal ist, ist je nach Alter unterschiedlich → Tabelle. Natürlich können Angaben wie diese immer nur grobe Richtwerte sein. Schließlich variiert das Schlafbedürfnis auch von Kind zu Kind ganz individuell, genau wie bei uns Erwachsenen.

ALTER	SCHLAFBEDÜRFNIS
bis zu 3 Monaten	16–18 Stunden
4–5 Monate	14–15 Stunden
6–12 Monate	13 Stunden
1–4 Jahre	12 Stunden
5–6 Jahre	11,5 Stunden
7–9 Jahre	11 Stunden
10–11 Jahre	10,5 Stunden
12–13 Jahre	10 Stunden
14–16 Jahre	9 Stunden

Rhythmus und Rituale

Sie können bereits durch einen gut strukturierten Tag und wiederkehrende Rituale viel dazu beitragen, dass sich Ihr Kind an gleichbleibende Schlaf- und Wachzeiten gewöhnt. Ein fester Ablauf am Abend erleichtert es ihm, sich dem Schlaf anzuvertrauen. Durch ein verlässliches, aber kurzes Abendritual in einer ruhigen Atmosphäre wird ihm ein Gefühl der Sicherheit vermittelt. Es kann noch einmal ordentlich Liebe und Zuwendung „tanken", bevor es sich für die Nacht von Ihnen verabschieden muss. Sowohl der Abend als auch das Bettgeh-Ritual sollten möglichst ruhig verlaufen, vielleicht sogar schon mit abgedunkeltem Licht. Ein typischer Ablauf könnte etwa so aussehen: Nach dem gemeinsamen Abendessen wickeln Sie Ihr Kind und/oder ziehen ihm den Schlafanzug an. Dann folgt das Zähneputzen, ein gemeinsames Schmusen im Bett, und zu guter Letzt vielleicht noch eine Gute-Nacht-Geschichte, ein Gute-Nacht-Lied oder ein Abendgebet.

Sie müssen sich nicht jeden Abend etwas Besonderes einfallen lassen und auch nicht beständig für Abwechslung sorgen. Im Gegenteil: Kinder lieben die Regelmäßigkeit und die immer gleiche Reihenfolge. Bei schon etwas älteren Kindern kann es durchaus von Bedeutung sein, Konflikte oder Sorgen nicht direkt während des Abendrituals, sondern schon eine gewisse Zeit davor zu besprechen, damit sie Ihr Kind nicht in der Nacht belasten.

Bewegung

Regelmäßiger Sport, ausgiebiges Spielen und Herumtollen, vor allem im Freien, machen so richtig schön müde und zufrieden.

Ansteigendes Fußbad

Mit kalten Füßen lässt es sich schwer einschlafen, ob als Erwachsener oder als Kind. Ein „ansteigendes Fußbad", 30 Minuten vor dem Zubettgehen, bringt hier Abhilfe. Es führt zur besseren Durchblutung und Erwärmung der Füße und lässt einen so richtig schön müde werden. Die meisten Kinder lieben Fußbäder (und freuen sich über „Mitmacher" – das sei nur nebenbei erwähnt, als Anregung gewissermaßen) → Fußbad, Seite 88. Anschließend reiben Sie die Füße Ihres Kindes trocken, ziehen ihm warme Socken an und legen es ins kuschelige Bett.

Heilpflanzen

- Bewährt haben sich vor allem beruhigende Pflanzen: Baldrian, Hopfen, Lavendel, Melisse und Passionsblume.
- In der Volksheilkunde werden darüber hinaus Kalifornischer Mohn, Linde, Kamille, Hafer und Dill verwendet.

LAVENDELDUFT

Im Süden Frankreichs gibt es die Tradition, Lavendelsträußchen über die Wiege zu hängen oder Lavendelkräuterkissen ins Bettchen des Kindes zu legen. Ein schöner und vor allem wirkungsvoller Brauch. Den könnten Sie doch übernehmen!

Beruhigende Pflanzen

Beruhigende Pflanzen, sogenannte pflanzliche Sedativa oder „Nervenberuhigungsmittel", lindern Ängste, nervöse Unruhe am Tage und Konzentrationsstörungen. Verständlicherweise kann das die Schlafbereitschaft Ihres Kindes erheblich verbessern.

Aber, wichtig zu wissen: Nach einer einzigen Anwendung wird kein Kind wie ein Murmeltier schlafen, wie es bei synthetischen Schlafmitteln der Fall wäre. Mit der Zeit jedoch wird es ruhiger werden und leichter in den Schlaf finden. Die volle Wirksamkeit entfaltet sich erst nach 2–4 Wochen. Bleiben Sie also unbedingt dran – es lohnt sich.

Ein wichtiger Vorteil der pflanzlichen Beruhigungsmittel ist ihre gute Verträglichkeit: Sie haben zwar eine schlaffördernde, aber keine betäubende Wirkung. Durch die erhöhte Schlafbereitschaft kommt es einfach zu einem tiefen, erholsamen Schlaf. So wacht Ihr Kind morgens ausgeruht auf und ist tagsüber nicht müde.

Was die Pflanzen hingegen *nicht* haben: Sie haben kein Suchtpotenzial. Das heißt, Ihr Kind wird nicht von ihrer Einnahme abhängig.

Schlafbad

Probieren Sie doch einmal ein Vollbad unmittelbar vor dem Schlafengehen. Das macht die allermeisten Kinder so richtig schön müde. Aber auch nach einem anstrengenden Schultag gibt es nichts Angenehmeres als ein warmes Bad zur Entspannung. (Übrigens: Nach einem anstrengenden Arbeitstag funktioniert die Methode ganz genauso.)

Für eine Bademischung:

- 40 g Melissenblätter
- 20 g Rosenblütenblätter

Übergießen Sie die Kräutermischung mit 1 l heißem, aber nicht mehr kochendem Wasser. Lassen Sie den Tee bedeckt 15 Minuten ziehen, bevor Sie ihn abgießen. Geben Sie ihn nun in das zuvor eingelaufene, 36–37 °C warme Badewasser. Sofort erfüllt der entspannende Duft das ganze Badezimmer. Legen Sie Ihr Kind in die Badewanne, und achten Sie dabei darauf, dass seine Schultern bedeckt sind. Bei kleineren Kindern ruht das Köpfchen in der Hand des Erwachsenen. Nun darf Ihr Kind 10–15 Minuten baden. Und natürlich darf auch geeignetes Spielzeug mit in die Badewanne. Das „therapeutische Bad" soll ja schließlich auch Spaß machen. Anschließend gut abtrocknen und ab ins Bett!

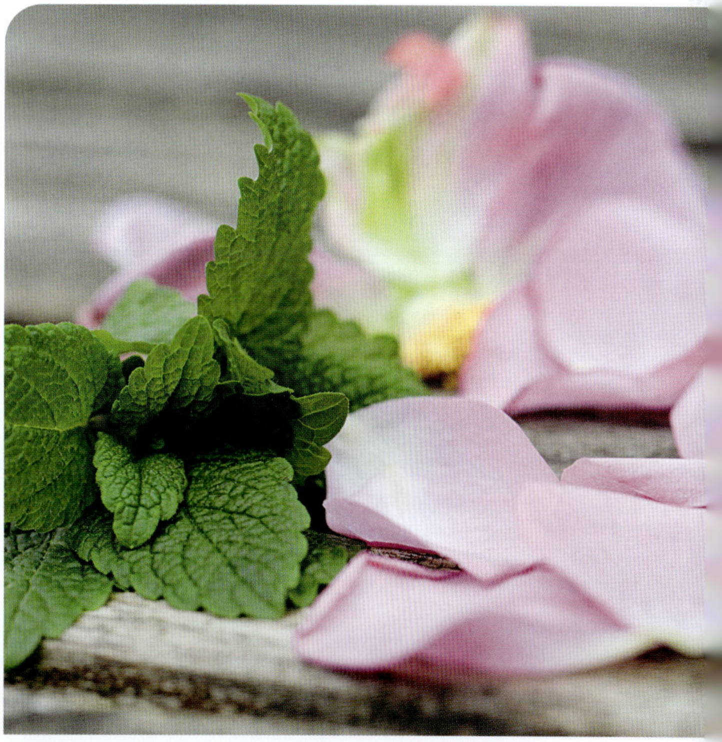

Wahrlich ein Luxusbad am Abend: Melisse und Rosenblütenblätter gehen eine angenehm duftende Verbindung ein.

Schlafkissen

Schon unsere Großeltern wussten um die heilende Kraft der Kräuterkissen. Sie entfalten ihre Wirkung über den Geruchssinn. Und auch heute können wir uns gut vorstellen, dass die Träume mithilfe der duftenden, beruhigenden Kräuter einfach süß sein müssen. Je nach Geschmack, Lust und Laune können die Kissen mit einzelnen Kräutern befüllt werden oder mit einer Kräutermischung.

Hier zwei Ideen für wohlriechende und wirksame Mischungen. Die Zahl in Klammern nennt den Anteil der jeweiligen Pflanze in der Mischung. Insgesamt beträgt die Füllmenge einer Kissenhülle von 15 × 15 cm etwa 50–150 g getrocknete Kräuter.

„Sandmännchen“:

- Kamillenblüten (2), Lavendelblüten (2), Melissenblätter (2), Orangenblüten (1), Rosenblüten (2)

„Schlaf schön“:

- Dillfrüchte (1), Kamillenblüten (1), Lavendelblüten (1), Orangenblüten (1), Zitronenverbenenblätter (1)

- Rohwolle oder Baumwollwatte
- Baumwollstoff (aus der Restekiste), ungefähr 20 × 40 cm

Nähen Sie aus dem Baumwollstoff eine kleine Kissenhülle (ca. 15 × 15 cm), an der Sie die vierte Seite zunächst offen lassen. Mischen Sie die Kräuter im angegebenen Mengenverhältnis, und füllen Sie sie zwischen zwei dünnen Lagen Rohwolle oder Baumwollwatte in das Kissen. Nähen Sie nun auch die letzte Seite des Kissens zu. Die „Haltbarkeit“ des Duftkissens beträgt allerdings nur 6–12 Monate. Natürlich kann Ihr Kind hinterher trotzdem weiterhin mit dem möglicherweise lieb gewonnenen Schlafkissen kuscheln. Wenn Sie die Wirkung verlängern wollen, können Sie die Kräuter im Kissen auch einfach austauschen.

KREATIVITÄT

Ob klassische viereckige Kissenform, ob Mond-, Blumen- oder Herzform, ob schlicht weiß oder kunterbunt – beim Nähen eines Schlafkissens sind Ihrer Fantasie keine Grenzen gesetzt.

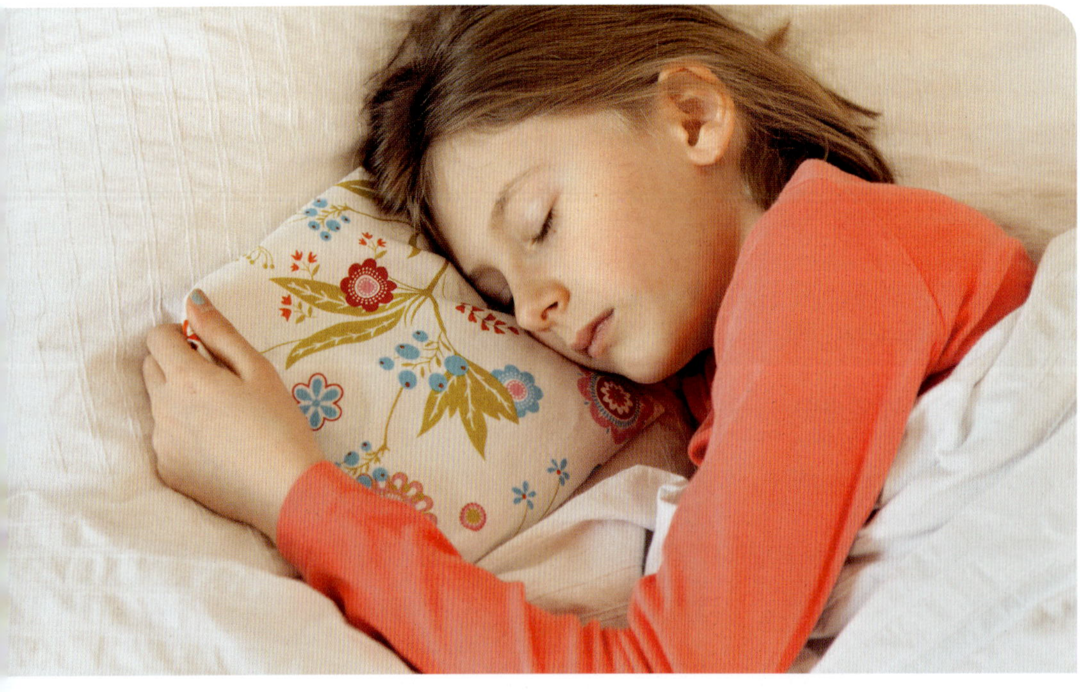

Kinder lieben Kräuterkissen. Mit beruhigend duftenden Pflanzen gefüllt, schenken sie Geborgenheit und erleichtern das Einschlafen.

Schlaftee für Unruhige

Kinder brauchen einen erholsamen Schlaf, und gerade der ist bei seelischen Problemen meist nicht gegeben. Mit dem hier beschriebenen Tee haben Sie eine wirksame Einschlafhilfe an der Hand. Er eignet sich ganz besonders für „überdrehte" Kinder, die nicht zur Ruhe kommen und nicht einschlafen können.

Für eine 100-g-Teemischung:
- 40 g Lindenblüten
- 40 g Melissenblätter
- 20 g Hopfenzapfen

Übergießen Sie 2 TL der Mischung mit 1 Tasse (150 ml) heißem, aber nicht mehr kochendem Wasser. Lassen Sie den Tee bedeckt 10 Minuten ziehen, bevor Sie ihn abgießen. Geben Sie Ihrem Kind über 4–6 Wochen hinweg täglich 30 Minuten vor dem Schlafengehen 1 Tasse davon (ab 1 Jahr 75 ml, ab 4 Jahren 100 ml, ab 10 Jahren 150 ml) zu trinken. (Ab 1 Jahr.)

Schlaftee bei Verdauungsbeschwerden

Diese Teemischung mit ihren beruhigenden und Blähungen lösenden Eigenschaften ist das ideale Mittel bei Schlafstörungen, die aufgrund von Verdauungsbeschwerden auftreten.

Für eine 100-g-Teemischung:
- 50 g Melissenblätter
- 20 g Baldrianwurzel
- 20 g Fenchelfrüchte
- 10 g Lavendelblüten

Übergießen Sie 1 TL der gemörserten Mischung mit 1 Tasse (150 ml) heißem, aber nicht mehr kochendem Wasser. Lassen Sie den Tee bedeckt 10 Minuten ziehen, bevor Sie ihn abgießen. Geben Sie Ihrem Kind vor dem Abendessen 1 Tasse davon (ab 1 Jahr 75 ml, ab 4 Jahren 100 ml, ab 10 Jahren 150 ml) zu trinken. (Ab 1 Jahr.)

FÜR DIE ELTERN

Auch Eltern wollen schlafen

Sämtliche hier vorgeschlagenen Mittel und Wege, um die Schlafqualität zu verbessern, eignen sich selbstverständlich auch für übernächtigte und gestresste Eltern. Probieren Sie's aus!

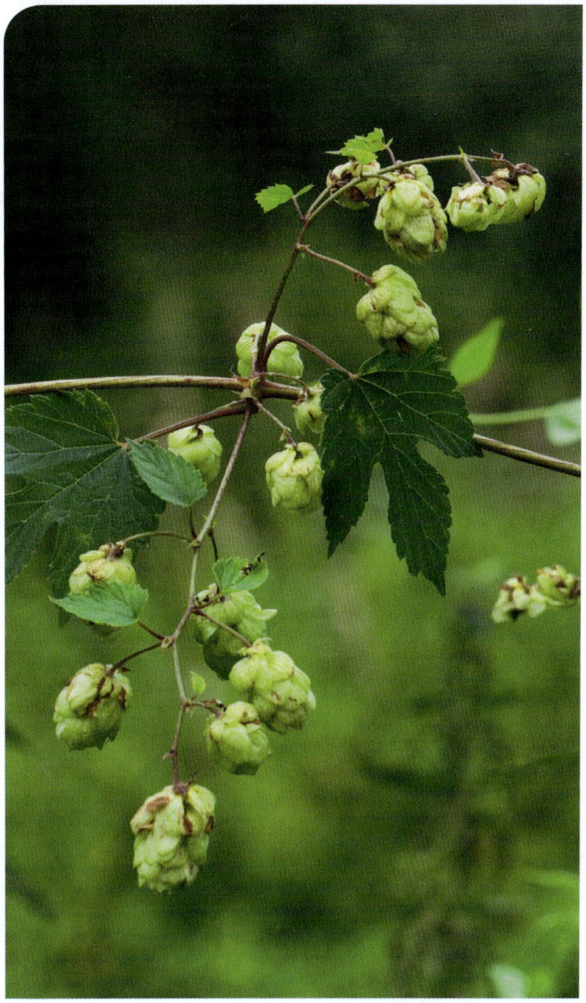

Die Zapfen des Hopfens haben eine beruhigende Wirkung – für Kinder wegen der Bitterkeit am besten als Teil einer Teemischung.

Aus der Apotheke

- **Baldrian:** Ceres Valeriana Urtinktur, Euvegal 320/160 mg Tabletten (Baldrian, Melisse), Schoenenberger Heilpflanzensaft Baldrian, Sedonium Tabletten
- **Lavendel:** Ceres Lavandula Urtinktur
- **Melisse:** Schoenenberger Heilpflanzensaft Melisse, Melissenöl-Bad: Kneipp Bade-Essenz Entspannung Pur, Einreibung: Wala Melissenöl
- **Passionsblume:** Ceres Passiflora incarnata Urtinktur, Wala Passiflora Kinderzäpfchen (Passionsblume, Hafer, Hopfen, Baldrian)
- **Homöopathie:** Weleda Calmedoron Mischung, Weleda Calmedoron Streukügelchen (beides eine Mischung verschiedener beruhigender Pflanzen)

ÄNGSTE

Kinder haben Angst vor dem Alleinsein, vor Gespenstern und Monstern, vor dem Donnergrollen, vor Hunden und vielem mehr … Über kurz oder lang werden auch Sie von Ihrem Kind damit konfrontiert werden. Das heißt nicht, dass Ihr Kind ein Angsthase ist. Angst ist nämlich durchaus ein sinnvolles Gefühl, denn primär dient sie uns als Schutzmechanismus vor Gefahren. Das war in grauer Vorzeit so und ist es heute noch. Angst ist also erst mal nichts Negatives, sondern ein Warnsignal, das uns im Alltag davor bewahrt, uns beständig in gefährliche Situationen zu begeben.

In der Entwicklung eines jeden Kindes gibt es Ängste, die in einem gewissen Alter einfach auftreten, so sicher wie das Amen in der Kirche. Dazu gehört beispielsweise das „Fremdeln" um den 8. Lebensmonat herum. Solche Ängste mögen uns Erwachsenen banal erscheinen, für die Kinder aber sind sie sehr belastend. Doch Sie können Ihr Kind sowohl psychologisch als auch mit naturheilkundlichen Maßnahmen gut durch diese Angstphasen hindurchbegleiten. Nachfolgend geht es ausschließlich um solche entwicklungsbedingten und daher völlig normalen Ängste.

Manchmal können sich Ängste aber auch verselbstständigen. Dann erfüllen sie keine schützende Funktion mehr und müssen als krankhaft angesehen werden. In solchen Fällen spricht man von einer Angststörung. Diese muss unbedingt professionell behandelt werden, da sie unter Umständen die Entwicklung des Kindes stören kann.

Doch zurück zu den entwicklungsbedingten Angstformen, mit denen garantiert auch Ihr Kind einmal zu kämpfen hat – früher oder später und mehr oder weniger stark.

- **Die Achtmonatsangst**, auch als „Fremdeln" bekannt, tritt – wie der Name bereits sagt – etwa vom 6.–9. Lebensmonat auf. Das Baby beginnt jetzt, zwischen fremden und vertrauten Personen zu unterscheiden, und weint, wenn es seine Eltern nicht mehr sieht.
- **Die Trennungsangst** beginnt im Alter von 1–2 Jahren und kann bis zum 3. Lebensjahr bestehen bleiben. Ihr Kind kann nun laufen, was die subjektive Gefahr erhöht, den Schutz von Mama oder Papa zu verlieren. Oft äußert sich diese Angst beim Einschlafen oder beim Aufwachen während der Nacht. Schließlich hat sich das Kind ja beim Einschlafritual von seiner Bezugsperson verabschieden müssen und ist dann für die Dauer der Nacht allein.
- **Die Umweltangst** beschäftigt ihr Kind im Alter von 2–5 Jahren. Ihr Sprössling verlässt erstmals von sich aus die häusliche Geborgenheit, zum Beispiel durch das Spielen bei den Nachbarskindern. Die Umweltangst kann auch Furcht vor Gewittern, vor Tieren oder Gespenstern beinhalten.
- **Die Sozialisationsängste** spielen dann im Kindergarten oder in der Grundschule eine Rolle. Plötzlich muss sich Ihr Kind mit neuen Autoritätspersonen und ungewohnten Gruppenhierarchien auseinandersetzen. Von heute auf morgen geht es dann womöglich nicht mehr gern in den zuvor geliebten Kindergarten, oder es hat morgens plötzlich Bauchweh, wenn es in die Schule gehen muss.
- **Die Realängste** tauchen meistens zwischen dem 8. und 12. Lebensjahr auf. Ihr Kind fürchtet sich dann zum Beispiel vor Krankheit, Tod, Krieg oder Umweltkatastrophen.
- **Die Reifungsangst** ist unvermeidlich mit der Pubertät verknüpft. Mit dem Interesse an dem anderen Geschlecht steigt auch die Angst vor Annäherungen an dieses.
- **Die Existenzangst** ist mit Sicherheit eine Angst, an die Sie sich selbst noch gut erinnern können. Um das 18. Lebensjahr beginnt allmählich die Ablösung vom Elternhaus, und es wächst das Bewusstsein, für die Gestaltung seiner Zukunft selbst verantwortlich zu sein.

URSACHEN

Falls Sie selber jetzt oder in Ihrer Jugend sehr ängstlich sind oder waren, ist es durchaus möglich, dass auch Ihr Kind vermehrt mit Ängsten zu tun hat. Klar, dass auch das Verhalten der Eltern einen Einfluss auf das Angstempfinden der Sprösslinge hat.

Überbehütete Kinder, die nicht die Möglichkeit haben, Selbstvertrauen zu entwickeln, schlagen sich ebenso oft mit Ängsten herum wie Kinder, die von ihren Eltern keine Unterstützung bei der Überwindung der entwicklungsbedingt auftretenden Ängste bekommen.

Schlussendlich hängt die Ausprägung der Ängste auch vom persönlichen Temperament Ihres Kindes ab.

SYMPTOME

Die Ängste können sich durch die verschiedensten körperlichen Beschwerden äußern, zum Beispiel Bauch- und Kopfschmerzen, Appetitlosigkeit, Übelkeit, Durchfall, Schlafstörungen, Herzklopfen und Zittern oder Muskelverspannungen.

WANN ZUM ARZT?

- wenn Sie nicht sicher sind, ob Ihr Kind eventuell unter einer krankhaften Angststörung leidet
- wenn Sie über 4–6 Wochen hinweg beobachten, dass sich Ihr Kind im Vergleich zu früher oder gemessen an Gleichaltrigen wesentlich ängstlicher verhält
- wenn Sie das Gefühl haben, dass die Ängstlichkeit die Entwicklung Ihres Kindes behindert
- wenn Ihr Kind einen Angstanfall hat, den Sie sich nicht erklären können, und es sich kaum beruhigen lässt

THERAPIE

Die entwicklungsbedingten Ängste gehören zu einer normalen, gesunden Entwicklung Ihres Kindes einfach dazu. So gerne Sie es auch möchten – Sie können Ihrem Kind die Erfahrung mit diesen notwendigen Ängsten nicht ersparen.

Seien sie offen und geduldig für die Ängste und Probleme Ihres Kindes und – ganz wichtig – nehmen Sie seine Ängste ernst. Sie außer Acht zu lassen oder sich darüber lustig zu machen, hilft genauso wenig wie Vergleiche, etwa: „Aber dein Freund hat doch auch keine Angst vor dem Gewitter!" Vermitteln Sie stattdessen Ihrem Kind Vertrauen. Unterstützen Sie es im Glauben daran, dass es zu schaffen ist, die Angst zu überwinden. Am besten, Sie gehen die angstauslösenden Situationen mit Ihrem Kind gemeinsam an, indem Sie Strategien entwickeln. Nur ein Beispiel: Sollte Ihr Kind nachts in seinem Zimmer Angst vor der Dunkelheit haben, können Sie zum Beispiel anbieten, die Tür geöffnet zu lassen, oder Sie kaufen gemeinsam mit Ihrem Kind ein kleines Nachtlicht.

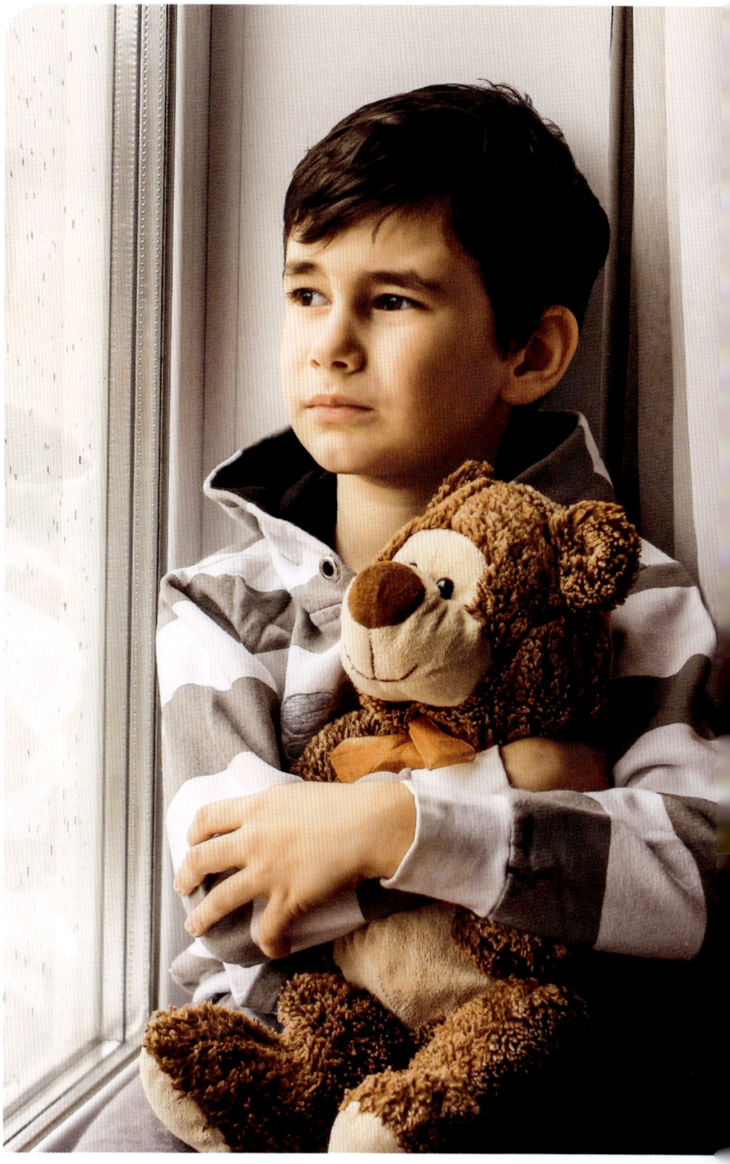

Ab acht Jahren beginnen die Realängste aufzutreten. Dem Kind wird immer bewusster, dass die Vorgänge in der Welt es selbst auch betreffen.

Es gibt auch nette „Sorgenpüppchen", denen Ihr Kind seine Sorgen und Ängste erzählen und damit auf sie übertragen kann.

Durch den verständnisvollen Umgang mit den Kinderängsten schaffen Sie eine gute, vertrauensvolle Basis – die beste Voraussetzung dafür, dass Ihr Kind seine Angst innerhalb weniger Wochen überwinden kann.

Keine Angst vor Albträumen

Bei einigen nordamerikanischen indigenen Völkern wurden einst zum Schutz vor schlechten Träumen sogenannte Traumfänger über den Schlafplatz eines Kindes gehängt, hübsche Fadenbasteleien in Form eines geschmückten Spinnennetzes. Einer Sage nach brachte einst eine Spinnenfrau den Menschen das Netz, in dem die schlechten Träume gefangen und festgehalten werden. Am Morgen werden sie dann von den ersten Strahlen der Sonne aufgelöst.

Heute gibt es Traumfänger auch bei uns in vielerlei Ausführungen zu kaufen. Vielleicht ist so ein Zimmerschmuck auch eine gute Möglichkeit, Ihrem Kind die Angst vor Albträumen zu nehmen.

Heilpflanzen

Die beste Medizin für jedes angsterfüllte Kind ist eine liebevolle Umarmung. Und das ist dann auch schon der erste Schritt zur Besserung, bevor im zweiten Schritt die eigentliche Medizin zum Einsatz kommt.

Bewährt haben sich dabei folgende Pflanzen:

- **angstlösend:** Johanniskraut, Passionsblume, Lavendel
- **beruhigend:** Passionsblume, Melisse, Lavendel, Baldrian und Hopfen → Schlafstörungen, Seite 169

Lavendelöl-Auflage

Nach einem anstrengenden und hektischen Tag ist Lavendel die ideale Heilpflanze, um zur Ruhe zu kommen. Sie erweist uns diesen Dienst in vielfältiger Form: Lavendelblüten werden für Tee, als Zusatz zu einem Entspannungsbad → Angstbauchweh, Seite 66 oder als Füllung für ein Schlafkissen → Seite 170 verwendet.

Das ätherische Öl des Lavendels kann in einer Mischung als Massageöl oder aber als Ölauflage dienen. Ob Einschlafstörungen, Unruhe, Nervosität, Stress oder schlechte Stimmung – Lavendel sorgt stets zuverlässig für Entspannung.

- ätherisches Lavendelöl
- 50 ml Olivenöl
- Baumwolltuch, ca. 10 × 10 cm
- Waschhandschuh (oder Rohwollauflage)
- Unterhemd

Geben Sie die 1- oder 2-prozentige Lavendelöl-Mischung → Zubereitung und Dosierung auf der gegenüberliegenden Seite gleichmäßig auf das kleine Baumwolltuch. Legen Sie das Öltüchlein dann direkt auf die Brust Ihres Kindes. Schon alleine durch die Körperwärme entfalten die ätherischen Öle ihre beruhigende Wirkung. Noch intensiver wirkt die Auflage, wenn Sie das Öltüchlein erwärmen. Packen Sie es dazu in Butterbrotpapier und legen es einige Minuten lang zwischen zwei heiße Wärmflaschen. Wärmen Sie zusätzlich den weichen Waschhandschuh (oder die Rohwollauflage) mit an. Nachdem Sie Ihrem Kind das Öltüchlein auf die Brust gelegt haben, folgt der warme Waschhandschuh. Dann fixieren Sie das Ganze mit einem eng anliegenden Unterhemd. Schön ist es, die Lavendelöl-Auflage abends im Bett anzulegen. Sie kann ohne Weiteres bis zum nächsten Morgen auf der Brust liegen bleiben. Im Idealfall wird sie 1-mal täglich angewendet. Tagsüber so lange es Ihrem Kind angenehm ist, 30 Minuten bis mehrere Stunden. Die Füße Ihres Kindes sollen währenddessen immer warm sein. Decken Sie es gut zu. Vielleicht möchten Sie noch eine Gute-Nacht-Geschichte vorlesen?

Richtige Dosierung für die Auflage

Zuerst die Ölmischung herstellen:

ALTER DES KINDES	KONZENTRATION LAVENDELÖL	HERSTELLUNG DER ÖLMISCHUNG
ab 1 Jahr	1-prozentig	10 Tropfen ätherisches Öl auf 50 ml fettes Öl
ab 6 Jahre	2-prozentig	20 Tropfen ätherisches Öl auf 50 ml fettes Öl

Beträufeln Sie nun ein Baumwolltuch von etwa 10 × 10 cm mit der für Ihr Kind passenden Ölmischung. Nehmen Sie dazu:

ALTER DES KINDES	DOSIERUNG
1–5 Jahre	15–25 Tropfen Ölmischung
6–10 Jahre	25–35 Tropfen Ölmischung
11–14 Jahre	30–40 Tropfen Ölmischung

Einfacher geht es nicht: Mit einer Lavendelöl-Auflage auf der Brust lässt es sich gut entspannen.

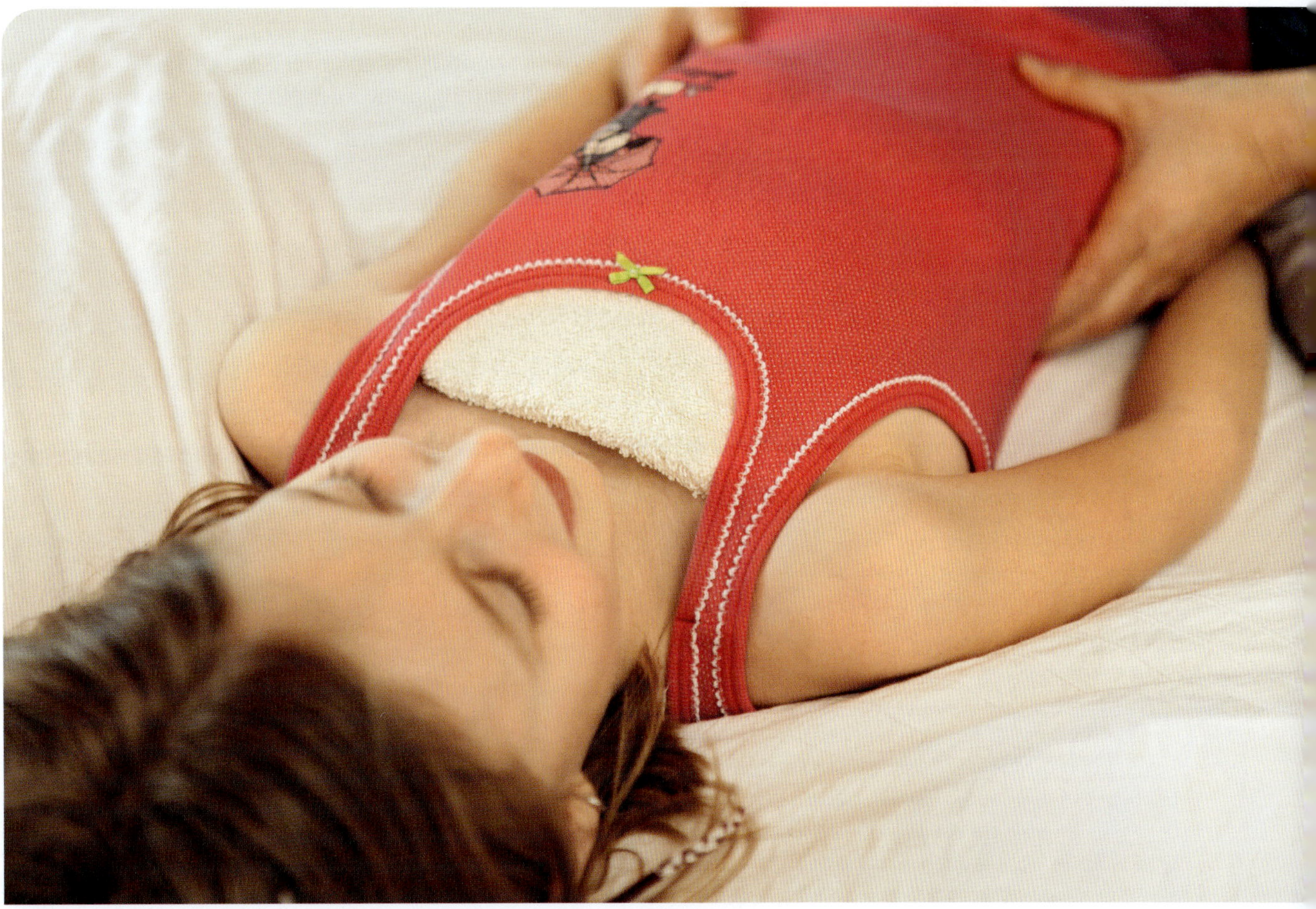

Einreibung mit Angst-Frei-Öl

Mit dem wohlduftenden Öl können Sie ängstlichen oder sehr sensiblen Kindern eine „Schutzhülle" umlegen. Es eignet sich deshalb auch wunderbar für eine abendliche Einreibung als Bestandteil des Bettgeh-Rituals.

- 20 ml Johanniskrautöl
- 25 ml Mandelöl
- 5 Tropfen ätherisches Mandarinenöl, rot
- 10 Tropfen ätherisches Lavendelöl

Mischen Sie Johanniskraut- und Mandelöl in einem Roll-on-Fläschchen. Geben Sie die beiden ätherischen Öle hinzu. Anschließend gründlich vermischen. Erwärmen Sie das Öl in Ihrer Handfläche und tragen Sie es behutsam auf den Kinderkörper auf.

HELP YOURSELF!

Füllen Sie das Angst-Frei-Öl in ein kleines Roll-on-Fläschchen. So kann Ihr Kind sich in stressigen Situationen selbst helfen, denn das Öl lässt sich damit bei Bedarf kinderleicht auf Nacken, Stirn und Schläfen auftragen.

Gute-Laune-Tee

Johanniskraut ist in hohen Dosierungen eine anerkannte Heilpflanze zur Behandlung von depressiven Zuständen. Als Tee wirkt es milder – und bringt Sonne in die Kinderseele. Und durch die zusätzlich angstlösende und beruhigende Wirkung von Orangenblüten, Passionsblume und Melisse kann die gute Laune kommen.

Für eine 100-g-Teemischung:

- 40 g Kraut vom Johanniskraut
- 30 g Melissenblätter
- 20 g Passionsblumenkraut
- 10 g Orangenblüten

Übergießen Sie 2 TL der Mischung mit 1 Tasse (150 ml) heißem, aber nicht mehr kochendem Wasser. Lassen Sie den Tee bedeckt 10 Minuten ziehen, bevor Sie ihn abgießen. Geben Sie Ihrem Kind davon täglich 3 Tassen (ab 4 Jahren 3-mal 100 ml, ab 10 Jahren 3-mal 150 ml) zu trinken, und dies über 4–6 Wochen hinweg. (Ab 4 Jahren.)

Tee bei Ängstlichkeit

Dieser Tee bringt Lebensmut! In der Volksmedizin wird Thymian schon lange verwendet, um Mut, Kraft und Stärke herbeizurufen. Hopfen, Melisse und Johanniskraut unterstützen ihn dabei optimal.

Für eine 100-g-Teemischung:

- 25 g Hopfenzapfen
- 25 g Kraut vom Johanniskraut
- 25 g Melissenblätter
- 25 g Thymiankraut

Übergießen Sie 2 TL der Mischung mit 1 Tasse (150 ml) heißem, aber nicht mehr kochendem Wasser. Lassen Sie den Tee bedeckt 10 Minuten ziehen, bevor Sie ihn abgießen. Geben Sie Ihrem Kind davon täglich 3 Tassen (ab 4 Jahren 3-mal 100 ml, ab 10 Jahren 3-mal 150 ml) zu trinken, und zwar über 4–6 Wochen. (Ab 4 Jahren.)

Aus der Apotheke

- **Johanniskraut:** Ceres Hypericum Urtinktur
- **Passionsblume:** Ceres Passiflora incarnata Urtinktur
- **Lavendel:** Weleda Lavendelöl 10 %
- **Johanniskraut und Baldrian:** Sedaristion Konzentrat Kapseln

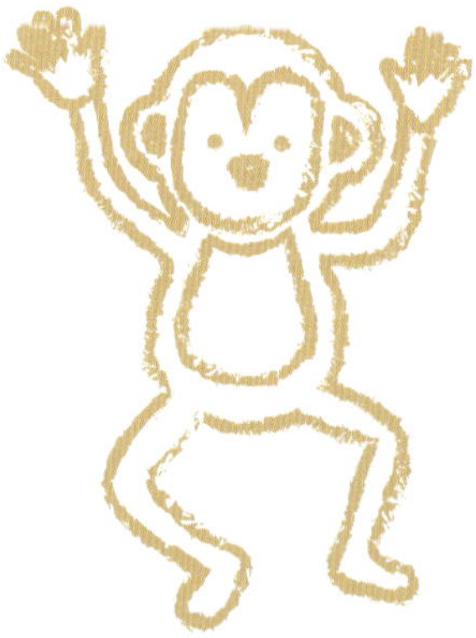

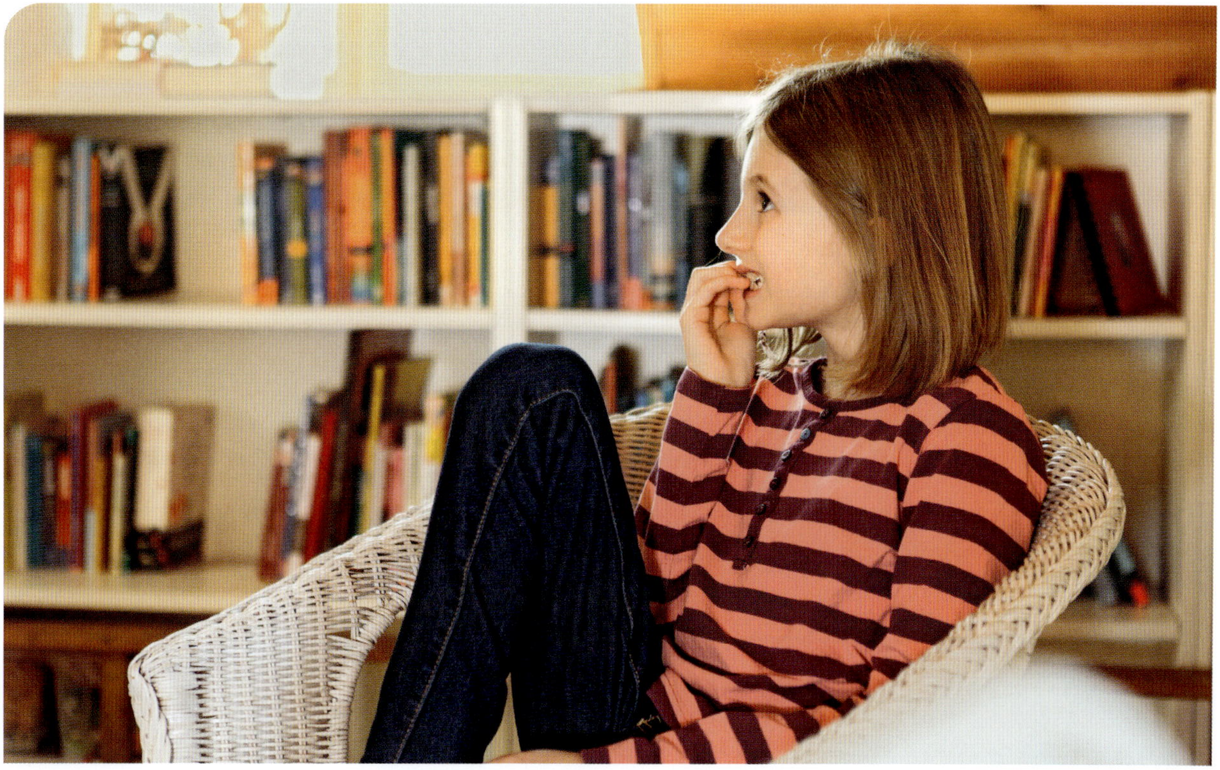

Die Schule geht an vielen Kindern heute nicht mehr spurlos vorbei. Nervosität und Überforderung können sich in vielerlei Symptomen äußern.

STRESS

Normalerweise lässt uns der Begriff Stress zunächst an überlastete Manager mit vollem Terminkalender denken. Aber auch Kinder und Jugendliche können unter Stress, Erschöpfung, Nervosität und Unruhezuständen leiden. Die Anforderungen, mit denen unsere Kinder vielfach konfrontiert werden, sind nicht zu unterschätzen.

URSACHEN

Es klingt paradox, aber bei Kindern beginnt der Stress oftmals in der Freizeit. Schulkinder haben neben Unterricht und Hausaufgaben häufig Termine beim Sport- und Reitverein und in einer Musik- oder Ballettschule. Da bleibt kaum mehr Zeit für spontanes Spielen und Toben. Nicht unbeteiligt am Stress der Kinder sind die medialen Reizüberflutungen durch Smartphones, soziale Netzwerke, Fernsehen oder Computerspiele. Kommen dann noch weitere Belastungssituationen hinzu, etwa Prüfungen, Klassenarbeiten, Familienstreitigkeiten, Erwartungshaltungen der Eltern oder Konkurrenzdenken innerhalb der Klassengemeinschaft, dann ist eine Überforderung vorprogrammiert. Fehlen dem Kind in diesem Alltag Ruhepole und Erholungsinseln, dann kommt es unweigerlich zu Erschöpfung, Nervosität und Unruhe. Deshalb ist es sinnvoll, wachsam auf die Stresssymptome und Überforderungssignale zu achten.

SYMPTOME

- Ihr Kind fühlt sich unwohl und ist nervös oder ängstlich, oder es wirkt gelangweilt und teilnahmslos.
- Appetitlosigkeit, Übelkeit, Schlafstörungen, Kopf- und Bauchschmerzen und Konzentrationsstörungen können auftreten.
- Auch leichte Reizbarkeit, Unruhe und Aggressivität deuten auf seelischen Stress hin.

WANN ZUM ARZT?

- wenn Ihr Kind über einen längeren Zeitraum (etwa 14 Tage) die genannten Symptome zeigt

THERAPIE

Suchen Sie zuerst das Gespräch mit Ihrem Kind und versuchen Sie herauszufinden, wo die Ursachen der Belastung sind oder was Ihrem Kind auf der Seele liegt.

Auch eine gemeinsame Zeitplanung ist oft hilfreich. Damit verhindern Sie Belastungsspitzen, die vermeidbar wären. Müssen Sie zum Beispiel den Kauf neuer Schuhe für Ihr Kind, einen Besuch bei der Oma und auch noch den gefürchteten Zahnarzttermin gerade in der Woche planen, in der auch viele Klassenarbeiten anstehen? Auch der Freizeitbereich Ihres Kindes sollte nicht überfrachtet sein, damit insgesamt eine gute Balance zwischen Anspannung und Entspannung möglich wird.

Mehr Gelassenheit für Eltern

Wenn Eltern gestresst sind, bleibt es nicht aus, dass sich dies auf die Kinder überträgt. Deshalb ist es sinnvoll, die eigenen Verhaltensweisen zu überprüfen. Wie reagieren Sie auf stressige Situationen? Versuchen Sie, eigene Muster zu durchbrechen und die Dinge einmal aus einer anderen Perspektive zu betrachten:

- Überprüfen Sie selbstkritisch Ihre Ansprüche an Ihr Kind und an sich selbst: Projizieren Sie womöglich eigene Ziele und Wünsche auf Ihre Kinder? Welche Kraft treibt Sie dazu, Dinge zu tun, die Sie selbst und auch Ihre Kinder stressen? Gestehen Sie auch eigene Fehler ein.
- Zeigen Sie Ihrem Kind, dass man sich ab und zu über scheinbare Zwänge hinwegsetzen kann, und leben Sie ihm eine gewisse Gelassenheit vor. Sagen Sie beispielsweise einen Termin ab, um mit den Kindern zu spielen oder gemeinsam ins Kino zu gehen. Wenn einmal etwas schiefgeht, nehmen Sie es locker, denn niemand ist perfekt.
- Führen Sie mit Ihrem Kind ein offenes Gespräch über eigene Stresssituationen. Erzählen Sie ihm beispielsweise, warum Sie gerade im Stress sind, wie sich der Stress anfühlt oder warum Sie keine Zeit haben, um mit ihm zu spielen oder mal wieder Taxi zu sein.
- Nehmen Sie sich immer wieder einmal Auszeiten, in denen Sie Ihrem Kind bewusst Ihre Aufmerksamkeit schenken. Gönnen Sie sich schöne gemeinsame Momente. Einige Anregungen dazu finden Sie unter den Rezepten.

Heilpflanzen

Natürliche Heilmittel können bei seelischem Stress gute Hilfe leisten. Aber bitte vergessen Sie bei allem Beruhigen nicht, dass letztendlich den Ursachen des Stresses auf den Grund gegangen werden muss.

Je nach Beschwerden können Sie …

- die Nerven stärken mit beruhigenden Pflanzen: Passionsblume, Melisse, Lavendel, Baldrian, Hopfen und Hafer → Schlafstörungen, ab Seite 169
- Körper und Geist stärken mit Blütenpollen
- die körperliche und geistige Leistungsfähigkeit mit Bitterstoffpflanzen fördern → Appetitlosigkeit, ab Seite 69: Gelber Enzian, Pomeranze
- den Körper stärken mit sogenannten adaptogenen Heilpflanzen (die dem Körper helfen, sich an Stresssituationen anzupassen): Ginseng, Taigawurzel

Das Kraut der Passionsblume *Passiflora incarnata* wirkt im Tee als sanftes Beruhigungsmittel.

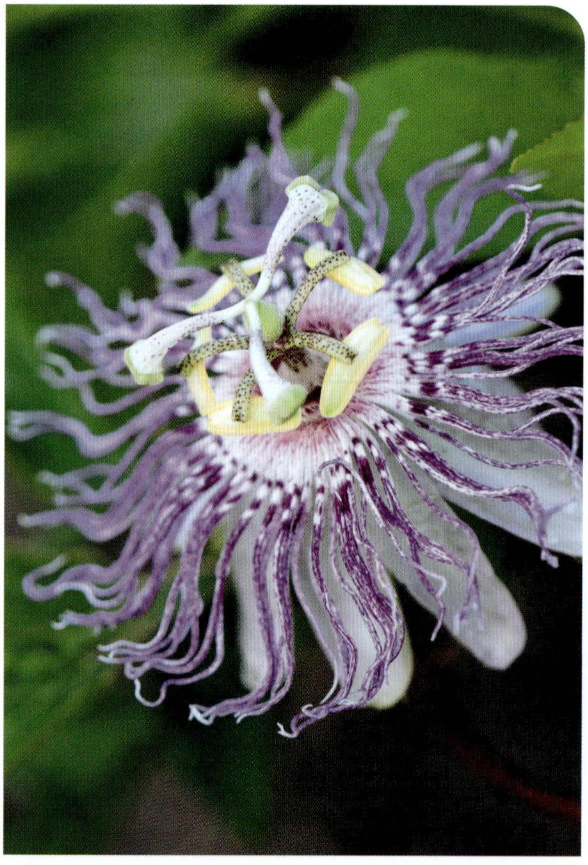

Räuchermischung

Das Räuchern ist eine uralte Tradition. Ein Ritual, das von unseren Vorfahren immer dann eingesetzt wurde, wenn besondere Ereignisse im Leben anstanden. Schon beinahe in Vergessenheit geraten, kommt es heute zunehmend wieder in Gebrauch. Aber auch heute noch ist es etwas „für besondere Momente". Vielleicht haben Sie ja Lust, solch ein Ritual zusammen mit Ihrem Kind auszuprobieren, um den Alltag abzustreifen?

Für ungefähr 5 Räucherungen:
- 2 TL Lavendelblüten
- 2 TL Rosenblüten
- 1 TL Fichtenharz
- Räucherstövchen mit Teelicht

Geben Sie die Zutaten portionsweise in den Mörser, verreiben Sie sie, und vermischen Sie sie gut. Zünden Sie nun das Teelicht im Räucherstövchen an und legen Sie 2 Prisen der Räuchermischung auf das Sieb. Bei zu viel Rauchentwicklung können Sie das Räucherwerk vorsichtig etwas zur Seite schieben. Geben Sie hierbei aber acht, denn das Sieb wird sehr heiß!

Nun setzen Sie sich mit Ihrem Kind entspannt vor das Stövchen, schließen dabei die Augen, genießen den Duft und die beruhigende Atmosphäre.

Die übrige Räuchermischung bewahren Sie in einem luftdicht verschlossenen Behälter, zum Beispiel einem kleinen Schraubglas, auf, um die Aromen gut zu schützen. Für Räucherungen nimmt man übrigens ausschließlich getrocknete Pflanzen.

Das Räuchern ist eine spezielle Art, Düfte als Therapie anzuwenden. Viele Kinder mögen dieses Ritual.

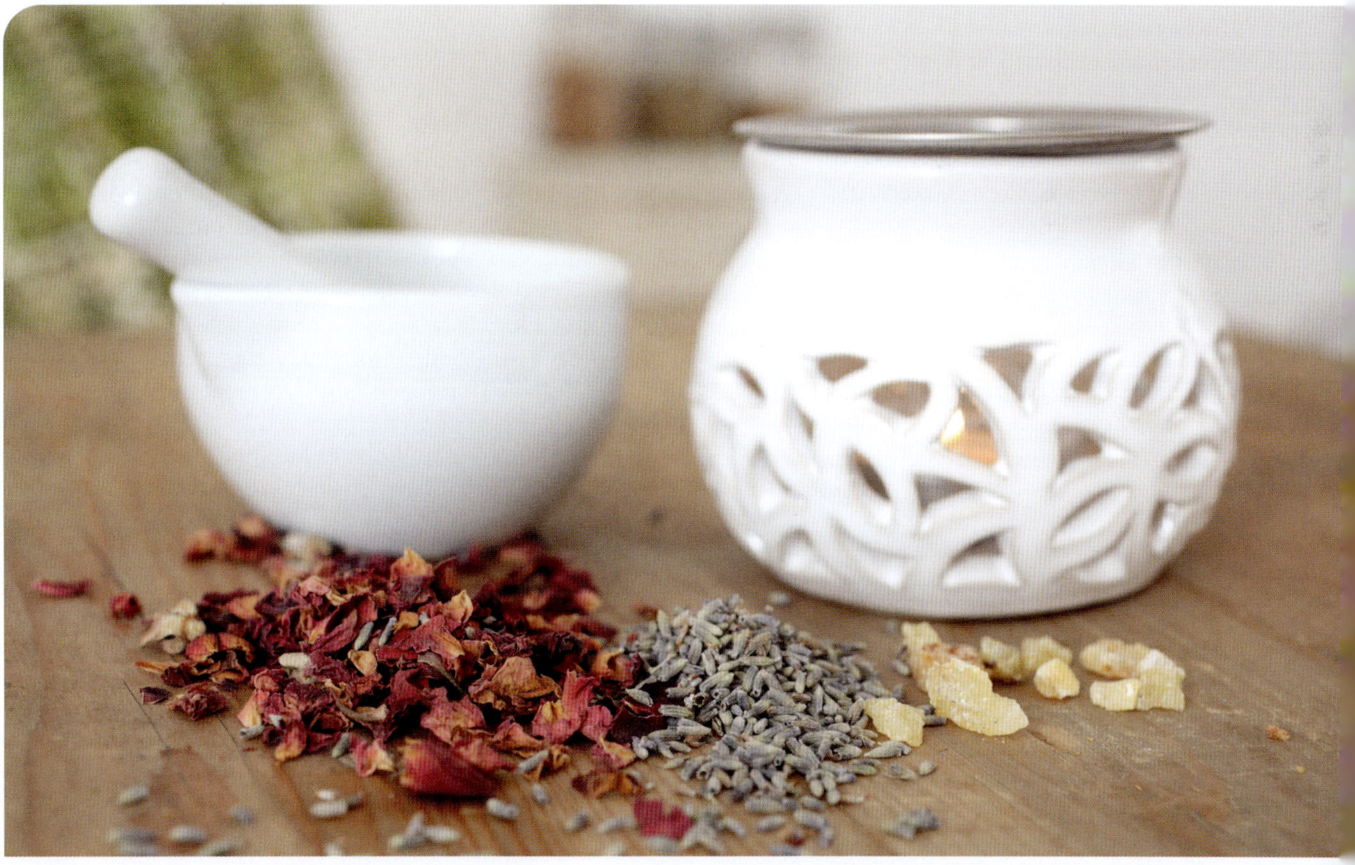

Duftkissen

Betrachten Sie das gemeinsame Herstellen des Kräuter- oder Duftkissens bereits als Teil der Therapie. Verschönern Sie sich damit einen freien Nachmittag. Nehmen Sie sich Zeit, und entschleunigen Sie Ihren Alltag. Davon profitiert die ganze Familie – allen voran Ihr stressgeplagtes Kind. Hier finden Sie einige Ideen für verschiedene Zusammensetzungen. Die Zahlen in den Klammern stehen für den jeweiligen Anteil der Pflanze in der Mischung. In einer Kissenhülle von 15 × 15 cm beträgt die Gesamtfüllmenge etwa 50–150 g getrocknete Kräuter.

Für starke Nerven:
- Lavendelblüten (2), Melissenblätter (3), Rosenblüten (2)

Gute Laune:
- Orangenblüten (2), Zitronenverbenenblätter (1), 1–3 Tropfen ätherisches Orangenöl

Konzentration:
- Basilikumblätter (1), Melissenblätter (3), Pfefferminzblätter (1), Rosmarinblätter (2)

Kraft und Mut:
- Engelwurzwurzel (1), Rosenblüten (2), Thymiankraut (3)

Für alle Varianten:
- Baumwollstoff, ca. 20 × 40 cm
- etwas Rohwolle oder Baumwollwatte

Nähen Sie aus dem Stoff eine kleine Kissenhülle, bei der Sie zunächst noch die vierte Seite offen lassen. Füllen Sie nun die ausgewählten Kräuter zwischen zwei dünnen Lagen Rohwolle oder Baumwollwatte in das Kissen. Schließlich noch die letzte Seite zunähen – fertig.

Die volle Wirksamkeit des Duftkissens hält 6–12 Monate an. Natürlich kann Ihr Kind hinterher trotzdem weiterhin mit dem möglicherweise liebgewonnenen Schlafkissen kuscheln. Um seine Wirkung zu verlängern, müssen Sie die Kräuter im Kissen nur gegen frische tauschen, ganz einfach.

KINDERGEBURTSTAG

Eine tolle Idee für den nächsten Kindergeburtstag: Das gemeinsame Basteln von kleinen Kräuterkissen, duftenden Seelentröstern, mit Stoffen in allen Farben und Mustern aus Mamas Restekiste.

Lavendel-Fußbad

Nach einem hektischen Tag schätzen viele Erwachsene ein entspannendes Fußbad. Probieren Sie diese Form der Entspannung doch einmal mit Ihrem Nachwuchs aus. Ist die Schüssel oder Wanne groß genug, kann es ein gemeinsames Vergnügen werden, ein vierfüßiges sozusagen.

- 20 g Lavendelblüten
- 2 große Handtücher
- Eimer oder große Schüssel

Bereiten Sie aus dem Lavendel einen Tee zu (Lavendel mit 1 l heißem, aber nicht mehr kochendem Wasser übergießen, bedeckt 15 Minuten ziehen lassen und dann abgießen). Füllen Sie den Eimer mit 37 °C warmem Wasser. Legen Sie ein großes Handtuch unter den Eimer und gießen den Tee dazu. Platzieren Sie nun die Kinderfüße so im Wasser, dass sie bis über die Knöchel bedeckt sind. Die perfekte Dauer für ein solches Fußbad: 10–15 Minuten.

Sie können auch für eine besondere Atmosphäre sorgen, indem Sie ein paar Kerzen anzünden. Schöne Meditationsmusik oder aber ein Hörbuch machen das Ganze noch gemütlicher. Nach dem Fußbad können Sie eventuell mit einer Fußmassage für noch mehr Entspannung sorgen.

Blütenpollen

Die fleißigen Honigbienen sammeln in den Blüten nicht nur Nektar, sondern auch Blütenpollen. Er dient ihnen als wichtiger Proteinlieferant bei der Aufzucht des Nachwuchses. Die Pollen bieten mit ihren wertvollen Bestandteilen aber nicht nur den kleinen Bienenlarven Gutes, sie können auch Ihnen und Ihrem Kind als Kräftigungsmittel dienen. Außerdem wirken sie appetitanregend und antibakteriell und enthalten neben den (auch für uns Menschen) wertvollen Eiweißen eine Vielzahl an Mineralstoffen, Spurenelementen, Enzymen und Vitaminen.

Um Blütenpollen für eine Stärkungskur zu bekommen, haben Sie es leichter als die Bienen. Sie können ihn einfach kaufen. Für Erwachsene beträgt die tägliche Dosis 30–40 g, verteilt auf morgens und abends. Ihrem Kind geben Sie die Hälfte (15–20 g) pur oder vermischt mit Honig oder in Joghurt eingerührt, und zwar über 4–6 Wochen hinweg. Zur Orientierung: 1 TL entspricht etwa 10 g Blütenpollen. Bei einer Pollenallergie vorsichtshalber auf Blütenpollen verzichten.

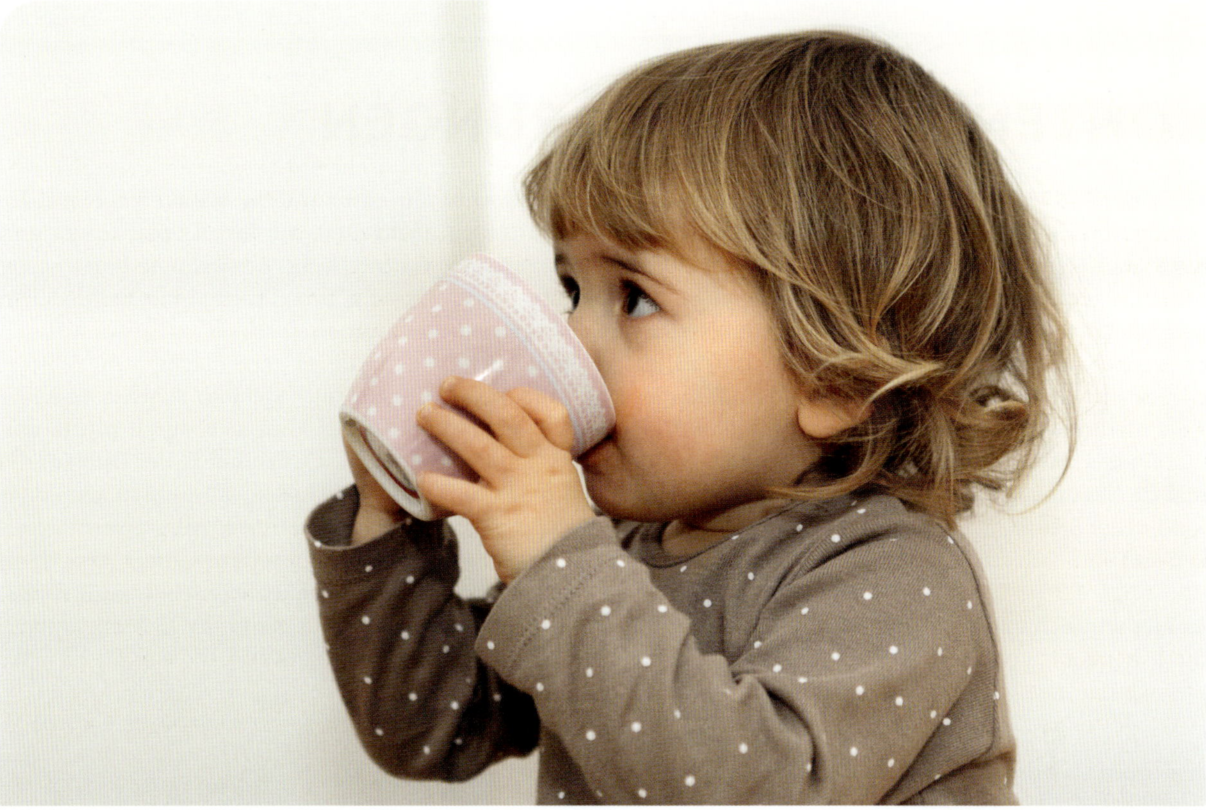

Der Tee für starke Nerven eignet sich auch für die ganz Kleinen, wenn sie mal wieder eine quengelige und unruhige Phase haben.

Tee für starke Nerven

Ein Allrounder für alle denkbaren beschwerlichen Situationen von Mutter, Vater und Kind. Die Teemischung stärkt die Nerven und lässt Kinder gelassener umgehen mit all den möglichen Herausforderungen, die der Alltag mit sich bringt: Unruhezustände, nervös bedingte Schlafstörungen, Lampenfieber, Prüfungsangst, Lernschwierigkeiten, Angst-, Spannungs- und Erschöpfungszustände, ein unschönes Erlebnis oder eine üble Laune. Die nervenstärkenden Zutaten besitzen als Sedativa (Beruhigungsmittel) in der Phytotherapie nicht ohne Grund einen hohen Stellenwert.

Für eine 100-g-Teemischung:

- 30 g Melissenblätter
- 20 g Baldrianwurzel
- 20 g Passionsblumenkraut
- 20 g Pomeranzenschalen
- 10 g Lavendelblüten

Übergießen Sie 1 TL der Mischung mit 1 Tasse (150 ml) heißem, aber nicht mehr kochendem Wasser. Lassen Sie den Tee bedeckt 10 Minuten ziehen, bevor Sie ihn abgießen. Geben Sie Ihrem Kind davon täglich 3 Tassen (ab 1 Jahr 3-mal 75 ml, ab 4 Jahren 3-mal 100 ml, ab 10 Jahren 3-mal 150 ml) zu trinken. (Ab 1 Jahr.)

Aus der Apotheke

- **Hafer:** Schoenenberger Heilpflanzensaft Hafer
- **Melisse:** Ceres Melissa Urtinktur
- **Enzian:** Ceres Gentiana lutea Urtinktur – bei Verdauungsbeschwerden sowie Appetitlosigkeit, allgemeinen Erschöpfungszuständen, Kopfschmerzen
- **Ginseng:** Orgaplasma Tabletten (ab dem 12. Lebensjahr) – bei starker schulischer Beanspruchung mit rascher Ermüdbarkeit, Konzentrations- und Leistungsschwäche
- **Taigawurzel:** Eleu Curarina Tropfen (ab dem 12. Lebensjahr) – bei Konzentrations- und Leistungsschwäche, starker schulischer Beanspruchung mit rascher Ermüdbarkeit

KONZENTRATIONSSTÖRUNGEN

Es ist ein Problem, das Eltern, Erzieher, Lehrer und Schüler immer wieder ausgiebig beschäftigt: Die vermeintliche Unfähigkeit vieler Kinder, sich zu konzentrieren. Dabei muss Konzentration erst einmal gelernt werden. Und das dauert seine Zeit. Ein 5- bis 7-jähriges Kind besitzt lediglich eine Aufmerksamkeitsspanne von 15 Minuten, bei den 7- bis 10-Jährigen liegt die Konzentrationsspanne bei durchschnittlich 20 Minuten, und 10- bis 12-Jährige schaffen es gerade mal 25 Minuten. Es ist also völlig normal, wenn Ihr Kind in der Schule nicht die ganze Zeit still sitzen und konzentriert zuhören oder mitarbeiten kann.

Es gibt wirklich nur sehr wenige Kinder, die sich gar nicht konzentrieren können. Oft gestaltet sich die Situation schon ganz anders, sobald sie einer Beschäftigung nachgehen, die ihnen Spaß macht und ihren Interessen entspricht. Bestimmt ist Ihnen schon aufgefallen, dass sich auch Ihr Kind in verschiedenen Situationen ganz unterschiedlich gut konzentrieren kann. Bei Dingen, die es gern macht, zum Beispiel beim Malen, Lesen und Spielen, scheint es keine Probleme zu geben, es lässt sich durch nichts und niemanden ablenken. Ganz anders bei Dingen, die es nicht besonders mag, seien es Hausaufgaben oder das Aufräumen seines Zimmers. Alles ganz normal. Eine echte Konzentrationsstörung liegt erst dann vor, wenn sich überhaupt keine Beschäftigung finden lässt, der sich Ihr Kind mindestens 15 Minuten lang ohne Ablenkung hingeben kann.

Immer diese vielen Hausaufgaben! Da fällt es vielen schwer, sich tagtäglich zu konzentrieren.

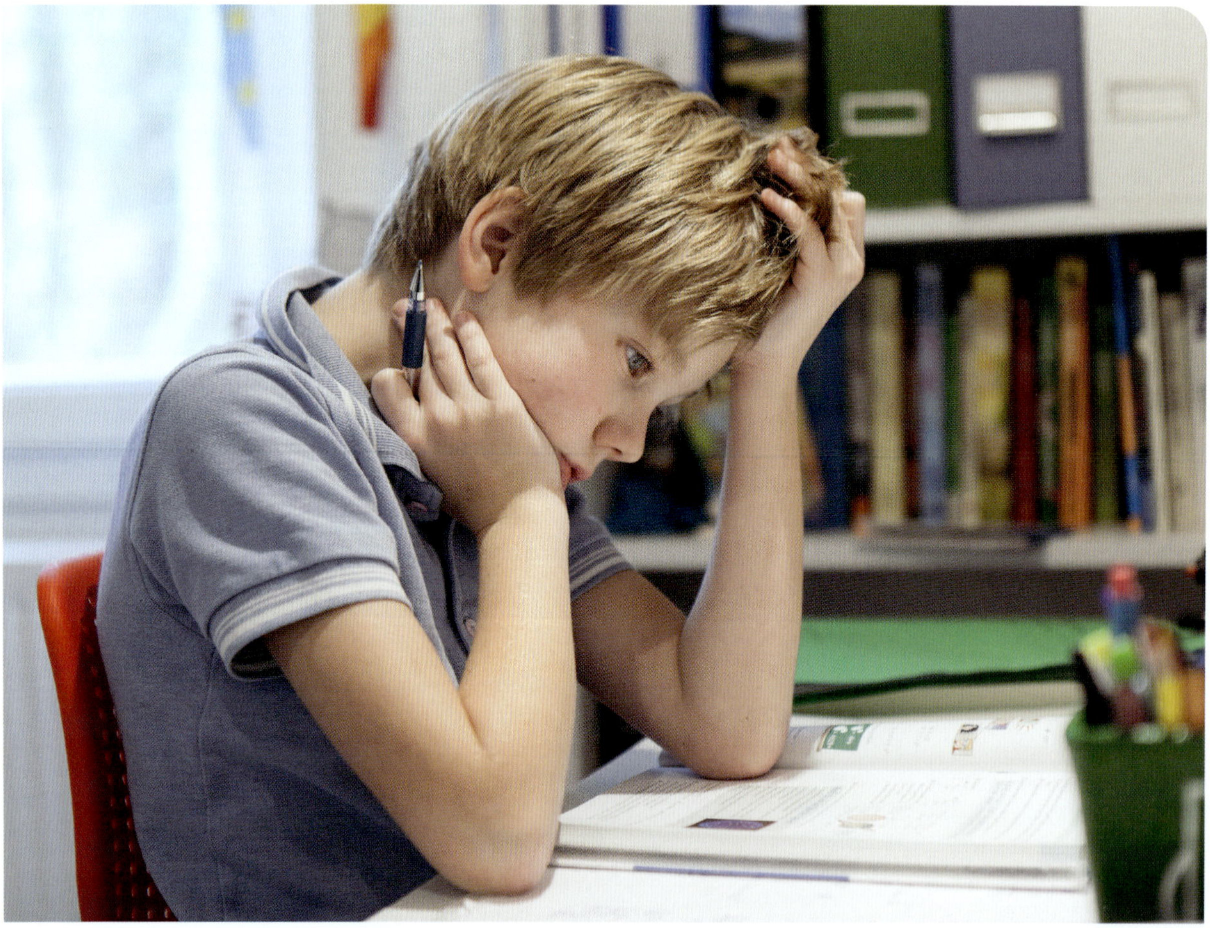

URSACHEN

Konzentrationsmangel kann viele Ursachen haben:

- zu wenig Schlaf
- Reizüberflutung (wie Fernsehen, Internet, Lärm)
- niedriger Blutdruck
- Eisenmangel (Anämie)
- Probleme in der Familie oder in der Schule

SYMPTOME

Kinder, die sich schlecht konzentrieren können, nutzen jede Gelegenheit, um sich ablenken zu lassen.

WANN ZUM ARZT?

- wenn Ihr Kind sich selbst beim Spielen nicht länger als 10–15 Minuten mit einer Sache beschäftigen kann
- wenn Ihr Kind außergewöhnlich lange für die Hausaufgaben braucht
- wenn die schulischen Leistungen Ihres Kindes schlecht sind und auch die Lehrer keinen Rat wissen

THERAPIE

Konzentrationsfähigkeit lernen

Die Grundlage für die Entwicklung der Konzentrationsfähigkeit wird im Spielen gelegt. Nehmen Sie sich daher so gut es geht Zeit, mit Ihrem Kind in Ruhe zu spielen oder zu basteln. Viele Gesellschaftsspiele sind der Konzentration förderlich. Aber auch das fantasievolle freie Spiel trägt dazu bei, Aufmerksamkeit und Aufnahmefähigkeit zu schulen. Lassen Sie deshalb Ihrem Kind genügend Zeit, um mit der eigenen Fantasie sein Spiel zu entwickeln. Die tollsten Spiele entstehen oft aus einer Langeweile heraus. Langeweile allerdings kann nur durch freie Zeit entstehen. Zweifellos ist es toll, seinem Kind zu ermöglichen, einem Sportverein beizutreten oder ein Instrument zu spielen. Dabei ist es aber wichtig, darauf zu achten, dass sein Terminplan nicht allzu voll wird.

Übrigens weiß man inzwischen, dass Bewegung neben den Muskeln auch das Gehirn trainiert. Geben Sie Ihrem Kind also die Chance, jede Menge Zeit mit Toben, Springen und Rennen zu verbringen. Eine Faustregel besagt, dass auf 1 Stunde Handy, Computer oder Fernsehen mindestens 1 Stunde Herumtoben und Spielen kommen sollte.

Gute Rahmenbedingungen schaffen

Ein gut aufgeräumter, ruhiger Arbeitsplatz ohne Ablenkung wirkt Wunder. Auch frische Luft ist nicht zu unterschätzen, denn das Gehirn braucht genügend Sauerstoff, um konzentriert bei der Sache zu sein. Lüften Sie doch einfach mal das Kinderzimmer, bevor sich Ihr Kind an die Hausaufgaben setzt. Achten Sie außerdem darauf, dass es genügend Wasser oder Tee trinkt, mindestens 1 Liter täglich. Fruchtsäfte oder süße Limonaden enthalten meist zu viel Zucker. Dies kann Konzentrationsstörungen begünstigen.

Omega-3-Fettsäuren

Ein niedriger Spiegel an Omega-3-Fettsäuren kann Ursache für mangelnde Konzentrationsfähigkeit, Aufmerksamkeit und Merkfähigkeit sein. Bei den Omega-3-Fettsäuren handelt es sich um ungesättigte Fettsäuren. Dazu gehören die Alpha-Linolensäure (ALA), die Docosahexaensäure (DHA) und die Eicosapentaensäure (EPA).

Diese wertvollen Fettsäuren vermag unser Körper nicht selbst herzustellen, sie müssen über die Nahrung aufgenommen werden. Nüsse und Ölsaaten (zum Beispiel Leinsamen, Hanf- und Chiasamen) enthalten besonders viel ALA. DHA und EPA befinden sich vor allem in fettreichen Fischen (zum Beispiel Lachs, Sardellen und Hering). Der Körper kann zwar aus der ALA die DHA und EPA herstellen, allerdings nicht in ausreichender Menge. Deshalb sollte auf deren Zufuhr geachtet werden.

Eine weitere Möglichkeit, den Bedarf zu decken, sind hochwertige Pflanzenöle. Im Leinöl befindet sich besonders viel ALA. Algenöl, welches es beispielsweise mit angenehmem Orangen- oder Zitronengeschmack gibt, liefert die beiden Omega-3-Fettsäuren DHA und EPA. Im Fachhandel gibt es zudem hochwertige Pflanzenöle, in welchen bereits ALA, DHA und EPA kombiniert sind. Diese lassen sich leicht in die tägliche Ernährung integrieren. Sie können Ihrem Kind täglich 1–2 TL Leinöl oder ein kombiniertes Pflanzenöl zum Beispiel unters Müsli oder in einen Smoothie mischen. Außerdem gibt es kindgerechte Darreichungsformen in Kapseln und Kaugeleedrops.

Kalter Armguss

Auch wenn Ihr Kind dabei lauthals quietscht: Ein kalter Armguss regt den Kreislauf an und hilft somit bei Konzentrationsstörungen. Ihr Kind beugt sich dazu über die Badewanne und streckt den rechten Arm nach unten aus. Führen Sie den kalten Wasserstrahl der Handbrause langsam vom Handrücken außen am Arm entlang bis zur Schulter und dann an der Arminnenseite wieder zurück zur Hand. Wiederholen Sie die Prozedur 2-mal, bevor Sie dasselbe auch mit dem linken Arm durchführen. Der Armguss pro Arm soll etwa 30–60 Sekunden dauern. Streifen Sie das Wasser anschließend lediglich mit der Hand ab, benutzen Sie kein Handtuch, um die Arme trocken zu rubbeln.

EINFACHER ARMGUSS

Einen vereinfachten Armguss können Sie auch am Waschbecken unter dem Wasserhahn oder unterwegs an einem Brunnen durchführen.

Heilpflanzen

Je nach Ursache kommen zum Einsatz:

- **mineralreiche Pflanzen:** Wildkräuter wie zum Beispiel Brennnessel, Giersch und Löwenzahn
- **eisenhaltige Pflanzen und Lebensmittel:** zum Beispiel Brennnessel, Kürbiskerne und Sesam
- **anregende und vitalisierende Gewürze:** zum Beispiel Ingwer oder Zimt
- der kreislaufstützende, kräftigende Rosmarin
- **Blütenpollen**, die Körper und Geist stärken → Stress, Seite 180
- **Bitterstoffpflanzen**, die körperliche und geistige Leistungsfähigkeit fördern: zum Beispiel Schafgarbe und Tausendgüldenkraut → Appetitlosigkeit, ab Seite 68
- **sogenannte Adaptogene**, die den Körper unterstützen und stärken: Ginseng und Taigawurzel → Stress, Seite 178
- ab 12 Jahren: stimulierende Heilpflanzen mit Koffein (beim Tee früher Teein genannt), insbesondere Grüner Tee

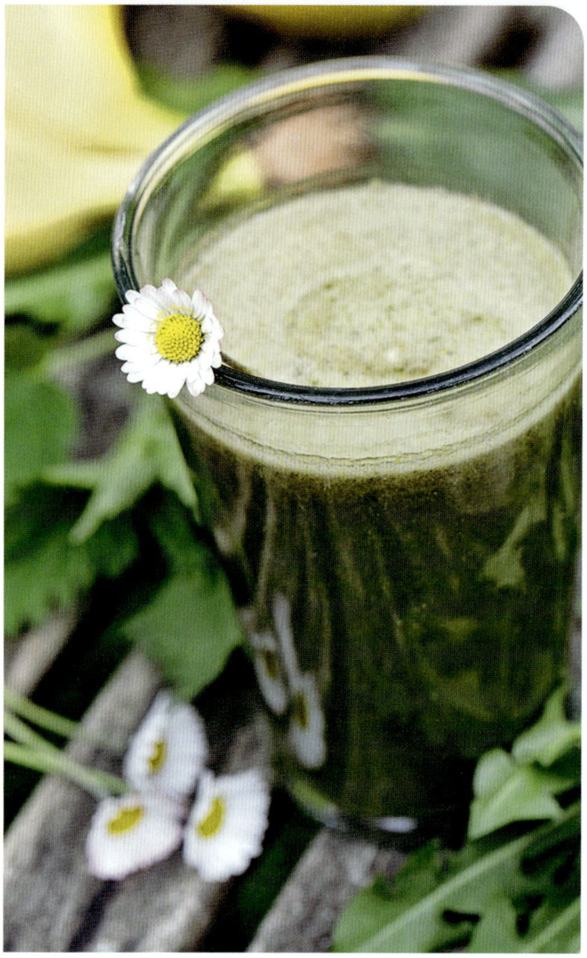

Das gibt Power und schmeckt: Der Wildkräuter-Smoothie steckt voller grüner Pflanzenkraft.

Grüne Pflanzenpower (Smoothie)

Bei diesem Rezept werden gesunde Wildkräuter mit süßen Früchten zu einem stärkenden Krafttrunk vereint.

- 2 Handvoll frische Wildkräuter (zum Beispiel Brennnessel, Giersch, Löwenzahn, Gänseblümchen)
- 5 getrocknete Aprikosen oder Feigen
- 1 Apfel
- 1 Banane
- 2 EL Zitronen- oder Limettensaft
- 1 EL Honig

Pürieren Sie alle Zutaten im Mixer und füllen Sie sie, je nach gewünschter Konsistenz, mit Wasser oder Hafermilch auf, bis Sie 0,5–1 l Smoothie erhalten. Genießen Sie das Ergebnis mit Ihrer Familie. Sie können die zubereitete Menge auch 1 Tag im Kühlschrank aufbewahren.

Energiekekse nach Hildegard von Bingen

Die Äbtissin Hildegard von Bingen (1098–1179) schreibt: „Diese Kekse nehmen alle Bitterkeit aus deinem Herzen und bringen deine Nerven zur Ruhe. Sie öffnen dein Herz und deine fünf Sinne, machen deine Stimmung heiter und reinigen deine Sinnesorgane, reduzieren alle schlechten Säfte, sorgen für eine gute Blutzusammensetzung und machen dich leistungsfähig und stark." Was will man mehr?

- 500 g Dinkelvollkornmehl
- 1 TL Backpulver
- 200 g Butter
- 150 g Honig
- 150 g gemahlene Mandeln
- 2 Eier
- 10 g Zimt
- 10 g Muskat
- 5 g Nelkenpulver
- 1 Prise Salz

Kneten Sie aus den Zutaten einen Mürbteig. Rollen Sie den Teig etwa 0,5 cm dick aus. Stechen Sie nun Plätzchen aus, und legen Sie diese auf ein mit Backpapier ausgelegtes Blech. Backen Sie die Kekse anschließend 8–10 Minuten bei 180 °C auf der mittleren Schiene.

Wichtig: Die Kekse stellen eine leckere Medizin dar, von denen Ihr Kind bis zu fünf Stück täglich (nicht mehr!) naschen darf. Die Energiekekse, auch Nervenkekse genannt, sind ideal zur Leistungssteigerung und Konzentrationsförderung.

Energiekugeln

Bei den Energiebällchen handelt es sich um ein energiereiches Powerpaket für Ihre Kinder. Sie eignen sich als Pausenbrot oder als Zwischendurch-Snack, sind einfach herzustellen und enthalten so ziemlich alles, was ein Kind für die Gesundheit braucht.

- 40 g Cashewnüsse
- 10 g Sesam
- 20 g geschälte Mandeln
- 20 g getrocknete Aprikosen
- 30 g Honig
- ½ TL Zimt
- ½ TL Ingwerpulver
- Kokosraspeln für die Dekoration

Schneiden Sie die Aprikosen klein und weichen Sie die Stücke für 2–3 Stunden in etwa 25 ml Wasser ein. Anschließend geben Sie alle Zutaten (außer die Kokosraspeln, aber samt Einweichwasser) in einen Mixer. Pürieren Sie sie zu einer feinen Masse und formen Sie daraus etwa zehn pralinengroße Bällchen. Diese können Sie nun in Kokosraspeln ausrollen. Im Kühlschrank aufbewahrt sind sie 1 Woche haltbar.

Tee für kleine Morgenmuffel

Diese aromatisch-bittere Teemischung regt bei niedrigem Blutdruck den Kreislauf an. Somit macht der Tee Ihr Kind morgens startklar für die Schule und sorgt dafür, dass die Gehirnzellen in Schwung kommen. Natürlich eignet sich die Mischung auch für die Hausaufgaben am Nachmittag.

Für eine 100-g-Teemischung:
- 75 g Rosmarinblätter
- 25 g Kraut vom Tausendgüldenkraut

Übergießen Sie 1 TL der Mischung mit 1 Tasse (150 ml) heißem Wasser. Lassen Sie den Tee bedeckt 7–10 Minuten ziehen, bevor Sie ihn abgießen. Geben Sie Ihrem Schulkind zum Frühstück und am Nachmittag je 1 Tasse davon zu trinken.

Der etwas „kräftig" schmeckende Tee kann zur Geschmacksverbesserung mit Apfelsaft verdünnt werden. So kommt er bei Kindern besser an.

Tee bei Blutarmut

Eisenmangel ist ein häufiger Grund für dauernde Müdigkeit. Ein Tee aus Brennnesseln und Schafgarbe kann hilfreich sein. Brennnesseln enthalten Eisen und Vitamin C, das die Eisenaufnahme begünstigt. Die Schafgarbe mit ihren Bitterstoffen regt die Bildung von roten Blutkörperchen, den Sauerstofftransporteuren im Blut, an und sorgt für eine gute Eisenaufnahme in den Körper.

Für eine 100-g-Teemischung:

- 50 g Brennnesselblätter
- 50 g Schafgarbenkraut

Übergießen Sie 2 TL der Mischung mit 1 Tasse (150 ml) heißem Wasser. Lassen Sie den Tee bedeckt 10 Minuten ziehen, bevor Sie ihn abgießen. Geben Sie Ihrem Schulkind über 4–6 Wochen hinweg täglich 2 Tassen davon zu trinken.

Tipp: Noch mehr Eisen ist in Brennnesselspinat und Brennnessel-Frischpflanzenpresssaft sowie Smoothies mit Brennnesseln.

Tee bei Konzentrationsschwäche

Die konzentrationssteigernde Wirkung der Melisse konnte in einer psychologischen Studie an der Northumbria Universität nachgewiesen werden. Die Forscher ließen die Testpersonen über einen gewissen Zeitraum Kapseln mit getrockneter Melisse einnehmen und führten vorher und nachher Gedächtnistests durch. Einer Kontrollgruppe wurden stattdessen nur Placebo-Kapseln verabreicht. Das Ergebnis war eindeutig: Die Kontrollgruppe schnitt bei den anschließenden Tests deutlich schlechter ab. Melisse fördert sowohl das Lernen wie auch das Erinnerungsvermögen.

Abgerundet mit dem ebenfalls konzentrationsfördernden Rosmarin und Basilikum sowie der harmonisierenden Rose, wird der Tee – wir haben ihn „Professor Schlaubär“ genannt – Ihrem Kind zu mehr Konzentration verhelfen.

Für eine 100-g-Teemischung:

- 40 g Melissenblätter
- 25 g Basilikumblätter
- 25 g Rosmarinblätter
- 10 g Rosenblüten

Übergießen Sie 1 TL der Mischung mit 1 Tasse (150 ml) heißem Wasser. Lassen Sie den Tee bedeckt 10 Minuten ziehen, bevor Sie ihn abgießen. Geben Sie Ihrem Schulkind über 4–6 Wochen hinweg täglich 2 Tassen davon zu trinken.

Grüner Tee

Möglicherweise kennen Sie das Gefühl auch: Sie trinken 1 Tasse Grünen Tee und haben nach kurzer Zeit das Gefühl, dass sich in Ihrem Kopf ein Dunstschleier löst und Ihre Konzentration deutlich geschärft ist. Im Fachblatt Molecular Nutrition & Food Research wurde unlängst eine Studie veröffentlicht, die diesen Eindruck wissenschaftlich erklärbar macht: Grüner Tee enthält einen Wirkstoff, der zur Bildung neuer Hirnzellen sowie zur Stärkung des Gedächtnisses und des räumlichen Lernvermögens anregt.

Außerdem enthält Grüner Tee, ebenso wie der Kaffee, Koffein. Dies sorgt unter anderem dafür, dass Sie sich nach dem Trinken munterer fühlen. Das Koffein des Tees wirkt aber im Vergleich zum Kaffee langsamer, und seine Wirkung hält länger an.

Nutzen Sie diese Erkenntnisse für sich und Ihre Familie. Da ist doch das gemeinsame Trinken von Grüntee genau das Richtige. Genießen Sie zusammen mit Ihren Teenagern einfach zum Frühstück und noch einmal vor den Hausaufgaben 1 Tasse pro Kopf. Dadurch beleben Sie den Geist und „schärfen“ das Gedächtnis und die Konzentration.

So geht's: Übergießen Sie 1 gehäuften TL Grüntee mit 250 ml 80 °C heißem Wasser (diese Temperatur bekommen Sie, wenn Sie das Wasser zum Kochen bringen und es anschließend 5 Minuten stehen lassen). Lassen Sie den Tee nur 2 Minuten ziehen, bevor Sie ihn abgießen.

Aus der Apotheke

- **Eisen** in Säften/Lösungen kombiniert mit Fruchtsäften, Kräutern und Vitaminen: Floradix mit Eisen, Herbaria Blutquick, Lomavital Eisen+Zink, Rotbäckchen Vital Eisen Formel

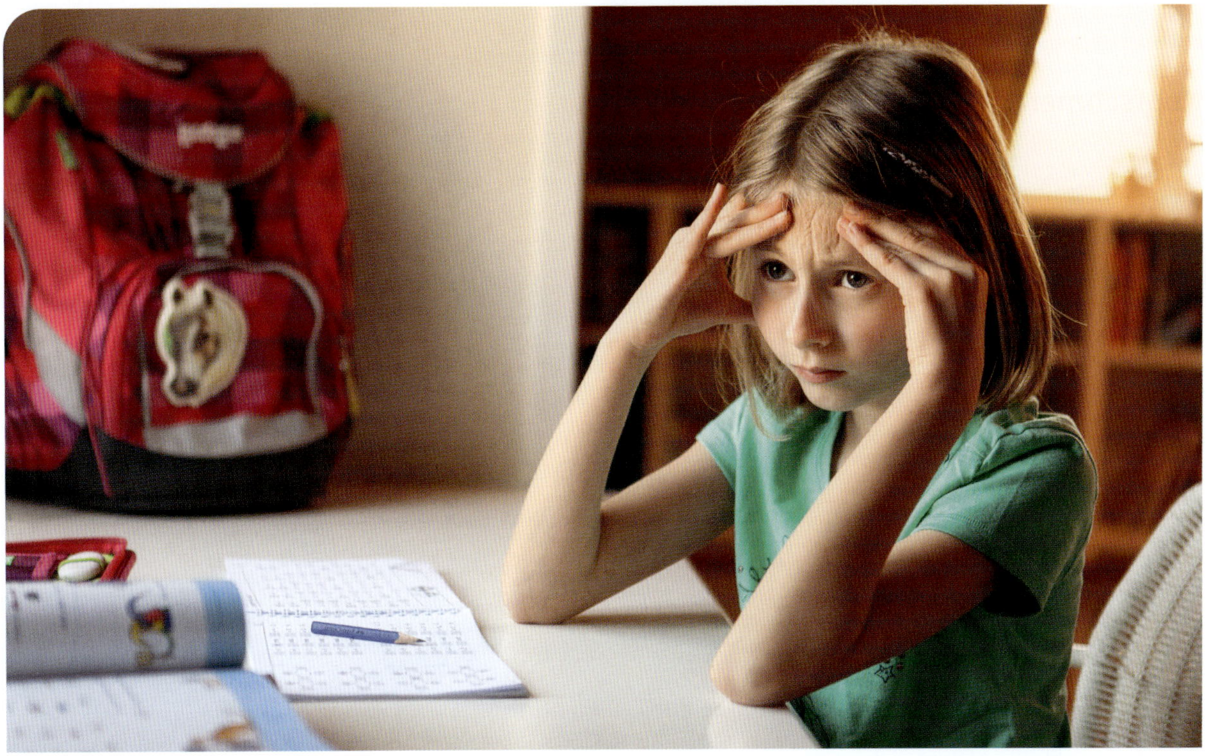

Viele Kinder leiden heutzutage unter Kopfschmerzen. Spannungskopfschmerzen sind oftmals stressbedingt.

SPANNUNGSKOPFSCHMERZ

Kopfweh wurde lange Zeit als typisches Leiden gestresster Erwachsener angesehen, inzwischen ist es auch zu einer gar nicht seltenen Kinderkrankheit geworden. Es wurde sogar schon der Begriff „Schulkopfschmerzen" geprägt. Das Phänomen tritt nicht nur häufiger auf, sondern plagt auch immer jüngere Patienten. Bereits im Vorschulalter leidet jedes fünfte Kind in Deutschland hin und wieder unter Kopfschmerzen. Bis zum 12. Lebensjahr haben 9 von 10 Kindern schon Erfahrungen gesammelt mit einem „brummenden Schädel". Bei jedem zweiten Kind handelt es sich dabei um sogenannte „Spannungskopfschmerzen".

URSACHEN

Die Ursachen von Spannungskopfschmerzen sind bis heute nicht genau bekannt. Es werden unter anderem erbliche Veranlagungen diskutiert. Man vermutet, dass das Gehirn bei einer Überreizung mit Schmerzen reagiert. Das leuchtet irgendwie ein, denn was soll es denn sonst tun? Es kann ja weder schreien noch schlafen gehen. Mit dem Signalisieren von Schmerzen versucht das überlastete Gehirn zu erzwingen, dass man ihm nun Ruhe gönnt. „Kopfwehkinder" wären demnach also Kinder, deren Gehirn besonders empfindlich reagiert auf Überreizung wie beispielsweise durch Hektik, Zeitdruck, Familienstreit, viel Computer- und Handykonsum. Häufig sind auch Muskelverspannungen im Schulter- und Nackenbereich für die Kopfschmerzen verantwortlich.

Kopfschmerzen können aber auch bei einer Erkältung, bei Eisenmangel oder bei niedrigem Blutdruck auftreten, rein medizinische Ursachen also. Weitere Auslöser können eine Gehirnerschütterung, Wetterfühligkeit oder zu viel Sonneneinstrahlung sein. Da heißt es manchmal regelrecht Detektivarbeit leisten. Falls Kinder an leichten bis mäßigen Kopfschmerzen leiden, könnte man sogar einen Sehfehler als Ursache in Betracht ziehen → Übersicht Seite 188.

SYMPTOME

Typische Spannungskopfschmerzen fühlen sich dumpf oder drückend an. Im Gegensatz zur Migräne treten sie meist im ganzen Kopf auf und nicht auf einer Seite.

Kopfschmerzen

SYMPTOME	BEGLEITSYMPTOME	BESONDERHEITEN, WICHTIG!	MÖGLICHE URSACHEN
Kopfschmerzen, ohne sonstige Krankheitszeichen	leichte bis mäßige Schmerzen, Alltagstätigkeiten sind meist möglich	Ruhe einkehren lassen. In der Regel vergehen die Kopfschmerzen von selbst.	Spannungskopfschmerzen → Seite 187
	Zunahme bei starker psychischer Belastung, Schlafstörungen, Bauchschmerzen	Gespräch mit dem Kind suchen	psychische Ursachen → ab Seite 172
	Zunahme der Schmerzen, wenn die Augen angestrengt sind (beim Lesen, Fernsehen, Computer, Schule)	Abklärung durch Augenarzt	Sehfehler
	überwiegend starke einseitige Kopfschmerzen (pochend, hämmernd, pulsierend), eventuell mit Übelkeit, Erbrechen, Licht- und Lärmempfindlichkeit	Kind in einem dunklen, ruhigen Raum schlafen lassen. Schläft es tief und gut, verbirgt sich in der Regel keine ernsthafte Erkrankung dahinter. Tritt die Situation gehäuft auf: Abklärung durch Arzt	Migräne
	Schmerzen im Bereich der Nebenhöhlen in Verbindung mit verstopfter Nase oder eitrigem Schnupfen	Abklärung durch Arzt	chronische Nasennebenhöhlenentzündung → Seite 114
	Müdigkeit, Schwäche, Schwindel	Abklärung durch Arzt	u. a. niedriger Blutdruck → Seite 186, Anämie
	Regelblutung, Müdigkeit, Reizbarkeit	Ruhe einkehren lassen. Meist vergehen die Kopfschmerzen von selbst.	Menstruationsbeschwerden → Seite 72
Kopfschmerzen im Rahmen einer Atemwegsinfektion	Fieber, Husten, Schnupfen, Ohren- und Gliederschmerzen	Kopfschmerzen sind hier keine eigenständige Erkrankung, sondern Symptom eines Atemwegsinfekts. Kind hinlegen lassen und je nach Symptom behandeln.	Atemwegserkrankungen → ab Seite 84
Kopfschmerzen in Verbindung mit Durchfall	Bauchschmerzen, Übelkeit, Erbrechen	Bei Säuglingen und Kleinkindern: Sofort zum Arzt! Bei älteren Kindern spätestens nach 3 Tagen. Auf Flüssigkeitszufuhr achten!	Durchfall → Seite 45
Kopfschmerzen vom Nacken ausgehend	Zunahme bei bestimmten Haltungen und Bewegungen oder bei langem Sitzen (Fernsehen, Schule)	Abklärung durch Arzt	Muskelverspannungen im Schulter-Nacken-Bereich, Fehlstellungen der Halswirbelsäule
Kopfschmerzen in Verbindung mit starkem Durst	häufiges Wasserlassen	Abklärung durch Arzt	Diabetes mellitus
Kopfschmerzen nach einem Sturz	Erinnerungslücken, Übelkeit und Erbrechen	Kopfschmerzen nach einem Sturz immer durch Arzt abklären lassen, um gravierende Schäden auszuschließen!	Gehirnerschütterung
starke Kopfschmerzen, Fieber, steifer Nacken, sodass der Kopf nicht nach vorne gebeugt werden kann	Erbrechen, starkes Krankheitsgefühl, Benommenheit	Sofort zum Arzt – bei Benommenheit oder Bewusstlosigkeit Notarzt alarmieren!	Hirnhautentzündung
starke Kopfschmerzen, vor allem morgens	Sehstörungen, Erbrechen, Gewichtsverlust, Gleichgewichtsstörungen	schnelle Abklärung durch Arzt, da Diagnose nur mithilfe technischer Untersuchungen möglich	Hirntumor

WANN ZUM ARZT?

- wenn Ihr Kind wiederholt unter Kopfschmerzen leidet
- wenn es Ihrem Kind zunehmend schlechter geht
- wenn der Kopfschmerz sehr stark ist und Medikamente keine Linderung bringen
- wenn die Kopfschmerzen nach einem Sturz auftreten
- wenn Ihr Kind zusätzlich zu den Kopfschmerzen hohes Fieber oder einen steifen Nacken hat
- wenn Sprach- und Sehstörungen auftreten

THERAPIE

Vorbeugende Maßnahmen

Ihr Kind hat immer wieder Kopfschmerzen? Mit einigen hilfreichen Maßnahmen können Sie dafür sorgen, dass die Kopfschmerzen seltener auftreten.

- **Kein Stress:** Sie helfen Ihrem Kind am besten, wenn Sie darauf achten, dass sein Alltag möglichst stressfrei verläuft. Hierfür ist es hilfreich, den Tag gut zu strukturieren. Dazu gehören regelmäßige Essens- und Schlafenszeiten genauso wie eingeplante ruhige Entspannungsphasen. Computer- und Fernsehkonsum sowie laute Musik begünstigen eine Reizüberflutung, daher am besten zeitlich limitieren.
- **Bewegung:** Kopfwehkinder profitieren von regelmäßiger Bewegung. Täglich möglichst 30–60 Minuten den Kreislauf in Schwung bringen, und zwar am besten an der frischen Luft, das hilft. Es ist ein wichtiger Gegenpol zum langen Sitzen im Schulalltag und sorgt auf diese Weise für Entspannung. Auch Muskelverspannungen wirkt der Sport entgegen. Also nichts wie raus an die frische Luft!
- **Trinken:** Es ist wichtig, dass Ihr Kind immer ausreichend trinkt. Tatsächlich tritt Kopfweh häufig dann auf, wenn man schon seit Stunden nichts getrunken hat – und verschwindet rasch wieder, nachdem man eine Flasche Wasser, Saft (verdünnt) oder Ähnliches geleert hat.
- **Zeit füreinander:** Es zahlt sich aus, wenn Sie sich für Ihr Kind in belastenden Stresssituationen (Klassenarbeiten, familiärer Streit) etwas mehr Zeit nehmen als sonst. Ihre Aufmerksamkeit und Anteilnahme sorgen dafür, dass es die Belastung besser wegsteckt.

Kopfschmerz-Tagebuch

Versuchen Sie zusammen mit Ihrem Kind herauszufinden, in welchen Situationen gehäuft Kopfschmerzen auftreten. Führen Sie dazu über einen längeren Zeitraum ein „Kopfschmerz-Tagebuch“. Darin notieren Sie den Tagesablauf (Schlafenszeit, Trinkmenge, Computer- und Handykonsum, Wetter, Schulstunden, Klassenarbeiten, Dauer der Hausaufgaben, besondere Vorkommnisse) und das Auftreten der Schmerzen: Wo sitzen die Kopfschmerzen? Wie stark sind sie und wie lange dauern sie an? Dann beginnt die Detektivarbeit. Versuchen Sie, einen ursächlichen Zusammenhang zu finden zwischen dem Tagesverlauf und den Kopfschmerzen Ihres Kindes. Sie wissen ja: „Gefahr erkannt, Gefahr gebannt.“ Der nächste Schritt besteht nun darin, zu versuchen, die auslösende Situation möglichst zu vermeiden, zum Beispiel, indem Sie für Ihr Kind (oder die ganze Familie) die Lebensweise entsprechend ändern oder Ihr Kind die Schule wechselt.

AUS DEM NETZ

Tabellen für Kopfschmerz-Tagebücher findet man im Internet jede Menge zum kostenlosen Herunterladen, als PDF-Dateien zum Ausdrucken. Solch ein zuverlässig geführtes Tagebuch kann nicht nur für Ihre eigene Ursachenforschung, sondern auch für die Diagnose beim Arzt sehr hilfreich sein.

Chillen statt Pillen

Sorgen Sie für Entspannung, indem Sie sich mit Ihrem Kind hinlegen und kuscheln oder ihm eine Geschichte vorlesen. Auch Entspannungsverfahren wie progressive Muskelrelaxation nach Jacobson sowie Fantasiereisen können Ihrem Kind helfen. Ein gemeinsamer Spaziergang an der frischen Luft bringt den nötigen Sauerstoff und klärt die Gedanken.

Kalte Auflagen

Mit Kältereizen lässt sich der Schmerz lindern. Dies können Sie sich mit einer Auflage mit Eis zunutze machen. Geben Sie dafür einige Eiswürfel in einen Gefrierbeutel, wickeln Sie diesen in ein Handtuch und legen Sie es auf die Stirn Ihres Kindes. Alternativ können Sie auch einfach einen mit kaltem Wasser befeuchteten Waschhandschuh nehmen. Vielleicht haben Sie sogar ein „Coolpack“ im Haus, das Sie genauso einsetzen wie die Eiswürfel.

Kleine Kinder freuen sich über käufliche Kühlpads mit speziellem Kinderdesign. Damit ist der Kopfschmerz rasch wie weggeblasen. Sie helfen darüber hinaus auch bei weiteren Blessuren wie zum Beispiel Prellungen und Beulen.

Wechselfußbad

Probieren Sie es mal mit dem bewährten Wechselfußbad nach Sebastian Kneipp (1821–1897). Dadurch wird die Durchblutung angeregt, und zwar von Kopf bis Fuß. Führen Sie das Fußbad mit Ihrem Kind 2-mal täglich durch, und zwar folgendermaßen:

- 2 Eimer (so groß, dass beide Füße zugleich darin Platz haben)
- warme Socken

Befüllen Sie den ersten Eimer mit 36–38 °C warmem Wasser und den zweiten Eimer mit kaltem Wasser. Stellen Sie beide Eimer so nebeneinander auf den Boden, dass der auf einem Stuhl sitzende kleine Patient die Füße bequem in die Eimer stellen kann.

Lassen Sie Ihr Kind die Füße zunächst 5 Minuten ins warme Wasser stellen, dann wird gewechselt und 10 Sekunden lang ins kalte Wasser getaucht. Diesen Vorgang noch 2-mal wiederholen, dabei auf jeden Fall mit dem kalten Wasser abschließen. Streifen Sie zuletzt das Wasser nur ab (nicht abtrocknen!) und ziehen Ihrem Kind die warmen Socken an.

HÄRTETEST

Im Winter können Sie nach einem Wärmefußbad mit Ihrem Kind auch kurz durch den Schnee laufen. Das macht viel mehr Spaß als kaltes Wasser im Eimer.

Heilpflanzen

Da synthetische Schmerzmittel eine Reihe von Nebenwirkungen haben können, lohnt es sich auch hier, auf pflanzliche Präparate zurückzugreifen. Bewährt haben sich folgende Pflanzen, je nach Ursache:

- **schmerzlindernde Pflanzen:** Weide, Mädesüß und Pfefferminze
- **beruhigende Pflanzen:** zum Beispiel Melisse, Lavendel und Passionsblume
- **kreislaufanregende Pflanzen:** zum Beispiel Rosmarin

Die Rinde junger Weidenäste wirkt schmerzlindernd.

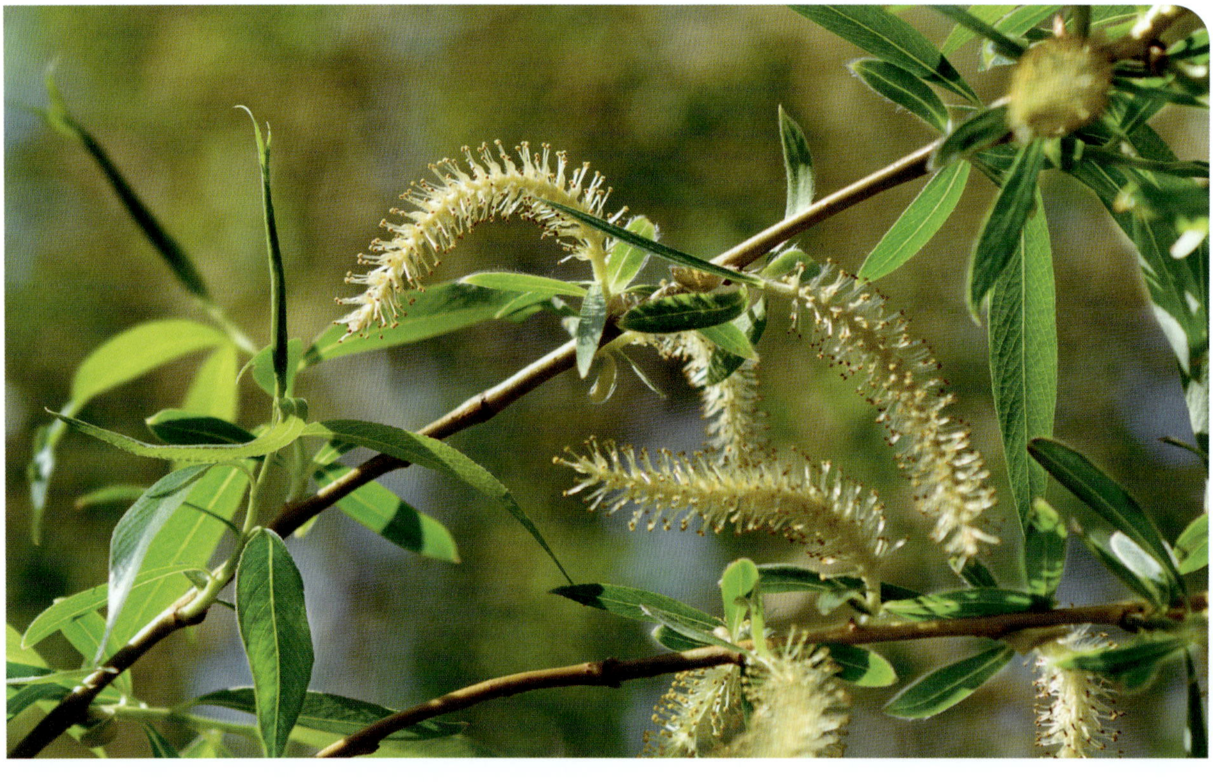

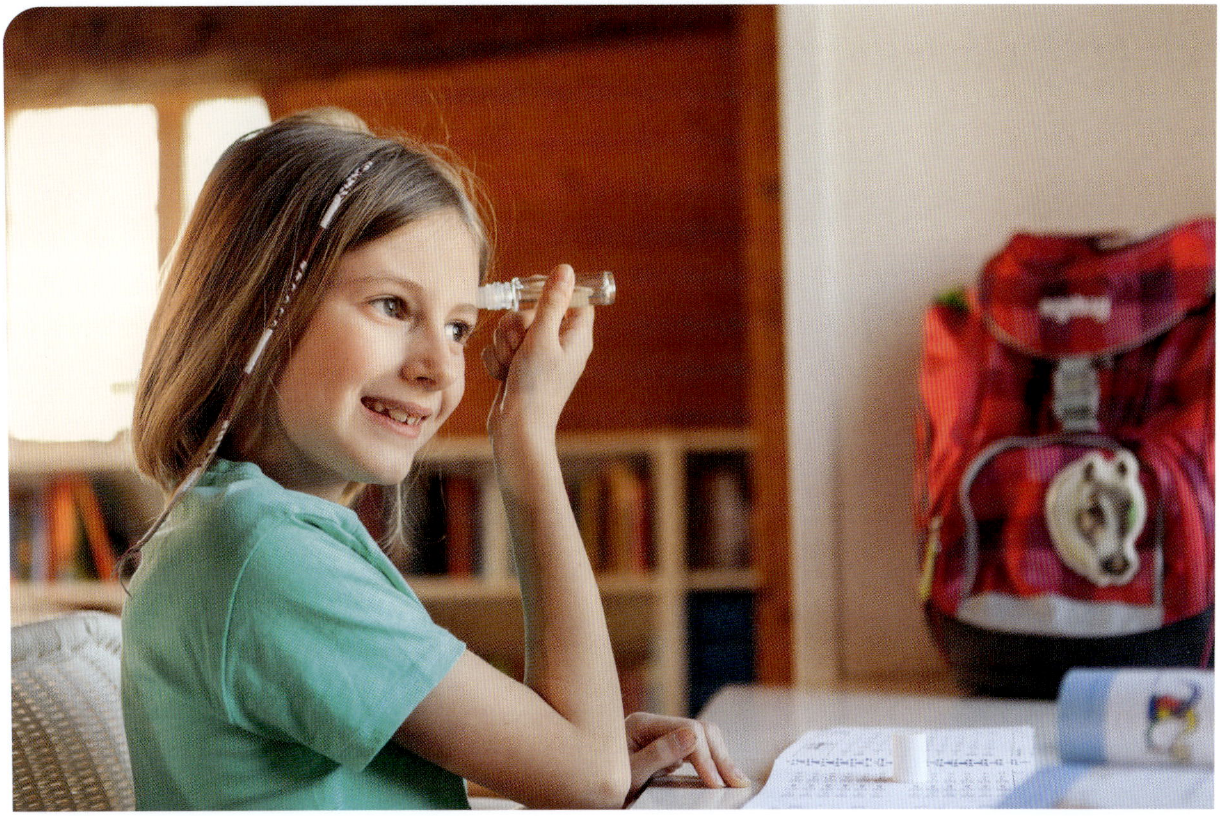

Der Kopfschmerzroller ist immer dabei und hilfreich, wenn sich in der Schule oder am Nachmittag Kopfschmerzen ankündigen.

Pfefferminzroller

Der kühlende Roller ist perfekt, wenn man zu Spannungskopfschmerzen neigt. Einfach bei den ersten Anzeichen oder auch zur Vorbeugung auf Schläfen, Stirn und Nacken auftragen und das erfrischende Gefühl genießen! Kopfschmerz-Patienten sprechen sehr gut auf die verträgliche Pfefferminz-Therapie an.

- 1 ml (20 Tropfen) ätherisches Pfefferminzöl
- 10 ml Alkohol (ca. 50-prozentig)

Geben Sie beide Zutaten in eine Roll-on-Flasche (10 oder 20 ml Fassungsvermögen), und schütteln Sie diese kräftig. Tragen Sie den Roller nach Bedarf mehrmals im Abstand von jeweils 15 Minuten auf Nacken, Stirn und Schläfen des Kindes auf. Achten Sie dabei sorgsam darauf, dass nichts ins Auge gelangt! Ältere Kinder können das Auftragen schon selber – am besten vor dem Spiegel. Der Pfefferminzroller ist gut für Kinder ab 6 Jahren geeignet. Die Lösung ist 1 Jahr lang haltbar.

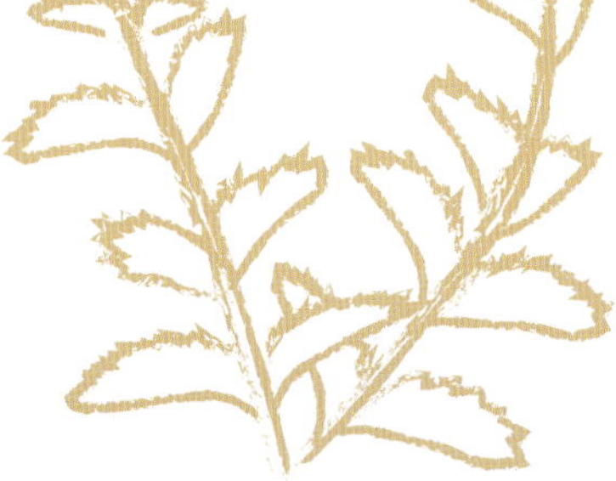

IMMER DABEI

Der Pfefferminzroller passt in jede Schultasche und hat sich auch schon bei Insektenstichen bewährt. Einfach wiederholt auf den geröteten, brennenden Stich auftupfen, und das Brennen lässt rasch nach.

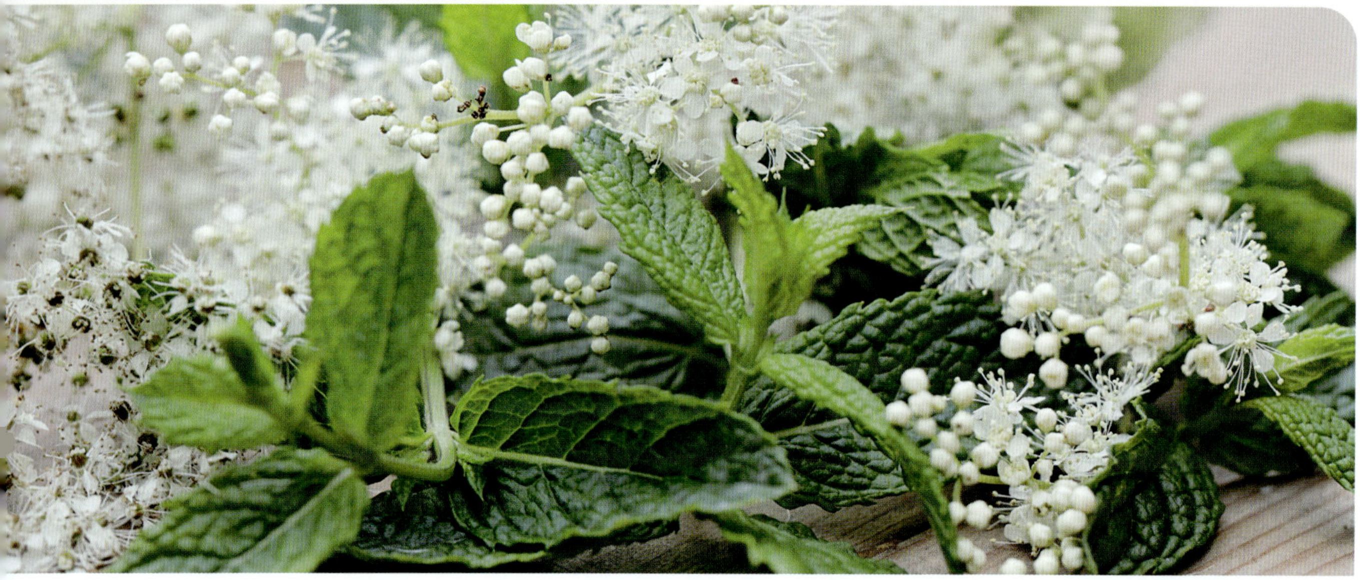

Pfefferminze und Mädesüß – ein duftendes Duo gegen Kopfweh.

Tee bei Kopfschmerzen

Mädesüß und Weide enthalten Salicylate und wirken damit ähnlich schmerzlindernd wie die Acetylsalicylsäure in handelsüblichen Kopfschmerztabletten. Das ätherische Pfefferminzöl wirkt äußerlich zuverlässig schmerzlindernd bei Kopfschmerzen (zum Beispiel in Form des eben vorgestellten Pfefferminzrollers). Hier kombinieren wir sie als geschmackliche erfrischende Abrundung in einem Tee. Nun: Schmerzen, ade!

Für eine 100-g-Teemischung:
- 50 g Mädesüßblüten
- 30 g Weidenrinde
- 20 g Pfefferminzblätter

Übergießen Sie 2 TL der Mischung mit 1 Tasse (150 ml) heißem, aber nicht mehr kochendem Wasser. Lassen Sie den Tee bedeckt 10 Minuten ziehen, bevor Sie ihn abgießen. Geben Sie Ihrem Kind bei Kopfschmerzen 3 Tassen (ab 1 Jahr 3-mal 75 ml, ab 4 Jahren 3-mal 100 ml, ab 10 Jahren 3-mal 150 ml) über den Tag hinweg zu trinken. (Ab 1 Jahr.)

Tipp: Kombinieren Sie den Tee mit der äußerlichen Anwendung durch den Pfefferminzroller → Seite 191.

Tee bei Spannungskopfschmerzen

Für eine 100-g-Teemischung:
- 50 g Weidenrinde
- 50 g Melissenblätter

Übergießen Sie 2 TL der Mischung mit 1 Tasse (150 ml) heißem, aber nicht mehr kochendem Wasser. Lassen Sie den Tee bedeckt 10 Minuten ziehen, bevor Sie ihn abgießen. Geben Sie Ihrem Kind bei Spannungskopfschmerzen 3 Tassen (ab 1 Jahr 3-mal 75 ml, ab 4 Jahren 3-mal 100 ml, ab 10 Jahren 3-mal 150 ml) über den Tag hinweg zu trinken. (Ab 1 Jahr.)

Aus der Apotheke

- **Pfefferminze:** Euminz Lösung oder Pfefferminzroller → Seite 191. Achten Sie beim Auftragen des Minzöls auf Stirn und Schläfe sorgsam darauf, dass nichts in die Augen gerät.
- **Rosmarin:** Vor allem Teenager leiden häufig unter niedrigem Blutdruck. Ein dauerhaft niedriger Blutdruck kann Müdigkeit, Schwäche, Schwindel – und eben auch Kopfschmerzen verursachen. Rosmarin, das Allroundtalent bei niedrigem Blutdruck, kann hier wirkungsvoll Abhilfe leisten, innerlich wie auch äußerlich. Innerlich als Tee, Tinktur (Ceres Rosmarinus recens Urtinktur), Frischpflanzenpresssaft (Schoenenberger Heilpflanzensaft Rosmarin). Äußerlich als Bad (Wala Rosmarinus Oleum aethereum 10 %, Weleda Aktivierungsbad Rosmarin), Waschung, Einreibung, Inhalation (1 Tropfen ätherisches Öl auf ein Taschentuch geben und tief einatmen).

Erste Hilfe bei Zahnweh

Kennen Sie das auch? Zahnschmerzen kommen eigentlich immer unpassend, sei es genau dann, wenn der Zahnarzt Urlaub hat, wenn Sie selber mit der Familie in Urlaub sind oder wenn Wochenende ist. Und Zahnschmerzen treffen beileibe nicht nur Erwachsene. Wenn bei Ihrem Kind bereits alle Zähne durchgebrochen sind, kann es auch schon mal bei ihm zu Zahnschmerzen kommen.

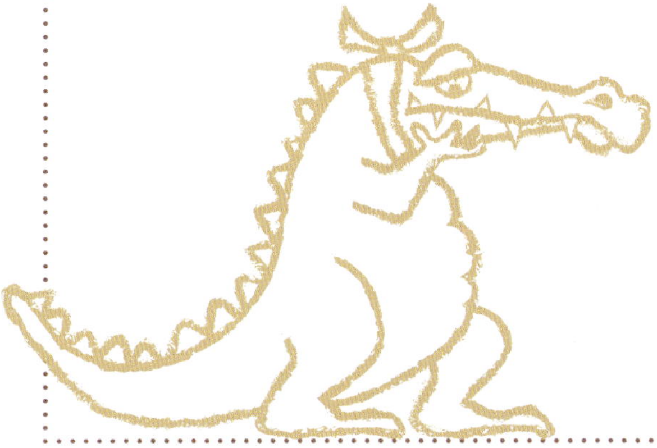

Das hilft bis zum nächsten Zahnarztbesuch:

- **1 Gewürznelke** anquetschen und entweder direkt oder in einen Streifen Papiertaschentuch eingewickelt an den schmerzenden Zahn legen.
- **Verdünntes ätherisches Nelkenöl** (zum Beispiel von Primavera) mehrmals täglich mit dem Wattestäbchen auftupfen oder auf ein Stück Papiertaschentuch geben und an den schmerzenden Zahn legen. Die Prozedur mehrmals täglich wiederholen. Verdünnungen des Nelkenöls, nach Alter gestaffelt:
  - Kinder ab 1 Jahr: 1–3 Prozent (10–30 Tropfen ätherisches Nelkenöl auf 50 ml fettes Öl, zum Beispiel Sonnenblumenöl oder Mandelöl)
  - Kinder ab 6 Jahren: 3 Prozent (30 Tropfen auf 50 ml)
- **Repha-os Mundspray** auf den schmerzenden Zahn sprühen: Die darin enthaltenen Myrrhe, Blutwurz und Ratanhia wirken schmerzstillend und entzündungshemmend.
- 20–30 Tropfen **Kamillentinktur** (zum Beispiel Kamillosan) auf ein ½ Glas Wasser. Ein Taschentuch → oben damit tränken und an den schmerzenden Zahn legen.

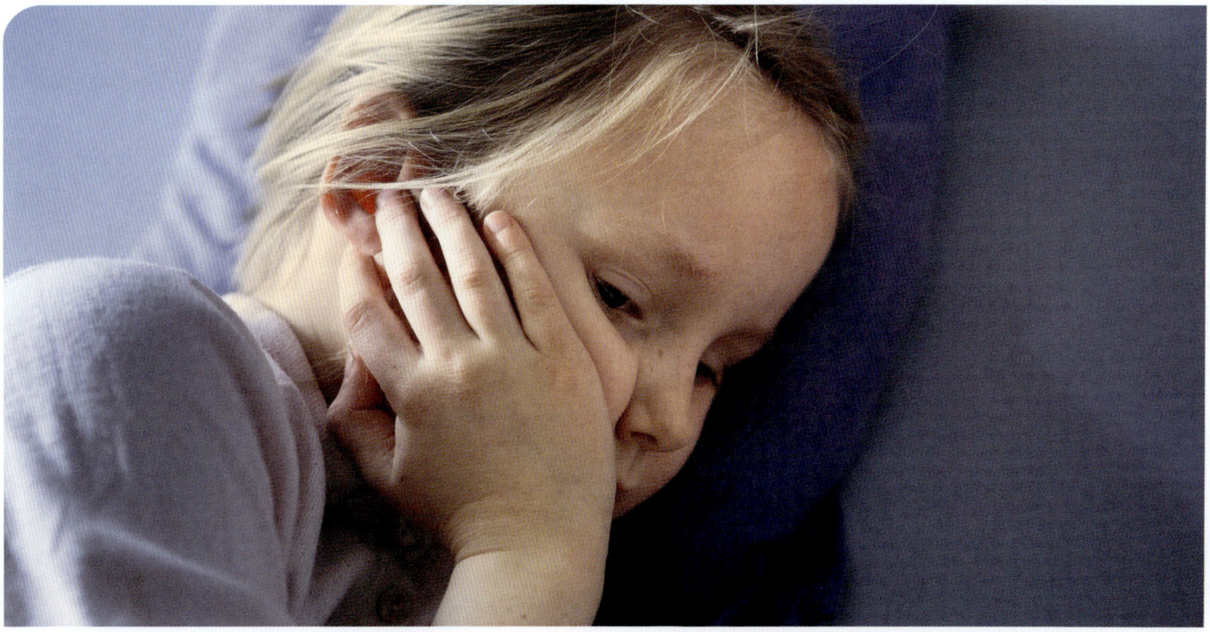

Zahnschmerzen sind besonders unangenehm – die Zeit bis zum Besuch beim Zahnarzt können Sie mit lindernden Mitteln überbrücken.

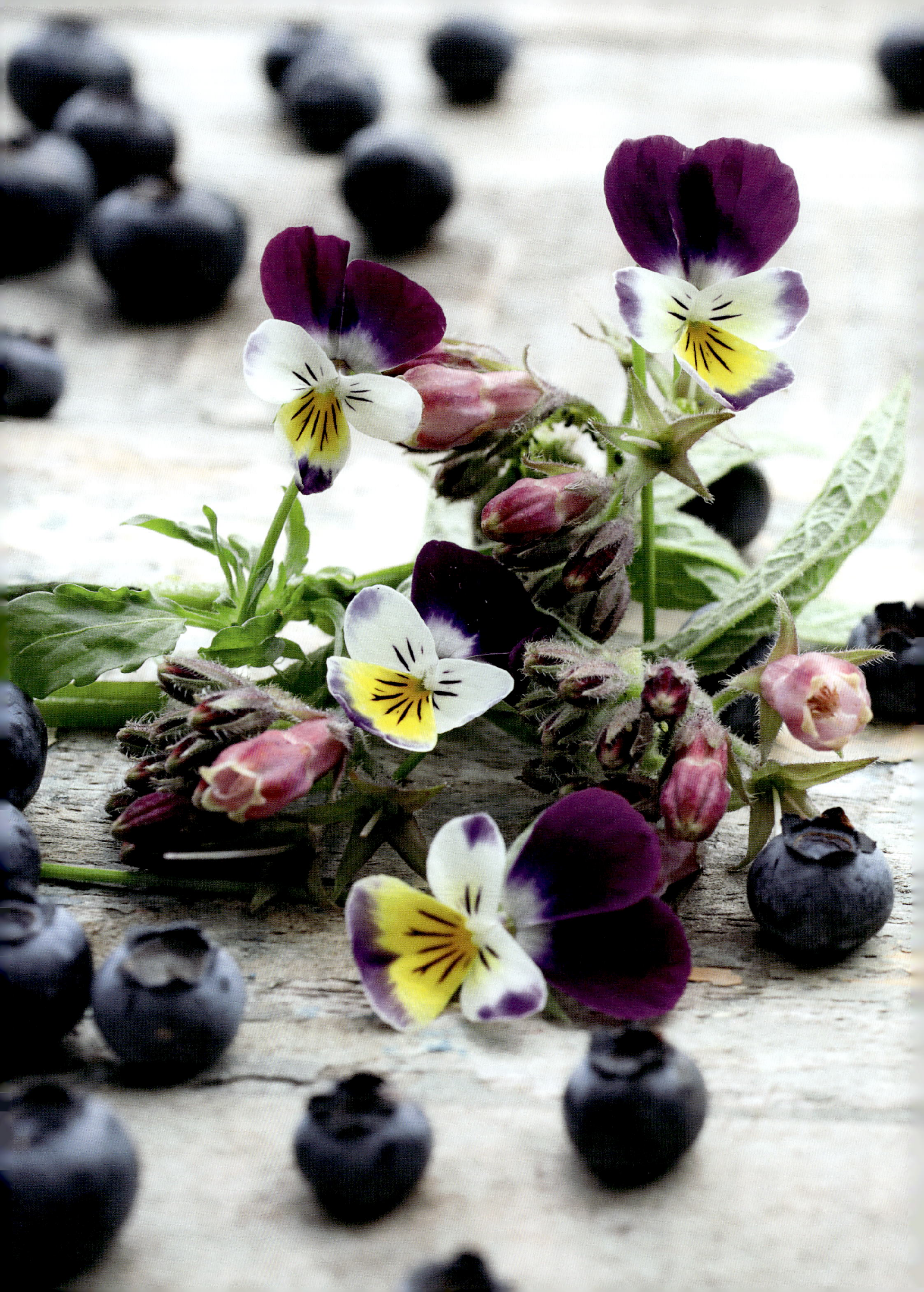

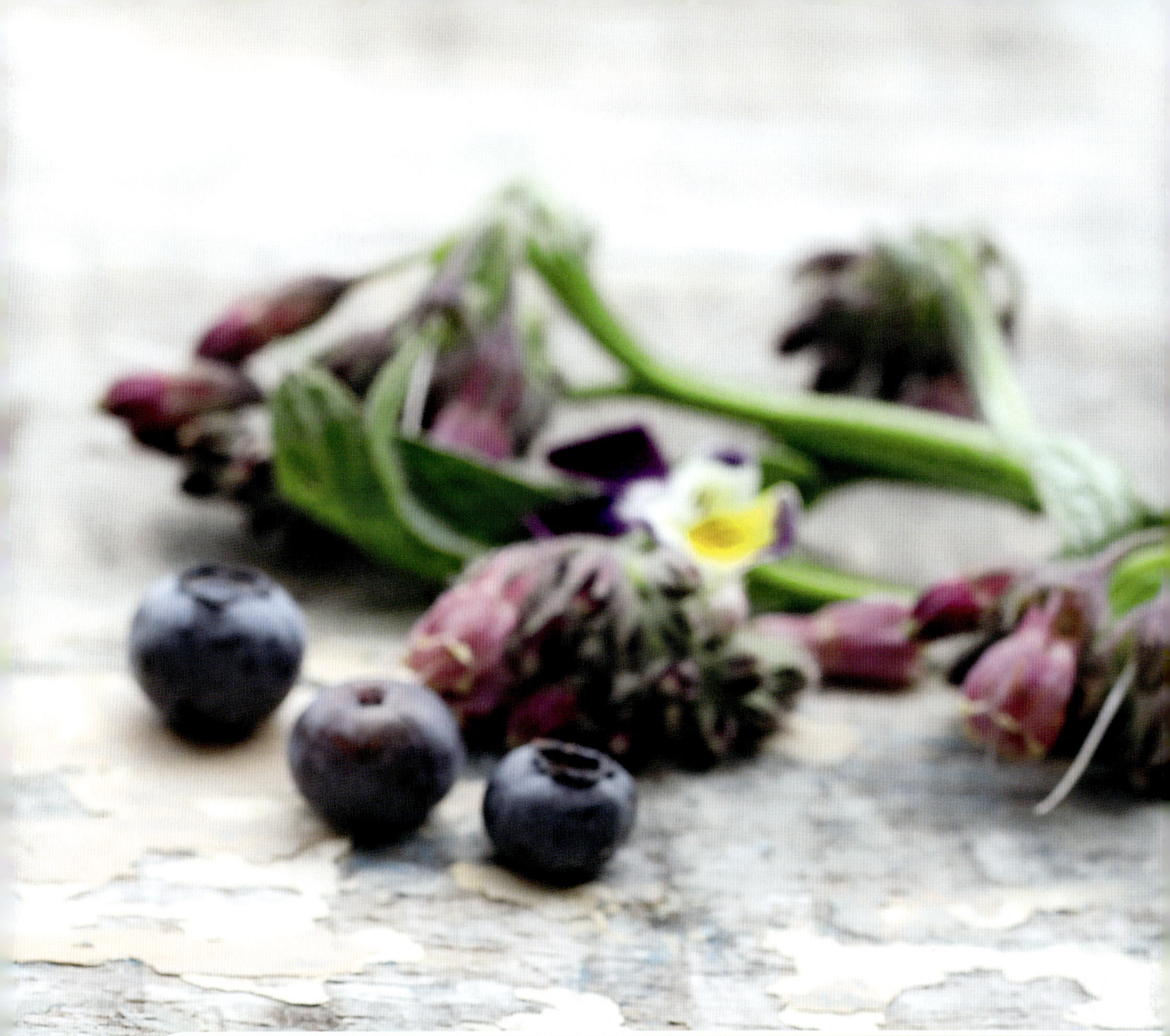

HEILPFLANZEN IM PORTRÄT

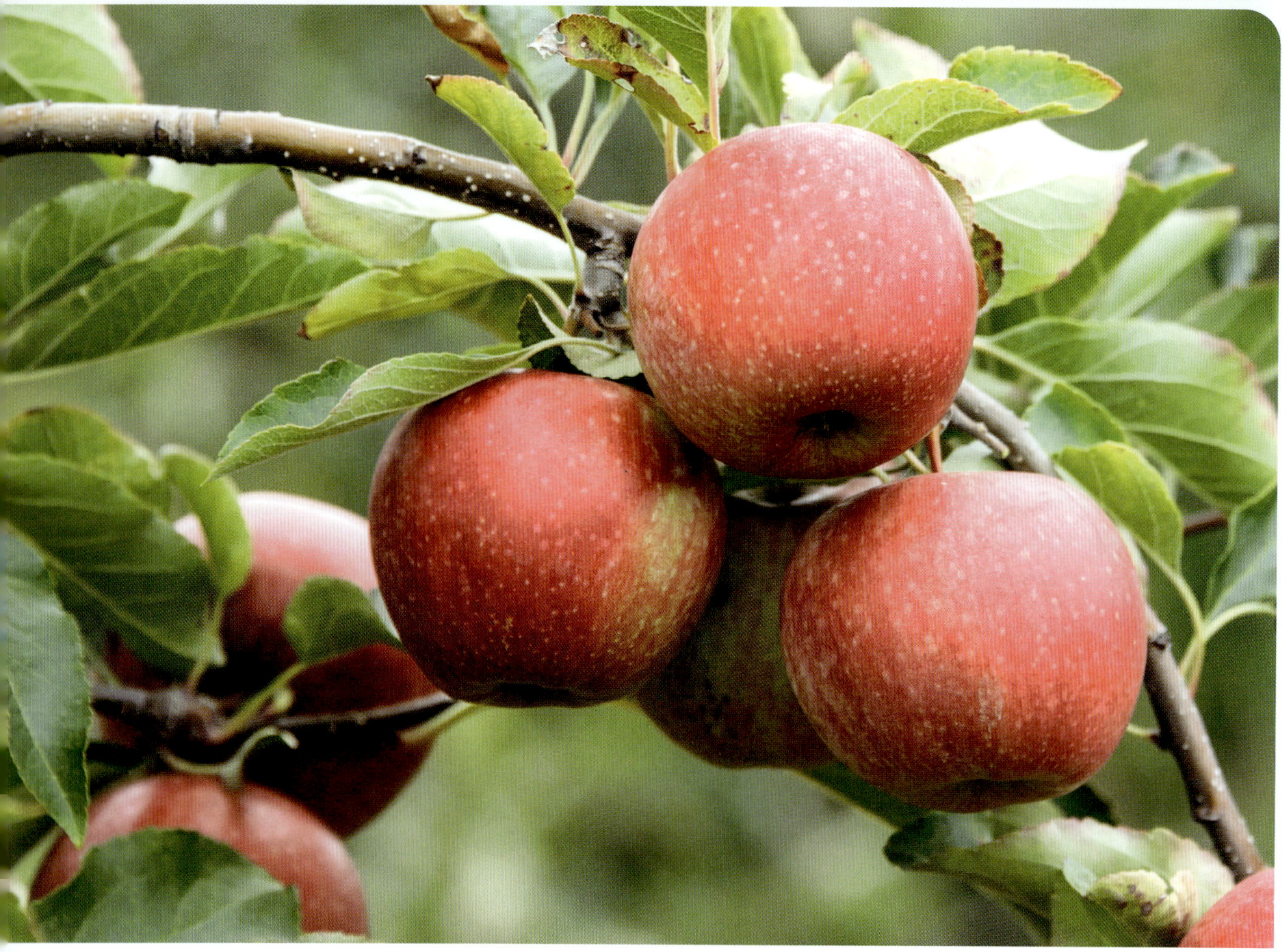

Frisch vom Baum im eigenen Garten schmecken sie am besten. Aber auch gekaufte Äpfel, natürlich in Bio-Qualität, sind Alleskönner.

APFEL

MALUS SYLVESTRIS VAR. DOMESTICA

Unterm Apfelbaum spielen oder mit der Mama Apfelpfannkuchen backen – weckt das bei Ihnen auch Erinnerungen? Äpfel kann man einfach so essen und den Saft trinken, man kann lange Ringelschalen schälen, sie schneiden, trocknen und knabbern oder als Tee trinken, man kann Apfelgesichter basteln – und „den Doktor fernhalten", wie die Engländer reimen: „An apple a day keeps the doctor away." In Äpfeln steckt nämlich eine ganze Hausapotheke.

SO WIRKEN SIE → Äpfel sind rundum gesund, aber sie sind auch Medizin, zum Beispiel gegen **Durchfall**: Wenn Sie einen Apfel auf einer Glasreibe ganz fein reiben, werden die Apfelpektine freigesetzt. Wenn Ihr Kind dann diesen feinen rohen Apfelbrei, am besten mit einer Prise krampflösendem Zimt gewürzt, genießt, quillt das Pektin im Darm, dickt den (zu dünnflüssigen) Darminhalt ein und lindert so den Durchfall.

Damit aber nicht genug. Die Pektine binden auch Gifte und Krankheitskeime an sich und nehmen sie bei der Ausscheidung einfach mit, sodass die Gifte den Körper nicht mehr schädigen können. Nicht zuletzt schützen Apfelpektine die Darmschleimhaut, lindern die Entzündung und helfen, den Darm gesund zu pflegen. Wenn das keine hochwirksame Medizin ist!

1:1 mit Wasser verdünnter Apfelsaft hat sich laut Studien bei kindlichen **Magen-Darm-Infekten** anstelle von Elektrolytlösungen, die Kinder oft nicht mögen, sehr bewährt.

Nicht nur bei Durchfall, auch im umgekehrten Fall leistet ein Apfel gute Dienste. Lassen Sie Ihr Kind bei **Verstopfung** den Apfel mitsamt Schale „einfach so" essen (kräftig reinbeißen, gut kauen!) und ein Glas Wasser dazu trinken. Die Pektine binden dann das zugeführte Wasser an sich, nehmen dadurch an Volumen zu und regen so zusammen mit den Ballaststoffen den Darm zu vermehrter Tätigkeit an.

Bei einer gestörten **Darmflora** (beispielsweise nach einer Antibiotikatherapie) hemmen Pektine das Wachstum krank machender Keime. Lassen Sie Ihr Kind 1–3 Tage lang 1–2 Pfund Äpfel am Tag essen, mitsamt Schale feinst gerieben. Das ist ein erster Schritt zur Besserung.

Manchmal haben schon Jugendliche erhöhte **Blutfettwerte**. Apfelpektine können hier überschüssiges Cholesterin im Darm binden. Laut einer Studie senken schon täglich 75 g getrocknete Apfelringe den Cholesterinspiegel im Blut erkennbar. Da kann der Schulpausensnack zur Therapie werden.

GUT GETARNT

In Apfelmus können Sie schlecht schmeckende Medikamente verstecken, mit einem Schuss Apfelsaft bittere Medizin in ein erträgliches Getränk verzaubern.

DAS STECKT DRIN → Der Apfel punktet mit Pektinen und Ballaststoffen, den Vitaminen A, B, C und E, Flavonoiden (Quercetin), Mineralstoffen, Spurenelementen und Fruchtsäuren – aber wenig Kalorien.

Übrigens: In der Apfelschale ist der Vitamin-C-Gehalt sechsmal so hoch wie im Fruchtfleisch, deshalb ist Apfelschalentee (natürlich immer von Bio-Äpfeln) so gesund. Überhaupt sind Äpfel mit Schale *die* gesunde, erfrischende Pausennahrung schlechthin.

WAS BEACHTEN → Normalerweise keine Nebenwirkungen. Nur **Apfelallergiker** müssen natürlich aufpassen. Für sie einige Hinweise:

- Kochen Sie die Äpfel vor dem Verzehr, dann sind sie besser verträglich, weil die allergieauslösenden Eiweißbausteine verändert und damit ungefährlicher werden.
- Die alten Apfelsorten (zum Beispiel Berlepsch, Boskop, Gravensteiner, Goldparmäne) enthalten viele Polyphenole, die das Apfelallergen inaktivieren und verhindern, dass es vom Körper aufgenommen wird. Bei den neuen Apfelsorten dagegen wurden diese Polyphenole weggezüchtet, wodurch die Früchte angeblich besser schmecken sollen, bei Allergikern nun allerdings Probleme verursachen. Im Internet finden Sie Sortenlisten von Äpfeln, die auch bei Apfelallergie geeignet sind → Service, Seite 275.
- Ist Ihr Kind **Diabetiker**, werden von Ernährungsberatern Sorten wie Alkmene, Champagner Renette, Gelber Edelapfel, Idared oder Ontario empfohlen. Und lassen Sie die Äpfel länger lagern, denn der Zuckergehalt nimmt während der Lagerung deutlich ab.

KAUFEN ODER SELBER SAMMELN? → Beides. Am besten im Garten ein Apfelbäumchen setzen!

Erfrischende Apfelbowle

Einen dicken Kräuterstrauß (Lieblingskräuter wie Pfefferminz-, Melissen-, Zitronenverbenenblätter, Holunderblüten ...) 3 Stunden lang in 1 l Apfelsaft marinieren (einfach hineinhängen). Dann den Strauß entfernen (zuvor den Apfelsaft herausdrücken) und den Saft von 1 Zitrone sowie 1 l Mineralwasser zugeben. Fertig ist eine köstlich erfrischende, duftende Sommerbowle mit heilsamer Würze, die bei allen Festen gut ankommt.

Duftender Apfelschalentee

Ein genialer, feiner und wunderbar duftender Wintertee, der beruhigt und auf gesunde Art den Durst löscht. 4–6 EL frische oder getrocknete Apfelschalen mit 1 l Wasser und je nach Wunsch ein paar Lieblingsgewürzen (etwas Zimt, Vanille, Fenchelfrüchte ...) 15 Minuten oder länger köcheln, abgießen – genießen.

Apfelschön

Dass Äpfel schön machen, weiß man schon lange, und nun wissen es auch Ihre Töchter, Söhne – und Sie. Es geht einfach und schnell und wirkt gut. Einen geschälten Bio-Apfel fein reiben, den Saft auspressen: fertig ist das Apfelgesichtswasser. Auf einem Wattepad als Tonic verwendet, erfrischt das die Haut. Den ausgepressten Rest kann man mit etwas Zitronensaft oder Sahne für eine Gesichtsmaske verwenden, das schenkt Feuchtigkeit.

BEINWELL

SYMPHYTUM OFFICINALE

Eine Salbe mit Beinwell gehört ins Haus und in die Sporttasche. Wenn sich Ihr Kind beim Sport, Spielen oder sonstwo verletzt, nimmt Beinwellsalbe schnell den Schmerz. Beinwell nannte man früher deshalb auch „Schmerzwurz" – und heute „Arnika der Knochen und Gelenke".

SO WIRKT ER → Gestolpert, hingefallen, den Knöchel verrenkt und eine „Beule" bekommen – das gehört bei Kindern dazu. Bei all diesen kleinen Alltags- und Sportunfällen, bei solchen **stumpfen Verletzungen** (wenn die Haut oberflächlich nicht verletzt ist, also nicht blutet) wie einer Verstauchung, Verrenkung, Zerrung, Prellung, Quetschung, Schwellung oder Bluterguss sollten Sie schnell handeln. Je eher Beinwell – meist die Wurzel, aber auch junge Sprossen mit Blättern und Blüten – ins Spiel kommt, desto schneller geht der Schmerz zurück. Also gleich Beinwellsalbe drauf, dazu natürlich Ruhe, Hochlegen des verletzten Körperteils, Kühlen und ein „Heile, heile Segen": Sie und Ihr Kind werden beeindruckt sein, wie schnell Schmerz und Schwellung zurückgehen, wie schnell sich Ihr Kind wieder normal bewegen kann, manchmal innerhalb weniger Minuten. Darum: In die Haus-, Sport- und Reiseapotheke gehört Beinwellsalbe!

Natürlich kann Beinwell noch mehr, das wurde durch viele wissenschaftliche Studien belegt. Er wirkt entzündungshemmend und abschwellend und fördert eine schnelle Heilung, zum Beispiel bei einer Sehnenscheiden- oder Schleimbeutelentzündung oder bei der äußerst schmerzhaften Nagelbettentzündung. Und er eignet sich gut zur Nachbehandlung größerer Wunden, sobald diese geschlossen sind, denn er hält das Gewebe elastisch und fördert eine gute Vernarbung. Überhaupt ist er gut bei Narbenschmerzen oder verhärteten, schlecht heilenden **Narben**.

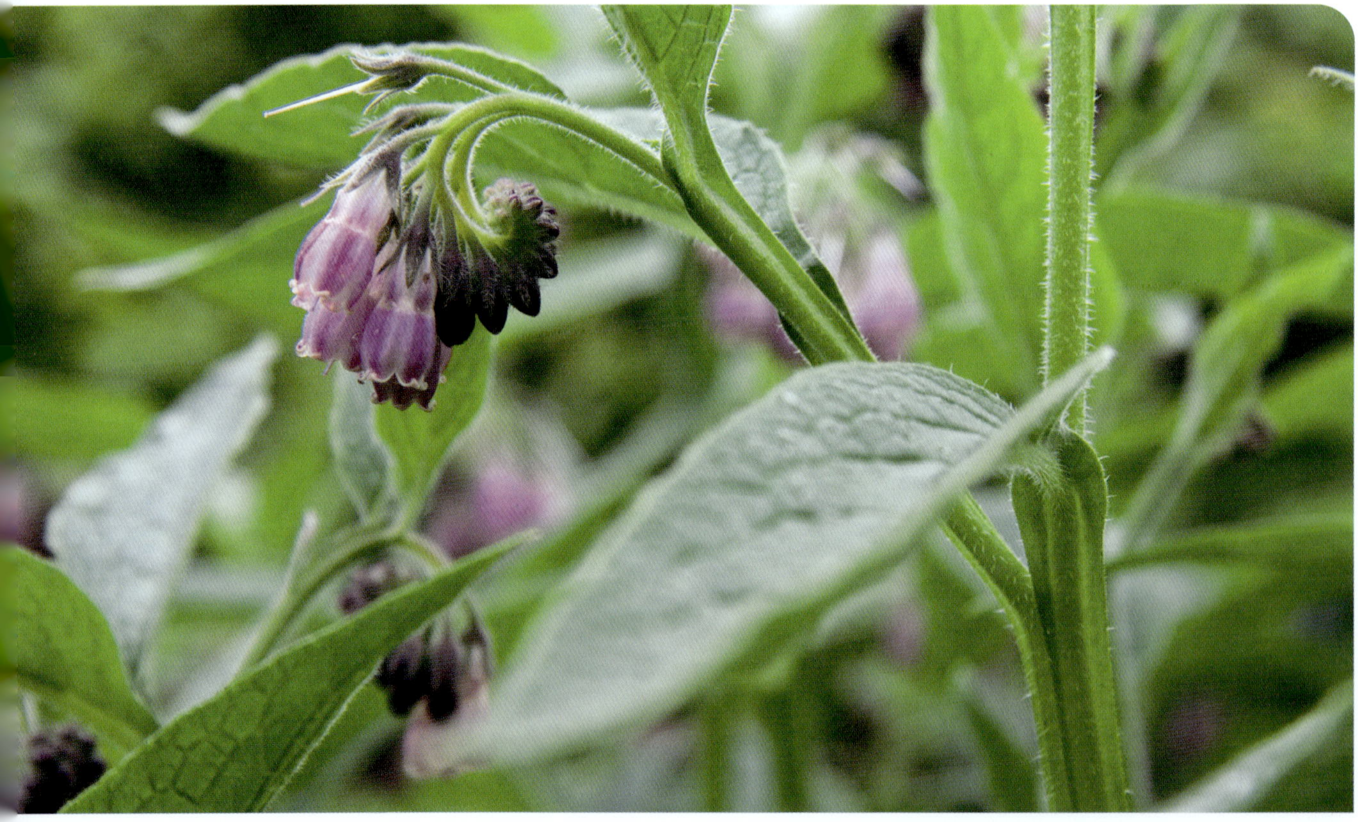

Schneckenförmig aufgerollte Blütenstände und ganz raue Blätter sind typisch für den Beinwell.

Außerdem entspannt Beinwellsalbe auch schmerzhaft verhärtete Muskelgruppen und lindert somit den **Muskelkater**.

DAS STECKT DRIN Da ist zum einen das Allantoin, von dem Beinwell unter allen Pflanzen am meisten hat. Das sorgt dafür, dass verletztes Gewebe schneller heilt und sich Rötung und Schwellung, wie sie nach einer Verstauchung auftreten, schneller wieder zurückbilden – dann tut es gleich weniger weh. Zudem fördert Allantoin sogar das Zusammenwachsen der Knochen (die sogenannte Kallusbildung nach Knochenbruch) sowie die Neubildung von Knochengewebe.

Was ist noch drin? Cholin, das den Heilungsprozess von Wunden fördert, Rosmarinsäure, die entzündungshemmend wirkt, Pflanzenschleime und Gerbstoffe, die zusätzlich die Wundheilung fördern, örtliche Reizungen lindern und wundreinigend wirken.

WAS BEACHTEN Nebenwirkungen sind nicht bekannt. Aber es gibt Gegenanzeigen: Selbst gesammelter wilder Beinwell enthält Stoffe, die man „unerwünscht" nennt. Sie tragen den unaussprechlichen Namen Pyrrolizidinalkaloide und wirken, in hoher Dosierung ins Blut gebracht, leberschädlich. Aus diesem Grund sollten Sie, vor allem wenn es um kleinere Kinder geht, keine selbst gemachte Beinwellsalbe einsetzen. Der Gesetzgeber möchte es ganz sicher machen und gibt vor: „nur auf intakter Haut anwenden", das heißt, nicht auf offenen Wunden, außerdem nicht an Kindern unter 4–6 Jahren, nicht in der Schwangerschaft oder Stillzeit und nicht länger als 3 Wochen". Letzteres dürfte ohnehin kein Problem sein, denn eine Verstauchung heilt meist nach 1 Woche aus.

Mittlerweile verwenden Hersteller von Beinwellsalben neu gezüchtete Beinwellsorten ohne diese unerwünschten Inhaltsstoffe. Besonders empfehlenswert in der Kinderheilkunde ist die aus Blättern und Blüten der pyrrolizidinalkaloidfreien Varietät *Symphytum × uplandicum* Nyman entwickelte Salbe Klosterfrau Traumaplant Schmerzcreme (Apotheke). Diese Salbe ist spezifisch für Kinder geeignet und ausgesprochen hautverträglich, gerade auch für sensible Kinderhaut wie aktuelle Studien ergaben. Das Besondere an ihr ist, dass sie auch auf verletzter Haut angewendet werden darf, also wenn zum Beispiel eine Verstauchung von einer Schürfwunde begleitet ist. Studienbelegt wirkt diese Beinwellsalbe hautpflegend und hautschützend, verbessert die Hautfeuchtigkeit und stärkt die Hautbarriere. Sie ist bei stumpfen Traumen bei Kindern ab 3 Jahren gut verträglich und sinnvoll.

KAUFEN ODER SELBER SAMMELN? So schön es ist, Salben selbst herzustellen, wird dies für die Anwendung einer Beinwellsalbe für Kinder ausdrücklich nicht empfohlen. Gehen Sie auf Nummer sicher und kaufen eine fertige Salbe in der Apotheke. Aber eine Auflage als Erste-Hilfe-Schmerzpackung, wenn Sie unterwegs sind und sich Ihr Kind eine (stumpfe, geschlossene) Verletzung zufügt, dürfen Sie getrost anwenden. Erkennen können Sie die Pflanze übrigens an ihren großen, spürbar rauborstigen Blättern und blaulila Blütchen, die sich wie eine Glockenkette spiralig entfalten.

Beinwell-Erste-Hilfe-Packung für unterwegs

Graben Sie eine Beinwellwurzel frisch aus und säubern diese bestmöglich am nächsten Bach oder mit dem Wasser aus der Trinkflasche. Jetzt die Wurzel so gut wie möglich zerkleinern (zwischen sauberen Steinen zerstampfen oder mit dem Taschenmesser ganz klein schneiden). Dann den etwas schleimigen Pflanzenbrei auf ein Tuch streichen und dieses als „Pflaster" (Breiumschlag) auf die betroffene Körperstelle legen. Wie schön, wenn der Schmerz schnell weggeht!

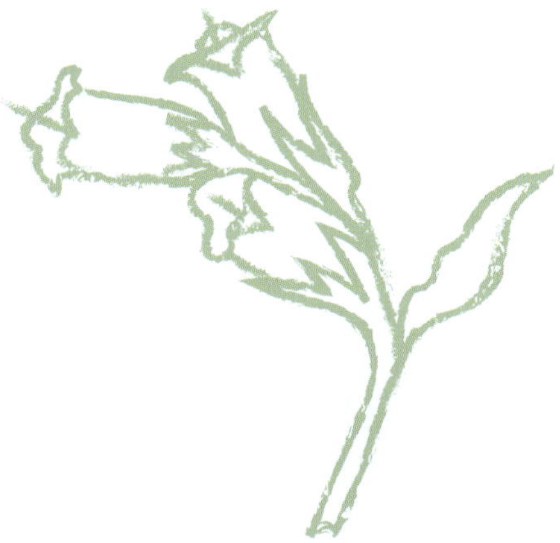

BIRKE

BETULA PENDULA, BETULA PUBESCENS

Welcher Baum hat eine schön leuchtende, schneeweiße Rinde? Klar, die Birke, das weiß buchstäblich jedes Kind. Die Rinde, von der sich in horizontalen Streifen feine weiße Birkenhäutchen abschälen, wurde früher als Schreibpapier genutzt oder als eine Art „Naturpflaster". Heute wird daraus Betulin gewonnen, das man in der Hautheilkunde einsetzt. Aber auch Birkenblätter nutzt man.

SO WIRKT SIE → **Birkenblätter** kommen bei rheumatischen Erkrankungen, bei Gicht und zur Frühjahrskur zum Einsatz. Zugegeben, das sind eher Erwachsenenthemen. Aber als Begleittherapie bei Blasenentzündung und bei stoffwechselbedingten Hauterkrankungen (Neurodermitis, Ekzeme) haben die Blätter auch in der Kinderheilkunde ihre Berechtigung. Sie wirken nämlich leicht harntreibend und stoffwechselfördernd. Birkenblättertee schmeckt außerdem angenehm und kommt bei Kindern gut an.

Hat Ihr Kind eine **Blasenentzündung** → Seite 76, besteht die Therapie vor allem darin, die Keime zu vertreiben. Parallel dazu „durchspült" man aber auch die Harnwege, damit sich Keime erst gar nicht (oder weniger gut) vermehren können – sie werden einfach „weggespült". Dazu eignet sich Birkenblättertee (gern gemischt mit Löwenzahn- oder Brennnesselblättern) sehr gut. Ihr Kind sollte ihn aber längerfristig trinken, zur Akut- und zur Nachbehandlung 3–5 Wochen lang. Die gelben Farbstoffe in den Blättern, die Flavonoide, regen die Nierenfunktion an. Das erhöht die Harnmenge und durchspült Blase und Nieren vermehrt. Der relativ hohe Gehalt an Vitamin C unterstützt die Wirkung.

Wie alle harntreibenden Stoffwechseltees regen Birkenblätter körpereigene Entgiftungsfunktionen an, die abgelagerte Stoffwechselendprodukte mobilisieren und Toxine vermehrt über die Nieren ausscheiden. Durch diesen Entgiftungsprozess lindern sie auch chronische **Hauterkrankungen** → ab Seite 153. Wenn es um die Entlastung der Haut bei Ekzemen beziehungsweise Neurodermitis geht, geben Sie Ihrem Kind mehrmals täglich Birkenblättertee oder Weleda Birken-Aktiv-Getränk. Mit Mineralwasser verdünnt ergibt das eine erfrischende, richtig gut schmeckende Schorle – eine gute Voraussetzung,

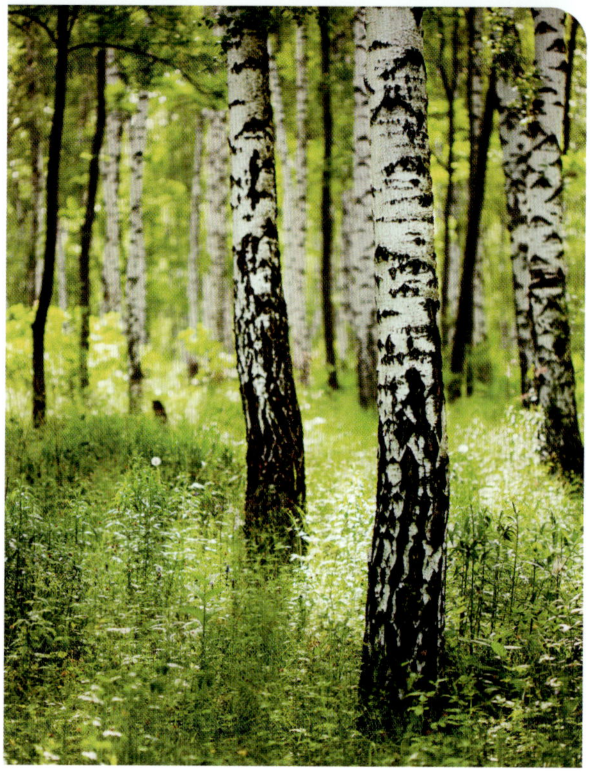

Die weiße Birkenrinde ist eine Besonderheit – optisch wie auch bezüglich der Inhaltsstoffe.

dass Ihr Kind genügend trinkt, um die gelösten Giftstoffe auch auszuscheiden.

So wie die wasserundurchlässige, praktisch unverwesliche **Birkenrinde** den Baum vor Fäulnis und Verwesung schützt, schützt der Rindenextrakt die menschliche Haut vor Schädigungen. Birkenrinde reagiert auf eisige Kälte und massive Sonneneinstrahlung mit Schichten besonders dickwandiger Korkzellen, die einen harzigen, kampferartigen Inhaltsstoff enthalten, das Betulin. Daraus wurde in den letzten Jahren ein in klinischen Studien erforschter wundheilungsfördernder Extrakt für die äußerliche Anwendung entwickelt und mit Wasser und Öl (ohne Konservierungsmittel oder Emulgatoren!) zu einer schützenden Birkencreme verarbeitet (See-Apotheke Birkencreme 4 %). Wenn Ihr Kind unter **Ekzemen, Neurodermitis** oder **Schuppenflechte** leidet, regeneriert das Birken-Betulin die gestörte Hautbarriere → Seite 162, bewahrt die Haut vor dem Austrocknen und reduziert die Entstehung von Juckreiz und Schuppung. Eine Art „Basispflege bei chronischen Hauterkrankungen" also, die spür- und sichtbare Hautbeschwerden lindert. Die medizinischen Streicheleinheiten, wenn Sie den Kinderkörper liebevoll damit einreiben, werden zum doppelten Genuss.

Auch bei Schädigungen der Haut durch zu viel Sonnenlicht, bei Infektionen oder Wundsein (Intertrigo) sowie zur **Wundheilung** gibt es beste Erfahrungen mit Birkencreme.

DAS STECKT DRIN In Birkenblättern sind jede Menge heilkräftige Farbstoffe, das sieht man im Herbst, wenn sich die Blätter goldgelb färben: gelbe Flavonoide. Dazu kommen noch ein wenig ätherische, fein duftende Öle und etwas Harz, Triterpene, wenig Bitterstoffe, immerhin bis 0,5 Prozent Ascorbinsäure sowie Mineralstoffe (Kalium, Kalzium).

In der Birkenrinde stecken viel Gerbstoffe, Bitterstoffe, wenig ätherische Öle, Harze und vor allem Betulin („Birkenkampfer“).

WAS BEACHTEN Bei innerlicher Anwendung der Blätter sind weder Nebenwirkungen noch Wechselwirkungen bekannt. Nur bitte nicht einsetzen bei Ödemen infolge einer Herz- oder Niereninsuffizienz. Und eine Info für die Mamas: wegen der entwässernden Wirkung besser nicht während Schwangerschaft und Stillzeit verwenden. Bei einer Durchspülungstherapie soll man immer zusätzlich ausreichend trinken, am besten stilles Wasser, dünne Gemüsebrühe sowie dünne Tees.

KAUFEN ODER SELBER SAMMELN? Natürlich können Sie (mit Ihrem Kind zusammen) die jungen, leicht klebrigen Blätter der Birken ab dem Knospenzustand von April bis Mai selbst ernten. Lassen Sie sie, auf einem Leinentuch ausgebreitet, im Schatten trocknen. Das duftet wunderbar! Ansonsten einfach in der Apotheke kaufen, als Tee, Tinktur, Frischpflanzenpresssaft oder Fertigpräparate.

Hautpräparate mit Betulin, also aus der Rinde, gibt es nur als Fertigpräparat (See-Apotheke Birkencreme).

Waldblättersalat

Frische Knospen und junge Blätter der Birke kann man essen. Mit ihrem eigenartigen, schwach aromatischen Duft und ihrer leicht bitteren Note schmecken sie richtig gut in einem Frühlingssalat. Gießen Sie ein mildes, eher süßliches Dressing (mit Feigensenf oder einem Klecks Gelee) über junge Blätter von Birken und Linden, auf Wunsch auch von Löwenzahn, Weißdornknospen, junge Buchenkeimlinge, Chicorée und Feldsalat. Am besten schmeckt der Salat mit kleinen Apfel- und Nussstückchen.

Die gleiche Blättermischung können Sie klein geschnitten als Frühlingsquark zubereiten. Mit Zitrone und etwas Honig gewürzt eine richtig leckere und vitaminreiche Speise.

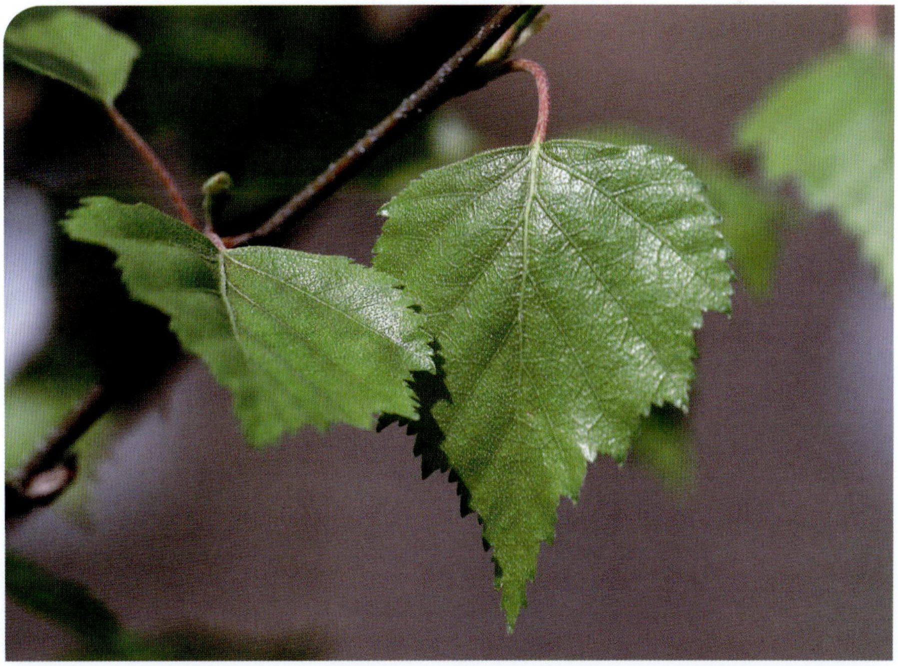

Birkenblätter helfen bei Hautproblemen und können im späten Frühjahr selber gesammelt werden.

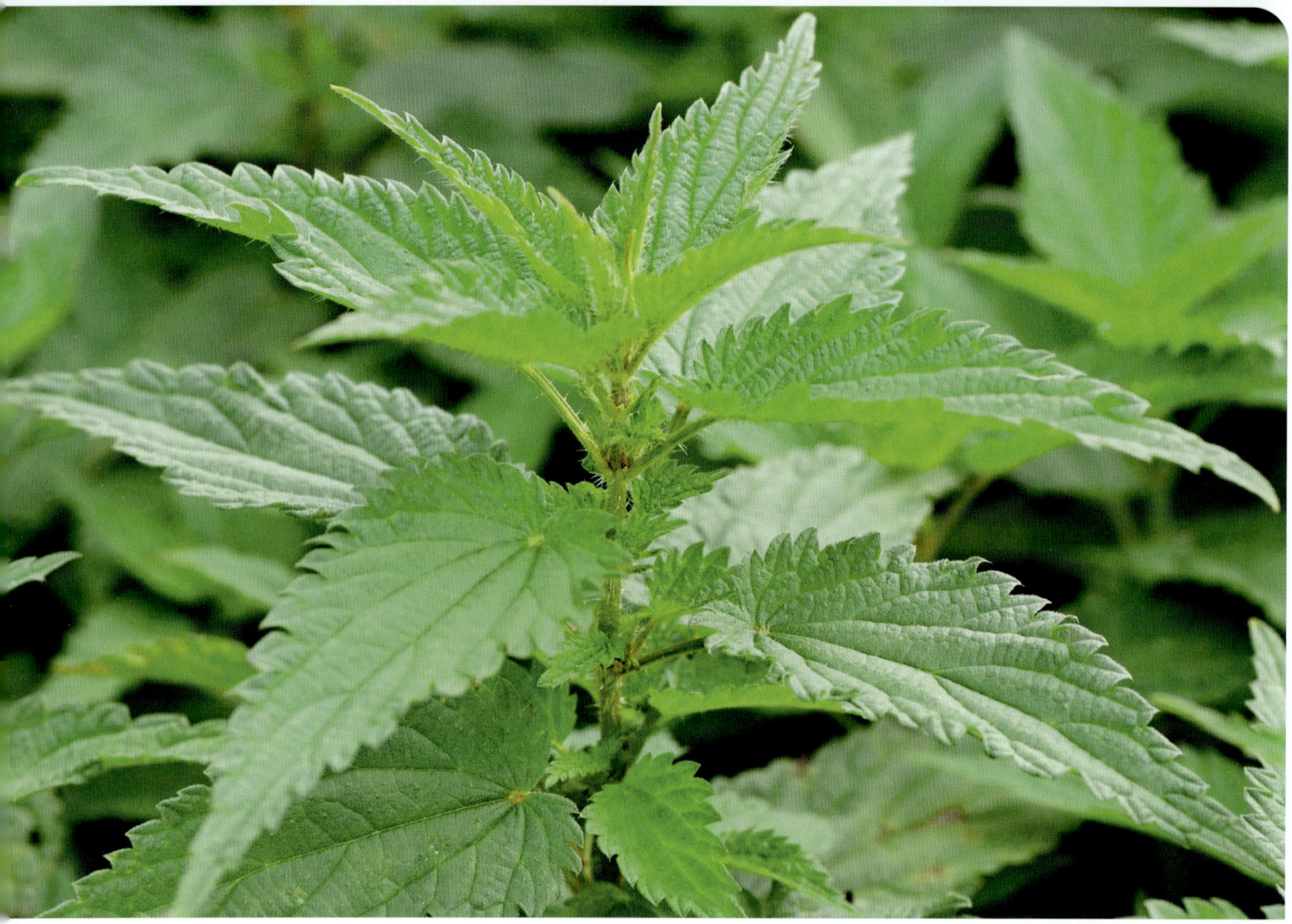

Sie ist durchaus kein Unkraut, die ungeliebte Brennnessel, sondern eine wertvolle, gesunde Pflanze für viele Tiere und für Menschen.

BRENNNESSEL

URTICA DIOICA

Je nachdem, welche Pflanzenteile man verwendet, sind Brennnesseln für ganz unterschiedliche Dinge gut: die Wurzeln für ältere Männer, die Samen für die Liebe, die Blätter für Schmetterlingsraupen, die ganze Pflanze für den Gartenboden, die Stängel für Nesselstoff, und demnächst sollen sogar Fahrzeugkarosserien aus Brennnesselfasern hergestellt werden. Zudem sind Brennnesseln zum Essen gut und zum Gesundbleiben!

Ja, die Brennnessel brennt. Und ja, das tut weh. Aber die Brennnessel hat auch ihre guten Seiten. Sie kann heilen. Weil ihre verschiedenen Pflanzenteile ganz unterschiedliche Wirkungsweisen haben, ist es nötig, genau hinzuschauen: Je nachdem, was Ihr Kind benötigt, gibt es ganz unterschiedliche Rezepte (darunter viele sehr leckere!) in unterschiedlicher Zubereitung.

SO WIRKT SIE → Hat Ihr Kind immer wieder eine **Blasenentzündung**, dann gehört ein Tee mit Brennnesselblättern (eventuell in Kombination mit Birken- und Löwenzahnblättern oder Ackerschachtelhalmkraut) zu den harntreibenden und damit die Harnwege durchspülenden Heiltees.

Leidet Ihr Kind unter stoffwechselbedingten Hauterkrankungen, unter **Ekzemen**, **Neurodermitis** oder **Akne**, so wird ihm eine Teemischung mit allgemein stoffwechselanregenden und entgiftenden Heilpflanzen guttun. Dazu gehören neben Brennnesselblättern auch das Ackerstiefmütterchen- und Gänseblümchenkraut oder auch Walnussblätter → Schöne-Haut-Tee, Seite 150.

FÜR DIE ELTERN

Brennnesseln für Mama

Brennnesseltee stärkt auch die frischgebackene Mama. In Kombination mit Schafgarbe, Rosmarin und Melisse kräftigt er den Organismus nach einem größeren Blutverlust bei der Geburt, mit Anis, Fenchel und Majoran zusammen unterstützt er die Milchbildung, und pur genossen stärkt er die stillende Mutter. Bereiten Sie sich den Tee so zu, wie Sie ihn gerade brauchen, und so, dass er Ihnen schmeckt!

Aber die wichtigste Aufgabe der Brennnessel in der Kinderheilkunde ist, Ihr Kind zu stärken. Und dazu sind die besten Rezepte kulinarischer Art.

Wenn Ihr Kind oft **müde** ist, schlapp herumhängt, häufig erkältet oder unkonzentriert ist, wenn laut ärztlicher Diagnose sein Eisengehalt niedrig ist und es unter „Blutarmut" (Anämie, zu wenig rote Blutkörperchen) leidet, dann können Brennnesseln helfen, das Kind (und Erwachsene ebenso) wieder aufzupäppeln → Rezept Seite 186. Dann sind Pflanzen mit vielen Mineralstoffen, Chlorophyll und Eisen wie die Brennnessel genau richtig. Denken Sie bei Eisenmangel immer auch an die Zugabe von Bitterstoffen, die helfen, Eisen gut in den Körper aufzunehmen.

Weil Brennnesseln solo im Tee nicht gerade oberlecker schmecken, dürfen Sie gerne kreativ werden. Mengen Sie andere Duftkräuter (Pfefferminze, Zitronenverbene, Fenchel) darunter oder geben Sie einen Schuss Fruchtsaft dazu. Oder zaubern Sie in der Küche einen Brennnessel-Smoothie → Rezept Seite 184, einen Brennnessel-Sanddorn-Trunk → Rezept Seite 93 oder eben die vielfältigsten Gerichte mit Brennnesseln als Zutaten. Das schmeckt, und Ihr Kind, nein, die ganze Familie spürt die grüne Kraft.

Suchen Sie sich aus: Brennnessel-Kartoffelgratin oder -Kartoffelpüree, Brennnesselgemüse in Reis, Hirse oder Hafer, Brennnesselsuppe oder -bratlinge, Brennnesselbutter oder -Crunchys … Es gibt unglaublich viele gesunde und leckere Ideen.

Die **Samen** sind kleine Superpower-Kraftpakete, die man seit Jahrtausenden einsetzt zur Kräftigung (und für Erwachsene, um das Liebesleben aufzupeppen). Man kann sie trocknen und dann einfach wie Nüsschen essen: übers Butterbrot, den Salat oder Gemüse streuen, ins Brot verbacken, mit ins Pesto geben oder, oder, oder …

Man kann die Kraftnüsslein natürlich selbst von den Pflanzen abrebeln, aber auch in der Apotheke kaufen. Der Apotheker kennt sie zur Stärkung bei Erschöpfungszuständen, im Wochenbett, bei Frühjahrsmüdigkeit, in den Wechseljahren oder auch zur Genesung nach längeren (Infektions-)Krankheiten.

DAS STECKT DRIN → In den Blättern bis zu 20 Prozent Mineralstoffe und Spurenelemente (Kieselsäure, Eisen, Magnesium, Mangan, Kalium, Kalzium), dazu reichlich Chlorophyll und sehr viel Vitamine A, B2, B5, C, E und K, außerdem Flavonoide (Rutin), Ameisen- und Essigsäure und Caffeoylchinasäuren.

In den Brennhaaren stecken Acetylcholin, Histamin und Serotonin, in den Samen Vitamin E, essenzielle Fettsäuren und Phytohormone.

WAS BEACHTEN → Brennnessel ist eine Pflanze ohne Nebenwirkungen – bis auf die bekannte Quaddelbildung nach Berührung der Brennhaare. (Was hilft? → Spitzwegerich, Seite 257) Wenn Ihr Kind allerdings Ödeme hat infolge eingeschränkter Herz- oder Nierentätigkeit, sollten Sie ihm keinen Brennnesseltee zum „Entwässern" geben.

BRENNNESSEL-STREICHEL-MUTPROBE

Sich mit einem Brennnesselblatt streicheln – ohne Quaddeln zu bekommen? Ja, das geht – gewusst wie. Erstens: das Blatt ganz fest anpacken. Dann knickt man nämlich die kleinen „Spritzen-Spitzen" der Brennhaare um, und sie können nicht mehr stechen. Oder zweitens: das Blatt genau beschauen und mit einem Katzenfell vergleichen. Die Katze mag es nicht, wenn man „gegen den Strich" übers Fell geht. Das Brennnesselblatt auch nicht. Also immer mit der Haarrichtung streichen, nie gegen diese. Dann können sich die Brennhaare gar nicht erst in die Haut bohren, wenn der/die Mutige sich locker-mutig mit dem Blatt über den Arm streicht.

KAUFEN ODER SELBER SAMMELN? → Beides. Auf das Selbersammeln (natürlich zusammen mit Ihrem Kind) sollten Sie nicht verzichten, es wäre schade, um der Gesundheit und der Mutprobe willen. Am besten lassen Sie Brennnesselpflanzen immer in Ihrem Garten oder auf dem Balkon wachsen. Dann haben Sie nicht nur etwas zum Essen und Heilen, sondern auch etwas zum Schauen. Dann können Kinder nämlich beobachten, wie Schmetterlinge ihre Eier dort ablegen, die Raupen an den Blättern fressen, wachsen, sich verpuppen und zu neuen Schmetterlingen entfalten. Denn: Brennnesseln sind Futterpflanzen für die Raupen von rund 50 verschiedenen Schmetterlingsarten! Oder sie können beobachten, wie an einem sonnig-heißen Hochsommertag die männlichen Blüten plötzlich mit einer kleinen, gelblichen „Rauchwolke“ explodieren und Millionen Pollen in die Luft entsenden, auf der Suche nach weiblichen Brennnesselblüten. Oder wie die berüchtigten Brennhaare unter der Lupe aussehen, nämlich wie kleine Injektionsnadeln, wie die Spritzen vom Arzt. Zudem haben Sie immer etwas Biodünger zur Hand (beispielsweise für Ihre Tomaten), etwas Vogelfutter und frische Blätter für die Küche → rechts.

Die jungen, zarten oberen Blätter und Blatttriebe für harntreibenden Tee und Wildgemüse von März bis Juli ernten, dazu ruhig auch Handschuhe verwenden – warum denn nicht? Die frischen Blätter zum Trocknen ausbreiten und, wenn sie „raschelig“ trocken sind, als ganze Blätter gut verschlossen in einem braunen Glasgefäß lichtgeschützt aufheben. Die Samen zur Vollreife (meist im August) ernten, wenn sie dunkelgrün, aber noch nicht grau sind. Die ganze Rispe zum Trocknen ausbreiten, nach dem Trocknen abrebeln und in einem Gefäß luftdicht aufbewahren. 3-mal täglich über die Speisen streuen.

Übrigens: Das Trocknen ebenso wie das Blanchieren und gleich gar das Kochen nimmt den Brennnesselblättern definitiv ihre Brennkraft. Ehrenwort!

Leckereien mit Brennnesseln

Versteckte Blätter

Das ist Überraschung pur, wenn man nach dem Genuss dieser knusprigen Chips erfährt, dass sich dahinter Brennnesselblätter verstecken. Die knusprig-würzigen „grünen Chips“ sind ein richtiger Gesundheitssnack. Japaner nennen sie vornehm „Tempura“. Nehmen Sie dafür eher größere frische, aber noch zarte Brennnesselblätter, bestreuen Sie diese auf beiden Seiten mit wenig Salz und lassen die Blätter Saft ziehen. Flüssigkeit abtupfen, die Blätter einzeln in Pfannkuchenteig tunken und dann kurz in heißem Olivenöl ausbacken, etwa 1 Minute von jeder Seite. Das Fett auf einem Küchenpapier etwas abtropfen lassen und die „Chips“ am besten gleich frisch knabbern.

Brennnesselbutter

1–2 Handvoll feinst geschnittene frische Brennnesselblätter mit etwas abgeriebener Bio-Zitronenschale und -saft, 1 TL Olivenöl, 1 zerdrückten Knoblauchzehe, Salz und Pfeffer in weiche Butter rühren; kühl stellen.

Brennnessel-Pesto

Gehackte frische Brennnesselblätter 1:1:1 mit Löwenzahn- und Pfefferminzblättern oder aber 1:1 mit Basilikum mischen; sonst wie normales Pesto zubereiten. Schmeckt lecker und ist so gesund!

Grünes Kraftfutter-Gomasio

Getrocknete Brennnesselsamen mit Sesamsamen kurz – ohne Fett – anrösten und mit etwas Salz mischen; erkaltet in einem Schraubglas aufbewahren. Aufs Butterbrot, über Spaghetti, Gemüse oder Salate streuen. Die Samen kräftigen vor allem bei Erschöpfungszuständen oder nach Infektionskrankheiten.

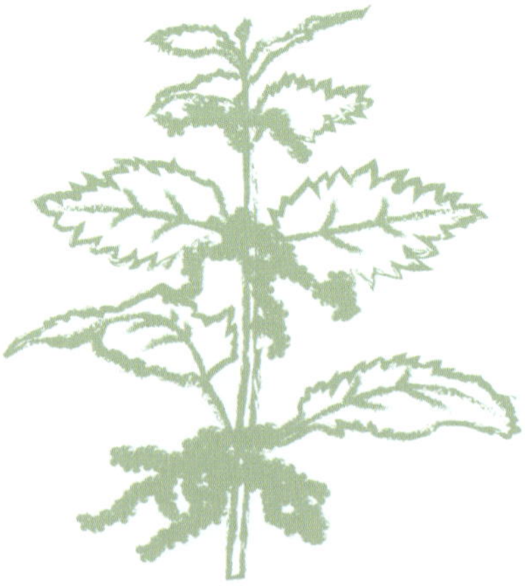

Aber beachten Sie: Engelwurz ist ordentlich bitter. Womöglich schüttelt es Ihr Kind geradezu, wenn Sie ihm Engelwurztee zu hoch dosiert oder pur geben. „Bitter" darf nie überdosiert werden, sonst wirkt es nicht – und wird nicht eingenommen. Es wäre schade, wenn Ihr kleiner Patient die „Engel-Medizin" deshalb ablehnen würde. Zaubern Sie daher die Wurzelstückchen in schöne Teemischungen (mit Pomeranze, Pfefferminze, Thymian, Melisse, Fenchel …) hinein, oder mischen Sie den Engelwurztee mit Apfelsaft. Wir wollen es hier verraten: Klosterbrüder sollen die ersten gewesen sein, die Schokolade in Formen gossen, und sie begannen damit, auch grauslig schmeckende, bittere Medizin darin zu „verstecken". Machen Sie es ihnen nach, und erfinden Sie unkonventionelle Lösungen, frei nach Klosterrezept, um Ihrem Kind auch die bittere Arznei-Engelwurz schmackhaft zu machen.

Die „Angelikawurzel", wie die arzneilich wirksame Wurzel unserer Pflanze im Apotheker-Sprachgebrauch heißt, regt mit ihren Bitterstoffen die Verdauungssäfte an, macht **Appetit** und verhindert im Voraus Völlegefühl und Blähungen. Weil ihre ätherischen Öle auch krampflösend wirken, ist sie zudem ein gutes Mittel bei leichten Magen-Darm-Krämpfen.

Selbst wenn es nicht bewiesen ist: Dass eine Pflanze, die Brustwurz heißt, auch bei Erkältungen mit Bronchitis wirkt, ist glaubwürdig. Es ist erklärbar durch ihre bitteren, antimikrobiellen und krampflösenden Inhaltsstoffe.

Die Engelwurz ist eine sehr große Pflanze mit einem ebenso großen Spektrum an Wirkungen.

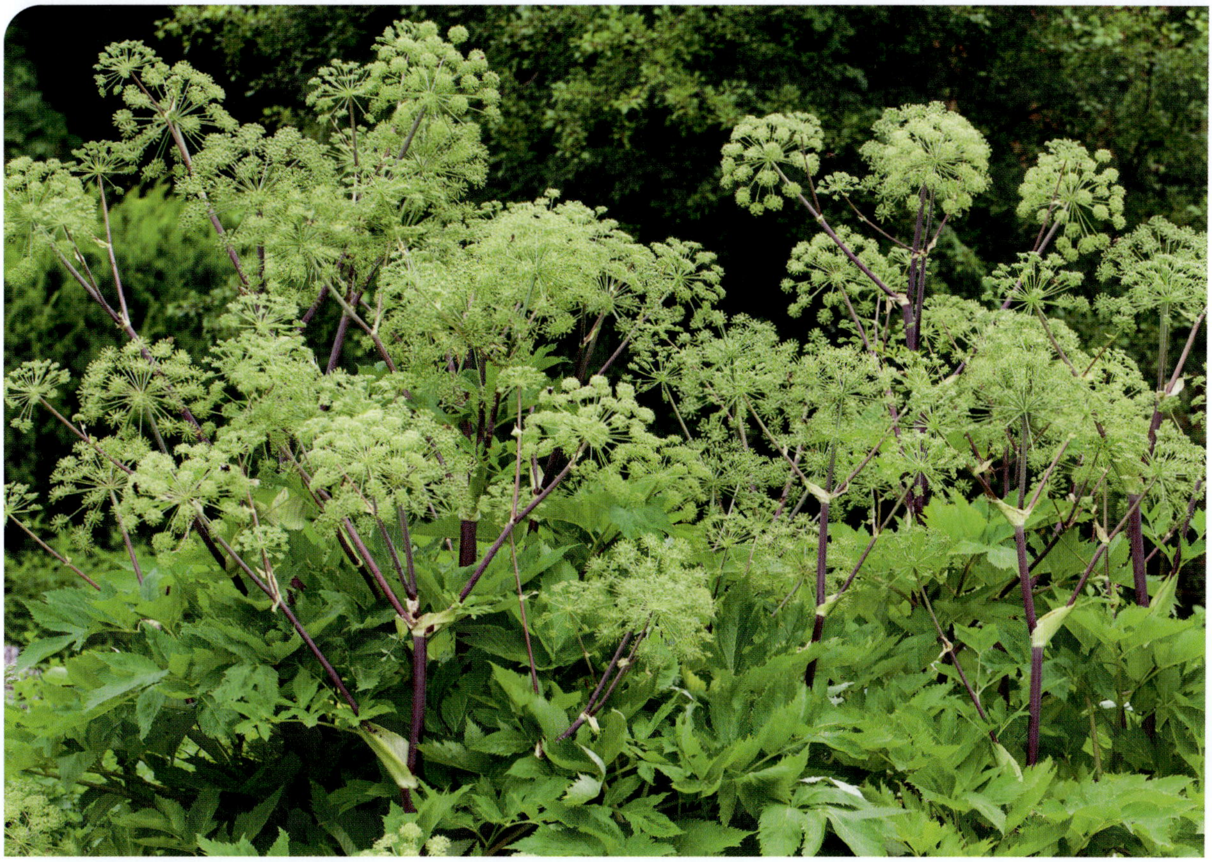

DAS STECKT DRIN Die Wurzel steckt voller Duft, das heißt ätherischer Öle, und den besagten Bitterstoffen. Diese beiden Hauptinhaltsstoffe riecht und schmeckt man sogleich. Damit zählt die Wurzel zu den aromatischen, verdauungsfördernden Bittermitteln, die auch entkrampfend wirken. Die ätherischen Öle enthalten typische „Hustenkomponenten" wie alpha-Pinen, 1,8-Cineol und Myrcen – deshalb ist die Engelwurz bei Erkältungen wirksam. Zudem sind Gerbstoffe, Flavonoide, Harze, viel Pektin und Zucker sowie Furanocumarine enthalten.

WAS BEACHTEN Beim längeren Einsatz konzentrierter Engelwurz-Zubereitungen (also nicht in Teemischungen, wie normalerweise in der Kinderheilkunde) können die enthaltenen Furanocumarine die Haut lichtempfindlich machen (Fotosensibilisierung), was schon nach kürzeren Sonnenbädern zu einer Art Sonnenbrand führt. Auch allergische Reaktionen sind möglich. Außerdem nicht einsetzen während der Schwangerschaft!

KAUFEN ODER SELBER SAMMELN? Die Engelwurz gehört zu den Doldengewächsen, zu denen leider auch tödlich giftige Vertreter zählen, wie zum Beispiel der Schierling. Und viele der Doldengewächse sehen einander recht ähnlich! Kaufen Sie die Angelikawurzel für die Therapie daher sicherheitshalber in der Apotheke. Was nicht heißt, dass Sie sich die attraktive, über 2 m hoch wachsende Pflanze nicht auch als Schmuckstaude in Ihren Garten setzen können.

Kandierte Engelwurzstängel

Frische, junge, zarte Engelwurzstängel in 8–10 cm große Stücke schneiden und im Topf sieden, bis sie weich sind. Wasser abgießen, Stängel in den Topf zurück, nochmal mit Wasser bedeckt kurz zum Kochen bringen, Wasser abgießen und Stängel abkühlen lassen. Die Stängel abwiegen, die gleiche Menge Zucker darüberstreuen und abgedeckt 2 Tage kalt stellen. Die Stängel mitsamt dem sich gebildeten Sirup in einem Topf so lange köcheln, bis sie klar werden. Dann abgießen und mit etwas Zucker bestreuen. Jetzt im Ofen bei 100 °C vollständig trocknen lassen und in einem luftdichten Behälter zwischen Pergamentpapier aufbewahren. Achtung: Nicht vollkommen getrocknete Stängel schimmeln leicht. Ein Genuss-Rezept!

FENCHEL

FOENICULUM VULGARE

Nein, hier ist nicht die Fenchelknolle zum Verspeisen gemeint – es geht um Fenchelfrüchte. Die sind so süß und lecker, dass sie auch gut als Süßigkeit für Zwischendurch taugen: In Indien isst man nach jedem Essen zuckerbestreute Fenchelfrüchte. Am besten, Sie haben eine Fenchelpflanze im Garten oder auf dem Balkon. Dann freuen sich nämlich auch Schmetterlinge; vor allem die Raupen des wunderschönen Schwalbenschwanzes stehen auf den aromatischen Fenchel!

SO WIRKT ER Fenchelfrüchte (Fenchelsamen) kennt jede Mutter, und das ist gut so, denn sie können bei stillenden Müttern ihre Wohltaten gleich zweimal, nein dreimal entfalten. Einerseits unterstützen Fenchelfrüchte die **Milchbildung** stillender Mütter. Andererseits lindern sie **Blähungen**, an denen fast jedes Baby einmal leidet.

Und jetzt das Besondere: Das, was in Fenchelfrüchten blähungslindernd wirkt, sind ätherische Öle, die lipidgängig sind. Das heißt, sie werden in die Blutbahn aufgenommen und gehen von dort in die Muttermilch über – und diese trinkt Ihr Baby. Eine geniale Einrichtung, wenn die Mama den Heiltee fürs Baby trinkt, und ihr Kind dann durchs Trinken der Muttermilch weniger Blähungen hat. Später, wenn Sie nicht mehr stillen, können Sie im Bedarfsfall die Milch- oder Breinahrung mit Fencheltee zubereiten. Das gibt schmerzhaften Blähungen keine Chance. Und gerne können Sie Ihrem Kind einmal eine entspannende Fenchel-Bäuchlein-Massage gönnen → Seite 61 oder ihm Fencheltee, Fenchelmilch → Seite 62 oder Fenchelhonig → Seite 110 geben.

ALTE WEISHEITEN

Die Verwendung von Fenchel in der Kinderheilkunde, „um den Frauen die Brüste mit Milch zu füllen", und als blähungstreibend und hustenlindernd beschrieb schon 838 n. Chr. ein junger Benediktinermönch auf der Bodensee-Insel Reichenau: „... Ziemlich süß von Geschmack und süßen Geruches desgleichen. ... sein Same, mit Milch einer Mutterziege getrunken, lockre ... die Blähung des Magens und fördere lösend alsbald den zaudernden Gang der lange verstopfeten Verdauung ..." Na, wenn das so ist!

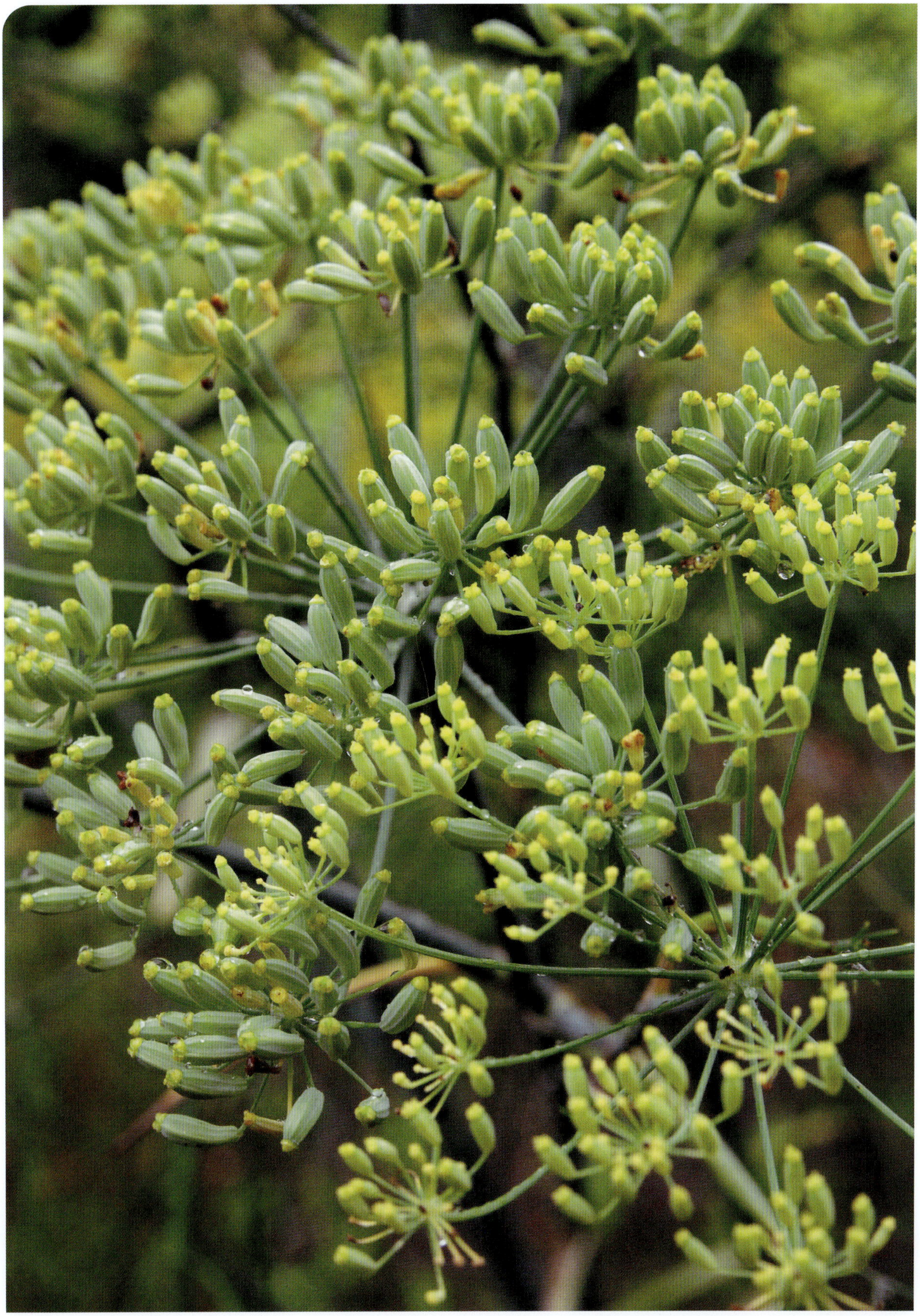

Ganz frisch schmecken Fenchelsamen am allerbesten, so sommersonnensüß ...

So eine richtige Kinderpflanze muss natürlich gut schmecken, und das tun die kleinen Samen: Sie sind richtig süß. Deshalb ist Fenchel bei Kindern sehr beliebt und somit eine Medizin, die gern angenommen wird. Zudem reagieren Kinder auf blähungstreibende Mittel (Karminativa) stärker als Erwachsene und erfahren somit schnelle, gute Hilfe.

Fenchelfrüchte lösen schmerzhafte **Bauchkrämpfe** und fördern die Magen-Darm-Tätigkeit. Das wärmt den Magen, erleichtert das Aufstoßen („Bäuerchen“), vermindert Gasansammlungen und unterstützt den Abgang von Gasen – sprich, es wirkt gegen Blähungen. Dazu tragen auch die keimwidrigen Eigenschaften der ätherischen Öle bei. Die leicht angeregte Darmtätigkeit hilft übrigens, besser zu verdauen. Deshalb machen sich Fenchelfrüchte auch gut in Abführteemischungen. Und auch in einer Teemischung gegen Durchfall, weil sie krampflösend und gegen Blähungen wirken, die den Durchfall meist begleiten. Und peppen, gering dosiert, den Tee geschmacklich auf.

Auch wenn Ihr Kind erkältet ist und einen **verschleimten Husten** hat, sind die ätherischen Fenchelöle im Tee genau richtig, denn sie wirken schleimlösend, auswurffördernd und keimwidrig. Sie aktivieren einerseits die kleinen Flimmerhärchen an der Bronchialschleimhaut (Sie wissen schon: die, die immer in eine Richtung schlagen, Richtung Ausgang) und verdünnen andererseits den festsitzenden Schleim, sodass er gelöst wird und besser abgehustet werden kann. Auch die auslösenden Hustenerreger machen sie nieder. Nicht zuletzt schmeckt Fencheltee, gerne mit Fenchelhonig gesüßt, richtig gut.

DAS STECKT DRIN → Vor allem ätherische Öle (Anethol, Fenchon, teilweise Estragol) mit keimwidrigen, krampflösenden, sekretlösenden und blähungswidrigen Eigenschaften, zudem Cumarine, fettes Öl, Flavonoide und Proteine.

Man unterscheidet zwar in der Medizin zwischen Bitterfenchel und Süßem Fenchel, aber auch wenn es leichte Unterschiede innerhalb ihrer Inhaltsstoffe gibt (Süßfenchel enthält weniger Estragol als Bitterfenchel), spricht man normalerweise schlicht von Fenchelfrüchten (Foeniculi fructus).

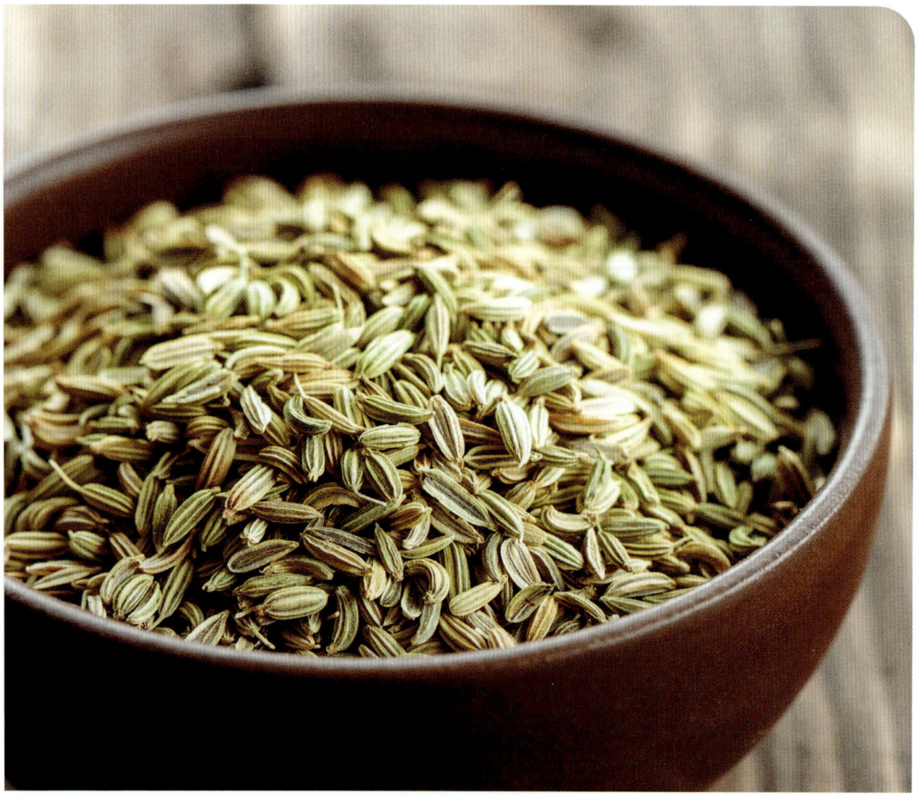

Wie kleine Parfümfläschchen: Die feste Schale der Fenchelsamen bewahrt im Inneren einen unvergleichlich duftenden und hilfreichen Cocktail an ätherischen Ölen.

WAS BEACHTEN → Fenchelfrüchte und Fencheltee werden weltweit seit Jahrtausenden eingesetzt. Nun fand man vor mehreren Jahren im Tierversuch Hinweise, dass die Reinsubstanz Estragol (in kleinen Mengen im ätherischen Öl enthalten) krebserregend und genverändernd sein könnte, wenn es isoliert in hohen Dosen und über einen längeren Zeitraum eingenommen wird. Das sorgte für Aufsehen und Verunsicherung. Immer wieder diskutiert die Fachwelt seitdem über die Sicherheit therapeutischer Fenchel-Anwendungen und über die komplexe Thematik, von toxikologischen Studien an Versuchstieren auf Menschen und von der Aufnahme einer isolierten Substanz auf wässrige Extrakte (Tee) zu schließen. Aussagekräftige Studien beim Menschen liegen bislang nicht vor. Vorsichtshalber rät man von einer Daueranwendung und einer Anwendung bei Schwangeren, Stillenden und Kindern unter 4 Jahren ab (offensichtlich ein Kompromiss zwischen gegensätzlichen Expertenmeinungen). Ein gänzlicher Verzicht auf Fenchel wird als nicht notwendig erachtet. In den aktualisierten Monografien zu Bitter- und Süßfenchelfrüchten, publiziert am 1. März 2024, sind Indikationen und Dosierungsempfehlungen zumindest bei Kindern und Erwachsenen unverändert geblieben.

Sofern man sich an unsere Dosierungsempfehlung hält, die von vielen Phytotherapeuten und Experten geteilt wird, halten wir eine **kurzfristige** Anwendung zur Linderung von Beschwerden für unproblematisch (in Teemischungen sowieso). Der Erhalt von Fencheltee in der Kinderheilkunde, auch bei Kleinkindern und Säuglingskoliken, ist mehr als wünschenswert, zumal es an synthetischen Alternativen mangelt.

KAUFEN ODER SELBER SAMMELN? → Beides. Die Samen erntet man von den Pflanzen im Beet oder Topf, indem man im Hochsommer um die Mittagszeit nach und nach die reifen Dolden zum Trocknen abschneidet, dann über einem Tuch ausklopft und die Samen im Schatten noch weiter trocknen lässt. Die Fenchelfrüchte behalten auch nach dem Trocknen ihre grüne Farbe, ja, je intensiver das Grün, desto besser die Qualität.

Indische Fenchelbonbons

Millionen von Indern genießen nach jeder Hauptmahlzeit eine kleine Handvoll Fenchelfrüchte mit Kandiszucker zum Nachtisch – damit das Essen gut verdaut wird. Ganze Fenchelfrüchte (auch beliebig mit Anis-, Kümmel- und Korianderfrüchten gemischt) ohne Fett in einer Pfanne „anschwitzen“, das heißt, so lange erhitzen, bis sie goldbraun werden und duften. Dann mit reichlich Puderzucker überstreuen und kurz karamellisieren lassen. Nun schnell weg vom Herd, auf einen Teller schieben und gleich, bevor die Masse hart wird, zu bonbongroßen Stücken zerkleinern. Nach dem Essen portionsweise genießen: Wohl bekomm's!

Schnelle Fenchelsalbe für die erste Hilfe

2 EL fein gemörserte Fenchelfrüchte mit 3 EL Butter, Butterschmalz oder Ghee zusammen in einen Topf geben und das Fett schmelzen lassen, mindestens 15 Minuten bei 60–70 °C unter Rühren schwenken (Butter darf nicht zu heiß werden oder bräunen!). Anschließend durch ein Sieb oder Stofftuch abfiltern, abkühlen lassen – und schon können Sie sie anwenden: bei Blähungen als Bäuchleinsalbe, bei Bronchitis als Hustensalbe sanft einreiben.

WIRKSTOFFE AKTIVIEREN

Fenchelfrüchte bitte erst direkt vor der Verwendung „öffnen“, das heißt anquetschen oder im Mörser anstoßen. Erst jetzt werden die darin eingeschlossenen ätherischen Öle freigesetzt und kommen zur Wirkung. Werden die Früchte schon gemörsert oder gepulvert gekauft und aufbewahrt, hat sich das freigesetzte ätherische Öl bis zur Verwendung schon lange „verduftet“. Fenchelfrüchte also immer nur als ganze Samen aufbewahren.

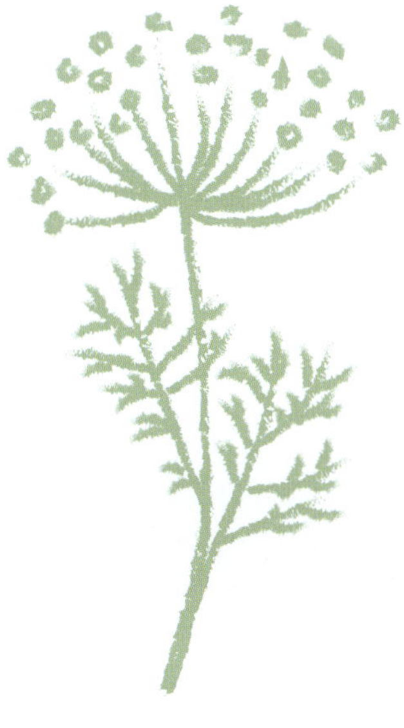

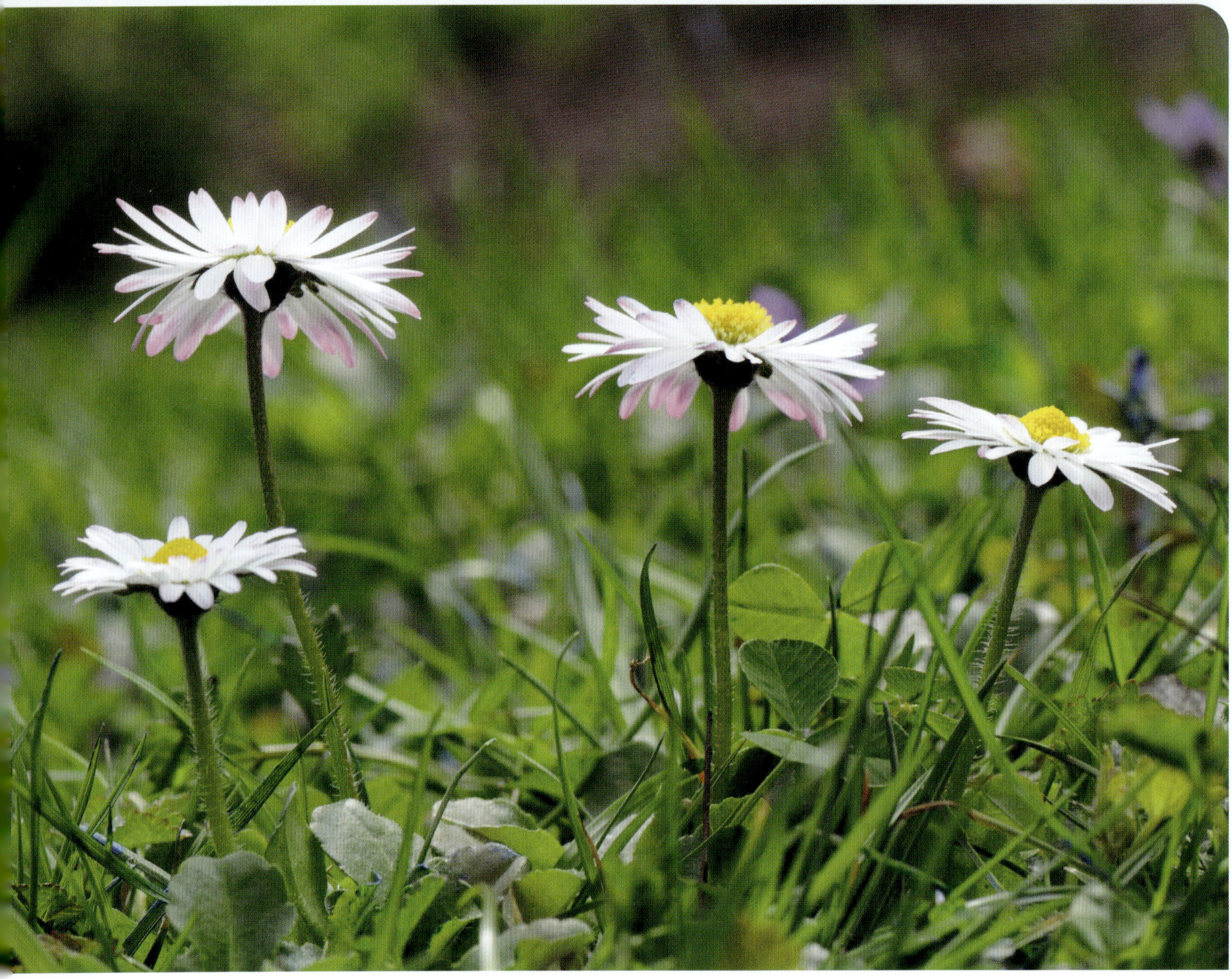

Gänseblümchen wachsen einfach überall und fast das ganze Jahr hindurch. Wie praktisch!

GÄNSEBLÜMCHEN

BELLIS PERENNIS

„Er liebt mich, er liebt mich nicht …“ Mit jedem abgezupften Blütenblättchen wächst die Spannung, wie es ausgeht. Das Blümchen mit seinen blendend weißen Blütenblättern, wie Strahlen um die goldene Mitte, kennt Ihr Kind sicher. Sie werden wissen, dass es gut ist für Kränzlein und Fingerringe – aber dass es auch zum Essen und zum Heilen dient? Darum soll es hier gehen.

SO WIRKT ES Bei festsitzendem **Husten** wirkt am besten eine auswurffördernde Hustenblüten-Teemischung mit Gänseblümchen-, Veilchen- und Schlüsselblumenblüten. In allen sind reinigende Seifenstoffe enthalten, die Saponine, die das zähe, verhockte Bronchialsekret verflüssigen. Das kann dann viel besser abgehustet werden, und der Schleim plagt nicht mehr. Weil das Kind aber nun eine Weile viel Schleim abhustet, bitte diesen Tee nicht vor dem Schlafengehen geben, sondern vormittags und nachmittags. Ist Ihr Kind noch im Säuglingsalter, können Sie sein Fläschchen auch mit Gänseblümchentee statt Wasser zubereiten.

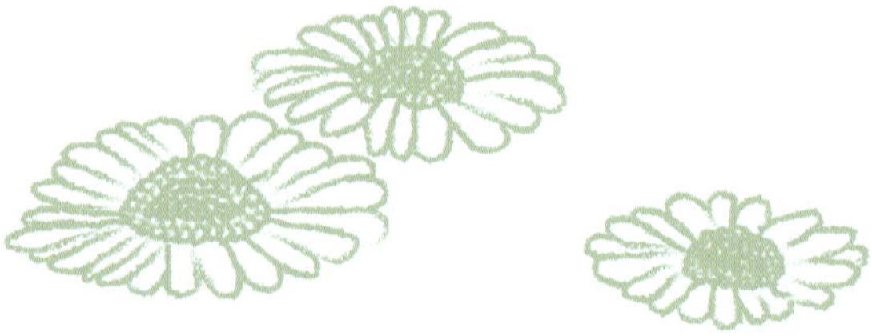

Bei entzündeten Hautstellen, **Milchschorf** oder **Ekzemen** wirkt Gänseblümchentee entzündungshemmend und lindert den Juckreiz, egal, ob getrunken oder darin gebadet. Bei unreiner Haut und jugendlicher **Akne** regt Gänseblümchen den Hautstoffwechsel an. Auch hier kann der Teenager den Tee trinken oder äußerlich als Gesichtswasser benutzen. Eine Teemischung, die zu gleichen Teilen aus Gänseblümchen- und Stiefmütterchenkraut besteht, hilft besonders gut. Dafür ganz einfach je 1 TL der beiden Pflanzen mit ½ l heißem Wasser übergießen, 15 Minuten ziehen lassen, abgießen und den Tee als Gesichtswasser oder Auflage verwenden.

Bei **Insektenstichen** lindert der Saft eines frisch zerdrückten Blättchens die unangenehmen Folgen. Es juckt weniger und schwillt weniger an.

Essen kann man das Blümchen auch: Blütenköpfchen und Blätter schmecken richtig gut, ein bisschen nussig-süßlich: im Salat, im Quark oder auf dem Butterbrot. Für Kindergeburtstage stellt es einen echten Hingucker dar, wenn Gerichte oder Getränke damit verziert werden.

DAS STECKT DRIN → Reinigende Saponine, hautkräftigende, juckreizlindernde Gerbstoffe sowie verdauungsfördernde und stoffwechselanregende Bitterstoffe. Zudem noch zellschützende gelbe Flavonoide und reizmildernde, hautschützende Schleimstoffe – und viel Vitamin C.

ALTBEWÄHRT

In der Schulmedizin wird das Gänseblümchen nicht erwähnt, aber in der Volksheilkunde hat es einen hohen Stellenwert. So meinte Pfarrer Künzle: „Eine Prise Maßliebchen soll man jeder Mischung Kindertee beifügen; es hat es in sich, Kindern, die trotz guter Kost nicht gedeihen wollen, auf die Beine zu helfen." Und Nicholas Culpeper schrieb 1649: „So klein die Pflanze ist, so groß ihre Wirkung auf Körper und Seele; das ist wohl der Grund weshalb der Schöpfer so viele Gänseblümchen hat wachsen lassen."

WAS BEACHTEN → Das Gänseblümchen ist eine richtige Kinderpflanze, ganz ohne Nebenwirkungen.

KAUFEN ODER SELBER SAMMELN? → Oh bitte, Gänseblümchen sollten Sie zusammen mit Ihren Kindern selbst sammeln gehen. Kinder sind hervorragende Sammler. Die beste Erntezeit für Blätter und Blütenköpfchen ist April bis August an späten Vormittagen. In dieser Zeit ist ihr Wirkstoffgehalt am höchsten. Zum Trocknen die Sammelschätze in einem flachen Korb ausbreiten und anschließend lichtgeschützt und trocken aufbewahren. Oder Sie bereiten gleich einen Hustenhonig → Thymianhonig, Seite 109 daraus zu, am besten in Kombination mit anderen Blüten wie zum Beispiel mit Thymian.

Wunderelixier Gänseblümchen

Wie oft passiert es mitten im Spiel: Insektenstiche, Brennnesselquaddeln oder ein blauer Fleck durchs Anstoßen. Dann tritt „Doktor Gänseblümchen" auf den Plan. Ein frisches Gänseblümchenblatt zerreiben und den frischen Saft auftupfen, das lindert schnell Juckreiz und Schmerz. Auch bei Verstauchungen, Prellungen oder kleinen Schürfwunden, ja sogar bei Herpesbläschen ist der Pflanzensaft wirksam.

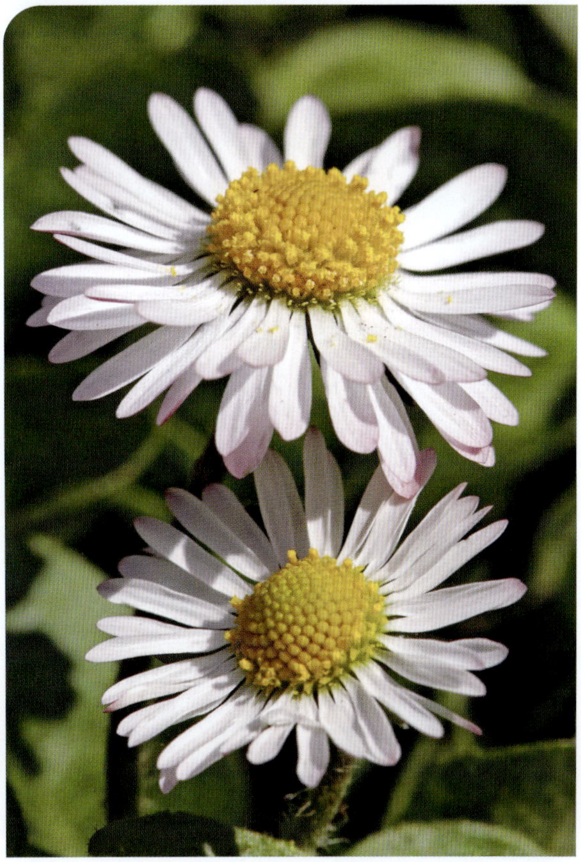

Kleine Sonnenkinder: Wunderbare Kinder-Heilpflanzen sind die überall präsenten Gänseblümchen.

HAGEBUTTE

ROSA CANINA

„Ein Männlein steht im Walde ganz still und stumm, es hat von lauter Purpur ein Mäntlein um." Kennen Sie es noch, das alte Kinderlied? Und haben Sie als Kind auch die haarigen kleinen Kerne anderen Kindern als Juckpulver in den Kragen gestopft? Doch worum es bei diesem Porträt der Hagebutte, der Frucht der Heckenrose, geht, ist etwas anderes: „Butte butte Hägemark, macht die Kinder groß und stark."

SO WIRKT SIE → Mit ihrem hohen Vitamin-C-Gehalt stärken Hagebutten die körpereigene **Abwehrkraft**. Während einer **Erkältung** und bei Fieber ist der Bedarf an Vitamin C erhöht. Deshalb sollte der Körper damit gesättigt werden; was zu viel ist, wird ausgeschieden. Das Gute ist: Das Vitamin C, das sich im rotsüßen Fruchtfleisch der Hagebutten befindet, bleibt in der Teezubereitung weitgehend erhalten, wohl aufgrund von Begleitstoffen wie Flavonoiden, die das Vitamin C wirkungsvoll vor dem Abbau schützen. Ihr Kind bekommt also einen heilkräftigen und zugleich gut schmeckenden Früchtetee, den es auch einfach so zum Durstlöschen gerne trinken wird.

Die **Kernchen** darin, die Samen, wirken übrigens mild harntreibend. Der „Kernlestee" schmeckt ganz weich und ein bisschen nach Vanille, das macht den Genuss noch angenehmer. Sie können deshalb ruhig die ganze getrocknete Frucht zu Tee kochen. Alles davon ist gut – und keine Sorge, die Juckhärchen werden durchs Kochen unschädlich gemacht.

Innerhalb der **Hagebuttenkerne** ist fettes, zart duftendes **Wildrosenöl** enthalten, das besonders reich an ungesättigten Fettsäuren ist und viel Vitamin A enthält. Als kalt gepresstes Öl ist es kostbar und sehr teuer, aber man verwendet es nur tropfenweise, zum Beispiel in Mandelöl gemischt. Es eignet sich hervorragend zur **Narbenpflege**, gerade bei Akne-Narben – oder zur Bekämpfung von Falten, aber das ist wohl eher etwas für die Eltern. Für Eltern gilt auch, dass Hagebuttenpulver Arthroseschmerz lindert.

DAS STECKT DRIN → Hagebutten sind kleine Vitaminbomben, mit sehr viel Vitamin C im Fruchtfleisch (400–3 000 mg / 100 g, viel mehr als Zitrusfrüchte,

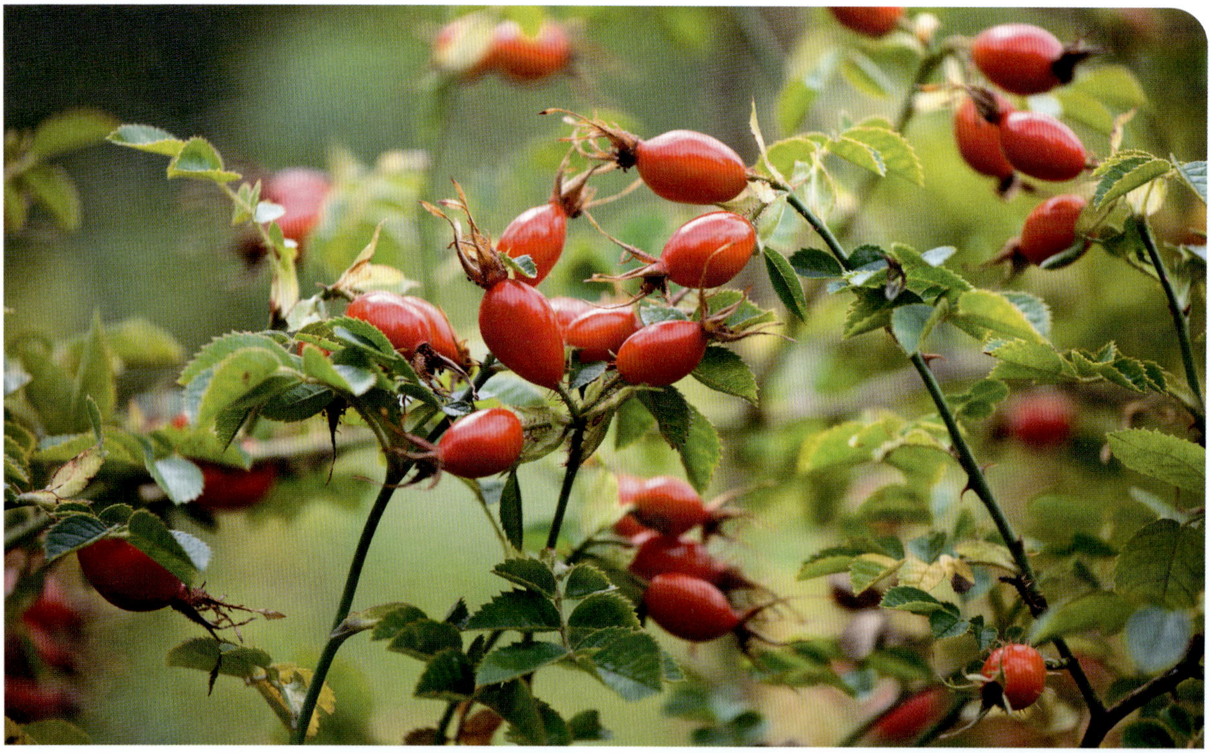

Mit den Kindern Hagebutten sammeln für eigenen Tee – der schmeckt ganz anders als der gekaufte aus dem Beutel!

die durchschnittlich 50 mg/100 g aufzuweisen haben) sowie die Vitamine B1, B2, E, K und Vorstufen von Vitamin A. Zusätzlich sind Pektin, viel Zitronensäure, Anthocyane, Carotinoide, Mineralstoffe (Kalium, Eisen, Magnesium und andere) sowie Spurenelemente darin enthalten.

WAS BEACHTEN → Nichts Besonderes – alles ist gut!

KAUFEN ODER SELBER SAMMELN? → Natürlich kann man Hagebutten kaufen. Aber um wie viel schöner ist es, sie beim Familien-Herbstspaziergang selbst zu sammeln! Ernten Sie von September bis November, am besten nach dem ersten Frost, dann schmecken sie süßer und aromatischer. Die Fruchtschalen sollen noch fest sein und nicht matschig. Für Teezubereitungen können Sie die Früchte ganz lassen, also mitsamt den Samen trocknen. Und ernten Sie bitte nur so viel, dass genügend Futter für Wintervögel übrig bleibt. Hagebutten bleiben lange an den Sträuchern, selbst im Winter, wenn Schnee liegt, und auch an abgeschnittenen Zweigen, die Sie zu Hause vor dem Fenster aufstellen. Dann leuchten sie von ferne und locken die Vögel an – und Sie können zusammen mit Ihren Kindern von der warmen Stube aus „fern-sehen“ und den Vögeln zugucken.

HAGEBUTTENKETTE

Hagebutten mit einer dicken Nadel durchstechen und auf einem festen Faden zu einer Kette auffädeln. Zum Trocknen auf die Heizung legen – und dann um den Hals tragen.

Wintertee

Zerkleinern Sie 1 Handvoll Hagebutten (von frisch gesammelten Hagebutten die doppelte Menge) grob und lassen sie über Nacht in 1,5 l kaltem Wasser ziehen. Dann 1 Handvoll frische oder getrocknete Apfelschalen und Apfelstückchen zugeben, ½ Zimtstange und 2 Sternanis, auf Wunsch ein paar Rosinen, 1 Feige oder 3 Datteln zufügen, das rundet den Geschmack ab. Alles langsam zum Kochen bringen. Nach 20 Minuten den Tee abfiltern, vielleicht noch mit etwas Honig süßen. Schmeckt oberlecker und ist so gesund!

HEIDELBEERE

VACCINIUM MYRTILLUS

Waldheidelbeeren, die echten, sind tief dunkelblau. Davon erzählen Hände, Mund und oft auch die Kleidung, wenn Sie mit Ihren Kindern im Hochsommer „in die Heidelbeeren“ gehen. Aus diesem Grund durfte die englische Königin bei öffentlichen Auftritten keine Heidelbeeren essen, denn auch Königinnen kleckern manchmal. Die dunkelblaue Farbe aber hat es in sich: Sie färbt nicht nur, sie heilt auch. Zum Beispiel Durchfall.

Heidelbeeren, aus naheliegenden Gründen auch Blaubeeren genannt, sind in jeder Form und rundum gesund: frisch oder getrocknet, als Saft, im Pfannkuchen, als Marmelade, Kompott, Eis und auch als Medizin. So gesund, dass man früher sagte „Während der Heidelbeerernte kann der Arzt auf Urlaub gehen.“

SO WIRKEN SIE → Wer Heidelbeeren nicht nur genießen, sondern damit heilen möchte, sollte aber genau hinschauen. Frische Heidelbeeren bewirken nämlich das genaue Gegenteil von getrockneten.

Frische Heidelbeeren …

… wirken abführend bei **Verstopfung**. Das kann man auch als sehr wohlschmeckende Therapie bei Madenwürmern nutzen: Einfach ganz viel rohe Beeren essen. Das geht aber nur während der kurzen Zeitspanne im August, wenn Heidelbeeren reif sind.

Getrocknete Heidelbeeren

Getrocknete Heidelbeeren – und wirklich *nur* diese – wirken entzündungshemmend, brechreizlindernd, keimhemmend, zusammenziehend und vor allem stopfend bei **Durchfall**. In dieser Form kommen nämlich ihre Gerbstoffe zum Tragen, die tun, was der Name sagt: sie „gerben“. „Gerben“ macht aus einer zarten Schleimhaut eine feste, vereinfacht ausgedrückt „ledrige“ Schleimhaut, wie eben aus Haut durchs Gerben Leder wird. Gerbstoffe verändern an der Darmschleimhaut die räumliche Struktur der Eiweiße, man kann es sich vielleicht wie das Verfilzen bei Wolle vorstellen. Die solchermaßen verfestigte Schleimhautoberfläche hält Durchfallerreger davon ab, durch die Darmschleimhaut ins Blut zu gelangen, und verhindert zugleich, dass zu viele wichtige Nährstoffe und Flüssigkeit aus dem Körper über den durchfallgeplagten Darm verloren gehen. Ein doppelt

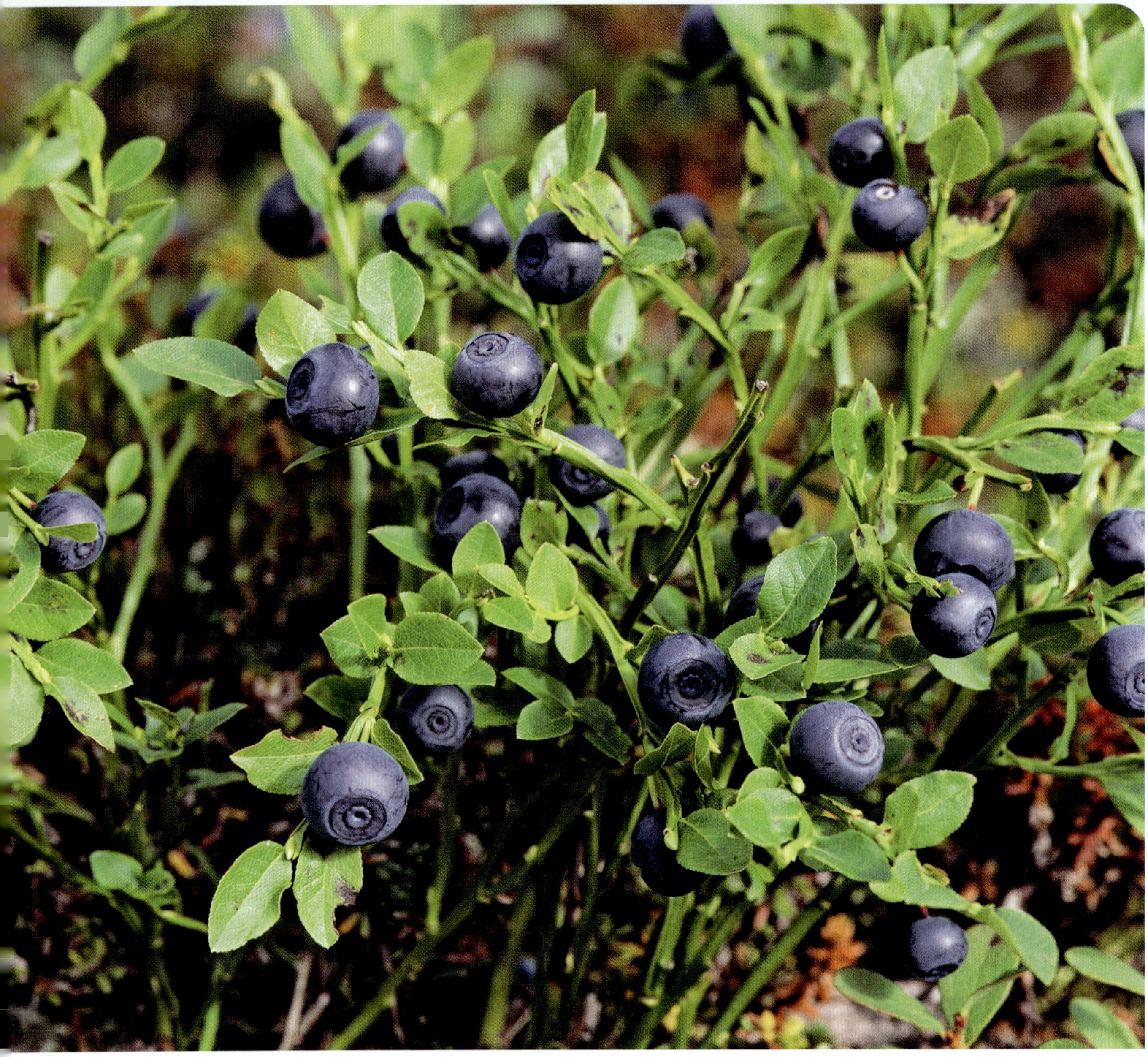

Glücklich ist, wer wilde Blaubeeren im nahen Wald finden und sammeln kann.

schützender Effekt also. Zudem trocknen Gerbstoffe Darmbakterien quasi aus und machen ihnen das Andocken an der gegerbten Schleimhaut ungemütlich, sodass sie sich nicht beziehungsweise weniger gut vermehren können.

Das ist noch lange nicht alles. In der kugelrunden, blauen Beere steckt auch Pektin, das die Darmschleimhaut schützt und zudem brechreizlindernd wirkt, zumindest mild. Das ist besonders wichtig, wenn Ihr Kind noch sehr klein oder ein Baby ist, also ein Alter hat, in dem **Brechdurchfall** durch den Flüssigkeitsverlust richtig gefährlich werden kann. Wie gut, dann eine lilafarbene Medizin zu reichen, die Ihr kleiner Spatz auch gerne trinkt, weil sie nicht nur lustig aussieht, sondern einfach gut schmeckt. Wenn Sie den Tee → Seite 48 mit etwa 15 Prozent Reismehl zubereiten, bindet das zusätzlich den zu wässrigen Stuhl. Bitte bedenken Sie aber: Getrocknete Heidelbeeren sind ein gutes, jedoch mildes Mittel bei leichtem Durchfall. Bei schwerem Durchfall oder wenn er sich innerhalb von 3–4 Tagen nicht bessert oder sich gar verschlechtert, bitte dringend ärztlichen Rat einholen!

MEDIZIN FÜR DEN ENTZÜNDETEN DARM

Mit ihren Gerb- und Farbstoffen lindern Heidelbeeren Entzündungen, wirken wundheilungsfördernd und gelten mittlerweile studienbasiert als bewährter Schutz bei chronisch **entzündlichen Darmerkrankungen**. Sie verringern die Symptome chronischer Darmentzündungen deutlich, reduzieren die Krankheitsaktivität, stabilisieren die Darmbarriere und fördern ein gesundes Darmmikrobiom.

Heidelbeeren in jeder Form

Ob frische oder getrocknete Heidelbeeren: Mit ihren Gerb-, Farb- und anderen Wirkstoffen schützen sie unsere Zellen und Blutgefäße, auch die ganz kleinen, feinsten Blutgefäße zum Beispiel der **Augen**. Will Ihr Kind „Adleraugen" haben und auch in der Nacht oder Dämmerung gut sehen, dann sollte es vermehrt Heidelbeeren essen, wie es Piloten vor einem Nachtflug machen. Die blauen Heidelbeer-Anthocyane helfen der Augennetzhaut, sich besser an Hell-Dunkel-Wechsel anzupassen, und steigern ihre Durchblutung. Die Blendempfindlichkeit nimmt ab und die Augen ermüden weniger schnell. Das tut auch gut bei zu viel Fernseh- oder Computer-„Genuss".

Zudem lindern sie leichtere **Entzündungen** an Haut und Schleimhaut. Und deshalb – Überraschung! – kann man heilsamen Heidelbeertee **auch äußerlich anwenden**: zum Beispiel bei Entzündungen im Mund- oder Rachenraum oder auch nach einer Zahnextraktion mit Tee aus getrockneten Heidelbeeren gurgeln oder spülen. Wenn das Kind den Tee dabei runterschluckt, ist das ja kein Problem.

Ist Ihr Kind wund am Po, dann können Sie es, so seltsam das klingt, in violettem Heidelbeertee baden. Oder bei Akne ein bisschen Heidelbeertee als Gesichtswasser verwenden: Keine Sorge, das Gesicht färbt sich nicht lila.

FIT IM KOPF MIT HEIDELBEEREN

Wer jeden Tag eine Handvoll Heidelbeeren genießt, bleibt bis ins hohe Alter topfit, fanden Forscher der Universität Boston, USA heraus. Die dunkelblauen Anthozyane, die zerstörerische freie Radikale abfangen, entfalten eine schützende Wirkung auf Blutgefäße und Zellen und fördern Gedächtnis- und **Lernfähigkeit**.

Heidelbeeren gehören zur leckersten „Medizin" gegen **Stress**. Ihre hochwirksamen Inhaltsstoffe beruhigen die Nerven, das hilft, geistig fit zu bleiben. Und weil sämtliche Farben besonders gute Radikalfänger sind, also alle Zellen in jeder Form schützen, darf Ihr Essen gerne bunt sein: Heidelbeeren morgens ins Müsli oder als Marmelade aufs Brot, in Joghurt oder Quark, mittags als Kompott oder Saft, am Abend als Smoothie – und das mindestens 1-mal pro Woche.

DAS STECKT DRIN → Gesund sind Heidelbeeren mit 5–12 Prozent Gerbstoffen, den Vitaminen C, B1 und B2, Pektinen und Mineralstoffen allemal. Dazu noch als Farbstoffe Anthocyane und Flavonoide.

WAS BEACHTEN → Bei korrekter Anwendung sind keine Nebenwirkungen bekannt.

KAUFEN ODER SELBER SAMMELN? → Beides. Selber Sammeln macht Spaß, es ist ein Sonntags-Familienausflugsvergnügen. Aber das Trocknen dauert seine Zeit und braucht viel Sorgfalt. Breiten Sie die frischen Beeren auf einem Backblech einschichtig aus, und lassen Sie sie bei niedrigster Temperatur und leicht geöffneter Backofentüre trocknen. Alternativ geht's auch in einem Dörrautomaten, sofern Sie so ein Gerät besitzen. Und danach unbedingt lichtgeschützt aufbewahren. Ansonsten kaufen Sie sich jedes Jahr etwa 100 g getrocknete Heidelbeeren in der Apotheke. Das ist zwar nicht billig, aber für eine wohlschmeckende und nebenwirkungsfreie Medizin zur Vorratshaltung wirklich empfehlenswert. Bleiben Ihre Kinder in diesem Jahr von Durchfall verschont, kann man den Tee auch „einfach so" zum Genießen trinken. Umsonst ist er gewiss nie!

Heidelbeer-Smoothie

Das könnte der Kinder-Lieblingssmoothie werden, weil Sie dazu ihre Lieblingsfrüchte verwenden: 200 g Heidelbeeren (frisch oder aus der Tiefkühltruhe) mit 1 Banane, etwa 300 g Joghurt und ein wenig Honig mixen – fertig.

Zum ganz persönlichen Lieblingssmoothie wird es durch Zutaten nach Wahl, wenn Sie zum Beispiel statt des normalen Joghurts einen Kokos-, Mango- oder Vanillejoghurt nehmen, die Heidelbeeren mit Himbeeren, Mango oder anderen Lieblingsfrüchten mischen, etwa 100 ml Saft dazugeben oder einige frische Kräuter wie Pfefferminze hinzufügen.

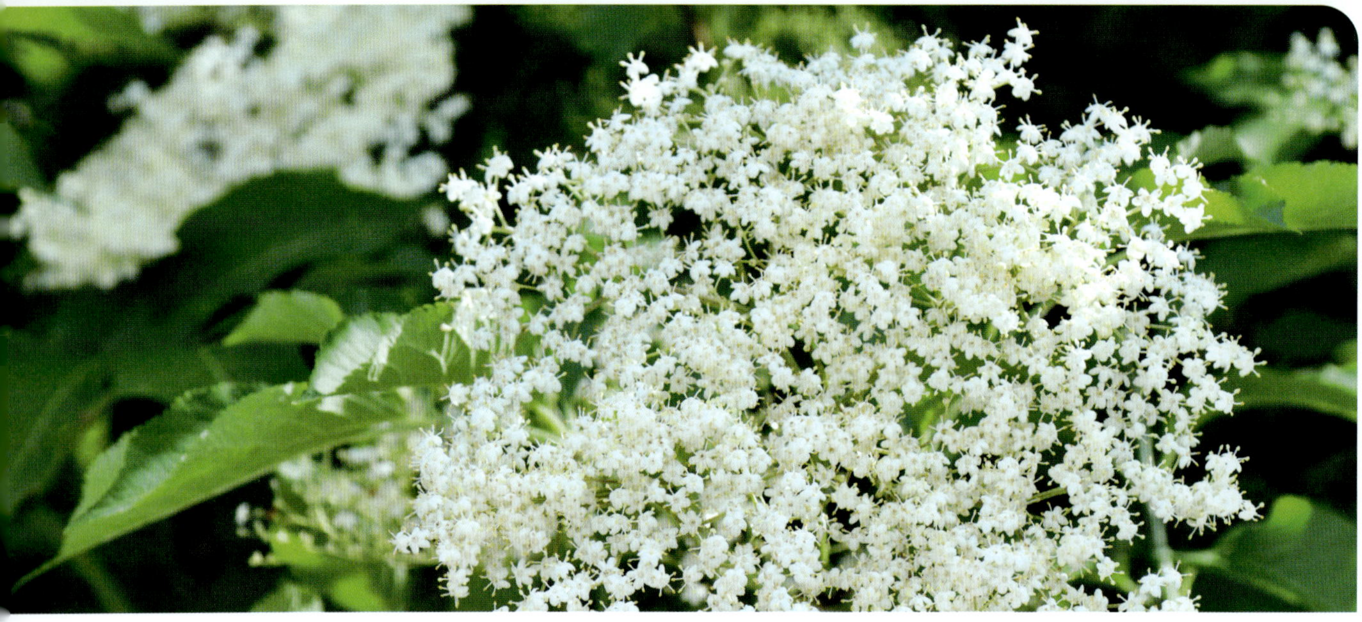

Der Duft von Holunderblüten ist einfach unvergleichlich – und man kann so viel daraus machen ...

HOLUNDER

SAMBUCUS NIGRA

Den Schwarzen Holunder kennen Sie bestimmt aus Ihrer Kinderzeit. Das ist der Busch mit den cremeweißen Blütenscheiben im Mai, die in der Küche zu Hollerküchlein und Holundersirup verzaubert wurden, und den schwarzen Beeren im August, aus denen der Holundersaft gegen Fieber gekocht wurde. Was früher Universalmedizin war, hilft auch heute.

SO WIRKT ER Hat sich Ihr Kind eine **Erkältung** eingefangen, bringt ein heißer Tee aus **Holunderblüten** seinen Körper zum Schwitzen, und das soll auch so sein. Schwitzen regt nämlich das körpereigene Abwehrsystem an. Dazu den Tee so heiß wie möglich gleich zu Beginn einer Erkältung trinken lassen, damit sich diese gar nicht erst so richtig ausbreitet. Der Tee befeuchtet gleichzeitig die Schleimhäute und wirkt schleimlösend.

Zu einer richtig guten **Schwitzkur** richten Sie Ihrem Kind am besten auch ein Holunderblüten-Fußbad – deshalb gleich 1–2 l Tee mehr zubereiten. Besonders wirksam ist so ein Fußbad nachmittags oder abends, wenn es anschließend nur eines gibt: Bettruhe. Und dann die Erkältung einfach „verschlafen".

Bei **Husten** wirkt der Tee schleimlösend und lindert das unangenehme Kratzen im Rachen.

Holunderblütentee tut auch bei **Schnupfen** gut, zum Trinken und zum Inhalieren, weil dadurch das Nasensekret besser abfließen kann. So heilt die Schniefnase schneller aus und kommt nicht zum Stocken.

Neben den Blüten sind auch die **Beeren** des Holunderstrauchs wirksam gegen Erkältungen; sie wirken antiviral und abwehrstärkend, die Grippesymptome waren laut placebokontrollierten Studien milder, klangen schneller ab und die Krankheitsdauer wurde verkürzt. Der feine Beerensaft ist leicht schweißtreibend, schleimlösend und entzündungshemmend. Deshalb eignet er sich ebenfalls zur Vorbeugung, wenn im Kindergarten oder in der Schule alles hustet und schnupft. Zwischenzeitlich wurde die Wirkung der Beeren als effektives Mittel bei Erkältungen und **Grippe** sogar wissenschaftlich belegt. Die Beeren halten offenbar Grippeerreger davon ab, in die Körperzellen einzudringen, und hindern sie so an ihrer Verbreitung im Körper.

DAS STECKT DRIN An der Wirkung der **Blüten** sind gelbe Farbstoffe, die Flavonoide, beteiligt, außerdem duftende ätherische Öle und auch reizmildernde, weiche Pflanzenschleime. Die **Beeren** punkten mit hohem Vitamin-C- und -B-Gehalt und vielen zellschützenden Flavonoiden und dunkelblauen, antiviralen Anthozyanen.

WAS BEACHTEN → Wie sympathisch, es sind keine Nebenwirkungen bekannt. Aber achten Sie darauf, Holunderbeeren ausschließlich reif und in gekochtem Zustand zu verzehren, weil sich in unreifen Früchten noch ein Stoff namens Sambunigrin befindet, der giftige Blausäure enthält. Sie wird durch Kochen zerstört, kann bei rohen Beeren jedoch zu Übelkeit und Erbrechen führen.

KAUFEN ODER SELBER SAMMELN? → Das Schönste ist natürlich, Sie gehen mit Ihren Kindern zusammen Holunderblüten sammeln. Das prägt sich als duftender Blütenrausch in der Erinnerung ein, sie baden dann regelrecht im Duft der Blüten. Es kann wohl kaum zu Verwechslungen kommen, denn der einzige außer dem Schwarzen Holunder noch bei uns vorkommende Holunderstrauch, der Traubenholunder, hat erstens viel kleinere, traubige Blütenstände und zweitens in der Reife rote Beeren. Die großen Blütenscheiben des Schwarzen Holunders also als Ganzes auf einem Tuch ausbreiten und rasch trocknen lassen, aber im Schatten. Dann die gröbsten Blütenstängel abschneiden und die Blüten – mitsamt dem gelben Blütenstaub auf dem Tuch – in einem braunen Glasgefäß luftdicht und dunkel aufbewahren.

Wer nicht selbst sammelt, kann Blüten, Holunderblütensirup und Holunderbeersaft in der Apotheke oder in Naturkostläden kaufen.

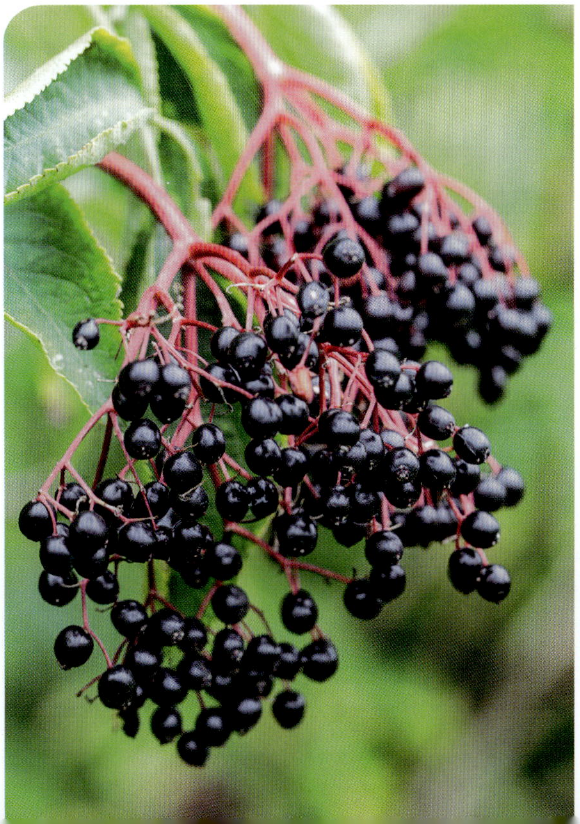

Wahre Vitaminbomben gegen Erkältungskrankheiten sind Holunderbeeren. Aber nur gekocht genießen!

ERNTEZEIT

Die Beeren erst dann ernten, wenn sie wirklich schwarzblau sind, sonst sind sie leicht giftig → links. Die Früchte im Dampfkochtopf entsaften, den Saft dann heiß in Flaschen füllen oder gleich Hollergelee daraus kochen.

Holunderbeerensaft

Ein Litergefäß voll entstielter Holunderbeeren mit ¼ l Wasser, der abgeriebenen Schale und dem Saft einer Bio-Zitrone im Dampfentsafter entsaften und mit rund 150 g Zucker süßen. Noch heiß in kleinere Flaschen abfüllen und verschließen. Erwärmt getrunken ist dieser Saft ein heilsamer Fiebersaft, mit heißem Wasser oder Holunderblütentee verdünnt stellt er einen Fiebertee dar. Und ohne Zweifel schmeckt er auch supergut ohne Erkältung: einfach mit feinen Gewürzen und Orangensaft als Winterpunsch, mit Sprudel verdünnt als Saftschorle trinken oder mit Sahne ein Eis daraus zaubern.

Holundergelee

Einen ¾ l Holundersaft mit 1 TL Zitronensäure und 1 Päckchen Gelierzucker 2:1 vermischen, in einem Topf unter Rühren aufkochen und etwa 5 Minuten köcheln lassen. Noch heiß in Twist-off-Gläser abfüllen. Um den oberen Glasrand samt Deckel keimfrei zu machen, stellen Sie die fest verschlossenen Gläser sofort für einige Minuten auf den Kopf – fertig.

Blaues Gratin

Wenn Sie Ihrer Familie an kalten Spätsommerabenden ein feines warmes Abendessen oder ein stärkendes Dessert vorsetzen möchten, probieren Sie doch mal folgendes Rezept: 200 g Äpfel, in Scheiben geschnitten, mit 200 g Holunderbeeren vermischen und in eine gebutterte Form geben. 2 Eigelbe mit 3 EL Birnendicksaft und je 1 Prise Zimt, Nelken und Kardamom schaumig rühren, 2 steif geschlagene Eiweiße unterheben und das Ganze über die Apfel-Beeren-Mischung gießen. Im vorgewärmten Ofen bei 250 °C 15 Minuten backen. Einfach köstlich!

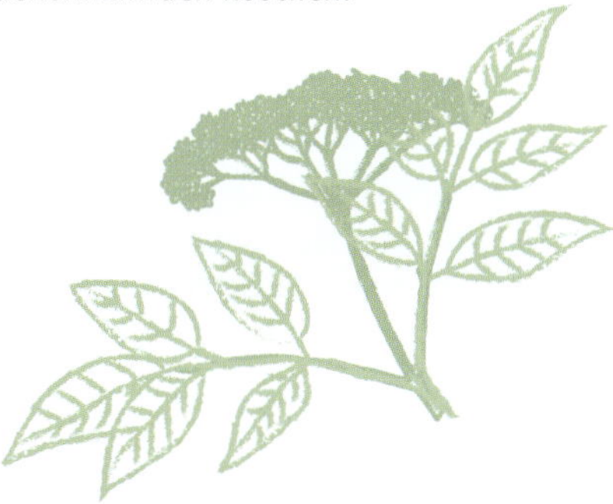

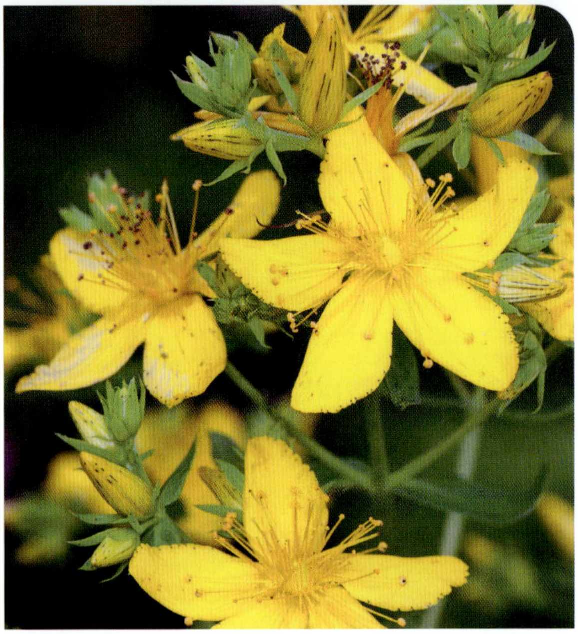

Johanniskraut sieht nicht nur sonnig aus, sondern bringt auch Licht in die Seele.

JOHANNISKRAUT

HYPERICUM PERFORATUM

Von Johanni, dem Tag der Sommersonnenwende am 21. Juni, hat diese Pflanze ihren Namen bekommen: Dann hat die Sonne ihren höchsten Stand erreicht und die „Johannipflanze" ihre höchste Heilkraft. Aber nur das Echte, das Hypericum perforatum, ist heilkräftig. Das sind die drei Erkennungsmerkmale: Der Stängel ist zweikantig, die Blättchen, gegen das Licht gehalten, sehen wie „perforiert" aus. Und wenn Ihr Kind die sonnengelben windradähnlichen Blüten zerreibt, muss es schwarzrote Finger davon kriegen. Die „Malfarbe" ist der heilkräftige rote Wirkstoff Hypericin.

Johanniskraut werden Sie vor allem als „Lichtbringer für die Seele" kennen. Das ist es auch, in entsprechender Dosierung bei leichten bis mittelschweren **Depressionen**. Für Kinder sind Johanniskrautextrakte erst ab 12 Jahren zugelassen, kontrollierte Studien zu Johanniskrautpräparaten bei kindlichen Depressionen fehlen aber bislang. Bitte seien Sie daher bei diesem Krankheitsbild äußerst zurückhaltend mit der Selbstmedikation. Gerade bei Kindern und Jugendlichen müssen Depressionen *immer* therapeutisch begleitet und Dosierung, Neben- und Wechselwirkungen genau bedacht werden. In einer Teemischung allerdings, gemischt also mit anderen entspannenden Pflanzen, hat es durchaus auch in der Kinderheilkunde seinen Stellenwert → Seite 176. Hier in diesem Buch allerdings soll es vor allem um die äußerlichen Zauberkräfte des Johanniskrauts gehen. Dafür gibt es viele Einsatzbereiche bei Kindern, altbewährte traditionelle und neue, durch wissenschaftliche Studien anerkannte.

SO WIRKT ES → Seit Jahrhunderten bekannt ist das Johanniskraut in der **Wundbehandlung**, wofür Sie (hoffentlich) immer Johanniskrautöl in der Hausapotheke bereitstehen haben.

Wenn Ihr Kind eine stumpfe Verletzung → Seite 138 erlitten hat, also eine dieser **Sportverletzungen**, bei denen kein Blut fließt wie Verstauchung, Quetschung, Prellung, Verrenkung oder Bluterguss, können Sie zur Behandlung und zur Nachbehandlung die betroffene Stelle mit Johanniskrautöl einreiben. Oder Sie legen eine Ölkompresse auf → Seite 140. Das lindert den Schmerz und lässt die Verletzung besser ausheilen.

Das nächste große Indikationsgebiet von Johanniskrautöl sind **Verbrennungen** 1. und 2. Grades → Seite 143 sowie Sonnenbrand. Nach der Akutphase sanft eingerieben oder als Kompresse aufgelegt, lindert das Öl Schmerz und Entzündung und lässt die verbrannte Haut narbenlos abheilen. Hat Ihr Kind **Muskelkater**, massieren Sie es liebevoll an den betroffenen Stellen damit ein. Das mild durchblutungsfördernde, wärmende Öl entspannt die Muskulatur und löst den Schmerz. Ihr Kind wird solche Massagen lieben!

Genauso bekannt ist die lindernde Wirkung bei **Nervenschmerzen**. Wir haben schon sensationelle Erfolge erlebt bei starken Nervenschmerzen – allein durch Auftragen leicht erwärmten Johanniskrautöls (einreiben oder Kompresse). Es wirkt nicht immer, aber einen Versuch ist es immer wert.

Altbekannt sind auch die hautregenerierenden Eigenschaften des Johanniskrautöls für die Hautpflege: zur Vorbeugung gegen Wundliegen und bei **Windeldermatitis** → Seite 147. Wenn Ihr Kind einen roten Po hat, pflegen Sie ihn nach dem Wickeln mit Johanniskrautöl, abwechselnd auch mit Ringelblumenöl. Und am besten noch zusätzlich den Po in Johanniskrauttee baden. Dessen hoher Gerbstoff- und Flavonoidgehalt stabilisiert die Hautbarriere und lindert Entzündung, Juckreiz und Schmerz. Sollte Ihr Kind sich bei einem Krankenhausaufenthalt wundliegen, reiben Sie es vorbeugend und pflegend mit dem Öl ein. Zur Pflege spröder und trockener Haut können

Sie Ihr eigenes Pflegeöl mischen, und zwar zu gleichen Teilen aus Johanniskraut- und Ringelblumenöl. Für die Wirkung werden die wundheilungsfördernden Gerbstoffe sowie das antibakteriell wirkende Hyperforin und die entzündungshemmenden, zellschützenden Flavonoide verantwortlich gemacht.

Soweit die traditionellen Anwendungen. Die Forschung um das Johanniskraut ist jedoch nicht stehen geblieben. Wie sympathisch, dass gerade in einer Hautklinik, in der man eher Cortison- oder Antibiotikagaben erwarten könnte, Heilpflanzen in den dermatologischen Fokus rücken. Prof. Dr. med. Christoph Schempp von der Universitäts-Hautklinik Freiburg untersuchte Johanniskraut für die Dermatologie. Unter anderem auch hinsichtlich des Verdachts, dass es in Kombination mit Licht Verbrennungen auf der Haut verursachen könne. Nach Schempps Analysen ist dieses Risiko bei sachgemäßem Gebrauch äußerst gering, weil Johanniskrautöl nur sehr kleine Mengen an Hypericinen enthält, die für die fototoxischen Reaktionen verantwortlich sind. Dafür aber ist viel Hyperforin enthalten, das nachweislich entzündungshemmend und antibakteriell wirkt und bei längerfristigem Einsatz auch die Hautbarriere stärkt → Seite 162. Dieses Hyperforin ähnelt in gewissen Anteilen sogar bekannten Antibiotika und hemmt das Wachstum bestimmter Bakterienarten.

Auf Basis dieser und weiterer Erkenntnisse stehen Ihnen heute eine Vielzahl an lindernden Präparaten für Ihr Kind bereit, wenn es an **Ekzemen** oder **Neurodermitis** → Seite 153 erkrankt ist, alle aus Johanniskraut: zum einen Johanniskrauttee für Bäder oder Waschungen, zum anderen Johanniskrautöl zum Einreiben und als Zugabe ins Badewasser oder das entzündungshemmende, antibakterielle, feuchtigkeitsgebende und hautpflegende Johanniskrautöl (Primavera, Apotheke) – am besten auf die feuchte Haut aufgetragen.

DAS STECKT DRIN → Wasserlösliche Hypericine, die dem Extrakt seine rote Färbung verleihen, sodann Phloroglucinderivate (unter anderem fettlösliches Hyperforin) mit wundheilungsfördernden und antibakteriellen Eigenschaften, entzündungshemmende Flavonoide mit stark antioxidativer Wirkung, wodurch sie gefährliche Sauerstoffradikale abfangen können, 6–15 Prozent wundheilungsfördernde Gerbstoffe und nicht zuletzt wenig Xanthone und ätherisches Öl.

WAS BEACHTEN → Bei äußerlicher Anwendung nichts. Insbesondere brauchen Sie keine Sorge haben, dass auf die Haut aufgetragenes „Rotöl“, wie Johanniskrautöl passenderweise auch genannt wird, lichtempfindlich macht. Nebenwirkungen **bei innerlicher Anwendung**: Fotosensibilisierung äußerst selten, aber möglich. Vor allem hellhäutige Personen sollten sicherheitshalber intensive Sonnenbestrahlung während der Anwendungszeit unterlassen beziehungsweise einen verstärkten Sonnenschutz auftragen.

Gegenanzeigen: Bei schweren Depressionen dürfen auch ärztlicherseits keine Johanniskrautpräparate verordnet werden, das weiß der behandelnde Arzt. Bitte suchen Sie bei Depressionen ärztlichen Rat! Wechselwirkungen kommen ab einer Tagesdosis von 900 mg Gesamtextrakt vor.

KAUFEN ODER SELBER SAMMELN? → Beides. Ernten Sie für **Johanniskrauttee** das voll erblühte Johanniskraut bei sonnigem Wetter kurz vor der Mittagszeit mit Schere oder Messer, und zwar die oberen blühenden Triebe, 10–15 cm lang. Lassen Sie es dann unzerkleinert im Schatten trocknen. Für das **Johanniskrautöl** verwenden Sie Blüten, Knospen, blütennahe Blätter und junge Früchte, die besonders hyperforinreich sind (ohne Stängel).

Selbst gemachtes Johanniskrautöl

(Nach Prof. Dr. Ute Wölfle, Universitätshautklinik Freiburg, Skintegral)

Johanniskrautblüten, blütennahe Blätter und junge Früchte an sonnigen, warmen Tagen zwischen Juni und September sammeln. Ein Braunglasgefäß zu gut ⅔ mit den im Mörser angestoßenen Johanniskrautblüten, -blättern und -früchten füllen. Das Pflanzenmaterial mit kalt gepresstem Bio-Olivenöl übergießen, sodass es vollkommen mit dem Öl bedeckt ist. Das Glas 3–4 Tage an einen warmen Ort stellen und nicht verschließen, sondern nur mit Gaze abdecken, damit die Feuchtigkeit aus den Blüten entweichen kann. Danach das Glas verschließen und kräftig schütteln, dann das Pflanzengut 4–6 Wochen bei Raumtemperatur ziehen lassen und regelmäßig schütteln.

Das Johanniskrautöl behutsam abfiltern, sodass das am Grund befindliche Wasser nicht mit ins Öl gelangt. Das Öl in einer dunklen Flasche aufbewahren. Verschlossen ist es etwa 9 Monate haltbar.

KAMILLE

MATRICARIA RECUTITA / MATRICARIA CHAMOMILLA

Sie riechen wunderbar, ein bisschen nach Apfel! Und schon bei der geringsten Berührung verströmen Kamillenblüten diesen aromatischen Duft, besonders das gelbe Blütenköpfchen der Echten Kamille. Es ist innen hohl, das können Sie mit Ihren Kindern zusammen entdecken, wenn Sie einmal den Blütenboden einer Kamillenblüte der Länge nach aufschneiden. Kamillenarten gibt es mehrere, hier geht es um die „Echte“, die heilkräftig ist ohne Nebenwirkungen.

Kamille gehört zu den bestuntersuchten Heilpflanzen, die wir haben. Ihre Wirksamkeit konnte in einer Vielzahl von Studien belegt werden. Als **Universalheilmittel** ist sie ungemein vielseitig einsetzbar: als Tee, Wickel oder Kamillenkissen, innerlich oder äußerlich, auf Haut und Schleimhaut, bei Bauch- und Ohrenschmerzen, zum Beruhigen und gegen Erkältungen, bei Windeldermatitis oder Entzündungen im Mund. Aber immer der Reihe nach …

SO WIRKT SIE → Reichen Sie Ihrem Kind Kamillenblütentee als Schlaftrunk oder als leichtes Beruhigungsmittel. Das wirkt besonders dann gut, wenn seine **Unruhe** zusammenhängt mit einer Erkältung, mit Ohren- oder Zahnschmerzen oder mit Bauchweh, denn die Kamille lindert all diese Beschwerden. Ihr Kind mag Kamillentee nicht so gerne? Dann geben Sie einen Schluck Apfelsaft in den Tee. Oder legen Sie ihm einen Kamillenwickel → Seite 65 auf den Bauch. Der tut so gut und beruhigt ganz bestimmt.

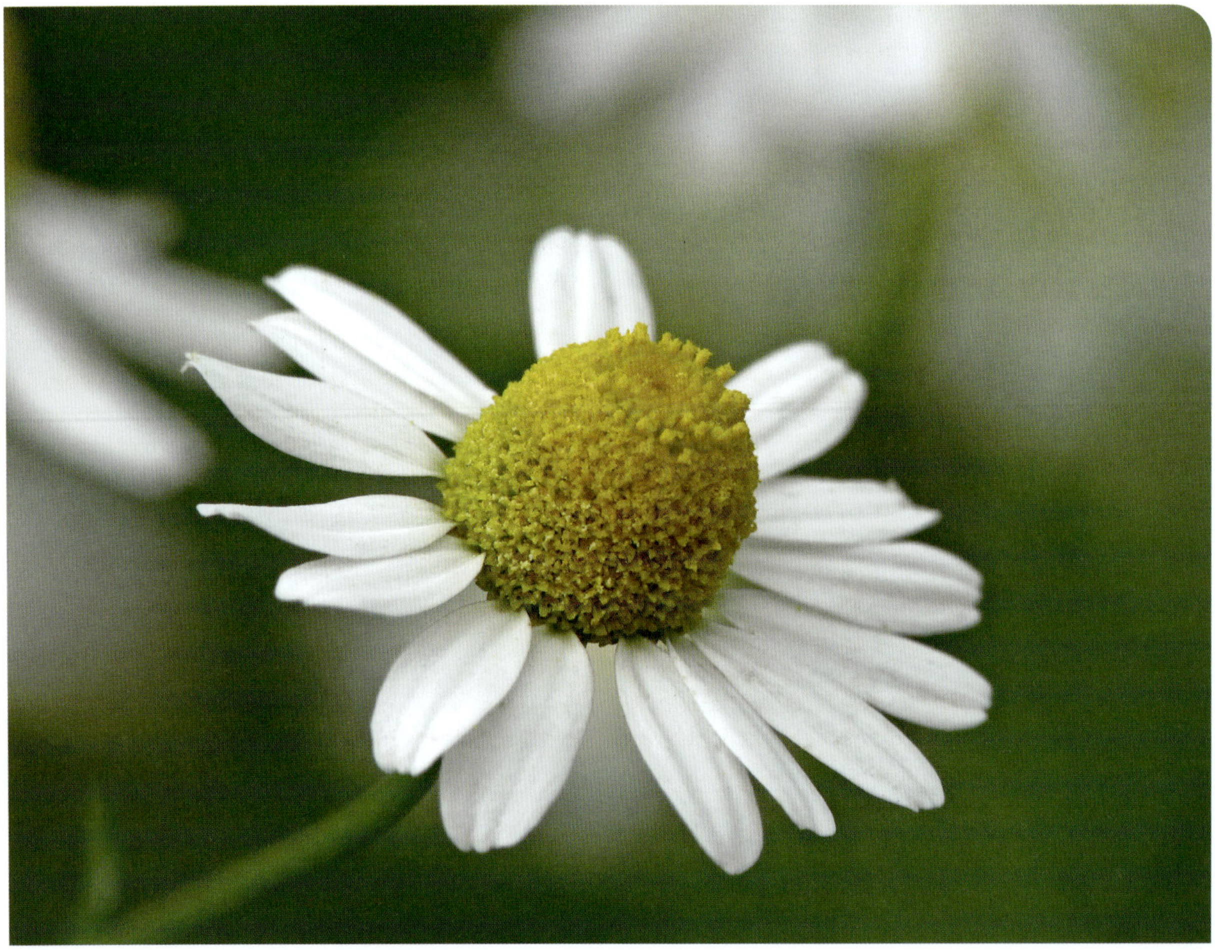

Die echte Kamille hat Blütenköpfchen, die innen hohl sind.
Beim Aufbrechen können Sie das gut erkennen.

LAVENDEL

LAVANDULA OFFICINALIS

Was für ein schönes Hochsommerblümchen! Sie werden es von Ihrer Provence-Reise kennen. Und welch angenehmer Duft! Den kennen Sie aus Ihrem Kleiderschrank, wo die Lavendelblüten, hübsch verpackt in einer kleinen Stoffhülle, die Motten vertreiben. Auch aufs Kopfkissen gelegt duftet so ein Kissen sehr fein, zugleich beruhigt und entspannt es. Und Lavendel kann noch viel mehr …

SO WIRKT ER → Wie oft kommt alles zusammen: Ihr Kind ist quengelig, irgendetwas plagt es, aber was, kann es nicht wirklich ausdrücken: „Mein Bauch tut weh, ich muss immer pupsen, ich kann nicht schlafen …“ Der Körper ist ja nicht zusammengesetzt aus lauter Einzelorganen, sondern alles ist miteinander verbunden, nicht nur die Organe, auch Körper und Seele. Ein bisschen sind Pflanzen wie Menschen. Sie wirken nicht nur in eine Richtung, sie enthalten nicht nur einen Wirkstoff, sie sind ein „Vielstoffgemisch“, ein Rundumgesamtpaket. Und so wirken Lavendelblüten eben auch bei Ihrem Kind blähungslindernd, krampflösend, entspannend und beruhigend zugleich. Die duftblauen Blütchen tanzen auf vielen Hochzeiten. Erstens lindern sie Bauchweh, vor allem wenn es sich um einen nervösen Reizmagen mit Blähungen handelt. Zweitens beruhigen sie und kommen folglich bei Unruhe und Einschlafstörungen zum Einsatz. Drittens lindern sie Erkältungen, und viertens kann man Lavendel auch äußerlich einsetzen, zum Beispiel bei Sonnenbrand.

Lavendel kommt in bewährter Weise bei funktionellen **Magen- und Darm-Beschwerden** vor allem dann zum Einsatz, wenn psychische Ursachen eine Rolle spielen. Das Kinderfreundliche an Lavendelblüten ist nicht nur ihr Duft als solcher, sondern dass die ätherischen Öle „lipidgängig“ sind und auch über die Haut aufgenommen werden. Deshalb können Sie beispielsweise Bauchweh auch mit einem Lavendel-Bauchöl → Seite 61 oder einer Lavendel-Bäuchleinsalbe sanft und liebevoll massierend lindern, geradezu wegzaubern.

Was den Bauch beruhigt, beruhigt auch den ganzen „nervösen Zipfel“, Ihr schlafloses, unruhiges Kind, das vielleicht nur deshalb nicht einschlafen kann, weil es unter „Schulbauchweh“ leidet, Angst hat, nervös oder gestresst ist. Lavendelblüten beruhigen, entspannen, mildern Reizbarkeit und **Nervosität**, Stress und **Ängste** und fördern das **Einschlafen**. Sie können die blauen Blütchen einsetzen bei nervösem Herzklopfen, wenn Ihr Kind erschöpft ist oder wetterfühlig. Da Sie Lavendel auf sehr unterschiedliche Weise anwenden können, wählen Sie einfach aus, was Ihrem Kind gerade besonders guttut. Geben Sie ihm ein Lavendel-Schlafkissen → Seite 170 oder baden Sie es in Lavendel. Oder wollen Sie, vielleicht sogar gemeinsam, einfach ein beruhigendes Fußbad → Seite 180 nehmen? Hängen Sie über die Wiege Ihres Babys ein beruhigendes Lavendelsträußlein, trinken Sie zusammen mit Ihrem Kind einen feinen Schlaftee (weil auch Mama und Papa gestresst sind durchs Nicht-Schlafen-Wollen des Kindes), oder legen Sie Ihrem Kind eine so fein duftende warme Lavendelöl-Auflage → Seite 174 auf die Brust (was übrigens auch bei Erkältungen guttut). In jüngeren klinischen Studien konnte gezeigt werden, dass die beruhigende Wirkung von ätherischem Lavendelöl sowohl bei Inhalation als auch bei Anwendung auf der Haut eintritt, kurz, dass die Aromatherapie mit Lavendel tatsächlich wirksam ist.

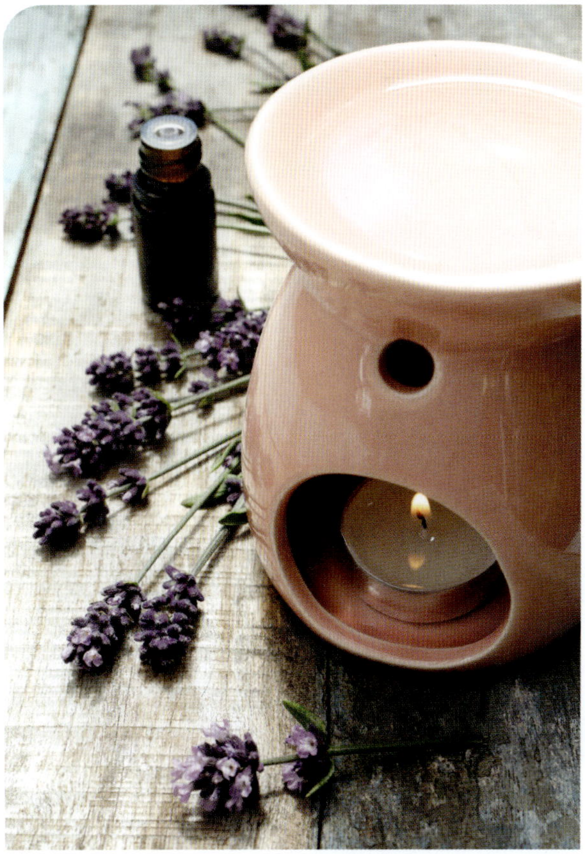

Das ätherische Öl des Lavendels wirkt beruhigend und entspannend.

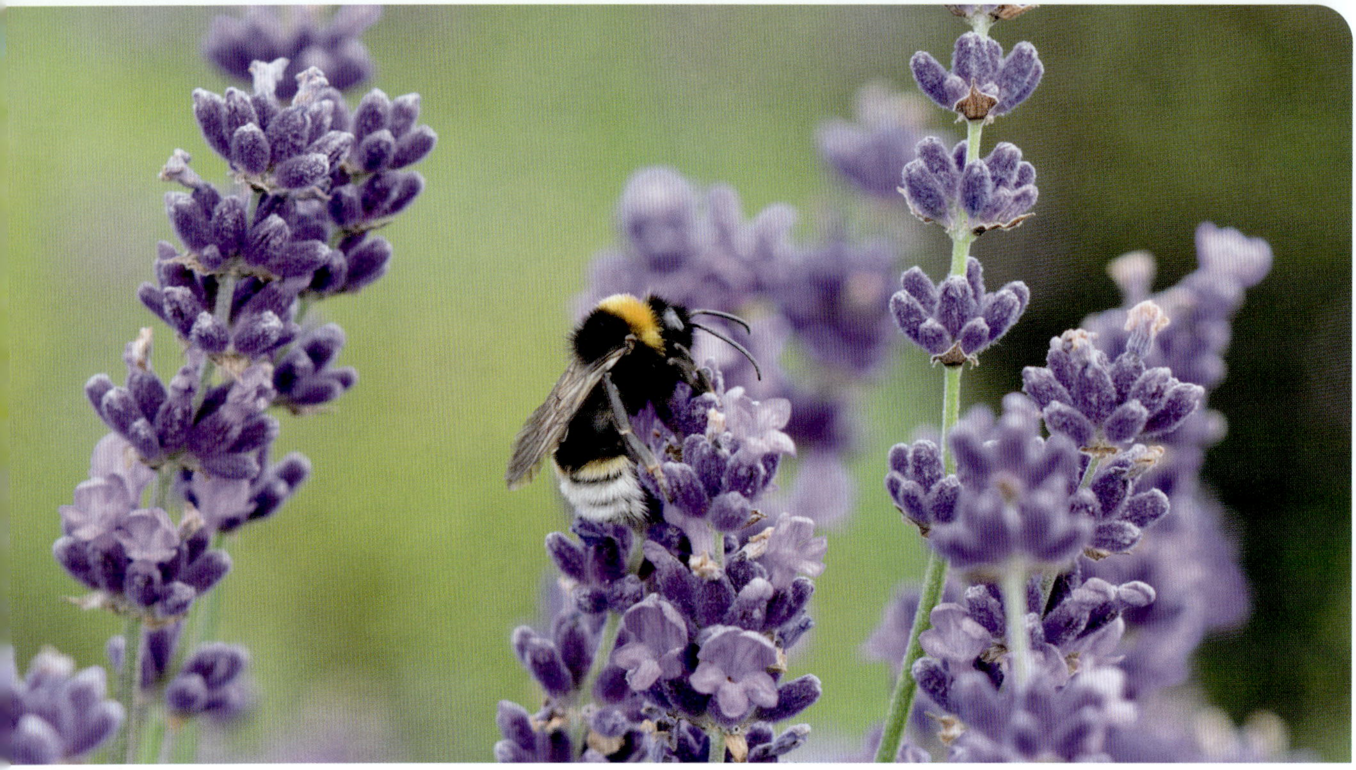

Lavendel fühlt sich auch in Ihrem Garten wohl – gut für die Hummeln und für Ihre Familie!

In der **Erkältungszeit** lassen Sie Ihr Kind mit Lavendelblütentee inhalieren (am besten mit Kamille oder Thymian gemischt). Oder Sie verwenden dafür das reine ätherische Lavendelöl.

Ätherisches Lavendelöl

Als eines der ganz wenigen ätherischen Öle kann es auch problemlos in der Kinderheilkunde eingesetzt werden, normalerweise 1–2-prozentig verdünnt, im Ausnahmefall sogar auch unverdünnt und direkt auf die Haut – das ist wirklich eine absolute Ausnahme unter den ätherischen Ölen! Das entspannende, angstlösende und intensiv keimwidrige Lavendelöl können Sie zur Inhalation (1 Tropfen auf ein Taschentuch träufeln und daran immer wieder riechen) oder als Einreibemittel bei **Bronchitis** → Seite 113 sowie zur Vorbeugung von grippalen Infekten einsetzen. Bei Asthma wirkt es zusätzlich angstmindernd, beruhigend und entspannend. In der Duftlampe macht es das Krankenzimmer keimärmer. Hat Ihr Kind Kopfschmerzen im Rahmen einer Erkältung, werden auch diese gelindert. Und das alles nur mit Duft!

Bei **Verbrennungen** und Sonnenbrand wirkt ätherisches Lavendelöl ausgesprochen regenerationsfördernd, entzündungswidrig und schmerzlindernd → Seite 142. Nach dessen Anwendung bilden sich keine Brandblasen, der Heilungsprozess wird angeregt und die Bildung neuer Hautzellen beschleunigt. Bei Verbrennungen und auch bei der **Wundheilung** sorgt Lavendelöl für eine schnelle Granulation und dafür, dass die Wunden sich nicht infizieren und ohne Narben verheilen. Wie schön, wenn mit der Schmerzlinderung auch die Angst verfliegt und das Kind nach dem Schreck wieder zur Ruhe kommt.

Gerade zu ätherischem Lavendelöl existiert eine Vielzahl an Studien. Zum Beispiel diese, dass „Duft in der Luft" sowohl Leistung wie auch Lernmotivation von Schülern verbessert, wie der Chemiker und Aromatherapieforscher Prof. Dietrich Wabner von der Technischen Universität München im Rahmen des Projektes „Dufte Schule" untersucht hat. Der Duft von ätherischem Lavendelöl (über eine Duftlampe verströmt) regt im Gehirn die Bildung von Serotonin an, einem Botenstoff, der Stress entgegenwirkt.

DAS STECKT DRIN → Lavendelblüten weisen einen ganzen Cocktail an exotisch klingenden Wirkstoffen auf. Das Wichtigste sind die ätherischen Öle (mit Ocimen, Pinen, Camphen, Geraniol, Linalool, Citronellal, Citral, Zimtaldehyd, Bisabolen, Cedren und Caryophyllen), außerdem dienen sie auch noch mit Cumarinen, Lamiaceengerbstoffen, Flavonoiden, Saponinen, Valeriansäure, Phytosterolen und Phenolcarbonsäuren. Na, wenn *das* nicht wirkt!

WAS BEACHTEN → Für Lavendelblüten in normaler Dosierung gibt es nichts zu beachten. Das ätherische Öl, natürlich nur äußerlich aufgetragen, hat wie beschrieben – als eine große Ausnahme in dieser Stoffklasse – bei korrekter Dosierung und Anwendung keinerlei Nebenwirkungen. Es sei denn, jemand mag den speziellen Duft nicht.

KAUFEN ODER SELBER SAMMELN? → Wenn Sie Lavendel im Garten oder auf der Terrasse haben, dann natürlich selbst sammeln, und zwar während der Blüte Mitte bis Ende Juli, immer zur Mittagszeit. Der obere Blütenkranz des Stängels sollte geöffnet sein, dann ist der Wirkstoffhöhepunkt erreicht. Schneiden Sie die oberen 10–15 cm der Blütenstängel ab (bitte nie „ins Holz" schneiden), und trocknen Sie die ganzen Stängel bei mäßiger Wärme im Schatten. Am besten im Wohn- oder Schlafzimmer, das verscheucht zugleich Fliegen. Sind die Blüten trocken, rebeln Sie sie von den Stielen ab und bewahren sie aromageschützt auf.

Mit den duftenden Stängeln kann Ihr Kind basteln (Matten flechten, Puppenkörper gestalten) oder sie beim Grillen als herrlich riechende Feueranzünder verwenden – natürlich nur unter Aufsicht von Erwachsenen.

Lavendelsirup

120 g Zucker bei schwacher Hitze in 150 ml Wasser auflösen, zum Kochen bringen und 5 Minuten ziehen lassen. Den Topf vom Herd nehmen und etwa 10 frische Lavendelblütenstängel 24 Stunden lang darin ziehen lassen.

Danach die Stängel herausnehmen, den Sirup in eine Flasche abfüllen und im Kühlschrank aufbewahren (2 Wochen haltbar). Der entspannende Sirup aromatisiert süße Nachspeisen und Getränke auf feinste Art.

LEINSAMEN

LINUM USITATISSIMUM

Jeder kennt sie, die kleinen Samen: auf dem Brot, auf Knabberstangen, im Müsli. Aber haben Sie Ihren Kindern schon einmal gezeigt, wo sie herkommen? Im Frühsommer ein Feld voll bezaubernd schöner, himmelblauer Blüten? Und einige Wochen später die erbsengroßen, kugeligen Fruchtkapseln, in denen die Leinsamen noch schlummern? Lauter leckere und zugleich heilsame Wunderpäckchen!

SO WIRKEN SIE → Die Wirkung von Leinsamen lässt sich gar nicht so allgemein beschreiben, denn sie hängt ganz davon ab, wie Sie die kleinen Körnchen zubereiten. Sie können als stuhlregulierendes Mittel gegen Verstopfung wirken, aber auch als flüssigkeits- und giftbindendes Mittel beim Gegenteil, dem Durchfall. Oder als Haut- und Schleimhautschutz bei Entzündungen auf der Haut oder im Magen-Darm-Bereich. Und, äußerlich angewendet, auch als Wärmespeicher bei zähem Schnupfen oder zum Erweichen eines Abszesses oder Gerstenkorns. Je nachdem, was Ihr Kind gerade benötigt, wenden Sie die Leinsamen auf unterschiedliche Art an. Wahrscheinlich wird Ihr Kind den Leinsamen am liebsten in einem „Bircher-Müsli" mögen → Seite 54.

Bei **Verstopfung** müssen die **Samen im Darm quellen**. Das heißt, Ihr Kind nimmt die unzerkleinerten Leinsamen mithilfe von *reichlich Wasser* (1 EL Leinsamen mit 100 ml Wasser) ein – einfach so mit dem Wasser zusammen runterschlucken. Dann binden die Samen im Darm die zugeführte Flüssigkeit an sich, quellen dadurch auf, werden richtig dick und sagen dem Darm: „Los, schaff was, bring den Stuhlgang raus!" Medizinisch ausgedrückt liest sich das so: Der erhöhte Füllungsdruck führt zu einem Dehnungsreflex der Darmwand und löst damit den Defäkationseffekt (die Darmbewegungen, die den Kot nach draußen schieben) aus. Zusätzlich bildet der wunderbar weiche Leinsamenschleim eine Gleitschicht im Darmlumen und erleichtert so den Transport des Darminhalts. Das ist hilfreich für die Kinder, denn dann müssen sie nicht so pressen und der Popo wird nicht so trocken-wund.

Bei **Durchfall** sollte Ihr Kind die Samen mit *wenig Flüssigkeit* einnehmen. Dann binden die Samen im Darm nämlich die überschüssige „Durchfallflüssigkeit“ mitsamt den darin enthaltenen krankmachenden Keimen und Bakteriengiften. Auf diese Weise festigt sich die Konsistenz des Stuhls, der Durchfall wird weniger, und Ihr Kind wird schneller gesund. Zugleich überziehen die Leinsamen die kranke Darmschleimhaut mit einem schützenden Schleimfilm und lassen sie schneller heilen.

Auch bei **entzündeter Magen-Darm-Schleimhaut** sowie bei Entzündungen der Speiseröhre wirken Leinsamen als Gleit- und Schutzmittel. In diesem Fall aber sollen die **Samen in der Tasse quellen**: 1 EL Leinsamen in 150 ml Wasser 1 Stunde ziehen lassen, abgießen und diese leicht schleimhaltige, sehr angenehm zu trinkende, „weiche“ Flüssigkeit schluckweise trinken, wie einen kalten Tee. Sie überziehen dann die wunde Schleimhaut im Verdauungskanal mit einem schützenden Film, puffern die Säure und binden schädliche Stoffe an sich, die dann mit ihnen zusammen ausgeschieden werden.

Und jetzt noch die vierte Zubereitungsart, nämlich die Samen äußerlich als bewährter Wärmespeicher, zum Beispiel bei zähem Schnupfen, **Nasennebenhöhlenentzündung** oder einem Abszess. Wie es geht, lesen Sie im Folgenden.

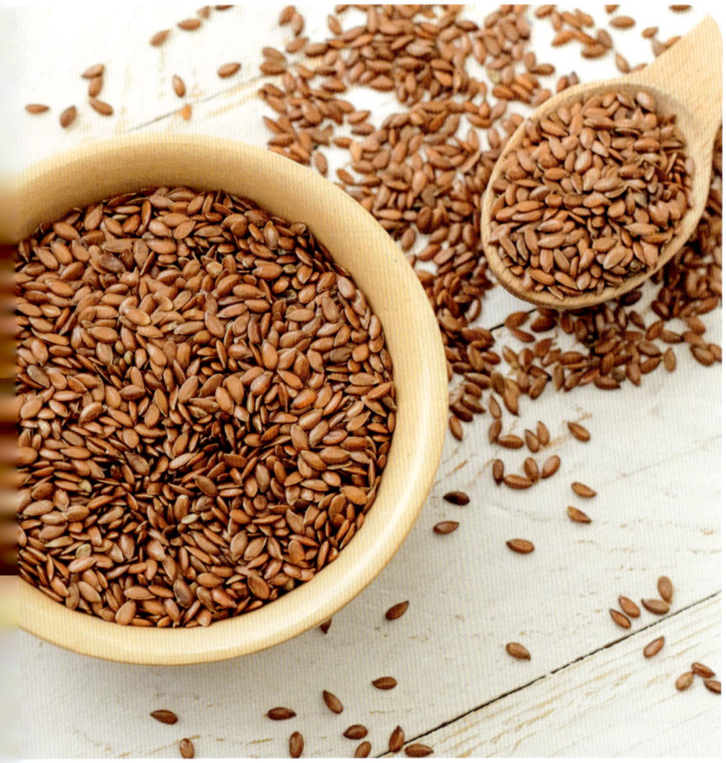

Leinsamen sind tolle, vielseitige Verdauungshelfer – und noch vieles mehr.

Warme Leinsamen-Auflagen

Kochen Sie eine ¾ Tasse Leinsamen (frisch geschrotet oder ganz) mit 1 Tasse Wasser so lange unter Rühren, bis sich der Brei ganz zäh vom Löffel löst. Dann füllen Sie je 1 EL des Breis in einen Teefilterbeutel oder in ein Papiertaschentuch (der Leinsamenbrei darf nicht zu feucht sein, sonst platzen die Päckchen!) und legen sie etwa 5 Minuten auf die erkrankte Stelle. Aber Achtung, vorher die Temperatur prüfen: nicht zu heiß! Halten Sie anschließend die betroffene Stelle mit einem vorgewärmten Handtuch noch länger warm.

DAS STECKT DRIN Also, das ist so: Jeder Same enthält Schleimstoffe. Die braucht er, um Wasser an sich binden zu können. Nur mit Wasser kann er sein neues Leben beginnen, kann er ein kleines, zartes Würzelchen in den Boden schieben, um dort Fuß zu fassen und selbst nach Wasser zu suchen. Und nur mit Wasser kann er einen ersten kleinen Trieb der Sonne entgegenschicken und eine Pflanze werden. Manche Pflanzensamen haben viele, andere weniger Schleimstoffe; der Leinsamen hat sehr viele. So viele, dass er damit als Medizinpflanze genutzt werden kann: Die Schleimstoffe sind seine wichtigsten Inhaltsstoffe. Im Kern drinnen stecken aber auch noch reichlich wichtige Aminosäuren und äußerst wertvolle Fette. Das bekommt man mit, wenn man die Leinsamen isst oder das daraus gepresste Leinöl zu sich nimmt.

WAS BEACHTEN Bevorzugen Sie ganze oder frisch gemörserte beziehungsweise aufgebrochene Samen (Reformhaus / Apotheke), weil geschrotete Samen innerhalb von 1–6 Wochen ranzig werden.

Übrigens: Bei korrekter Anwendung, Dosierung und Flüssigkeitszufuhr kennt man keine Nebenwirkungen. Nur wenn Leinsamen mit zu wenig Flüssigkeit eingenommen wird, kann er auf dem Verdauungsweg „stecken bleiben“ und zu früh quellen. Das führt zur Verstopfung beziehungsweise zu einer Einengung der Verdauungswege.

Gegenanzeigen: Darmtumore, Darmverschluss oder Strikturen (Verengungen). Wechselwirkungen: Wie durch alle medizinisch innerlich angewendeten Pflanzenschleime kann auch bei Leinsamen die Resorption von Arzneimitteln verzögert werden. Deshalb diese etwa 2 Stunden später einnehmen: also zuerst das Arzneimittel, 2 Stunden später die Leinsamen. Und Leinsamen nicht zusammen mit Milch einnehmen, weil Milch nicht in die Schleimstoffe eingelagert wird und es dadurch zu keiner Quellung kommt. Bei insulinpflichtigen Diabetikern kann eine Reduzierung der Insulin-Dosis notwendig werden.

KAUFEN ODER SELBER SAMMELN? → Für Ihre Hausmedizin sollten Sie den Leinsamen kaufen. Am besten Bioware im Naturkostladen, wobei „Gold-Leinsamen" besser quillt und bei Verstopfung zu bevorzugen ist.

DIE „CHEMIE" MUSS STIMMEN

Gold-Leinsamen ist ein speziell für die Behandlung von Verdauungsschwierigkeiten gezüchteter Leinsamen mit besonders hohem Wasserbindungs- und Quellvermögen. Er enthält mehr Linolsäure (Omega-6-Fettsäure) und weniger alpha-Linolensäure (Omega-3-Fettsäure) als brauner Leinsamen.

Leinsamen gut gegen Feuchtigkeit geschützt aufbewahren. Sobald die Samenkörnchen Feuchtigkeit ziehen, legen sie eine gallertartige Schleimhülle um sich herum und beginnen zu keimen – oder zu schimmeln.

Aber streuen Sie doch einmal eine kleine Handvoll Samen in einem Stückchen Gartenbeet oder einem Blumentopf aus, „einfach so", um das Wunder der Natur ein bisschen beschauen zu können. Dann regelmäßig behutsam gießen und den jungen Pflänzchen beim Wachsen zuschauen. In 2 Monaten blühen sie schon himmelblau. Lassen Sie sie dann geduldig weiterwachsen, bis sich die ganzen Pflanzen goldbraun verfärbt haben. Aus den blauen Blüten sind nach 4 Wochen goldene Kügelchen geworden, voll mit kostbaren Leinsamen. So beginnt das Leben von Neuem.

Leinsamen-Chips

1 Tasse ganze Leinsamen 2 Stunden in 500 ml Wasser einweichen, danach die Restflüssigkeit abgießen. Die gequollenen Leinsamen zusammen mit 6 EL Marmelade, Datteln oder Feigen und etwas Honig im Mixer pürieren und den Brei auf einem Backblech verteilen. Bei 40–50 °C im Backofen (bei leicht geöffneter Tür) etwa 24 Stunden trocknen lassen, dann in mundgroße Stücke schneiden oder brechen.

Sind Sie beziehungsweise Ihre Kinder eher für Pikantes zu haben, können Sie statt den süßen Zutaten auch getrocknete Tomaten, Oliven oder Käse zugeben.

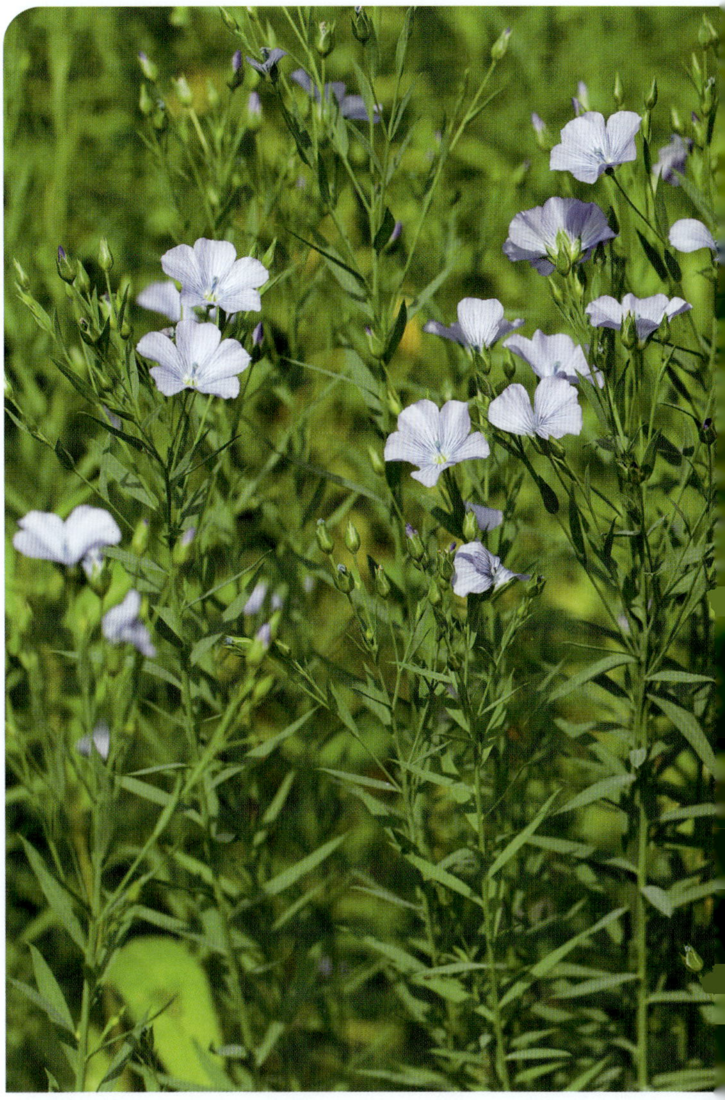

Aus diesen wunderhübschen Blüten entstehen die Leinsamen.

Leinsamenkissen

200–400 g Leinsamen in eine kleine, baumwollene Kissenhülle einfüllen und zunähen. Leinsamenkissen sind weich, leicht und anschmiegsam und deshalb für Säuglinge und kleine Kinder besser geeignet als die bekannteren Kirschkernkissen. Zwischen 2 Wärmflaschen erwärmt, speichern die Leinsamen wegen ihres hohen Fettanteils die Wärme lange. Und das tut gut bei Bauch-, Zahn- oder Ohrenschmerzen sowie bei Husten. Oder sie dienen einfach zum Wärmen bei kalten Füßchen oder Händchen oder als Wärmekuschelkissen.

Nur nebenbei: Bei Bedarf können Sie ein gekühltes oder sogar tiefgefrorenes Leinsamenkissen auch zum Kühlen verwenden, bei Sportverletzungen beispielsweise.

LINDE

TILIA CORDATA, TILIA PLATYPHYLLOS

So mancher Lindenbaum trägt ein Herz in seine Rinde eingeschnitten. Dabei hat jeder von Natur aus unzählige davon, ist doch jedes der weichen Blätter wie ein Herz gestaltet. Sie können junge Blätter essen, als Salat oder auf dem Butterbrot. Die Linden-Früchte mit ihrem zungenförmigen, pergamentartigen Flugblatt können Sie mit Ihren Kindern wie einen Hubschrauber zu Boden trudeln lassen. Zum Heilen nimmt man die Blüten mitsamt dem Flug-Hochblatt.

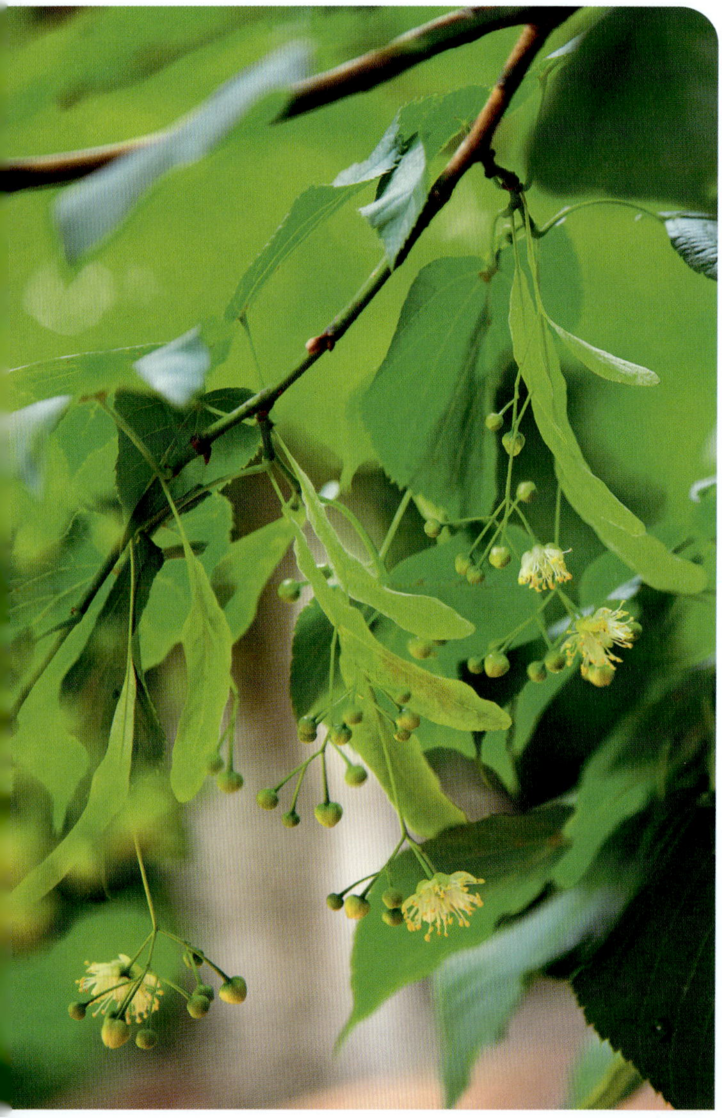

Die duftenden Blüten mitsamt den Hochblättern sind schnell geerntet für eine ganze Erkältungssaison.

SO WIRKT SIE ➔ Lindenblütentee ist zusammen mit Holunderblütentee als schweißtreibendes Mittel bei **Erkältungskrankheiten** die TOP 1. Mit der angeregten Schweißsekretion mobilisiert der kleine Kinderkörper seine Entgiftungskräfte und kann somit den Krankheitsverlauf verkürzen. Ihr Kind sollte den Tee so heiß wie möglich trinken, das stärkt seine körpereigene Abwehrkraft, und genau die benötigt es in der Erkältungszeit dringend. Manchmal wird es damit einen Schnupfen so richtig „wegschwitzen" können, denn der Tee macht es den Viren ungemütlich. Aber bitte: Nach einem Schwitztee immer gleich ab ins Bett! Erstens braucht der Körper äußerlich Ruhe, denn er muss sich innerlich mit dem Krankheitsgeschehen auseinandersetzen. Zweitens bestünde die Gefahr, dass der verschwitzte kleine Körper sich, wenn er nicht gut behütet im Bett liegt, erneut erkältet.

Hat das Kind verschleimten **Husten**, unterstützen Lindenblüten zudem das Abhusten – und damit das Gesundwerden. Zum Abschluss dann ein Lied oder Märchen, und schon träumt es der Genesung entgegen.

Die fein duftenden Blüten enthalten aber auch Schleimstoffe, mit denen sie wirksam einen **trockenen Hals** und eine schmerzende Rachenschleimhaut einlullen können und somit den Schmerz lindern. Wenn Sie Lindenblüten zur Reizlinderung einsetzen, sollten Sie sie als Kaltauszug zubereiten ➔ Seite 26.

Unterstützen können Sie all diese Therapien mit einem **Lindenblüten-Fußbad**. Bereiten Sie deshalb am besten gleich 2 Liter Lindenblütentee zu.

Als Geheimtipp gilt es, dass Lindenblütentee auch **beruhigt** und das Einschlafen fördert. Genießen Sie doch einfach den Tee zum Abendbrot. Und den kalten Blütentee für heiße Sommertage, mit Zitrone und Lindenblütenhonig verfeinert.

DAS STECKT DRIN ➔ Duftende ätherische Öle, entzündungshemmende Flavonoide und reizmildernde Pflanzenschleime machen die Hauptwirkung aus.

WAS BEACHTEN ➔ Eine freundliche Kinderheilpflanze ohne Nebenwirkungen.

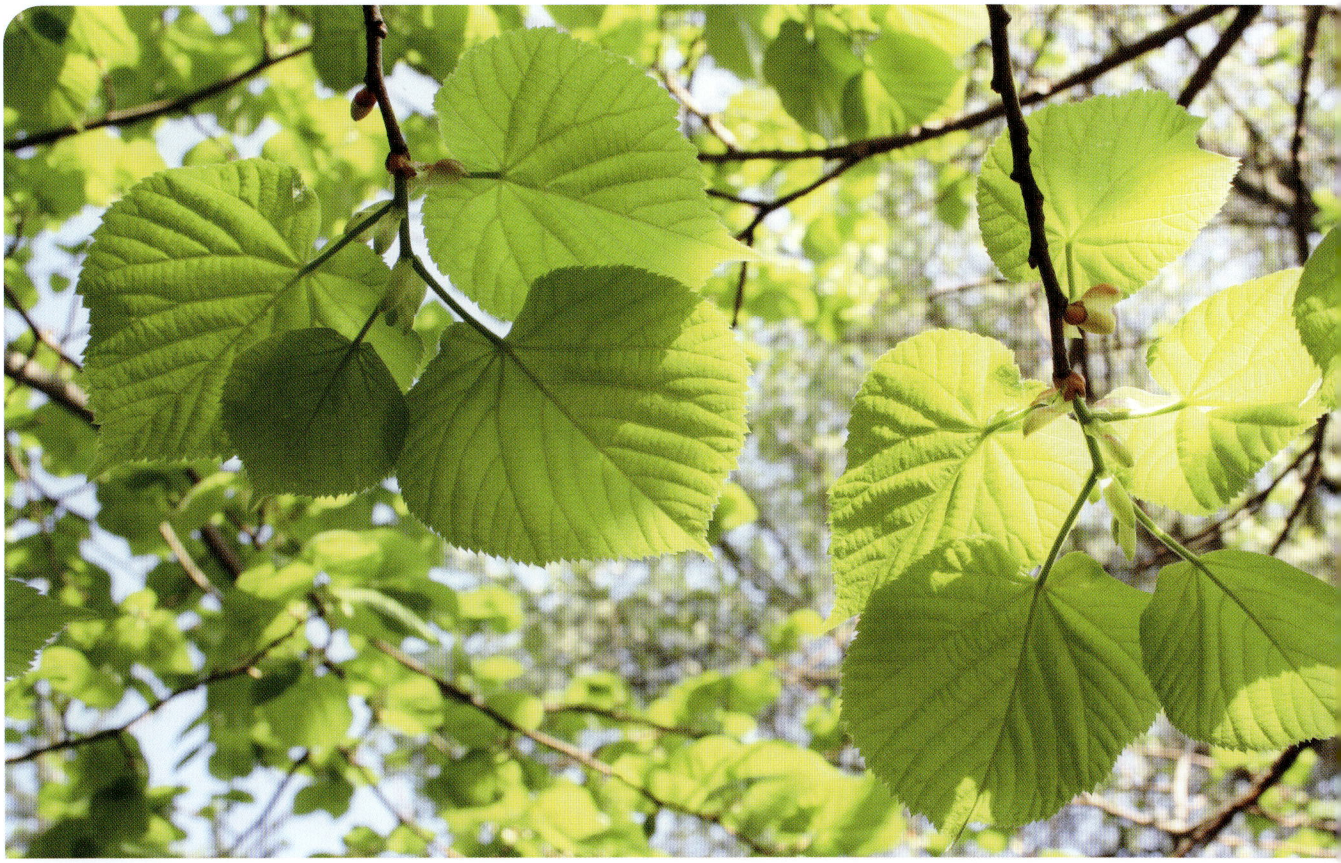

An ihren herzförmigen Blättern erkennt man die Winter- und Sommerlinden, die sich sehr ähnlich sehen.

KAUFEN ODER SELBER SAMMELN? Wer noch Lindenbäume kennt, deren Zweige zum Sammeln tief genug herabhängen, wird das Selbsternten unter dem duftenden Blätterbaldachin genießen. Sammeln Sie an einem sonnigen Vormittag die frisch aufgeblühten Blüten samt ihrem hellgrünen, pergamentartigen Hochblatt. Auf einem Leinentuch ausgebreitet, lassen Sie sie dann im Schatten rasch und luftig trocknen. Füllen Sie sie zuletzt unzerkleinert in saubere Schraubdeckelgläser und bewahren Sie sie an einem dunklen und kühlen Ort auf. Oder Sie kaufen die Blüten in Bioqualität in der Apotheke beziehungsweise im Naturkostladen.

Beruhigende Abendteemischung

Nehmen Sie je 20 g Melissen- und Zitronenverbeneblätter, Lavendel-, Linden- und Orangenblüten und mischen Sie alles zu einem wunderbaren Abendtee für die ganze Familie. Nach dem Abendessen, in gemeinsamer Runde, gießen Sie für jeden 1 Tasse davon auf (1 TL pro 150 ml Wasser verwenden, 10 Minuten ziehen lassen). Während Sie dann zusammen mit Ihrem Kind den Tee genießen, ist herrlich Zeit zum Kuscheln oder Vorlesen. Das gibt die richtige „Bettschwere“.

Schön mit Lindenblüten

Lindenblüten eignen sich auch gut zur Haut- und Gesichtspflege, das werden Pubertierende zu schätzen wissen.

Am besten Sie bereiten einfach 1 Tasse Tee mehr zu. Nun ein Tüchlein mit dem Tee tränken und aufs Gesicht legen, das mildert Rötungen und gereizte Gesichtshaut. Oder den Tee mit einem Wattepad als sanft pflegendes, feuchtigkeitsspendendes Gesichtswasser verwenden.

MÄDESÜß

FILIPENDULA ULMARIA

Wenn Sie im Juli beim Spazierengehen am feuchten Wegesrand einen intensiven, honig-mandelartigen Duft wahrnehmen, ist das Mädesüß gewiss nicht weit. Seine zarten, cremefarbenen Blütenrispen locken viele Insekten an. Diese Blüten aromatisieren Speisen und Getränke. Früher wurde Met, der Honigwein, damit gesüßt – der Name hat also nichts mit „süßen Mädchen" zu tun! Heute bereitet man einen schmerzlindernden Heiltee daraus.

SO WIRKT ES → Wenn schon nichts mit süßen Mädchen, so hat der Name mit Aspirin zu tun. So fein-mandelsüß die Blüten duften, beim Zerreiben riechen sie wie die Blätter der Pflanze: ein bisschen nach Rheumasalbe. Das kommt vom Salicin, einer Vorstufe der Salicylsäure. Mädesüß enthält wie Weidenrinde Salicin und wirkt somit ähnlich wie die Acetyl-Salicylsäure im Aspirin: schmerzlindernd, entzündungshemmend, fiebersenkend und leicht schweißtreibend, auch wenn die Effekte der pflanzlichen Substanz schwächer ausfallen. Das Medikament erhielt seinen Namen („A-Spirin") von der „Spiraea", wie Mädesüß früher genannt wurde und aus der man 1839 erstmals die Salicylsäure („Spiersäure") isolierte. „Spiraea", griechisch für Gewinde, weil die Früchte spiralig gewunden und zum Flechten von Girlanden geeignet sind, genauso wie die zauberhaft leichten Blütenstände, aus denen früher Kränze gewunden wurden, die zur Hochzeit Glück bringen sollten. Vielleicht tun sie das auch heute noch, probieren Sie es aus mit Ihren Kindern!

Mädesüß ist ein mildes, sanftes **Schmerz- und Fiebermittel** bei Erkältungen, wenn der Kopf wehtut und Sie den Organismus Ihres Kindes durch eine Schwitzkur unterstützen möchten. Mädesüßtee senkt auf milde Art das Fieber, indem er schwitzen hilft. Außerdem lindert er die typischen Beschwerden einer **Erkältung** und lässt den Patienten schneller gesunden. Bereiten Sie eine Erkältungsteemischung zu: je 25 g Mädesüß-, Linden- und Holunderblüten sowie blühendes Thymiankraut.

Bei **Spannungskopfschmerzen** mischen Sie je 30 g Mädesüßblüten, Pfefferminz- und Melissenblätter.

Tee aus Mädesüßblättern schmeckt wie Medizin, der Tee aus Blüten dagegen, wie der Name verspricht, süßlich. Da trifft es sich doch gut, dass die Blüten wirksamer, weil salicinreicher sind – dann schmeckt Medizin gleich besser.

Außerdem kann man Mädesüß mit seinen schmerzstillenden, entzündungshemmenden und antirheumatischen Eigenschaften bei **rheumatischen Schmerzen** einsetzen und zugleich als **magenschützendes Mittel**: Es dämmt die übermäßige Magensäureproduktion ein und wirkt auf diese Weise Sodbrennen entgegen.

DAS STECKT DRIN → Drei wichtige Substanzgruppen machen die Gesamtwirkung aus: Flavonoide, Gerbstoffe und ätherisches Öl, das zu 75 Prozent Salicylsäureverbindungen enthält. Vor allem in den Blüten befinden sich diese reichlich, wenn auch als Vorstufen, die erst im Körper zu Salicylsäure aufgespalten werden.

WAS BEACHTEN → Bei bestimmungsgemäßer Anwendung sind keine unerwünschten Wirkungen bekannt. Trotz der nur geringen Menge an Salicylaten sollen sicherheitshalber Menschen mit einer Salicylat-Überempfindlichkeit, Kinder unter 1 Jahr, Asthmatiker, Schwangere und Stillende kein Mädesüß anwenden.

KAUFEN ODER SELBER SAMMELN? → Für den Hausgebrauch können Sie die duftende Wiesenkönigin selbst ernten, und zwar wenn ihre Blüten voll geöffnet sind, über die Mittagszeit, von Juni bis August. Die Blüten im Schatten gut und rasch durchtrocknen. Und beim Selbsternten gehört es quasi dazu, aus den blühenden Trieben einen Kranz zu winden, der Ihr Kind zum „Wiesenkönig" oder zur „Wiesenkönigin" macht – und vielleicht Glück bringt.

Für eine verlässliche Therapie können Sie sich auf die selbst gesammelten Blüten nicht verlassen, weil die Pflanzenstoffe je nach Standortbedingung in ihrer Konzentration stark schwanken. Kaufen Sie dafür das Mädesüß in der Apotheke.

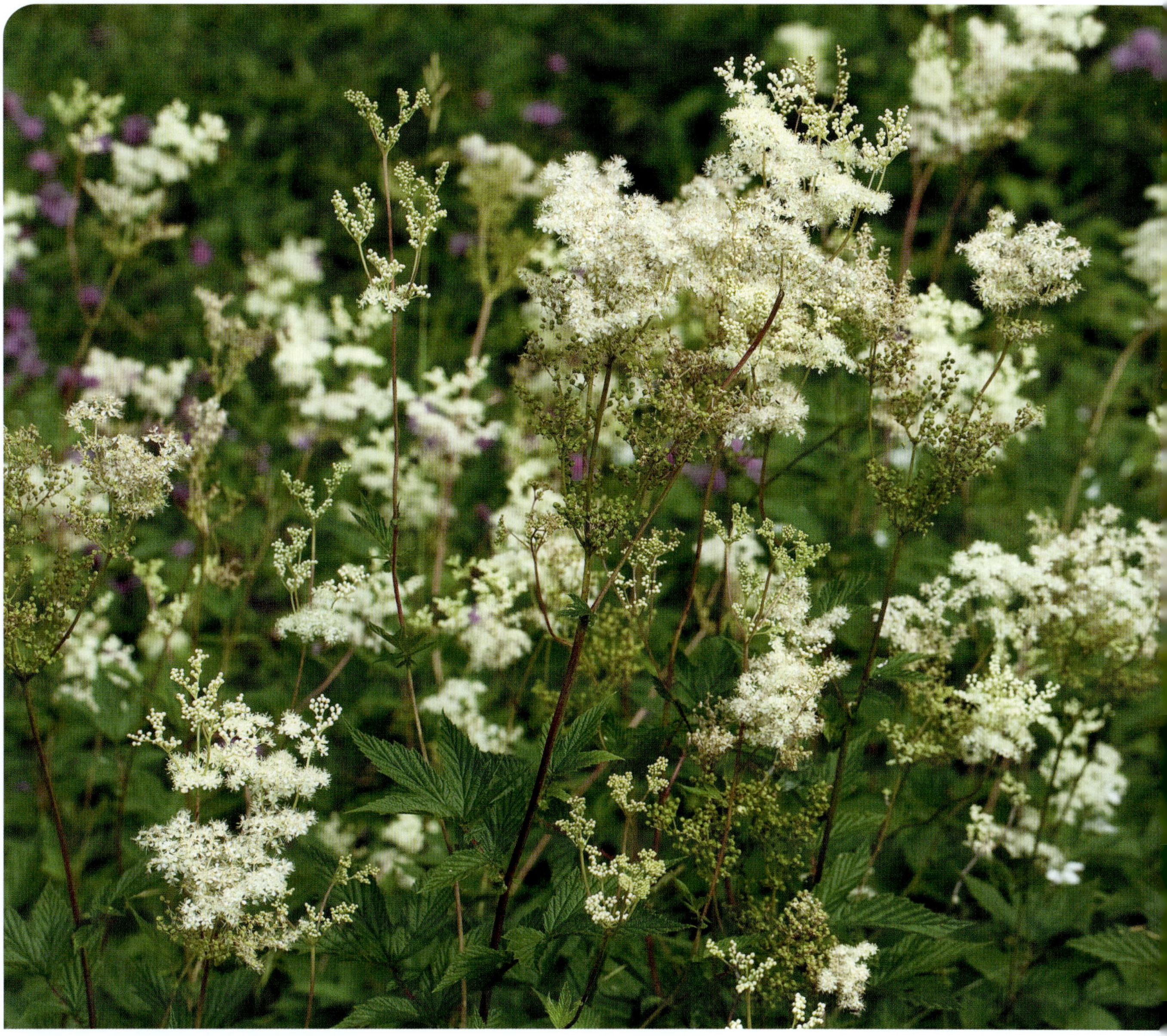

Mit duftigen Blüten wirkt das Mädesüß gegen Schmerzen, Fieber und Erkältung.

Mädesüßsahne

Mädesüßblüten sind in der Küche beliebt zum Aromatisieren von Getränken, Süß- und Fruchtspeisen, früher auch von Honigwein (Met) – daher der Name Mädesüß. Die in Flüssigkeit getauchten Blüten geben nach einigen Stunden ihren honig-, vanille- bis mandelartigen Geschmack ab.

In Sahne machen sie sich besonders gut: Etwa 5 frische Mädesüß-Blütendolden 5 Stunden lang in 200 ml Sahne ziehen lassen, herausnehmen, die Sahne dann mit etwas flüssigem Honig süßen und steif schlagen. Oberköstlich!

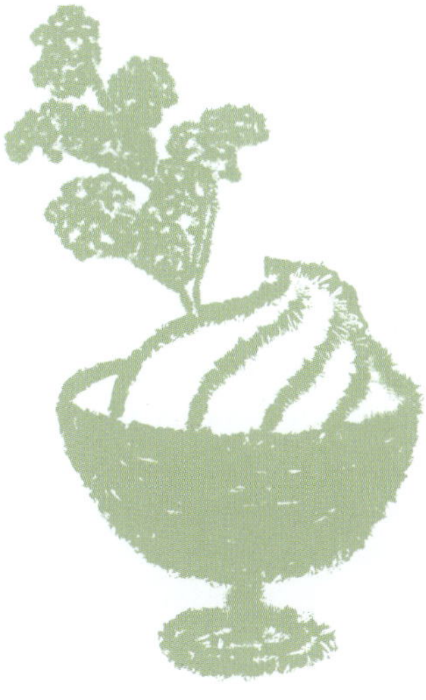

MELISSE

MELISSA OFFICINALIS

Haben Sie einen Garten? Dann wissen Sie, dass die Melisse so üppig grünt und wächst, dass man gar nicht nachkommt mit dem Ernten. Genau richtig für zitronig-feine Sommertees oder Kräuterbowlen zum Kindergeburtstag! Doch nur Schauen ist auch schön: Ständig sind ihre Blüten umgaukelt von Schmetterlingen und von Bienen. Schließlich heißt melissa auf Lateinisch honigsüß. Ein unbekannter Dichter beschrieb die Melissenwirkung ganz genau: „Wie ein sanftes Ruhekissen wirkt der Tee von den Melissen. Stärket Nerven, Herz und Magen, hilft bei vielen Frauenplagen, fördert auch den Schlaf ganz herrlich, kurzum: macht sich unentbehrlich."

SO WIRKT SIE → Wenn Kinder aufgeregt sind oder Angst haben, wenn sie durch Schule oder andere Kinder gestresst sind, wenn sie zu viel ferngesehen oder am Computer gespielt haben und nicht einschlafen können oder, oder, oder ... Es gibt viele Gründe, weshalb man Kindern gern Ruhe schenken möchte. Unterstützung beim Einschlafen, Hilfe beim nervösen Magen, Linderung bei Lippenherpes – das sind die Haupteinsatzgebiete der Melisse.

Die Dunkelheit der Nacht bringt oft dunkle Gedanken mit sich, Kinder wollen dann manchmal nicht **einschlafen**, sie fürchten sich, wollen nicht alleine sein. Wenn Sie das von Ihrem Kind auch kennen, dann nutzen Sie die beruhigende Heilkraft der Melisse (Zitronenmelisse). Vor allem wenn Ihr Kind zu den eher nervösen, ängstlichen, sensiblen gehört oder gerade eine schwierige Phase durchläuft. Der feine, zitronige Duft macht die Wirkung aus: Das entspannende ätherische Öl (mit Citronellal, Citral, Caryophyllen) beruhigt, lindert **Ängste** und **Stress**, hilft beim Einschlafen, erleichtert das Abschalten und spannt eine Art Schutzschirm gegen (zu viele) Umwelteinflüsse auf. Das Gute ist, dass der Tee so gut schmeckt und Ihr Kind ihn gerne trinken wird. Am besten kurz vor dem Schlafengehen, warm und mit etwas Honig gesüßt. Im Übrigen tut so ein Melissentee zum Abendbrot der ganzen Familie gut. Bei **Ängsten** → Seite 176 sollte Ihr Kind den Tee mehrmals täglich trinken. Besonders bewährt ist Melissentee bei Schlafstörungen der Kinder, die durch Bauchschmerzen hervorgerufen werden, weil Melisse gleichzeitig krampflösend und leicht blähungswidrig wirkt.

Die Wirkung der Melisse kann man gut verstärken durch eine Kombination mit anderen beruhigenden Arzneipflanzen wie Baldrian, Hopfen, Lavendel oder Passionsblume, die sich gegenseitig unterstützen: Synergiewirkung nennt man das. Und es wurde in vielen Untersuchungen nachgewiesen. Gerade bei **Einschlafstörungen** sind solche Mischungen empfehlenswert. Es gibt viele Kombinationspräparate mit Melisse, auch solche, die angstlösend wirken – lassen Sie sich in der Apotheke beraten.

Noch ein Weg, die beruhigende Wirkung zu verstärken, ist ein **Fuß- oder Vollbad** mit Melissentee. Allein das warme Wasser und das Ritual entspannen Sie schon, und durch den Zusatz von duftendem Melissentee im Badewasser gelingt es um ein Vieles mehr. Statt Tee zuzubereiten, können Sie auch in der Apotheke fertiges Melissenbad kaufen oder ein Melissenöl zum Einreiben auf Bauch und Brust – und nebenbei ist Zeit für eine Geschichte ...

Der zweite Einsatzbereich sind nervöse **Magen- und Darmstörungen**, Blähungen, Krämpfe, **Übelkeit** oder Brechreiz. Oft sind solche Beschwerden durch Stress, Angst oder Überforderung ausgelöst und mit Unruhe und Einschlafstörungen verbunden, sodass die Melisse gleich auf beiden Ebenen wirksam werden kann. Die entspannenden und krampfstillenden ätherischen Öle beruhigen den Magen, entspannen die Muskulatur im Darm und lindern damit schmerzhafte **Blähungen** und Völlegefühl. Die Bitterstoffe mit ihrem aromatischen Geschmack regen die Speichel-, Magen- und Gallensaftproduktion an und fördern somit den Appetit und eine gute Verdauung. So entstehen Blähungen erst gar nicht. Auch hierbei ist die Kombination mit anderen Magenmitteln → Seite 40 empfehlenswert, vor allem mit Pfefferminze oder Kamille. So wurde beispielsweise im Rahmen einer klinischen Studie eine Teemischung mit Melisse, Fenchel und Kamille bei Säuglingskoliken als hervorragend wirksam getestet.

Und hier etwas Spannendes: Einerseits wirkt die Melisse beruhigend, andererseits **konzentrationsfördernd**. Wie kann das sein? Weil die entspannenden, beruhigenden Eigenschaften nicht müde machen, sondern einfach nur zur Ruhe bringen – und

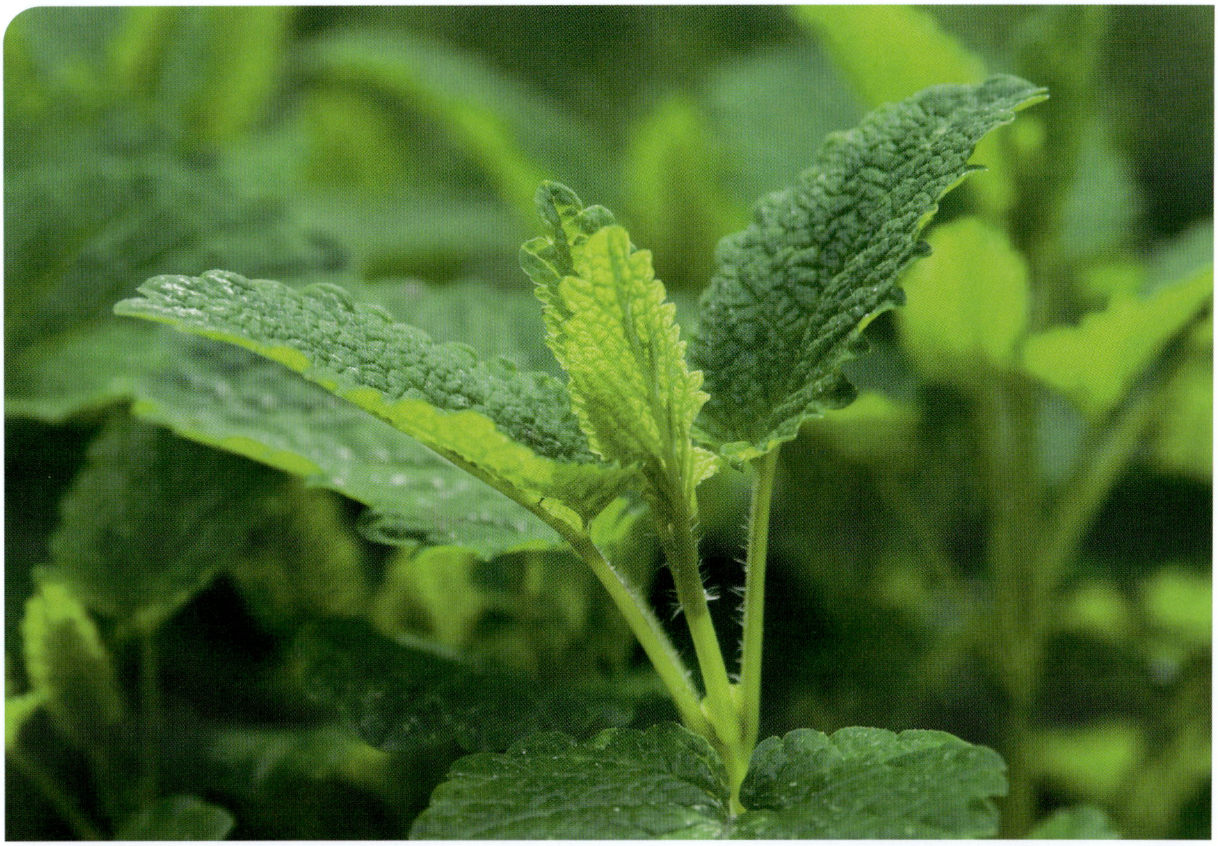

Kinder lieben den Duft der Melisse – über die Nase entscheidet sich häufig, was guttut. Ein eigener Melissentopf wäre doch eine gute Idee!

in der Ruhe liegt die Kraft. Ruhig und entspannt lässt es sich auch besser denken. Dass Melisse tatsächlich die **Denkleistung** erhöht, fand man in einer Studie heraus – schon im 16. Jahrhundert nannte man sie „Geistesbeschleuniger“! Reichen Sie Ihrem Kind darum zum Frühstück Melissentee und geben Sie ihm auf Wunsch noch ein „Lernkissen“ mit, ein kleines Kräuterkissen mit einer Mischung aus Melissen-, Zitronenverbenen- und Pfefferminzblättern, Thymian- und Bohnenkraut: Die konzentrationssteigernde Wirkung der Melisse fördert das Lernen und das **Erinnerungsvermögen**.

Lippenbläschen sind lästig, unangenehm und schmerzhaft und kommen meist zum falschen Zeitpunkt, nämlich dann, wenn der Stress sowieso schon groß ist und die Abwehrkräfte verringert. Die Melisse kann **Lippenherpes** vorbeugen und seine Abheilung beschleunigen. Wichtig ist, dass Ihr Kind schon beim ersten Anzeichen, beim ersten Kribbeln mit der Anwendung beginnt. Die antivirale Wirkung bringen die Melissenblätter mit Duft und Gerbstoffen zuwege. Die ätherischen Öle hemmen das Wachstum von Mikroorganismen, und die Lippenblütlergerbstoffe hemmen das Herpes-simplex-Virus beim Andocken an die Zellen. Wenn Viren nicht „landen“ können, können sie sich auch nicht vermehren. Dafür heilt der Herpes aber gut ab, und erfahrungsgemäß ist das Intervall bis zum nächsten Auftreten verlängert. Sie können Pflanzensaft aus frischen Blättern auftragen → Seite 244 oder Ihrem Kind aus der Apotheke eine Creme mit Melissenextrakt (Loma Herpan) besorgen.

DAS STECKT DRIN → Sehr leicht flüchtige ätherische Öle, Flavonoide, Bitterstoffe und Lippenblütlergerbstoffe.

WAS BEACHTEN → Eine ideale Pflanze für die Kinderheilkunde: Sie ist ohne Nebenwirkungen.

KAUFEN ODER SELBER SAMMELN? Eindeutig selber sammeln. Das werden zweifellos die besten Melissenblätter sein, die erhältlich sind. Sie können die Blätter 2- bis 3-mal pro Jahr ernten, jeweils kurz vor der Blüte an sonnigen Vormittagen, dann ist der Gehalt an ätherischen Ölen am höchsten. Man schneidet die Stängel dazu rund 20 cm über dem Erdboden ab, streift direkt nach dem Ernten die frischen Blätter behutsam ab und trocknet und lagert sie wie beschrieben → Seite 32 und 33. Trotz aller Sorgfalt ist Ihr Melissentee aber nicht länger als 1 Jahr wirksam. Für den Tee oder das Bad im Winter ist die Sommerernte aber allemal gut.

Lippenherpes-Blättchen

Aus Ihrer grünen Gartenapotheke zerreiben Sie 2–3 frische Melissenblätter zwischen den Fingern und bringen den austretenden Melissenfrischsaft mehrmals täglich (10-mal und öfter) behutsam direkt auf die beginnenden Herpesbläschen auf. Bitte nicht reiben, nur den Frischsaft auftupfen, und anschließend die Hände waschen! Bei den ersten Beschwerdeanzeichen begonnen, verkürzt das den Krankheitsverlauf.

Melissen-Zitronen-Auflage

Eine Melissen-Zitronen-Auflage bei Lippenherpes ist ganz zu Beginn einen Versuch wert: einen Melissentee aus 1 EL Melissenblättern, 150 ml Wasser und 1 ausgepressten Bio-Zitrone zubereiten, erkalten lassen und alle 10 Minuten 1 EL davon auf ein Papiertaschentuch geben und die Stelle damit benetzen. Das benutzte Tuch wegwerfen, immer wieder neue verwenden!

Frische Sommermelisse

Ein wohlschmeckender Durstlöscher lässt sich aus frischen Blättern zubereiten: Tee aufgießen (1–2 TL frische Melissenblätter pro Tasse), mit Honig und Zitrone verfeinern und kalt trinken. Oder Sie aromatisieren Getränke, indem Sie einfach ein Sträußchen frische Melisse 2–3 Stunden lang in Apfel- oder Orangensaft hängen.

Mit frischen Melissenblättern marinierter Zitronensaft eignet sich zum Würzen von Desserts wie Obstsalaten oder um Sorbets herzustellen.

PFEFFERMINZE

MENTHA × PIPERITA

Falls Sie noch keine Echte Pfefferminze zu Hause haben, im Garten, auf dem Balkon oder Fensterbrett, dann ist es höchste Zeit dafür. Denn Pfefferminzblätter sind für viel mehr als „nur" für die Küche da: Sie lindern Kopf- und Bauchweh, Übelkeit und Schluckauf, Muskelkater und Insektenstiche. Und außerdem sind sie, ins Briefpapier gelegt, auch Zeichen der Freundschaft. Cool, oder? Aber: Für die Medizin muss es die Echte Pfefferminze sein, die *Mentha × piperita*, achten Sie bitte darauf.

SO WIRKT SIE Pfefferminze wirkt besonders bei **Magenschmerzen** mit Krämpfen, bei **Übelkeit** und **Erbrechen** – also dann, wenn Ihr Kind sich den „Magen verdorben" hat: zu viel Fettes, zu viel durcheinander, zu viel … – was im Familienleben eben so alles vorkommt. Dann lässt der feine Pfefferminztee mit seinen Bitterstoffen die Galle fließen und hilft, Fettes besser zu verdauen und den „Stein im Magen wegzutragen". Das Menthol im ätherischen Öl der Pfefferminze (das ist in ausreichender Dosis nur in der Echten Pfefferminze enthalten) wirkt desinfizierend und kann Gärungs- und Fäulnisprozesse im Magen beheben. Es blockiert die Schmerzrezeptoren der Schleimhaut und entspannt die Darmmuskulatur. Das lindert zusätzlich **Krämpfe und Bauchweh**.

Bei **Übelkeit und Erbrechen** betäubt das Menthol leicht die Magenschleimhäute und lindert den Brechreiz. Und weil wir gerade beim Thema Übelkeit sind: „Eine Reise, die ist lustig …", aber nur so lange, wie das Kind – mitsamt der ganzen Familie – nicht unter **Reiseübelkeit** leidet → Seite 42. Ob vorbeugend oder während der Fahrt, ob als Pfefferminztee, als Sträußlein zum Schnuppern oder als Pastillen zum Lutschen: Pfefferminze hilft.

FÜR DIE ELTERN

Schwangerschaftserbrechen

… muss nicht sein. Pfefferminze hilft nämlich auch der Mama in spe – nicht nur dem Kind, das sich den Magen verdorben hat. Pfefferminztee deshalb für Mutter und Kind!

Wenn Ihr Kind schon ungefähr 6 Jahre alt ist und **Fieber** hat, richtig hohes Fieber, nicht nur leicht erhöhte Temperatur, können Sie das mit Pfefferminztee etwas senken und Ihrem fieberkranken Patienten Erleichterung verschaffen. Nicht trinken lassen, sondern mit lauwarmem Pfefferminztee abwaschen → Seite 102. Das Menthol kühlt und erfrischt, die Verdunstungskälte senkt die Temperatur um circa 1 °C.

Leidet Ihr Kind unter **Kopfweh**, sei es Schulkopfweh, Spannungskopfschmerz, ja sogar Migräne, eignet sich der Einsatz von Pfefferminze, weil sie nebenwirkungsfrei und auch noch frisch duftend die Schmerzen lindert. Als „Erste Hilfe aus dem Garten" kann Ihr Kind ruhig einmal 2–3 Pfefferminzblättchen zerreiben, bis Saft austritt, und diesen nach dem Davos-Prinzip („da, wo's weh tut") auftragen: Schläfe, Stirn, Augenbrauen, Nacken. Bei richtig heftigen, anhaltenden Kopfschmerzen aber braucht es das örtlich betäubende, schmerzstillende (10-prozentig verdünnte) ätherische Pfefferminzöl. Für Kinder ab 6 Jahren (darunter darf ätherisches Pfefferminzöl nicht eingesetzt werden!) gibt es ein Fertigpräparat aus der Apotheke namens Euminz. Das sieht wie ein Deoroller aus, und Ihr Kind kann damit selbstständig und behutsam die Kopfschmerzen auf Schläfen, Stirn und Nacken „wegrollern". Es hat sich in Studien besonders bei Migränekopfschmerz bewährt und ist nachweislich mit herkömmlichen Kopfschmerztabletten vergleichbar. Aber Vorsicht: Es darf nichts davon in die Augen gelangen, das brennt wie Feuer! Sie gehören zu den „Praktikern"? Dann stellen Sie sich den Pfefferminzroller selbst her → Seite 191. Er lindert auch Insektenstiche.

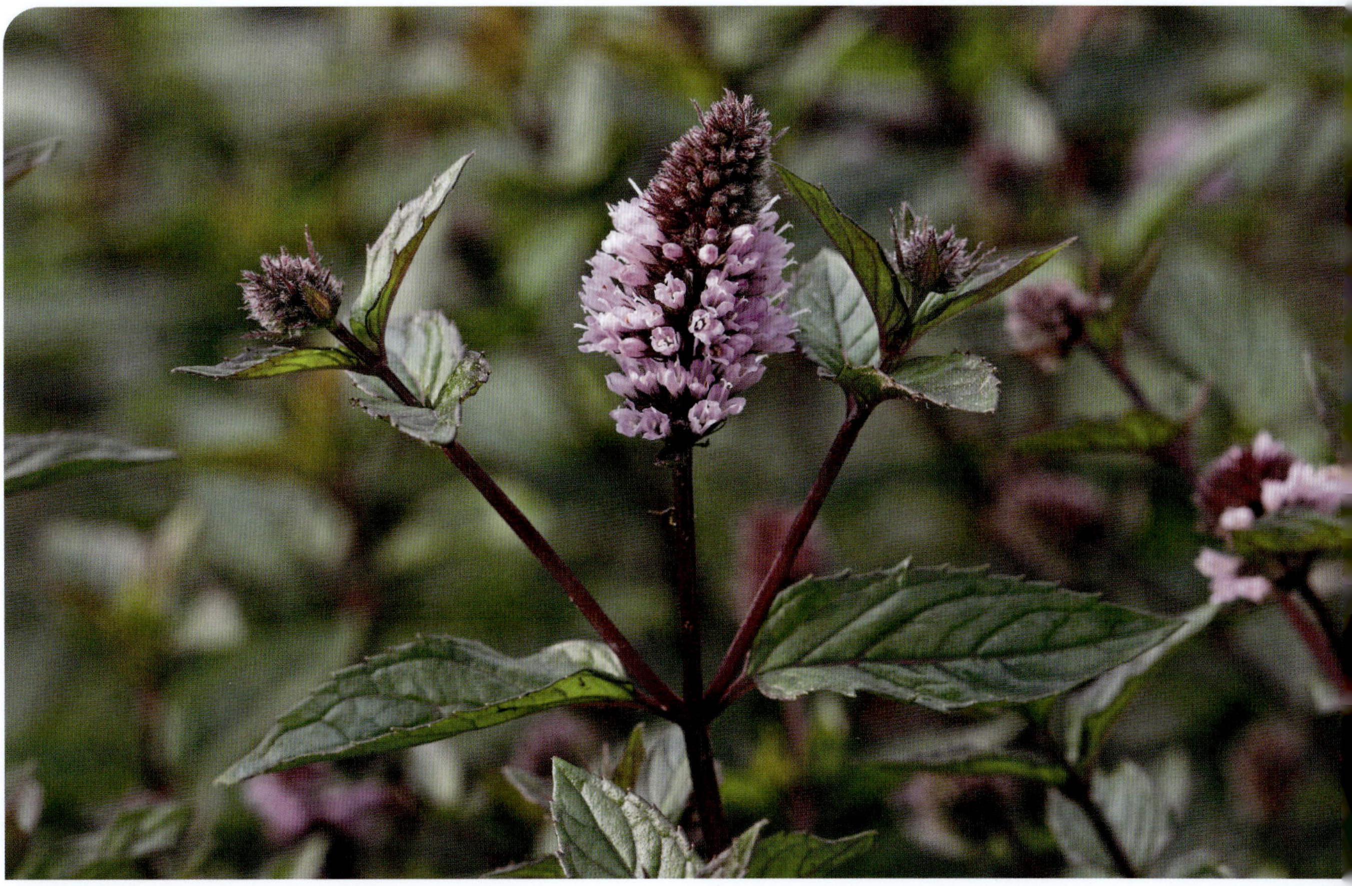

Robust und pflegeleicht im Garten: Die Pfefferminze kann man zudem fast das ganze Jahr hindurch ernten.

Schnelles Gartenpflaster

Wie oft brennt man sich beim Spielen draußen an Brennnesseln oder wird von Insekten gestochen? Kein Grund, ins Haus zu gehen, wenn im Garten die Pfefferminze wohnt. Einfach 2–3 frische Pfefferminzblätter zerreiben und den Pflanzensaft auf die Haut auftragen, und zwar auftupfen, nicht einreiben. Der örtlich betäubende, schmerzstillende Pfefferminzblattsaft kühlt, lässt die Schwellung bei Insektenstichen zurückgehen, lindert Juckreiz und betäubt den Schmerz bei Brennnesselquaddeln.

Wer das nicht glaubt, der kann es einfach mal ausprobieren: Den frisch ausgequetschten Pflanzensaft als 2 cm breite „Straße" auf den Unterarm auftragen und, sobald getrocknet, mit dem Finger aufmerksam ganz leicht darüberstreichen, am besten mit geschlossenen Augen. Sie werden merken, dass die mit Saft bestrichene Stelle sich wie taub anfühlt – örtlich betäubt, „lokal anästhesiert".

Das ätherische Pfefferminzöl eignet sich (ab dem Schulkindalter) bei **Schnupfen** zum Inhalieren: 1–2 Tropfen davon auf ein Taschentuch geben und Ihr Kind daran schnüffeln lassen. Diese „trockene Inhalation" macht rasch die Nase frei, wenn „alles zu" ist. Das empfindet der kleine Schnupfenpatient als sehr angenehm. Bei starkem **Muskelkater** oder nach schmerzhaften Sportverletzungen lindert 1- bis 2-prozentiges Pfefferminzöl, äußerlich aufgetragen, schnell die Schmerzen.

DAS STECKT DRIN → Das Wichtigste sind die stark duftenden, frischen ätherischen Öle (mit bis zu 50 Prozent Menthol, Menthon, 1,8-Cineol und Limonen), zudem Flavonoide, Bitter- und Gerbstoffe.

WAS BEACHTEN → Pfefferminztee sollte kein Dauerteegetränk sein, auch nicht für Erwachsene. Das Menthol stimuliert nämlich die Bildung von Magensäure und kann auf Dauer zu Schleimhautreizungen und Magenschmerzen führen. (Als Ersatz Tee aus Krauser oder Grüner Minze, *Mentha spicata*, trinken. Die ist weniger scharf, weil sie anstelle von Menthol Carvon enthält. Oder den Pfefferminztee zur Hälfte mit Kamillenblüten mischen.) Bei bekanntem Gallensteinleiden Pfefferminztee nur nach ärztlicher Rücksprache trinken.

Ätherisches Pfefferminzöl erst ab 6 Jahren anwenden (natürlich nur äußerlich) und insgesamt nur sehr sparsam dosieren. Nicht auf Schleimhäute auftragen und nach der Anwendung sofort die Hände waschen. Nicht bei Verschluss der Gallenwege, Gallenblasenentzündungen oder schweren Leberschäden einsetzen.

KAUFEN ODER SELBER SAMMELN? → Klare Antwort: selber ernten im eigenen Garten, vom Balkon oder Blumentopf! Dann wissen Sie, dass Sie „die Echte" haben, denn nur *Mentha × piperita* wirkt wie beschrieben. Ernten Sie die Blätter 2- bis 3-mal im Jahr bis in den September hinein, wenn Ihre Pflanze Knospen angesetzt hat oder gerade eben zum Blühen kommt. Dann ist ihr Wirkstoffgehalt am höchsten. Schneiden Sie kurz vor beziehungsweise zur Mittagszeit das Kraut handbreit über dem Boden ab, zupfen die Blätter vom Stängel und lassen sie rasch und schattig trocken. Wenn das Erntegut „rascheltrocken" ist, als ganze Blätter dunkel und aromageschützt aufbewahren, aber nicht in Kunststoffbehältern. Für den direkten Genuss können Sie junge Blätter und Triebspitzen laufend ernten.

Cooler Minzdrink

6 Stängel frisches Bohnenkraut und je 1 Zweig frische Pfefferminze, Basilikum und Rosmarin in 1 l Bio-Apfelsaft hineinhängen und 2 Stunden lang in die Sonne stellen. Der erfrischende Drink wirkt konzentrationsfördernd und gibt so richtig Power. Diese Rezeptur hatte schon Maurice Mességué den Tour-de-France-Fahrern verordnet, mit einer Prise Salz für den Mineralienverlust und etwas Traubenzucker als schnell verfügbare Kraftreserve dazu, eine Art Powerdrink. Und natürlich haben sie gewonnen!

Extra cool an heißen Sommertagen aber sind erfrischende „minzige" Eiswürfel: Pfefferminztee in Eiswürfelbehälter füllen, je 1 frisches Minzeblättchen dazu und einfrieren. Für Eistee oder Kinderbowlen oder …

MINZENVIELFALT

Minzen gibt es viele: Die Echte Pfefferminze entstand wahrscheinlich im 17. Jahrhundert als eine spontane Kreuzung (Bastard) aus der Wasserminze *Mentha aquatica* und der Grünen Minze *Mentha × spicata*. Letztere ist ihrerseits eine Kreuzung aus Rossminze *Mentha longifolia* und Rundblättriger Minze *Mentha rotundifolia*. Wegen des scharfen Geschmacks wurde die neue Kreuzung dann Peppermint genannt. Die Echte Pfefferminze vermehrt sich vorwiegend durch unterirdisch kriechende Ausläufer.

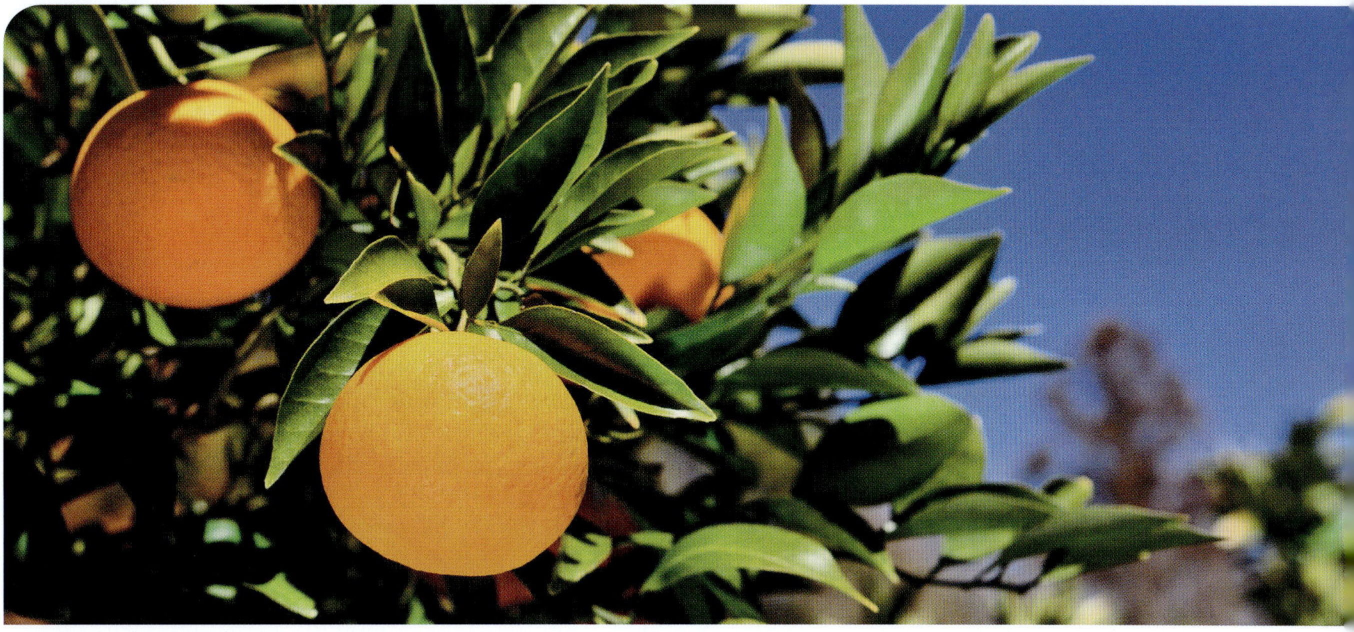

Die Bitterorange mag bitter sein, aber ihre Schale duftet wunderbar und hilft Essensmäklern und Unruhegeistern.

POMERANZE, BITTERORANGE

CITRUS AURANTIUM

Orangen mag wohl jedes Kind. Aber eine Bitterorange? Die schmeckt wirklich bitter, nichts zum pur Genießen! Doch muss sie wohl etwas Besonderes sein, sonst hätte man sie nicht „Gold-Apfel" genannt, „Pomum aurantium", was später zu Pomeranze verballhornt wurde. Es ist eine kugelrunde, heilkräftige Arzneifrucht, von der man Blüte, unreife Frucht und – und darum geht es hier – die aromatisch-bittere Fruchtschale der reifen Frucht medizinisch nutzt.

SO WIRKT SIE Jeder weiß, dass Kinder nicht gerade auf „bitter" stehen. Aber wenn es ein wirklich aromatisches Bittermittel gibt, das auch Kinder lieben, dann sind es Pomeranzenschalen. Wann braucht Ihr Kind Bitteres? Dann, wenn es (zu) wenig Appetit hat oder Probleme mit der Verdauung oder Blähungen, wenn der Bauch immer „so voll" ist oder der Darm verstopft. Aber auch wenn das Kind nicht richtig gedeihen will, oft **erschöpft und müde** ist, häufiger krank und nicht so widerstandsfähig, sich schnell überfordert fühlt, gestresst ist und unsicher, oder wenn es ihm immer schnell kalt ist.

Bitteres tonisiert, das heißt, es stärkt den gesamten Organismus, regt ihn an, unterstützt die Blutbildung, das **Immunsystem** und die Verdauung. Und hilft damit, dass Verdauungsstörungen sich erst gar nicht so richtig breitmachen können. Dafür wird die Pomeranzenschale offiziell verordnet, bevorzugt in der Kinderheilkunde: bei **Appetitlosigkeit** und **Verdauungsbeschwerden** mit Blähungen und Völlegefühl. Als Nebeneffekt kräftigt der „Gold-Apfel" Ihr Kind, macht es warm und hilft ihm, gesund zu bleiben.

Gerade in der Pädiatrie werden Pomeranzenschalen auch zur **Entspannung** und Schlafförderung, als wohlschmeckendes Nervinum und Einschlafmittel für nervöse Unruhezustände verordnet, gelegentlich auch bei Erregungszuständen und Schlaflosigkeit: Pomeranzenschale wirkt mild krampflösend, leicht **beruhigend**, entspannend und **nervenstärkend**.

Übrigens nicht nur die Schalen, auch die fein duftenden **Blüten und Blätter** von Pomeranzen und Orangen beruhigen auf milde Weise. Sie werden wegen ihres geringen Bitterwerts gerne in der Kinderheilkunde eingesetzt als wohlschmeckendes Nervenberuhigungs- und Einschlafmittel zur Entspannung und Schlafförderung und nicht zuletzt zur Geschmacksverbesserung in Teemischungen, um allzu „medizinisch" schmeckende Tees besser trinken zu können.

DAS STECKT DRIN Ätherisches Öl mit Limonen, Geraniol und alpha-Pinen, bitter schmeckende Flavonoide, Carotinoide, Cumarine (auch Furanocumarine) und viel Pektin.

WAS BEACHTEN Es sind keine Gegenanzeigen bekannt. Nebenwirkungen: Aufgrund der Furanocumarine ist bei hellhäutigen Personen während eines Sonnenbades eine Fotosensibilisierung möglich.

KAUFEN ODER SELBER SAMMELN? Vielleicht haben Sie ja das Glück, während eines Urlaubs im sonnigen Süden selber Früchte ernten zu können. Sonst greifen Sie auf Apothekenware zurück: die Schalen als Tee, Pomeranzentinktur (Tinctura aurantii) oder Fertigpräparate wie Carminativum-Hetterich Balance Tropfen → Seite 62.

Pomeranzenwasser

Pomeranzenwasser ist so einfach wie gut, eine verdünnte Tinktur mit „stärkenden Zauberwirkungen"! Zunächst stellen Sie eine Pomeranzentinktur her. Dazu Pomeranzenschalen (selbst geerntet und getrocknet oder aus der Apotheke) im Mörser grob zerstoßen, ein Ansatzglas damit bis oben locker befüllen und Wodka daraufgießen, sodass die Schalenstücke ganz bedeckt sind. Den Ansatz 3 Wochen stehen lassen, regelmäßig schütteln, schließlich den aromatisierten Wodka abgießen und in ein Tropffläschchen füllen.

Um daraus nun ein Pomeranzenwasser herzustellen, träufeln Sie 5–20 Tropfen der Tinktur auf ½ Glas Wasser, wahlweise auch Tee oder Saft. Nach Geschmack können Sie den „Zaubertrank" noch mit Honig süßen.

Zur Appetitsteigerung lassen Sie Ihr Kind jeweils 15–30 Minuten vor dem Essen davon trinken, zur Beruhigung eher abends. Oder Sie träufeln das Pomeranzenwasser einfach ins Salatdressing, über Speisen, in Getränke, in Sahne oder Saucen, selbst in Desserts schmeckt das aromatisch Bittere gut. Und ganz nebenbei steigert es mit seinem frischen Duft den Appetit und regt die Verdauungssäfte an, stärkt und entspannt.

RINGELBLUME

CALENDULA OFFICINALIS

Malen mit Farben – nicht nur Kinder lieben das. Wie wäre es mit Farben direkt aus Pflanzen? Sonnenfarben wie Gelb, Orange, Dunkelorange, beinahe Braun – diese Farbpalette bieten Ringelblumenblüten. Probieren Sie es: Einfach die Blütenköpfchen in die Hand nehmen und ihre Blütenfarbe auf ein weißes Blatt Papier aufreiben. Doch die Pflanzenfarben können noch mehr: Sie heilen.

SO WIRKT SIE Wenn eine „Kinderheilpflanze zur Pflege der Haut" geehrt werden sollte, dann würden ein „Blümchen" (Gänseblümchen), ein „Mütterchen" (Stiefmütterchen) und eine „Blume" (Ringelblume) zu den Bewerbern um den Preis gehören. Wir würden den Orden der Ringelblume verleihen – und ihr die beiden anderen einfach an die Seite stellen. Eine bunte Gesellschaft, aber die Ringelblume, die sollten Sie auf alle Fälle immer zu Hause haben.

Sie brauchen sie zur Pflege der zarten **Baby- und Kinderhaut**, vom Gesicht bis zum Popo, denn sie macht die Haut geschmeidig, weich, elastisch und widerstandsfähig. Sie verbessert die Hautdurchblutung, regt den Zellstoffwechsel der Haut an und stimuliert die Zellneubildung. Pflege pur also. Besonders wirksam sind die entzündungshemmenden Eigenschaften in Ringelblumenöl, die Sie zur Pflege sensibler, gereizter, trockener, ekzematöser, zu Allergien neigender (Kinder-)Haut brauchen. Hier heilt die Pflanze mit ihren Farben. Pflanzen produzieren Farbstoffe als eine Art „Sonnenschutzcreme", um ihre zarten Pflanzenzellen vor der ständigen Strahlung zu schützen. Solche Farben sind auch für den menschlichen Organismus Zell- und Gefäßschutz, ein wunderbares Geschenk der Natur. Im Falle der Ringelblume sind es Flavonoide und Carotinoide, die gleichen Farbstoffe also, derentwegen auch Karotten so gesund sind. Die eher orangeroten Blüten enthalten vermehrt Lycopin, die gelben Varietäten mehr Xanthophyllin. Ob gelb, orange oder rot, die hübsche Calendula wirkt mit ihren sämtlichen Farben ausgesprochen hautfreundlich, dazu noch entzündungshemmend und wundheilend. Sie reguliert den Feuchtigkeitsgehalt der Haut und hilft geschädigten Hautzellen, sich wieder zu regenerieren. Zudem unterstützen Carotinoide, die strukturell dem Vitamin A ähneln, eine gute

DAS STECKT DRIN → Salbei ist reich an ätherischen Ölen (1,8-Cineol, Campher, Thujon), Gerb- und Mineralstoffen (Eisen, Magnesium, Zink), außerdem enthält er Bitterstoffe und Flavonoide.

WAS BEACHTEN → Bei äußerlicher Anwendung gibt es eigentlich nichts zu beachten – bis auf eines: Kein Salbeitee bei trockenem Hals oder Reizhusten, denn der gerbstoffreiche Salbei trocknet aus! Überhaupt muss man bei korrekter Anwendung, Dauer und Dosierung von Salbeitee keine Bedenken haben.

Bei der Tinktur oder beim reinen ätherischen Öl sieht das anders aus, denn immerhin ist ein Bestandteil des ätherischen Öls das „Nervengift" Thujon. Solche Zubereitungen sollten Sie daher vorsichtshalber nicht in der Schwangerschaft oder während der Stillzeit und bitte erst für Kinder ab 12 Jahren einsetzen. Allerdings: Salbeiblättertee dürfen Sie während der Schwangerschaft trinken und Salbeitinktur *äußerlich* zu Spülungen und zum Gurgeln anwenden.

KAUFEN ODER SELBER SAMMELN? → „Salbei im Garten, und der Tod kann warten." Nichts spricht gegen eigenen Salbei im (Balkon-)Garten oder im Blumentopf. Sie haben mit einem Salbeistöckchen lange Zeit frische Blätter zu ernten (Juni / Juli bis Dezember, wobei der Ölgehalt zu Blütenbeginn – um die Mittagszeit – am höchsten ist) und immer etwas parat für Küche und Heilkunde. Ansonsten natürlich auch kaufen. Achten Sie dabei aber auf gute Bio-Ware, möglichst als ganze Blätter.

Salbei-Zahnbürste für unterwegs

Bevor die Zahnbürste erfunden wurde, war es üblich, sich mit einem Salbeiblatt Zähne und Zahnfleisch zu massieren. Heute geht das auch, und zwar ganz einfach. Meist können das schon 4- bis 5-jährige Kinder. Ein frisches Salbeiblatt so über den Zeigefinger legen, dass die „rubbelige" Blattoberseite (die hat Massageeffekte) nach außen weist. Mit diesem „Salbeifinger" dann das Zahnfleisch massieren, stets „von Rot nach Weiß". Das wirkt keimhemmend, verhindert Zahnfleischbluten und kräftigt das Zahnfleisch, wenn es zu Blutungen neigt. Zusätzlich hinterlässt das einen richtig guten Mundgeruch: bereit für das kussfreudige Rendezvous im Teenageralter.

SCHLÜSSELBLUME

PRIMULA VERIS

Den Himmel aufschließen oder die Tür zum großen Geheimnis? Darüber könnten Sie Geschichten erzählen, wenn Sie beim Frühlingsspaziergang mit Ihren Kindern den leuchtend goldgelben „Himmelsschlüsseln" begegnen. Sie duftet, die Echte Schlüsselblume – aber sie steht unter Naturschutz, also bitte nicht ausgraben. Am besten eine Pflanze aus der Gärtnerei holen und in Ihren Garten setzen!

SO WIRKT SIE → Die Schlüsselblume zeichnet sich durch einen hohen Gehalt an Saponinen aus, das sind „reinigende Seifenstoffe". Deren Aufgabe ist es ursprünglich, die Pflanze vor Schadinsekten und Pilzbefall zu schützen. Im Organismus Ihres Kindes aber lösen und verflüssigen sie die Sekrete, sowohl in den Nasennebenhöhlen wie auch in den Bronchien. Somit erleichtern sie das Abhusten und wirken mild krampf- und sekretlösend.

Wenn Ihr Kind eine **Bronchitis** mit richtig festsitzendem Husten hat, mit ungenügendem Auswurf und zähflüssigem Sekret, und es bekommt einen fein duftenden Tee aus Schlüsselblumenblütchen, dann ist es gleich gar nicht mehr so schlimm. Der Tee schmeckt gut – Hustentees darf man gern mit Honig süßen. Aber vor allem wirkt er gut – das spürt Ihr Kind. Er löst und lockert den zähen Schleim und hilft, ihn besser abzuhusten. Das schützt vor weiteren Infekten und verhindert eine Verschlechterung der Beschwerden, denn: Wird der Schleim nicht abgehustet, stellt er für Bakterien einen idealen Nährboden dar. So aber bekommt Ihr Kind besser Luft und fühlt sich freier.

Für Babys und Kleinkinder sind die Blüten mitsamt Kelch empfehlenswerter als die Wurzeln. Die zarten Blüten mit ihren pludrigen Kelchhosen wirken milder und sind magenverträglicher, weil in den Kelchen sehr viel weniger der wirksamen „kratzigen" Saponine enthalten sind als in den Wurzeln. Ist Ihr Kind schon größer, können Sie ihm auch Tee oder Präparate (wie Bronchipret) aus Schlüsselblumenwurzeln reichen. Diese wirken zusätzlich noch entzündungshemmend und schmerzlindernd, denn sie enthalten in geringer Menge schmerzlindernde Salicylsäureglykoside → Seite 21. Außerdem fand man in Studien, dass die Wurzeln auch antiviral wirken, vor allem gegen Influenza-A-Viren.

Bei fiebrigen **Erkältungen** mit Kopfweh und verstopfter Nase, bei Stirn- und **Nebenhöhlenentzündungen** eignet sich die Schlüsselblume ebenso, als Tee oder als Präparat (Bionorica Sinupret Saft für Kinder ab 2 Jahren). Einerseits, weil Saponine das Wachstum der Erkältungserreger hemmen, vor allem aber, weil sie, wie schon gesagt, das festsitzende Sekret in den Nasennebenhöhlen verflüssigen und lösen. Das befreit dann von diesem unangenehmen Kopfdruck mit dem dumpfen Gefühl von „alles zu". Bei Studien mit einem Schlüsselblumen-Kombinationspräparat (Sinupret) besserten sich der Sekretabfluss und die durch den Sekretstau hervorgerufenen Kopfschmerzen deutlich – und genau davon wird Ihr Kind profitieren.

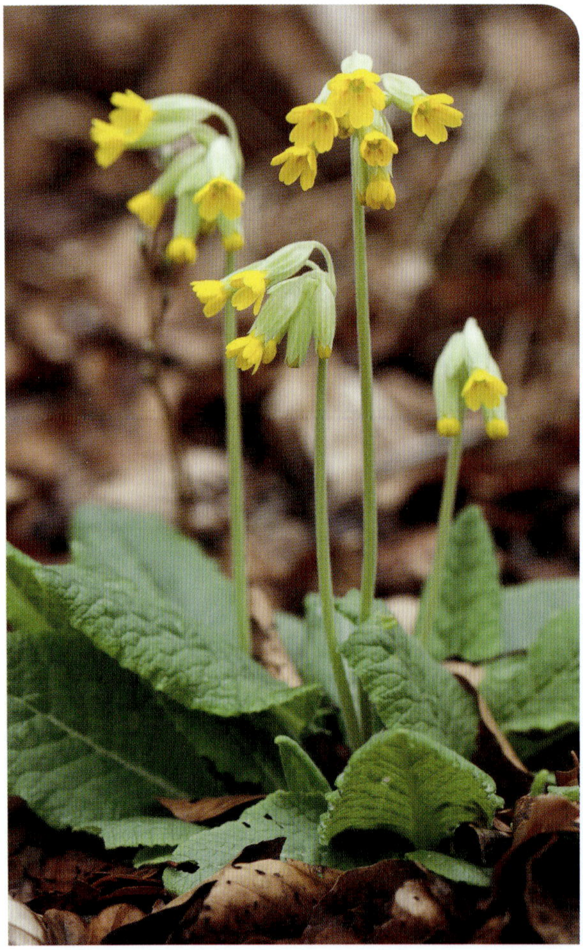

Ein zauberhafter Frühlingsbote ist die Schlüsselblume – ihre Blüten helfen gegen die Hustenviren zu Beginn des Jahres.

In der Volksmedizin verwendet man die zart duftenden **Blüten** (ohne Kelche) mit leicht beruhigender Eigenschaft gern als Frühlingsabend- oder **Schlaftee** für Kinder.

DAS STECKT DRIN → In den Blüten mitsamt Kelch geringe Mengen an Saponinen, reichlich Flavonoide, Carotinoide, ätherisches Öl und Zucker. In der Wurzel reichlich Saponine, Phenylglykoside (aus denen durch enzymatische Veränderung Salicylate entstehen) und Flavonoide.

WAS BEACHTEN → Bei einer Überdosierung kann es durch die schleimhautreizenden Eigenschaften der Saponine vereinzelt zu Kratzen im Hals, Magenbeschwerden, Übelkeit oder Durchfall kommen. Nicht anwenden bei einer Primel-Allergie!

KAUFEN ODER SELBER SAMMELN? → Wenn Sie keinen Garten Ihr Eigen nennen: in der Apotheke kaufen, vor allem die Wurzeln. Nicht einmal ein kleines Frühlingssträußlein der Blütenstängel dürfen Sie von den geschützten Pflanzen in der Natur sammeln, Ausgraben schon gar nicht. Von eigenen Pflanzen im Garten ernten Sie die Blüten mit Kelch bei Vollblüte und die Wurzel im Herbst ihres 3. Lebensjahres. Zu diesem Zeitpunkt ist deren Saponingehalt am höchsten.

Blütencreme

Bringen Sie 4 EL Schlüsselblumenblüten mit dem ausgekratzten Mark einer Vanilleschote in ½ l Hafermilch einmal kurz zum Kochen. Gleich wieder abkühlen lassen und anschließend die Blüten abgießen. Jetzt 25 g Speisestärke mit etwas „Schlüsselblumen-Milch" anrühren, die restliche Milch nochmals erhitzen, die aufgelöste Speisestärke einrühren, bis es bindet. Nach dem Erkalten 3 EL Akazienblütenhonig unterrühren, 1 EL Schlüsselblumenblüten darüberstreuen – und jetzt geht's ans Genießen des himmlischen Desserts.

SCHWARZ- UND GRÜNTEE

CAMELLIA SINENSIS

Tee ist nicht gleich Tee. Wenn es um Tee in der Kinderheilkunde geht, denken Sie bestimmt zuerst an Kräutertee, bei Schwarzem oder Grünem Tee dagegen an anregenden Teegenuss in hektischer Zeit für Sie selbst, weniger für Ihre Kinder. Wie immer im Leben gilt es zu differenzieren: Schwarz- und Grüntee kann man äußerlich oder innerlich anwenden, für Erwachsene – und Kinder ebenso –, ihn kurz oder lang ziehen lassen … Und jedes Mal kommt etwas anderes dabei heraus.

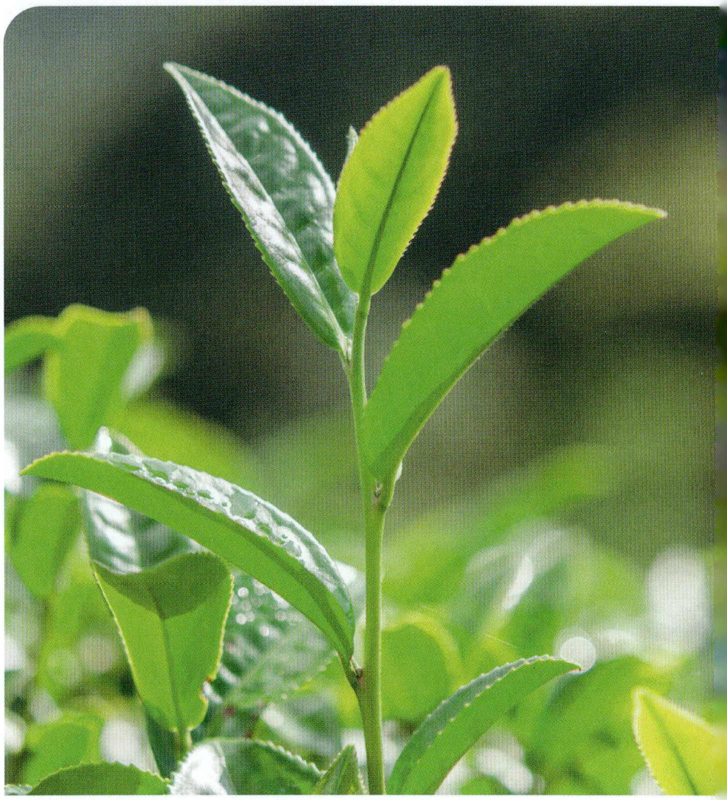

Teepflanzen wachsen in tropischem oder subtropischem Klima.

SO WIRKT ER Durchfall, wunder Po, Erschöpfung, Juckreiz, Sonnenbrand – das und noch mehr sind Indikationen für Schwarz- und Grüntee, die Teeblätter aus dem fernen Osten. Und bei allem Pflegen und Umsorgen trinkt man als Erwachsener zwischendurch schon mal eine gemütliche Tasse Tee, schwarz oder grün, ganz nach Geschmack. Aber noch einmal: Tee ist nicht gleich Tee, selbst wenn wie hier die Blätter stets der gleichen Pflanze entstammen, dem Teestrauch. Schwarzteeblätter sind so dunkel geworden, weil sie nach der Ernte fermentiert wurden. Das wurde beim Grünen Tee unterlassen, deshalb sind seine Blätter selbst im getrockneten Zustand grün geblieben.

WELCHER IST GESÜNDER?

Grüner Tee ist nachweislich reicher an gesunden Polyphenolen als Schwarzer Tee. Weil bei der Herstellung von Grüntee die Blätter nicht fermentiert werden und man sie behutsamer trocknet, bleiben seine Inhaltsstoffe weitgehend verschont und erhalten.

Ein großer Unterschied in der Wirkungsweise des Tees liegt in der unterschiedlichen **Dauer der Ziehzeit**. Normalerweise lässt man Schwarz- beziehungsweise Grüntee nur wenige Minuten lang ziehen, gießt ihn dann ab – und genießt ein anregendes Getränk, das mehr oder weniger Tein enthält. (Das entspricht übrigens dem Koffein im Kaffee, nur dass man es beim Tee eben „Tein" nennt.) Lässt man die Teeblätter aber 10–15 Minuten lang ziehen, lösen sich die Gerbstoffe aus den Blättern heraus und gelangen ins Teewasser. Jetzt ist es ein gerbstoffreicher Tee, der das anregende Tein an sich gebunden hat und somit dessen Aufnahme ins Blut verhindert. Nun wirkt der Tee nicht mehr anregend, sondern mit seinen gelösten Gerbstoffen als Gerbstoffdroge. Und schon wurde aus einer Teezeremonie ein Heilgetränk. Das Gute an Schwarztee ist, dass er fast immer und überall vorhanden oder erhältlich ist, also auch auf Reisen. Sicher hat er auch deshalb eine so herausragende Stellung als weltweit vorhandene Küchenmedizin und wird nicht nur zu Hause, sondern auch in vielen Kliniken eingesetzt, vor allem zur Wundbehandlung und bei Durchfall.

ENGLISCH ODER NICHT?

Wenn es um die gesundheitsfördernden Wirkstoffe beim Teetrinken geht, bitte nicht mit Milch trinken, weil die Milchproteine die positiven, vor allem antioxidativen Eigenschaften der Polyphenole reduzieren.

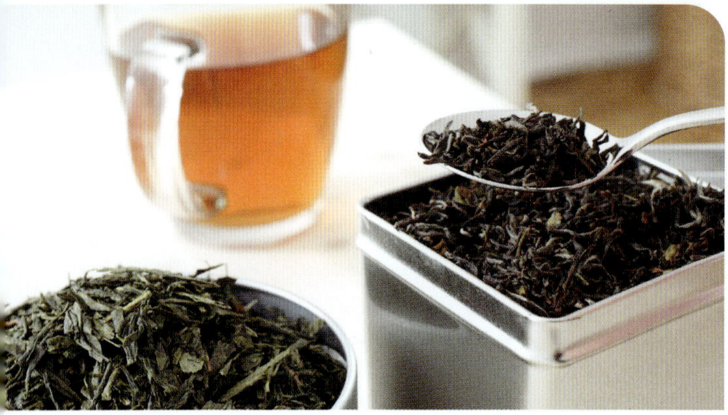

Schwarzer und Grüner Tee wirken gleichermaßen mit vielen wertvollen Gerbstoffen.

Hat Ihr Kind **Durchfall** → Seite 45, geben Sie ihm einen Schwarz- oder Grüntee zu trinken, der 10–15 Minuten gezogen hat. Dann wirkt er wie beschrieben nicht mehr anregend, sondern durchfallhemmend, zusammenziehend („stopfend"), entzündungshemmend und antibakteriell. Seine Gerbstoffe dichten quasi die Oberfläche der Darmschleimhaut ab und erschweren dadurch die Aufnahme von Giftstoffen und Keimen ins Blut. Und andererseits verliert der kleine Körper Ihres Kindes weniger Flüssigkeit über die Darmschleimhaut. Ihr Kind wird mit Schwarztee schneller gesund, der Durchfall lässt nach.

Leidet Ihr Kind unter **Windeldermatitis** → Seite 147 oder Windelsoor, so wirken die (durch lange Ziehdauer herausgelösten) Gerbstoffe ebenso austrocknend und zusammenziehend, leicht schmerz- und juckreizstillend und sind gegen Bakterien und Pilze wirksam. Und zwar als „Tee von außen": Ihr Kind trinkt den Tee nicht, es badet darin. Das tut der entzündeten Babyhaut gut, lässt die Entzündung schneller abheilen und erschwert Bakterien und Pilzen das weitere Wachstum.

Der gleiche Gerbstoff-Wirkmechanismus kommt auch allgemein bei **Wunden** zum Tragen, ebenso bei akuten **nässenden Ekzemen** (aber bitte nicht bei trockenen Ekzemen, denn Gerbstoffe trocknen aus, das wäre kontraproduktiv), bei **Akne**, **Sonnenbrand** oder Juckreiz. Immer trocknen die Gerbstoffe aus, lindern den Juckreiz, hemmen die Entzündung, lassen abschwellen, mindern den Schmerz und wirken heilungsfördernd.

Wie das geht? Den Tee, 10–15 Minuten gezogen und abgegossen, für Spülungen (gut bei Zahnkaries), Auflagen, Umschläge oder Bäder mehrmals täglich anwenden, indem Sie ihn mittels einer Kompresse oder einem Wattepad auf die betroffenen Stellen auftragen oder eben bei Windeldermatitis den Popo darin baden.

Last, but not least: Ist Ihr (schon älteres) Schulkind häufig müde, unkonzentriert und **erschöpft**, können Sie ruhig mit ihm ab und zu einmal gemeinsam eine Tasse Grüntee trinken (diesen dann kurz gezogen) → Seite 186.

DAS STECKT DRIN → Koffein (Purinalkaloide, Tein), Theobromin, Theophyllin, 10–25 Prozent Gerbstoffe, Flavonoide, ätherische Öle, Mineralstoffe wie Kalium; Magnesium und etwa 300 weitere Verbindungen.

WAS BEACHTEN → Keine Nebenwirkungen bei korrekter Anwendung. Gegenanzeigen: Nicht bekannt (außer bei Überdosierung oder einer Koffein-Unverträglichkeit).

KAUFEN ODER SELBER SAMMELN? → Die Frage ist eindeutig zu beantworten: Grün- und Schwarztee müssen Sie kaufen – natürlich als Bioware. Selbst wenn heute in so manchen Gartencentern Teesträucher als Topf- oder Kübelpflanzen angeboten werden, bedürfte es eines erheblichen Aufwands und Know-hows, um die Blätter sachgerecht zu trocknen oder gar zu fermentieren.

Färben mit Tee

Das geht wirklich kinderleicht: Einen sehr starken Tee kochen (mindestens 10 Teebeutel auf ½ l Wasser) und ein weißes, sauberes Stück Stoff hineintunken – je länger, desto kräftiger wird die Farbe. Fertig. Und jeder Tee färbt unterschiedlich: Schwarz- oder Grüntee, Malven- oder Birkenblättertee, Früchte- oder Wurzeltee. Probieren Sie es aus. Vielleicht auch mal mit Ostereiern!

NICHT GUT FÜR SCHWANGERE

Während der Schwangerschaft sollten Sie möglichst wenig bis keinen Grüntee trinken, weil er die Aufnahme von Folsäure und Eisen reduziert – beides überaus wichtige Substanzen für das heranwachsende Ungeborene.

SPITZWEGERICH

PLANTAGO LANCEOLATA

Diesen Pflanzenherrn im dunkelgrünen Nadelstreifenanzug kennen Sie bestimmt aus Ihrer Kindheit. Vielleicht haben Ihre Großeltern auch Ihnen beigebracht, was zu tun sei, wenn Sie sich als Kind auf der Wiese verletzt haben oder in die Brennnessel gefallen waren: einfach Spitzwegerichsaft drauf. Das gilt bis heute.

SO WIRKT ER ➔ Der „Nadelstreifenherr" hat seine Heilgebiete in den Bereichen Haut und Husten, er kann innerlich und äußerlich angewendet werden – und man kann ihn essen. Aber fangen wir von vorne an …

2014 wurde Spitzwegerich vom „Studienkreis Entwicklungsgeschichte der Arzneipflanzenkunde" an der Universität Würzburg zur Arzneipflanze des Jahres gewählt. Schon knapp 20 Jahre davor, 1995, wurde auf dem 6. Phytotherapiekongress in Berlin auf den Spitzwegerich hingewiesen als hervorragend wirksame pflanzliche Alternative zu herkömmlichen synthetischen Hustenblockern (Antitussiva) – speziell für die Anwendung bei Kindern mit unangenehmem, **trockenem Reizhusten**. Bei Kindern deshalb, weil man bei einer Spitzwegerichtherapie weder Nebenwirkungen, Wechselwirkungen noch Gegenanzeigen kennt.

„Husten" ist ja eigentlich ein sinnvoller, schützender Reflex, der die Atemwege von Hustenschleim befreien soll. Wird das unterdrückt, verbleibt der Schleim in der Lunge und bietet einen guten Nährboden für Bakterien. Aber wenn kein Schleim produziert wird, wenn Ihr Kind keine Bronchitis, sondern einen quälend trockenen, unproduktiven Reizhusten hat, dann darf, soll und muss der Hustenreiz unterdrückt werden. In so einem Fall ist die reizmildernde Wirkung des Spitzwegerichs wertvoll, denn durch die Unterdrückung des Hustenreflexes schenkt er der Rachenschleimhaut Zeit zur Selbstregeneration.

An der Wirkung beteiligt sind vor allem die Schleimstoffe des Spitzwegerichs. Schleime sind Makromoleküle, die die Rachenschleimhaut nicht passieren können und somit eine ganze Weile auf ihr verbleiben als schützende Schicht, wie eine Art „Samt-und-Seiden"-Schutzmantel. Das lindert den reflektorisch ausgelösten Hustenreiz, die **entzündete Rachenschleimhaut** kann abheilen, und Ihr Kind kann wieder schlafen. Um diese Wirkung zu erzielen, sollten Sie Spitzwegerichblätter „kalt ausziehen", damit die Pflanzenschleime erhalten bleiben ➔ Seite 26, und Ihr Kind sollte den Tee schluckweise trinken, damit die gereizte Rachenschleimhaut wieder und wieder vom Tee benetzt wird.

Mit seiner gelungenen Kombination an bronchienwirksamen Inhaltsstoffen steht der Spitzwegerich Ihrem Kind aber praktisch bei jeder Art von Atemwegserkrankung unterstützend zur Seite, auch bei **Bronchitis**, Asthma oder Lungenentzündung. Seine zusammenziehenden Gerbstoffe festigen die entzündete Schleimhaut und fördern deren Abheilung. Sie entziehen den Atemwegserregern auf den Schleimhäuten die Nährstoffe und hindern sie somit, sich weiter zu verbreiten, und sie wirken leicht schmerzlindernd. Die bindegewebefestigende Kieselsäure steigert die Abwehr, Zink unterstützt die Wundheilung. Bei all diesen Atemwegserkrankungen (außer trockenem Husten, wie gesagt) bereiten Sie den Tee mit heißem Wasser zu ➔ Seite 25.

Zubereitungen aus frischen Spitzwegerichblättern enthalten überdies den keimwidrigen Wirkstoff Aucubin, eine Art penicillinähnliches natürliches Antibiotikum, mit dem sich der Spitzwegerich selber vor Befall mit Krankheitserregern schützt. Solche Zubereitungen können Sie selbst herstellen. Aber Vorsicht beim Erdkammer-Spitzwegerichsirup ➔ Seite 108: Der schmeckt so gut, dass Ihr Kind glatt öfters Husten haben möchte! Wie gut, dass Sie diesen Sirup auch im (Husten-)Tee lösen können, in Desserts einarbeiten oder sogar ein „Husteneis" damit zaubern können.

Natürlich hat auch die Apotheke etwas Wirksames aus frischen Blättern vorrätig (Frischpflanzenpresssaft). Untersuchungen bestätigten Fluidextrakten und Frischpresssäften gute antibakterielle Eigenschaften – im Gegensatz zu den wässrigen Auszügen (Tees), die nicht bakterienhemmend wirken. Ein kleiner Tipp: Möchte Ihr Kind keinen Frischpflanzensaft pur trinken, geben Sie einfach 1 EL davon dem Salatdressing bei.

Leidet Ihr Kind unter **Entzündungen der Mund- und Rachenschleimhaut**, dann lassen Sie es mit Spitzwegerichtee oder Frischsaft spülen oder gurgeln. Das lindert den Entzündungsschmerz und lässt die Schleimhaut rasch abheilen.

Was für die Schleimhaut innen gilt, gilt auch für die Haut außen, vor allem, wenn „draußen" mal wieder etwas passiert ist, wofür Ihr Kind schnelle Linderung braucht. Gesucht wird das Erste-Hilfe-Wiesenapotheken-Blatt gegen **Insektenstich**, Brennnesselquaddeln, kleine oberflächliche Wunden, leichte allergische Reaktionen und **Sonnenbrand**. Der frisch ausgepresste Pflanzensaft → Seite 146 von ganz sauberen Blättern, auf die betroffene Stelle aufgetragen, wirkt schmerzlindernd, juckreizlindernd und entzündungshemmend, bei Bedarf auch blutstillend, leicht örtlich betäubend und antiallergisch. Anstelle von frischen Blättern können Sie natürlich auch Pflanzenfrischsaft aus der Apotheke auftragen – falls zur Hand.

Die Erinnerung, wie leicht eine Behandlung mit einem Spitzwegerichblatt geht und wie schnell und gut sie wirkt, bleibt bei Kindern bestehen und ist später jederzeit abrufbar, oft generationenlang.

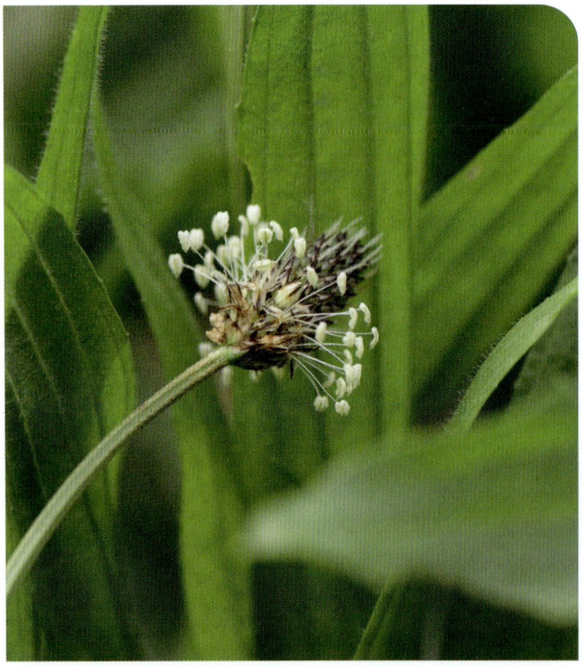

Typisch ist der dunkle Blütenstand mit „Ballerinaröckchen".

Übrigens, wer nicht krank ist, darf dennoch zu Spitzwegerich greifen und aus seinen noch jungen Blättern Salat oder Suppe zubereiten.

DAS STECKT DRIN → Schleim- und Gerbstoffe, Flavonoide, Mineralstoffe (Kieselsäure, Eisen, Kalium, Zink), Vitamin A, C und K, Aucubin, Phenylethanoide (Acteosid), Chlorogensäure.

WAS BEACHTEN → Keine Nebenwirkungen oder Gegenanzeigen bekannt, wie es sich für echte Kinderheilpflanzen gehört.

KAUFEN ODER SELBER SAMMELN? → Klar doch, natürlich sollten Sie Spitzwegerichblätter selbst sammeln. Ernten Sie von Mai bis September behutsam Blatt für Blatt, ohne sie zu zerdrücken, und legen Sie sie genauso zum Trocknen aus. Durch ihre Pflanzenschleime neigen sie zum Schimmeln, deshalb müssen sie luftig und rasch trocknen. Nicht korrekt getrocknete oder noch feucht gelagerte Blätter verfärben sich bald braun oder schwarz. Dann hat sich das Aucubin in ein dunkelbraunes Polymerisat umgebaut und die Blätter für den medizinischen Gebrauch wertlos gemacht. Achten Sie also auf die Farbe: Getrocknete grüne Blätter sind heilkräftig, dunkel verfärbte nicht mehr.

Fußblattauflage

Breitwegerich (*Plantago major*) ist der „dicke Bruder des Spitzwegerichs", mit eiförmig-breitem Blatt – und oft direkt auf dem Weg wachsend, praktischerweise in Schuhgröße 24–42. Er ist bekannt als Fußblattauflage. Dazu legt man ein „fußgroßes" frisches Blatt ohne Stängel mit seiner glatten Oberfläche auf die nackte Fußsohle, zieht Strümpfe und Schuhe darüber, und weiter geht die Wanderung. Das Blatt erfrischt die Füße nicht nur, sondern verhindert auch die Bildung von Fußblasen.

JUNG UND KNACKIG

Junge frische Spitzwegerichblätter sind lecker und gesund im Salat oder als Suppe – sie schmecken ganz fein nach Pilzen!

STIEFMÜTTERCHEN

VIOLA TRICOLOR, VIOLA ARVENSIS

Blumen pressen kommt gerade wieder in Mode. Kennen Sie ein schöneres Blümchengesicht als das des kleinen Stiefmütterchens? Ihr Kind kann es pressen und der Freundin ins Poesiealbum kleben oder auf einer Karte fixiert der Oma schenken. Oder Sie bestücken ein Butterbrot mit den Gesichtlein (ja, man kann sie essen!) – oder aber bereiten einen heilkräftigen Haut- und Hustentee daraus zu, zum Trinken und Baden.

Genau genommen sind es zwei verschiedene Arten von Stiefmütterchen, von denen hier die Rede ist: das **Wilde Stiefmütterchen** (*Viola tricolor*), dessen Blüten dreifarbig sind, blauviolett, gelb und weiß, sowie das **Acker-Stiefmütterchen** (*Viola arvensis*), das cremefarbene Blüten hat, das untere Blatt meist mit gelbem Fleck, die oberen Blätter manchmal violett überlaufen. Obwohl es noch etliche andere Arten gibt, werden nur diese beiden Stiefmütterchen medizinisch verwendet. Aus diesem Grund meinen wir, wenn wir hier schlicht vom „Stiefmütterchen" sprechen, genau diese beiden Arten.

SO WIRKT ES ➔ Es gibt wenig wirklich typische „Kinderheilpflanzen". Das Stiefmütterchen gehört auf jeden Fall dazu, und zwar vor allem im Bereich Haut. Bei chronischen **Hautkrankheiten** der Säuglinge und Kinder und bei jugendlicher Akne. Stiefmütterchen wirkt stoffwechselfördernd und regt damit die Entgiftungsorgane an. Das beugt von vornherein Reizzuständen der Haut vor und lindert stoffwechselbedingte Hauterkrankungen. Es hält die Haut elastisch und von innen und außen gesund. Sie können Stiefmütterchentee Ihrem Kind zur Pflege und Linderung von Hautbeschwerden zum Trinken geben. Und gleichzeitig den Tee äußerlich zur Hautpflege anwenden, als Gesichts-, Wasch- oder Badewasser. Die Teezubereitung ist wirklich einfach, und Sie können ihn zu Hause für 1 Tag bevorraten und haben ihn so jederzeit parat. Zum Beispiel für ein hautkrankes Baby. Für ihn verwenden Sie Stiefmütterchentee anstelle von Wasser zur Nahrungszubereitung, zunächst fürs Fläschchen, später für Brei und Suppe. Vor allem, der Tee schmeckt richtig gut, den kann die ganze Familie trinken: Auch Eltern freuen sich über jugendlichelastische Haut.

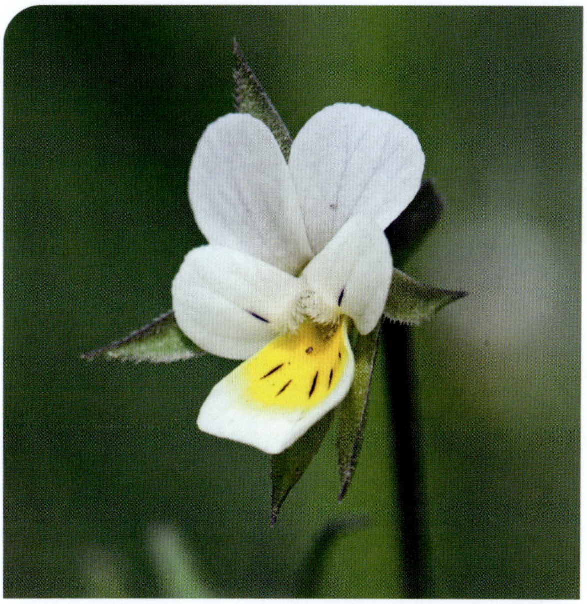

Das kleine Acker-Stiefmütterchen tritt in aller Bescheidenheit auf.

Ist die Haut Ihres Kindes eher empfindlich, trocken oder schnell gereizt, stellt Stiefmütterchen durch seine zell- und gefäßschützenden Eigenschaften einen richtig guten Hautschutz dar. Wenn die Haut Ihres Kindes aber bereits erkrankt ist, wenn es beispielsweise an **Milchschorf**, chronischen oder **Säuglingsekzemen** oder leichten seborrhoischen Hauterkrankungen (Überproduktion von Hautfett durch Talgdrüsen), an Windeldermatitis, Juckreiz oder jugendlicher **Akne** mit eher zu fetter Haut leidet, dann wirkt das Stiefmütterchen dank seiner Gerbstoffe, Flavonoide und Salicylate ähnlich wie Cortison, nämlich entzündungshemmend. Außerdem mindert es Schmerz und Juckreiz. Dass es tatsächlich das Hautbild bessert, wurde in wissenschaftlichen Untersuchungen bewiesen. Während es bei innerlicher Anwendung, also durchs Teetrinken, der Haut genügend Feuchtigkeit von innen schenkt, lässt es durch äußerliche Anwendung die Ekzeme schneller heilen, lindert nach dem Auftragen spürbar Schmerz und Juckreiz und pflegt auch mit seinen Pflanzenschleimen die Haut.

Sie können Stiefmütterchentee für Ihr Kind verwenden ➔ Seite 151 und 156:

- zum Trinken oder Zubereiten von Babynahrung
- als Gesichtswasser (bei Akne) oder für eine Gesichtspackung
- als Badezusatz für den ganzen Körper oder für den wunden Popo als Sitzbad
- als Kompresse für betroffene Stellen
- zum Waschen

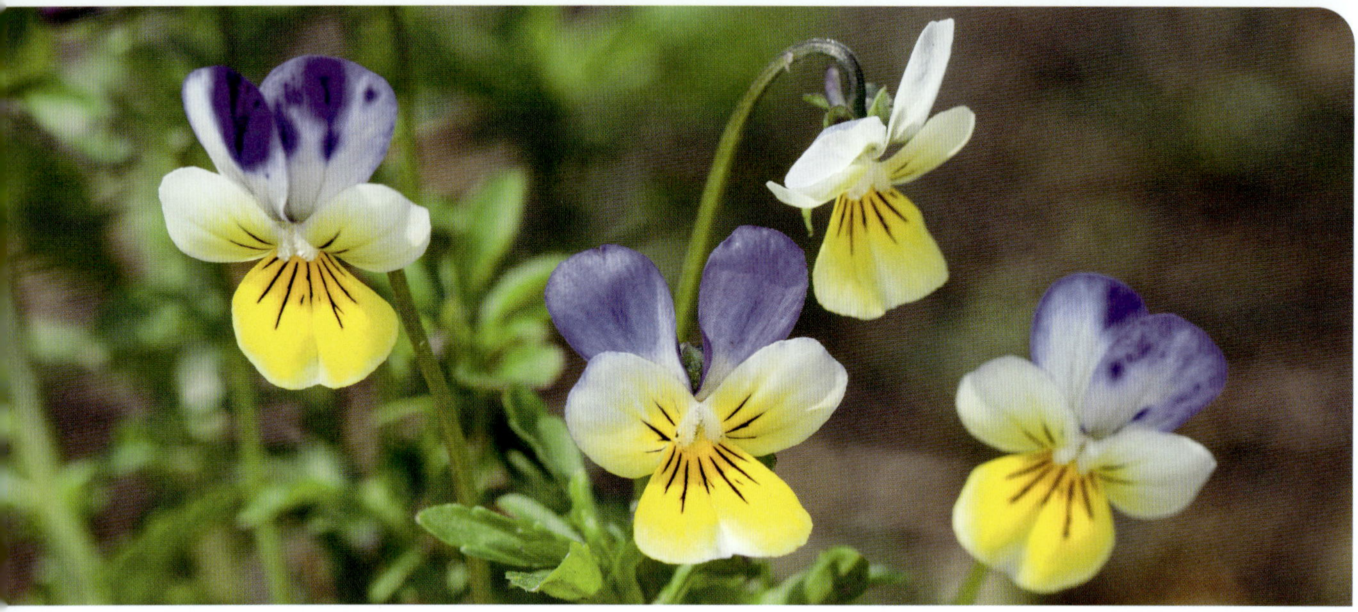

Das Wilde Stiefmütterchen bezaubert mit drei Farben. Es wirkt, wie die kleine Schwester, gegen Hautprobleme und Husten.

Bewährt hat sich auch eine Teemischung zu gleichen Teilen aus allen drei klassischen Kinder-Hautheilpflanzen: Stiefmütterchenkraut, Ringelblumen- und Gänseblümchenblüten, egal, ob für die äußerliche und innerliche Anwendung.

DAS STECKT DRIN Die Blüten sind vor allem voller Farbe: blaue Farben (Anthocyane), orange Farben (Carotinoide) und gelbe Farben (Flavonoide, besonders Rutin). Das antioxidativ wirkende Rutin ist ein ausgewiesener Schutz für Zellen und Kapillaren (die haarkleinen, ganz zarten Blutgefäße). Es unterstützt die Produktion von Kollagen und verbessert die Elastizität der Gefäßwände. Rutin schützt sie vor Brüchigkeit und einer erhöhten Durchlässigkeit der Kapillarwände, beugt damit der Bildung von Ödemen und Entzündungen vor. Nicht zuletzt wirkt es allergischen Reaktionen entgegen, da es zusätzlich die Histaminausschüttung im Körper hemmt.

Doch das Stiefmütterchen hat noch mehr zu bieten: 10 Prozent reizlindernde Schleimstoffe, saponinähnlich wirkende, stoffwechselfördernde Peptide, außerdem Gerbstoffe und Salicylate, die Schmerz und Juckreiz lindern und Ekzeme schneller ausheilen lassen, zudem noch wenig ätherische Öle, Vitamin C, E und Cumarin.

WAS BEACHTEN Wie eine echte Kinderpflanze eben so ist, ist das Stiefmütterchen ganz ohne Nebenwirkungen und Gegenanzeigen. Nur bitte nicht das Garten-Stiefmütterchen (*Viola wittrockiana*) hernehmen. Das wurde zwar von Zierpflanzengärtnern aus dem Acker-Stiefmütterchen mit attraktiven großen Blüten herausgezüchtet, findet aber medizinisch keine Anwendung.

KAUFEN ODER SELBER SAMMELN? Wer die beiden medizinisch verwendeten *Viola*-Arten in seinem Garten hat oder sie in der Natur erkennt, kann das Stiefmütterchenkraut (das sind die oberen 10 cm der blühenden Triebe) problemlos selbst sammeln, am besten an sonnigen Frühnachmittagen, es blüht ja von Mai bis in den September hinein. Das ergibt eindeutig beste Qualität! Auf Tüchern ausgelegt an einem luftigen, schattigen Ort rasch trocknen, dann in einem gut verschließbaren Gefäß dunkel und kühl aufbewahren. Ansonsten können Sie es natürlich in der Apotheke, im Naturkostladen oder Reformhaus als Teekraut kaufen, Bioware natürlich – oder auch als Tinktur, Hautöl, Salbe oder kosmetische Pflegepräparate.

Frühlingsblütensalat

Bereiten Sie Ihren Lieblingssalat samt Lieblingsdressing zu, und streuen Sie eine Handvoll oder mehr frische essbare Blüten darüber: Das schmeckt, sieht toll aus, und Sie essen Gesundheit pur. Essbare Frühlingsblüten sind zum Beispiel die Blüten von Stiefmütterchen, Gänseblümchen, Gundermann, Löwenzahn, Rotklee, Schlüsselblumen, Veilchen und Wiesenschaumkraut.

THYMIAN

THYMUS VULGARIS, THYMUS ZYGIS

Wenn Ihr Kind Pizza mag, dann mag es wohl auch Thymian, der zur „Pizzafraktion" unter den Kräutern gehört. Da macht es auch keinen Unterschied, ob wir gerade den Echten Thymian (*T. vulgaris*) mit seinen blauvioletten üppigen Blütentrieben vor uns haben oder den zart weißlich blühenden Jochthymian (*T. zygis*), auch Spanischer Thymian genannt. Beide sind zwar klein im Aussehen, aber groß in der Wirkung – einfach Tausendsassas.

SO WIRKT ER → Thymian würzt die Speisen, schenkt Mut (griechisch thymos: Mut, Kraft) und lindert Schüchternheit, sagte man früher. Man kann den Tee trinken und mit ihm gurgeln, baden oder inhalieren, sich mit Salbe einreiben oder Thymian als Virenschreck essen, ihn gegen Akne, Husten, Keime, Bauchweh und ab dem Teenageralter bei Menstruationskrämpfen einsetzen. Was für ein Potenzial! Kein Wunder, vereint die Pflanze doch einen ganzen Strauß an Inhaltsstoffen, der die komplexen Wirkungen erklärbar macht.

Zuerst einmal heilt Thymian mit seinem Duft, seinen strengwürzigen ätherischen Ölen. Und weil Duft über die Nase geht – über die Nase hinein und über die Lungen wieder hinaus –, fängt er dort an zu wirken: bei den **Atemwegen**. Dort gehört er zu den wichtigsten Heilkräutern, weil er im Wirkstoffstrauß neben den ätherischen Ölen auch noch Saponine, Bitterstoffe und mehr enthält.

Thymian ist eine hochwirksame Arzneipflanze, die Sie Ihrem Kind schon ab dem Alter von 1 Jahr geben können und dessen gute Wirksamkeit, Verträglichkeit und Anwendbarkeit bei Kleinkindern und Kindern bereits eindeutig belegt werden konnte (Studie → Seite 263). Unabhängig davon, ob Sie Ihrem Kind Thymiantee oder ein Fertigpräparat reichen, ist Thymiankraut …

- eines der intensivsten keimwidrigen Mittel gegen die Erreger von Atemwegsinfekten: Thymol und Carvacrol im ätherischen Öl hemmen das Wachstum von Bakterien, Viren und Pilzen. Dank der hochaktuellen Problematik der Antibiotikaresistenz stehen Pflanzen, die ätherisches Öl enthalten, vermehrt im Blickfeld der naturwissenschaftlichen Forschung. Somit hilft Thymian bei nahezu allen Entzündungen der Atemwege und bei Mandelentzündung.
- ein richtig zuverlässiges Mittel bei **Bronchitis** zum Verflüssigen und Lösen des Schleims, damit dieser besser abgehustet werden kann, zumal er auch noch die Tätigkeit des Flimmerepithels in den Atemwegen anregt.
- ein hervorragendes Therapeutikum bei allen krampfartigen Bronchialerkrankungen wie spastischer Bronchitis, **Keuchhusten** und **Asthma**. Er entkrampft und beruhigt vor allem die Bronchialmuskulatur. Auch wenn Sie Ihrem asthmakranken Kind Thymian nur als unterstützendes Mittel zur sonstigen Asthmatherapie geben: Jegliche Entkrampfung und Entlastung tun ihm gut. Zusätzlich hält Thymian die Keime in Schach und schützt somit vor weiteren Infektionen, die den kleinen Körper noch mehr belasten würden.
- ein gutes Heilkraut zur natürlichen Stärkung der körpereigenen **Abwehrkräfte** und Schutz vor weiteren Erkältungen: „Die nächste Grippe kommt bestimmt, doch nicht zu dem, der Thymian nimmt."
- ein noch viel zu wenig beachtetes Kraut bei **Schnupfen**, denn er regt reflektorisch die Bildung von dünnflüssigem Nasensekret an und hält somit die Nase frei.
- ein richtig guter Global Player, weil er andere Mittel in ihrer Wirkung unterstützt und deshalb zusammen mit Efeu, Schlüsselblumen, Fenchel, Lindenblüten oder Spitzwegerich in vielen Kombinations-Hustenmitteln zu finden ist (zum Beispiel Bronchipret für Kinder ab 1 Jahr).
- ein wirksam-wohlduftender, heilsamer Zusatz im Badewasser, eine Wohltat für keuchhustenkranke Kinder und Asthmatiker. Lassen Sie Ihr Kind also im „Pizzakraut" baden, das stärkt den erschöpften Organismus, löst Krämpfe, entspannt, fördert den Auswurf – und macht Ihr Kind durch das warme Wasser bettmüde.

Geht Ihr Kind schon zur Schule, können Sie auch das ätherische Thymianöl (mit dem sogenannten Chemotyp ct. Linalool, der als „Kinderthymian" gilt) einsetzen: nie innerlich einnehmen, nur äußerlich verdünnt oder zum Schnuppern, als eine intensiv wirkende Ölkompresse → Zubereitung wie Lavendelöl-Auflage, Seite 174 oder für die sogenannte trockene Inhalation.

Für Letztere träufeln Sie 1–2 Tropfen Thymianöl (ct. Linalool) – nie mehr! – auf ein Papiertaschentuch und lassen Ihr Kind intensiv daran „schnüffeln". Beim tiefen Ein- und Ausatmen gelangen die heilsamen ätherischen Öle quasi schnurstracks in die Atemwege. Oder Sie verwenden eine Duftlampe: 3 Tropfen Thymianöl in die Schale der Aromalampe träufeln, das desinfiziert auch gleich die Luft im Kinderzimmer.

Ist die **Mund- und Rachenschleimhaut** Ihres Kindes entzündet, lassen Sie es mit Thymiantee gurgeln oder spülen. Das tut gut, riecht gut und, falls versehentlich etwas in den Magen geht, schmeckt es auch noch gut. Wir nennen Thymian mit seinen desodorierenden Eigenschaften das „Odol von der Wiese".

Jeder weiß, dass Thymian als Küchenkraut die Speisen würzt. Solche speichel- und magensaftanregenden Gewürzkräuter helfen immer auch, die Speisen besser zu verdauen. (Früher wendete man Thymian mit seinen antibakteriellen Düften gegen den Verderb von Speisen an.) Wann immer also Ihr Kind zu viel Fettes gegessen hat, bei **Appetitlosigkeit** oder **Verdauungsbeschwerden**, wenn's einfach zu viel oder zu viel durcheinander war – oder gleich vorbeugend: Thymiankraut ins Essen geben. Aber bitte erst ganz zum Schluss, damit die ätherischen Öle und Bitterstoffe nicht durchs Kochen wirkungslos werden. Oder das Kind Thymiantee trinken lassen oder sein Bäuchlein mit einer Salbe → Rezept rechte Seite einreiben.

Ihr Teenager hat **Menstruationskrämpfe**? Dann überbrühen Sie ihm einen krampflindernden Tee mit Thymiankraut, gemischt mit Melissenblättern, Schafgarben- und Gänsefingerkraut, das hat sich sehr bewährt.

In der **Wund- und Aknebehandlung** hat Thymian neulich eine gewisse Karriere gemacht, als er in einer Studie hervorragend abschnitt und als „effektiv und wirksamer als Akne-Cremes" bezeichnet wurde. Kein Wunder, denn das ätherische Thymianöl gehört zu den am stärksten antibakteriell, antiviral und pilzhemmend wirkenden Ölen. Diese lösen sich am besten in Alkohol, sprich: einer Tinktur. Am besten also einen Tee zubereiten – als Gesichtswasser, Kompresse oder Dampfbad – und diesen mit 15–20 Tropfen Thymiantinktur „aufpeppen". Weil Thymian zudem entzündungshemmend wirkt, hat er sich auch zur Behandlung kleinerer Wunden bewährt.

Thymiantee wärmt, fördert die Durchblutung und **regt an**, er kann sogar als Kaffeeersatz dienen. Deshalb eher vormittags und nachmittags genießen, aber nicht abends. Und er soll, so sagte man zumindest im Mittelalter, mit seinen starken, anregenden Kräften mutig machen und die Schüchternheit vertreiben. Das wird Ihrem Kind gefallen.

Eine wirksame Hustenpflanze ist der Thymian. Und er bereichert den Garten und die Küche.

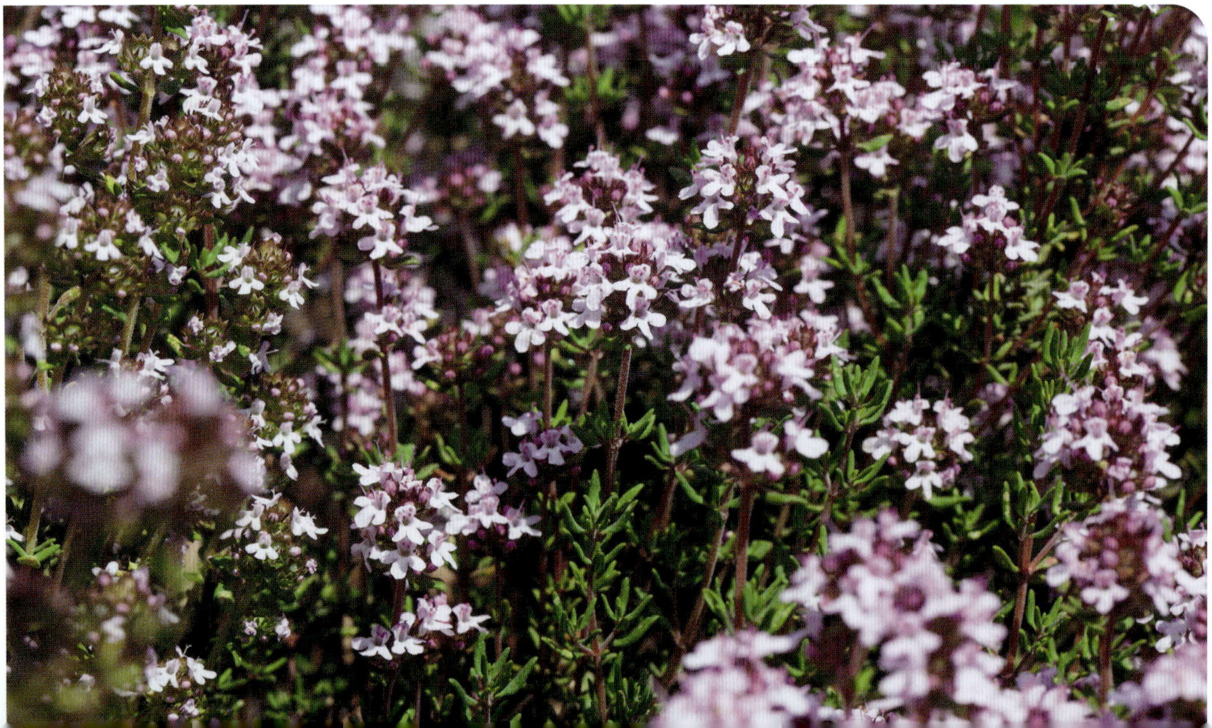

DAS STECKT DRIN → Seine wichtigsten Inhaltsstoffe sind die streng würzig duftenden ätherischen Öle (mit Thymol, Carvacrol, Linalool, Limonen und vielen mehr), dazu Saponine, Flavonoide, Bitterstoffe, Triterpene, Gerbstoffe und Kaffeesäure.

WAS BEACHTEN → Für Thymiantee in korrekter Dosierung sind keine Nebenwirkungen bekannt. Bei Tinkturen und reinem ätherischen Öl muss man vorsichtiger sein. Das ätherische Öl keinesfalls bei Säuglingen, Kleinkindern unter 4 Jahren oder während der Schwangerschaft anwenden. Hat Ihr Kind eine Schilddrüsenüberfunktion, halten Sie bitte ärztliche Rücksprache.

KAUFEN ODER SELBER SAMMELN? → Thymian zum Heilen bitte nicht im Lebensmittelladen, sondern in der Apotheke kaufen, in Bioqualität. Nur dann sind Sie sicher, dass er mehr als Küchenqualität hat.

Oder Sie ernten ihn (*Thymus zygis* ebenso wie *Thymus vulgaris*) im eigenen Garten. Er liebt steinigen, trockenen und kalkhaltigen Boden in warmer und sonniger Lage, ist also eine typische Pflanze für den Steingarten. Wobei Sie frischen Thymian auch problemlos im Topf kultivieren können.

Wer gerne in der Natur sammelt, findet bei uns auf trockenen Wiesen und sonnigen Böschungen den einheimischen Sandthymian (*Thymus serpyllum*) oder den breitblättrigen Feldthymian oder Quendel (*Thymus pulegioides*), milder als der Arzneithymian – und für Kinder gerade recht.

Wenn die Thymiane in voller Blüte stehen, sind sie am heilkräftigsten, egal, welche Art. Dann erntet man in den sonnigen Mittagsstunden die 2–3 cm langen blühenden Triebspitzen, das Thymiankraut.

Erkältungsschreck

Ein ganz einfaches, altes Hausrezept, das überraschenderweise auch Kinder gern mögen. Sie müssen es mal ausprobieren, auch wenn Sie es zuerst nicht glauben wollen: Ein kleines Stück Brot mit Butter und Honig bestreichen und dick Thymian (frisch oder getrocknet) darüberstreuen. Mit dünnen Knoblauchscheiben belegen und 3-mal am Tag essen. Es schmeckt wirklich – und wirkt!

Schnelle Heilsalbe

Natürlich! Schon wieder wird Ihr Kind am Wochenende hustenkrank. Und Sie haben nichts zum Lindern zu Hause. Aber Butter – oder noch besser Butterschmalz, Ghee oder Kokosfett – und Thymian? Prima! Dann zaubern Sie eine „schnelle Brustsalbe" für Ihr Kind. Wie das duftet …!

Lassen Sie 2 EL Butter oder Butterschmalz langsam schmelzen, streuen Sie knapp 2 EL Thymiankraut dazu und lassen die Mischung 5–10 Minuten unter Rühren ziehen. Die Butter darf nicht zu heiß werden. Anschließend durch ein sauberes Stofftaschentuch abfiltern, erkalten und hart werden lassen – und die hustenkranke Brust Ihres Kindes damit einreiben.

Thymian-Kinder-Studien

Pressemitteilung Oktober 2002: Wirksam, sicher und einfach – mit Thymian und Primelwurzel gegen Kinderhusten.

Die meisten verschriebenen Medikamente für Kinder und Jugendliche sind hinsichtlich Dosierung, Wirkung oder möglichen Nebenwirkungen nicht ausreichend untersucht, und etwa die Hälfte haben keine Zulassung für Kinder. Umso positiver das Vorhandensein einer Studie mit einem pflanzlichen Kombinationsmittel aus Thymian und Primelwurzel (Bronchicum Elixir). 312 Kleinkinder (1–4 Jahre) und 324 Kinder (4–12 Jahre) mit akutem Husten, Entzündung und / oder Verschleimung der Luftwege infolge einer Erkältung und teils typischen Erkältungsbeschwerden wie Schnupfen, Fieber, Mittelohrentzündung oder entzündetem Hals behandelte man mit diesem Heilpflanzenextrakt, meist 7 Tage lang. 4 Tage nach Behandlungsbeginn waren die Hustenbeschwerden bei 90 Prozent der Kinder deutlich gelindert, die Hustenanfälle gingen tags und nachts rasch zurück – und dadurch schliefen die Kinder besser. Die 108 behandelnden Kinderärzte und Hausärzte bewerteten Wirksamkeit und Verträglichkeit als „gut" bis „sehr gut".

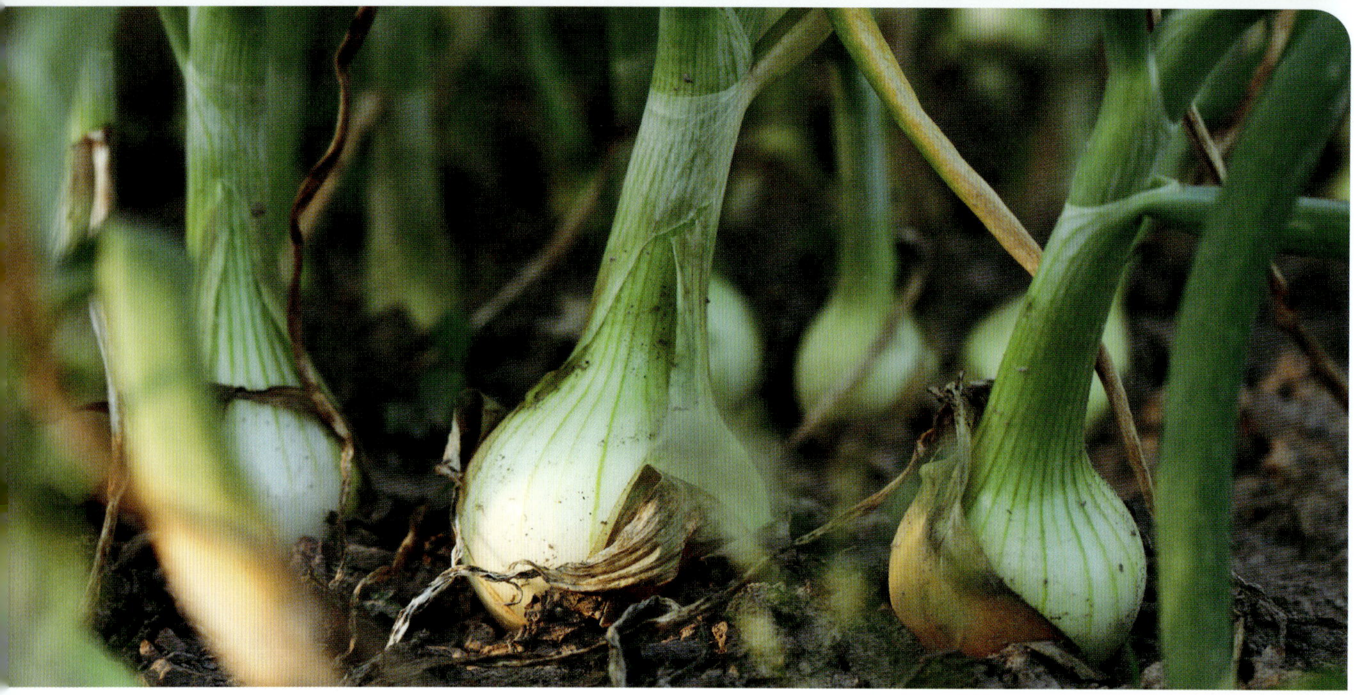

Heilkraft aus der Erde: Ein paar eigene Zwiebeln im Gemüsebeet sind dankbare Pfleglinge.

ZWIEBEL

ALLIUM CEPA

Haben Sie als Kind auch keine Zwiebeln gemocht, aber mit ihnen gebastelt? Mit hineingesteckten Gewürznelken aus ihnen Gesichter gezaubert? Oder „Zwiebeldruck" hergestellt, indem man die dicken Bollen quer geteilt, die Schnittfläche mit Farbe bestrichen und damit dann auf Tischsets, Stofftaschen oder Servietten „Gemälde" gedruckt hat? Aber nicht nur basteln oder sie essen, auch heilen kann man mit der Zwiebel.

SO WIRKT SIE Die Zwiebel hat ein unglaubliches Potenzial an Heilkräften. Und das ist ausgesprochen praktisch, denn so haben Sie mit wenig Aufwand und geringen Kosten jederzeit ein Haus- und Heilmittel aus der Küchenapotheke zur Verfügung, auch wenn Ihr Kind abends, nachts oder am Wochenende erkrankt. Viele Rezepturen können Sie nämlich ganz spontan zu jeder Tages- und Nachtzeit herstellen, weil sie außer der Zwiebel (fast) nichts dazu brauchen. Das wären zum Beispiel Hustensirup, Zwiebeltee oder Zwiebelsäckchen gegen **Schnupfen** → Seite 118, Zwiebel-Ohrwickel bei Mittelohrentzündung → Seite 124 oder Zwiebelsöckchen bei aufkommender **Erkältung** → Seite 118. Alles Mittel gegen Erkältungen, wie sie in jedem Kinderlebensjahr häufig vorkommen.

Im Winter sind Zwiebeln ein ausgezeichnetes Vorbeugungsmittel gegen **Schnupfen**, Halsentzündung und **Husten** – genau das also, was Sie für Ihr Kind (und sich selbst) in der Erkältungszeit brauchen. Die bekannten „duftenden" ätherischen Schwefelöle der Zwiebel mit antibiotischen und antiviralen Eigenschaften machen einen Großteil ihrer Heilkraft aus. Beim Zwiebelschneiden freigesetzt, lassen sie die Tränen, aber auch verhockten Schleim fließen. Dabei wirkt die keimhemmende Zwiebel auch entzündungshemmend. Vor allem aber lässt sie Husten- und Nasensekrete fließen und die Nasen- und Rachenschleimhäute abschwellen. Das lindert und löst auch **Husten**. Der bewährte und schnell zubereitete Hustensirup aus Zwiebel und Honig → Seite 111 schmeckt und wirkt gleichermaßen.

Früher hängte man schnupfenkranken Säuglingen ein Leinensäcklein mit Zwiebeln über die Wiege, um böse Dämonen abzuwehren. Das macht man heute auch noch, nur bezeichnen wir die Dämonen zwischenzeitlich als Bakterien und Viren.

Die Eigenschaft der Zwiebel, bakterizid, entzündungshemmend und abschwellend zu wirken, erfahren die meisten Mütter das erste Mal, wenn ihr Kind eine schmerzhafte **Mittelohrentzündung** hat. Eine Zwiebelauflage → Seite 124 hat da oft sensationell schnelle und gute lindernde Wirkung. Ihr Kind lässt die Prozedur übrigens viel leichter über sich ergehen, wenn Sie das Ohrpäckchen nicht kalt, sondern leicht erwärmt auf die jetzt superempfindliche Region am Ohr legen.

Zusätzlich wirkt die Zwiebel krampflösend bei **Asthma**, das haben Studien (auch bei Kindern) ergeben: Zwiebelfrischpresssaft entspannt die Bronchien und beugt Asthmaanfällen vor.

Asthmatropfen

Klein gehackte Zwiebeln mit 50 ml 40-prozentigem Alkohol bedecken, 3 Stunden zugedeckt stehen lassen, anschließend abfiltrieren. Von der Flüssigkeit dem Kind 3- bis 4-mal täglich 5 Tropfen (Kleinkinder) bis 20 Tropfen (Pubertierende) zum Schlucken geben. In den Tropfen sind nur noch rund 20 Prozent Alkohol enthalten: der als Lösungsmittel dienende Alkohol verbleibt nämlich zum guten Teil in den Zwiebeln.

Nicht jedes Kind mag Zwiebeln essen, auch wenn sie gute Vitamin-C-Spender sind. Die Zwiebel kümmert sich nicht darum und steigert dem, der sie genießt, den Appetit, regt die Sekretion von Magen- und Gallensaft an und hilft besser verdauen. Dann vielleicht doch besser ein wenig Zwiebel, und dafür dann kein **Bauchweh**?

Auch Kinder haben Narben, innere (seelische) und äußere Narben, nach Wunden, Operationen oder bei schwerer Akne. Gerade Jugendliche neigen zur Keloidbildung, einer wulstförmigen, aber gutartigen Gewebswucherung an Narben. Wahrscheinlich beeinflussen bei ihnen Hormone das Geschehen. Die Zwiebel unterstützt eine gute **Narbenheilung**. Damit die Folgen einer Hautverletzung nicht lebenslang an ein schlimmes Ereignis erinnern, sollte man baldmöglichst und so oft wie möglich das Narbengewebe unter leichtem Druck massieren, immer in seinem Längsverlauf. Das kann Ihr Kind oft alleine. Und beugen Sie bei einer Verletzung vor, damit diese nicht mit überschießendem Gewebe oder einer bewegungseinschränkenden Narbe verheilt. Ein Narbengel mit Zwiebel unterstützt dabei und lässt das vernarbte Gewebe besser regenerieren (Contractubex Gel mit Zwiebelextrakt, Allantoin und Heparin-Natrium oder Wala Narben Gel). Manchmal braucht es Geduld, 6–12 Monate sind nicht ungewöhnlich, aber der Einsatz lohnt sich.

Sehr viel schneller lindert eine frisch angeschnittene Zwiebelscheibe Schwellung, Schmerz und Juckreiz bei **Insektenstichen**.

DAS STECKT DRIN → Schwefelhaltige ätherische Öle, reichlich Vitamin C und B, Mineralstoffe (vor allem Kalium), Peptide, Flavonoide, Diphenylamin.

WAS BEACHTEN → Es sind keine Nebenwirkungen oder Gegenanzeigen bekannt, auch wenn nicht jeder Mensch Zwiebeln gut verträgt. Bei empfindlichen Schleimhäuten kann es zu Reizungen an Mund- und Magenschleimhaut kommen. Dann die Zwiebeln einfach weglassen. Die Pflanzenheilkunde bietet ja noch genug andere Möglichkeiten an.

KAUFEN ODER SELBER SAMMELN? → Beides. Wer einen Garten oder Balkon besitzt, wird auch Zwiebeln darin haben. Wer nicht – Zwiebeln gibt es überall zu kaufen.

Erkältungsvertreibertee

2 frische große Zwiebeln in Scheiben schneiden und in ½ l Wasser 15 Minuten kochen. Inzwischen 2 Tassen Fencheltee aufbrühen, 10 Minuten ziehen lassen. Fencheltee mit Zwiebeltee mischen, abgießen, mit reichlich Honig abschmecken und etwas Zitronensaft beifügen. In eine Thermosflasche gefüllt und über den Tag hinweg getrunken, lässt dieser Tee in der nasskalten Jahreszeit keine Erkältung aufkommen.

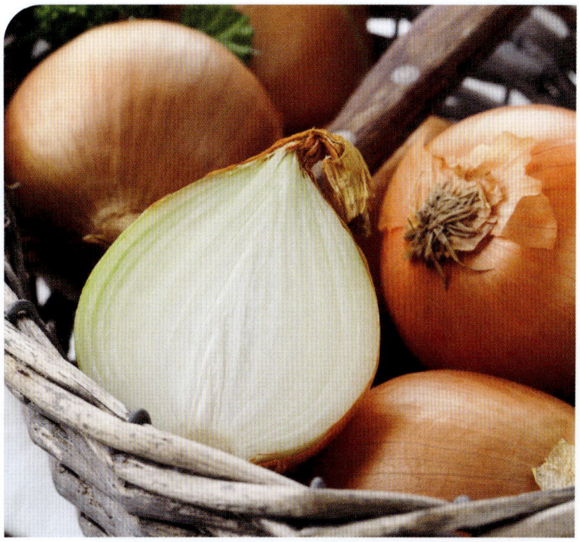

Zwiebeln sind Alleskönner bei Erkältungen.
Gut, dass man sie immer im Haus hat.

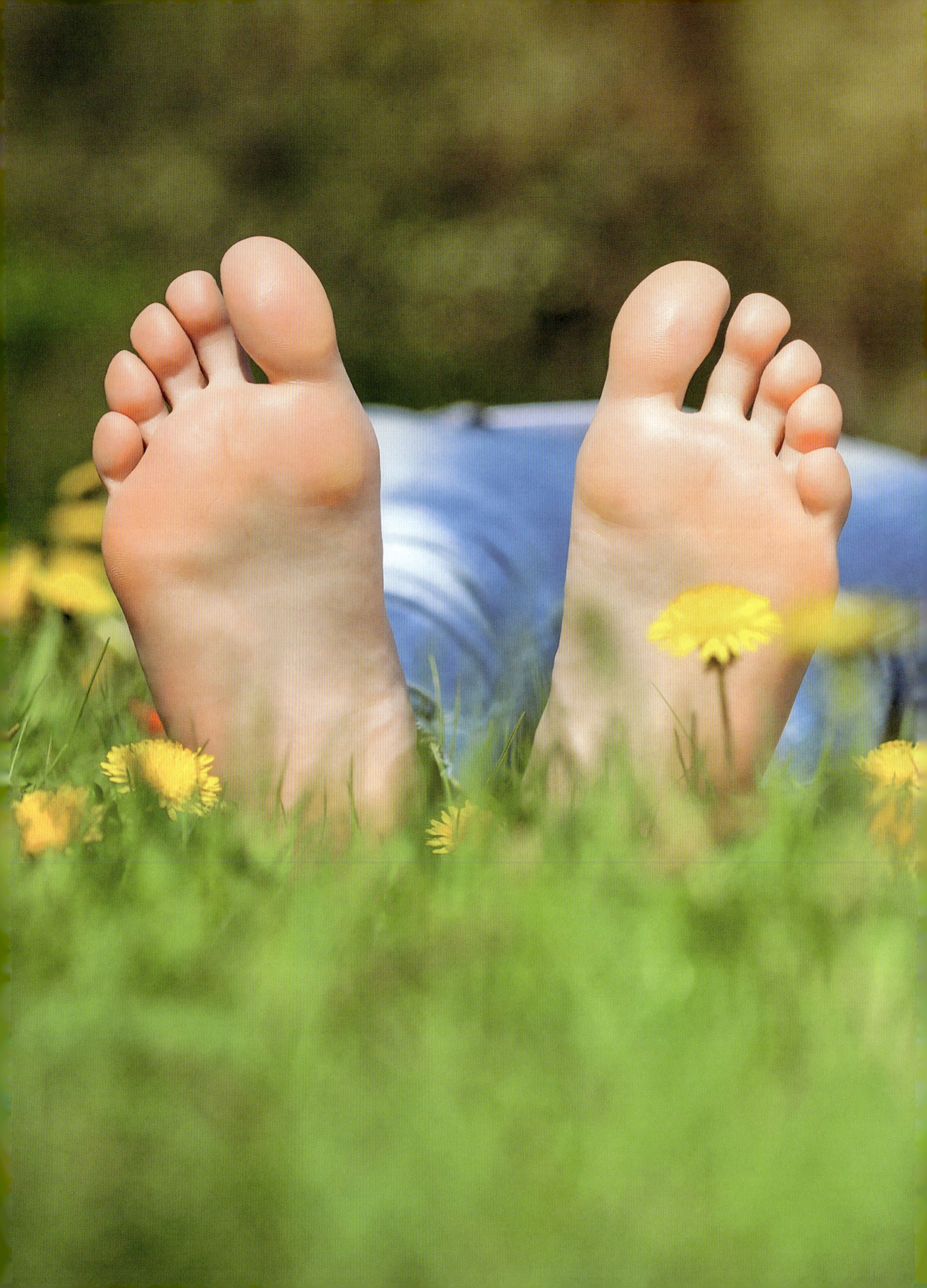

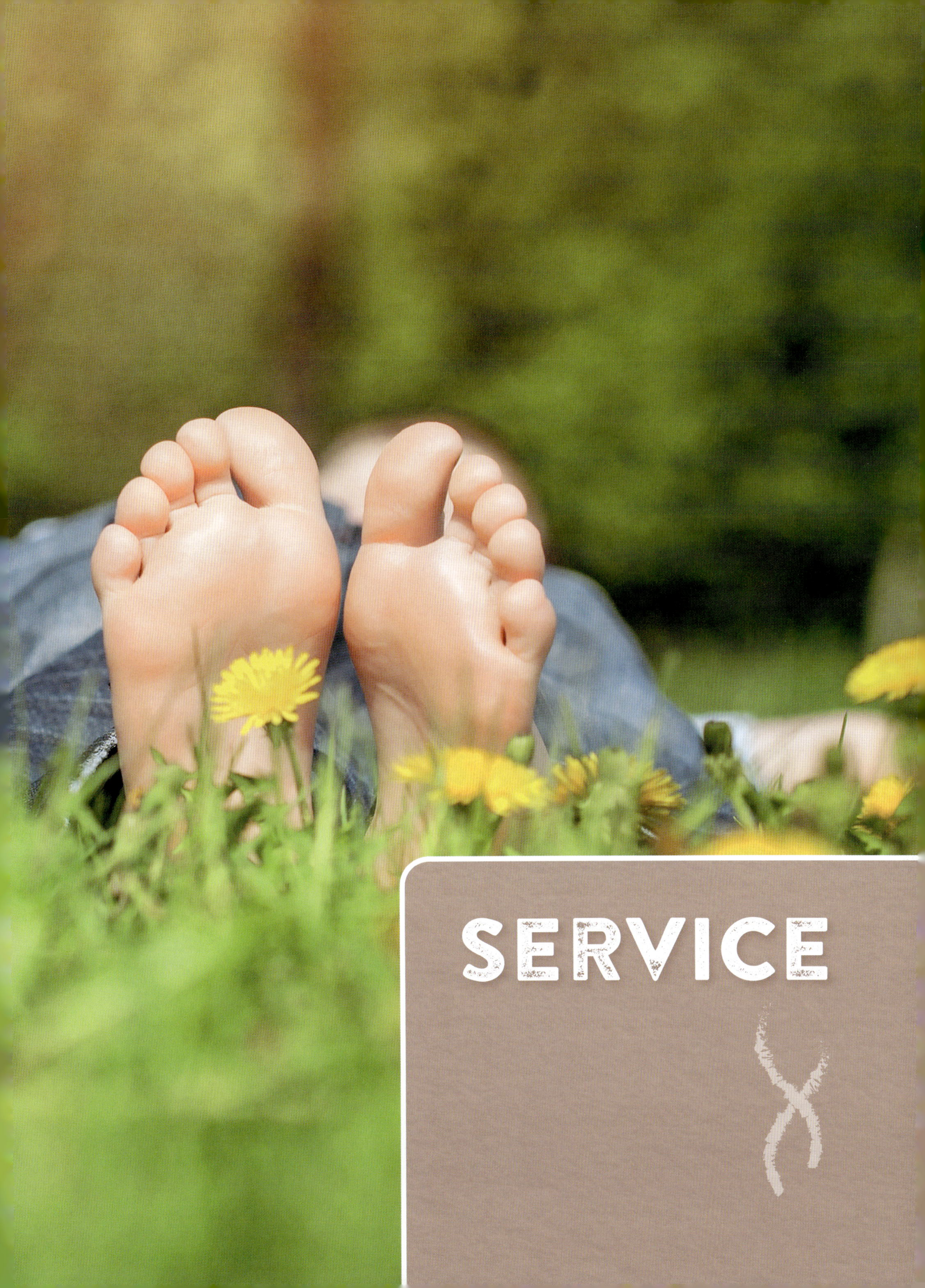

SERVICE

KINDERKRANKHEITEN

„Nanu, geht es denn nicht seit der ersten Seite dieses Buchs um Krankheiten unserer Kinder?“, werden Sie sich jetzt fragen. Ja, das natürlich schon, in gewisser Weise. Und auch wieder nicht. Denn meistens versteht man unter dem Begriff „Kinderkrankheiten“ diejenigen Infektionskrankheiten, die im Kindesalter auftreten und eben nur im Kindesalter. (Ausnahmen bestätigen, wie überall, auch hier die Regel.) Die „Klassiker“ darunter sind Keuchhusten, Masern, Mumps, Röteln, Scharlach und Windpocken. Diese Kinderkrankheiten können überaus unterschiedlich verlaufen. Manchmal bleiben sie komplett unbemerkt, oftmals verlaufen sie ohne Komplikation, und bisweilen kann es zu Nebenwirkungen kommen, die sehr schwer, in seltenen Fällen sogar lebensbedrohlich sein können.

WANN ZUM ARZT?

Grundsätzlich gilt: Kinder mit unklarem Hautausschlag und schlechtem Allgemeinbefinden sollten auf jeden Fall ärztlich untersucht werden. Dies ist auch schon deshalb wichtig, weil Kinderkrankheiten ansteckend sind und eine gesetzliche Meldepflicht beim Gesundheitsamt besteht. Ein Arzt kann Kinderkrankheiten in der Regel bereits durch eine Blickdiagnose erkennen.

Seit in Deutschland, wie in den meisten europäischen Ländern, flächendeckende Impfungen empfohlen werden, treten diese Erkrankungen jedoch nur noch selten auf. Deshalb haben wir sie in diesem Buch nur knapp und in Tabellenform beschrieben.

MIT HEILPFLANZEN BEKÄMPFEN?

Sollte sich Ihr Kind eine Kinderkrankheit „eingefangen“ haben, helfen Heilpflanzen alleine meist nicht mehr. Sie können Ihrem Kind jedoch durchaus mithilfe von Heilpflanzen Linderung verschaffen → Tabellenspalte „Allgemeine Maßnahmen“ und die ärztliche Therapie damit gut unterstützen.

ZUM ARZT

Bei Erkrankungen im Säuglingsalter, bei starken Beschwerden oder bei Angst und Unsicherheit ziehen Sie bitte immer einen Arzt zurate!

KRANKHEIT	ERREGER	INKUBATIONSZEIT, ANSTECKUNGSWEG
Keuchhusten	Bakterien	7–14 Tage Tröpfcheninfektion; ansteckend vom ersten Husten bis etwa 5 Wochen danach
Masern	Viren	11 Tage (10–14 Tage) Tröpfcheninfektion; ansteckend 3 Tage vor bis 6 Tage nach Auftreten des Hautausschlags
Mumps	Viren	16–18 Tage (12–35 Tage) Tröpfcheninfektion; ansteckend 4 Tage vor bis 8 Tage nach Auftreten der Speicheldrüsenschwellung
Röteln	Viren	14–18 Tage (12–21 Tage) Tröpfcheninfektion; ansteckend 7 Tage vor bis 10 Tage nach Auftreten des Hautausschlags
Scharlach	Bakterien	3–4 Tage (1–8Tage) Tröpfcheninfektion, selten auch über Gegenstände ansteckend: unbehandelt bis zu 4 Wochen lang, mit einer wirksamen Antibiotikatherapie nur 2 Tage
Windpocken	Viren	2–3 Wochen Tröpfcheninfektion, über die Luft und direkten Kontakt, hochansteckend! ansteckend 1 Tag vor bis 7 Tage nach Auftreten des Hautausschlags

HÄUFIGSTE SYMPTOME	KOMPLIKATIONEN	IMPFUNG MÖGLICH?	ALLGEMEINE MASSNAHMEN, HEILPFLANZEN
Zunächst etwa 10 Tage lang grippeähnliche Beschwerden, in den folgenden 3–6 Wochen schwere Hustenanfälle mit Erbrechen bis zum Erstickungsgefühl, dann allmähliches Abklingen der Hustenanfälle, das nochmals bis zu 6 Wochen dauern kann	**bei Säuglingen:** Atemstillstand; Gehirnentzündung, Lungenentzündung	ja	Ruhe viel Flüssigkeit trinken lassen siehe außerdem: Grippe → Seite 127 Husten → Seite 103 (vor allem Thymian geben)
Beginn mit Schnupfen, Husten, Fieber, Halsschmerzen, Augenbindehautentzündung; 1–2 Tage Fieberabfall, Auftreten von kleinen weißen Flecken auf der Mundschleimhaut; danach erneuter Fieberanstieg und roter, zum Teil zusammenfließender Hautausschlag. Nach Abklingen der Symptome gewinnt der Körper nur langsam seine Abwehrkräfte wieder zurück.	Mittelohrentzündung, Lungenentzündung, Gehirnentzündung	ja	Bettruhe viel Flüssigkeit trinken lassen siehe außerdem: Schnupfen → Seite 114 Husten → Seite 103 Fieber → Seite 94 Halsschmerzen → Seite 120 Bindehautentzündung → Seite 125 Infektanfälligkeit → Seite 128
Fieber, Kopf- und Gliederschmerzen, Entzündung der Ohrspeicheldrüse („Hamsterbacken"), Schluckbeschwerden; Symptome klingen in der Regel nach 5–8 Tagen ab.	Hodenentzündung, Eierstockentzündung, Bauchspeicheldrüsenentzündung, Gehirn(haut)entzündung	ja	Bettruhe flüssige Nahrung siehe außerdem: Erkältung → Seite 87 Grippe → Seite 127 Kopfschmerzen → Seite 187 Halsschmerzen → Seite 120
Es beginnt im Gesicht mit kleinen, blassroten Flecken, die sich über Körper, Arme und Beine ausbreiten. Der Ausschlag klingt nach 2–3 Tagen ab. Vergrößerte druckschmerzhafte Lymphknotenschwellung vor allem im Nacken, Erkältungssymptome, leichtes Fieber	Gelenkentzündungen **Achtung:** Bei Infektion der Mutter während der Schwangerschaft kann es zu schweren Schäden beim Kind kommen!	ja	bei Mädchen ab der Pubertät ausreichender Schutz wichtig: Antikörpernachweis oder Impfung nachholen; Bettruhe bei Fieber; siehe Erkältung → ab Seite 87 bei Lymphknotenschmerzen Wärmflasche und Engelwurzsalbe → Seite 116
plötzlicher Krankheitsbeginn mit hohem Fieber, Kopf-, Hals- und Gliederschmerzen; die Lymphknoten am Kieferwinkel sind vergrößert und druckschmerzhaft; Zunge erst weiß belegt, dann himbeerrot; feine, dichte Flecken, die sich kaum von der Haut abheben und nach 1 Woche wieder verschwinden	Nierenentzündung, Herzmuskelentzündung, rheumatische Gelenkentzündungen	nein	Bettruhe viel Kaltes trinken lassen siehe außerdem: Fieber → Seite 94 Halsschmerzen → Seite 120 Kopfschmerzen → Seite 187
leichtes Fieber; linsengroße rote Flecken, die sich dann in Papeln bis erbsengroße Knötchen und später in Bläschen und Pusteln umwandeln	Durch starkes Kratzen oder eine zusätzliche bakterielle Infektion können Narben zurückbleiben. in seltenen Fällen Gehirn(haut)-entzündung **Achtung:** Bei Infektion einer Frau während der Schwangerschaft kann es zu Fehlbildungen beim Kind kommen!	ja	siehe: Ekzem, Juckreiz → Seite 153 (vor allem Eichenrinden-Waschungen)

DIE HAUSAPOTHEKE

Es zahlt sich immer wieder aus, eine gute Grundausstattung an Arzneimitteln und Verbandsmaterial griffbereit zu Hause zu haben. Krankheiten und Verletzungen kommen ja leider stets zu den ungelegensten Zeiten.

Achten Sie aber darauf, dass die Hausapotheke für Ihr Kind nicht erreichbar ist, weder im Schränke-Ausräume-Alter noch im Doktor-Spielen-Alter. Am besten bewahren Sie sie in einem abschließbaren oder hoch hängenden Schrank auf. Da die meisten Medikamente nicht feucht werden dürfen, eignet sich zum Beispiel das Schlafzimmer optimal dafür – besser als Küche oder Bad.

Und noch etwas: Bewahren Sie sämtliche Medikamente in ihrer ursprünglichen Verpackung inklusive Beipackzettel auf, damit es keine Verwechslungen gibt. Und prüfen Sie regelmäßig Medikamente und Verbandsmaterial auf ihr Ablaufdatum, und ersetzen Sie beides rechtzeitig.

Wenn Sie Ihre Hausapotheke mit den unten genannten Mitteln und Utensilien ausstatten, sind Sie für die gängigsten Erkrankungen, die Kinder so bekommen, gut gerüstet. Welches Heilmittel wofür geeignet ist, und wie Sie es anwenden, lesen Sie bitte in dem entsprechenden Kapitel nach.

HEILTEES

Für Magen-Darm-Erkrankungen

- Fenchelfrüchte bei Blähungen → Seite 55
- Heidelbeeren bei (Brech-)Durchfall → Seite 48
- Kamillenblüten bei Bauchschmerzen und Magenbeschwerden → Seite 65
- Pfefferminzblätter bei Übelkeit und Erbrechen → Seite 43

Für Erkältungskrankheiten

- Lindenblüten bei Erkältungen und Fieber → Seite 91
- Salbeiblätter bei Halsschmerzen → Seite 122
- Spitzwegerichblätter bei jeder Art von Husten → Seite 107
- Thymiankraut bei verschleimtem und / oder krampfartigem Husten → Seite 109

Für den „Schreck“ und bei Einschlafstörungen

- Melissenblätter zur Beruhigung und zur Konzentrationsförderung → ab Seite 172

ARZNEIMITTEL

Für Magen-Darm-Erkrankungen

- Elektrolytlösung bei starkem Erbrechen und Durchfall
- Kamillenlösung bei entzündlichen, krampfartigen Magenbeschwerden
- Blutwurztinktur für (krampfartigen) Durchfall

Bei Verletzungen und Verbrennungen

- Arnikatinktur oder Wala Arnika Wundtuch für Verletzungs- und Unfallfolgen, zum Beispiel Bluterguss, Prellung, Quetschung und Verstauchung
- Beinwellsalbe für die typischen Sportverletzungen wie Bluterguss, Prellungen und Verstauchungen, aber auch für Sehnenscheiden- und Schleimbeutelentzündungen, Nagelbettentzündung oder Muskelkater
- Gel für Insektenstiche und Sonnenbrand (zum Beispiel Weleda Combudoron Gel)
- Johanniskrautöl zur Behandlung und Nachbehandlung von scharfen und stumpfen Verletzungen sowie Verbrennungen 1. Grades
- Ringelblumensalbe als Wund- und Heilsalbe sowie Ringelblumentinktur

Für Erkältungskrankheiten

- Bronchialbalsam zur Einreibung bei Husten
- Efeu- oder Thymian-Hustentropfen oder -saft bei verschleimtem und / oder krampfartigem Husten
- Halsbonbons: Salbei bei Entzündungen und Isländisch Moos bei trockenem Hals beziehungsweise Reizhusten
- Nasentropfen (isotonische Kochsalzlösung) bei einer verstopften Nase
- Pfefferminzöl (zum Beispiel Euminz Lösung) gegen Kopfweh
- für den Notfall geeignete Fieberzäpfchen und Schmerzmittel

Für den „Schreck“ und bei Einschlafstörungen

- Baldrian in Form von Tropfen oder Tabletten

VERBANDMATERIAL

- 1 Brandwundenauflage
- 1 Dreieckstuch
- 1 Rolle Heftpflaster, Pflaster
- 1 Wundschnellverband
- elastische Binden und Fixier-Pflaster
- Mullbinden (in verschiedenen Größen)
- sterile Kompressen, 10 × 10 cm
- Verbandspäckchen (klein, mittel, groß)
- Verbandschere

SONSTIGE HILFSMITTEL

- Desinfektionsmittel für Wunden
- Einmalhandschuhe
- Fieberthermometer
- Irrigator oder Klistierball
- Kältepack (im Eisfach)
- leere Pipettenfläschchen für Nasentropfen
- Pinzette und Zeckenzange
- Schutzspray oder -lotion gegen Insekten / Zecken
- Sonnenschutzcreme
- Wärmflasche, Kirschkernkissen
- Wickelset

INFORMATIONEN ÜBER DAS KIND UND WICHTIGE TELEFONNUMMERN

- Vorsorgeheft
- Impfpass, gegebenenfalls Allergiepass
- Telefonnummer von Hausarzt, Kinderarzt, Kinderklinik
- Notruf-Nummer Rettungsdienst: 112
- Ärztlicher Notdienst: 116 117

Giftnotrufzentralen

Berlin:	030-1 92 40
Bonn:	0228-1 92 40
Erfurt:	0361-73 07 30
Freiburg:	0761-1 92 40
Göttingen:	0551-1 92 40
Mainz:	06131-1 92 40
München:	089-1 92 40

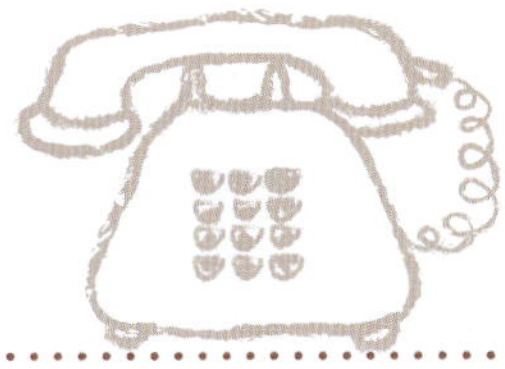

DIE REISEAPOTHEKE

Damit Sie auch unterwegs für kleinere Notfälle gerüstet sind, finden Sie hier ein paar einfache Tipps und Verhaltensregeln zur Reisevorbereitung. So werden Sie mit Ihrem Kind bestimmt alle Reiseabenteuer gut meistern.

GRUNDAUSSTATTUNG FÜR DIE REISE

- Desinfektionsmittel für kleine Verletzungen
- Pinzette für Splitter in der Haut oder Schmutz in einer Wunde
- 1 kleines Verbandspäckchen, Heftpflaster, 1 Mullbinde, 1 elastische Binde, Schere
- Abwehrmittel gegen Insekten und Zecken, Gel für Insektenstiche, eventuell Moskitonetz und Zeckenzange oder Zeckenschlinge
- Sonnenschutzcreme, Gel für Sonnenbrand (zum Beispiel Weleda Combudoron Gel oder Wala Wund- und Brandgel)
- Elektrolytlösung und Blutwurztinktur
- Fiebersaft (da Zäpfchen in der Wärme schmelzen können!) und eventuell Fieberthermometer
- je nach individueller Konstitution entsprechende Arzneimittel aus der Hausapotheke
- Wenn Ihr Kind regelmäßig ein spezielles Medikament einnehmen muss, sorgen Sie für einen ausreichenden Vorrat.
- bei Reisen ins Ausland die dort geltende Notrufnummer bereits zu Hause heraussuchen und notieren

HITZE VERMEIDEN

Arzneimittel bitte nicht im Auto liegen lassen und auch sonst unterwegs vor Hitze und Sonnenlicht geschützt aufbewahren. In heißen Ländern tagsüber, zum Beispiel am Strand oder bei Ausflügen, am besten in die Kühltasche packen oder mit einem Coolpack umwickeln.

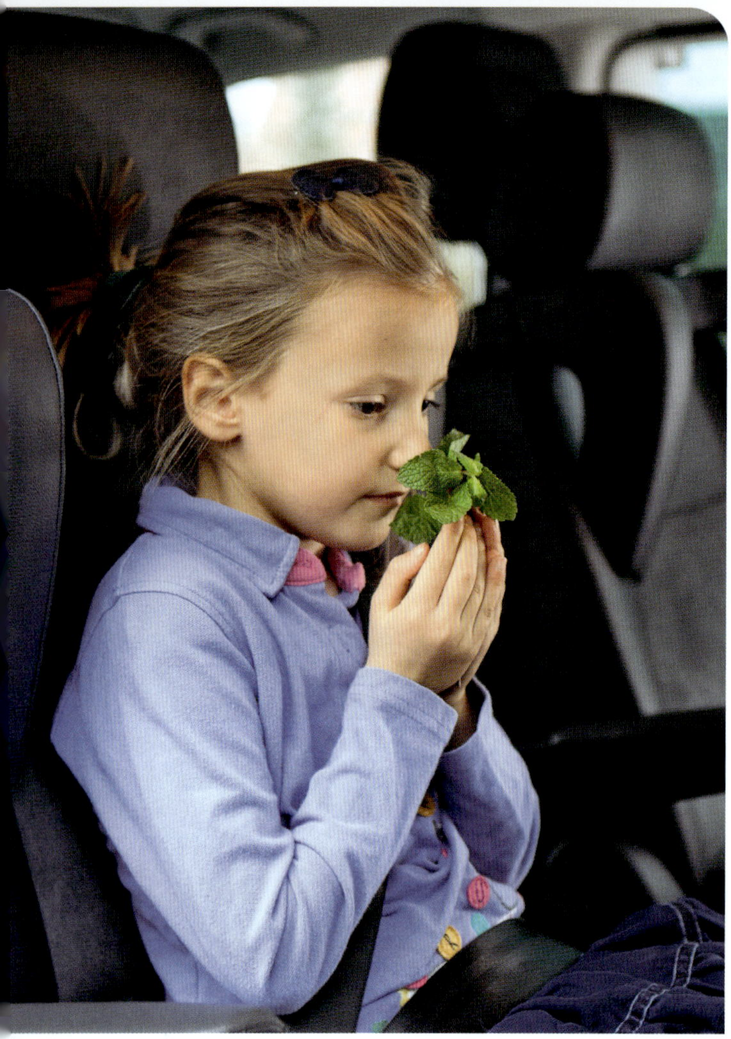

REISEN IN FERNE LÄNDER

- Wollen Sie in ein außereuropäisches Land verreisen, wird Ihr Kinderarzt Sie gerne beraten, ob dafür vorbeugende Maßnahmen wie zum Beispiel Impfungen oder eine Malariaprophylaxe notwendig oder zumindest angeraten sind.
- Für die ganze Familie ist es gut, vor allem in tropischen Ländern gewisse Verhaltensregeln zu beachten, um Durchfallerkrankungen zu vermeiden:
  - Essen Sie kein ungeschältes Obst, keine Blattsalate und kein rohes oder halbgares Fleisch, auch keine Speisen mit rohen Eiern oder frischer Milch. Die gute, alte Weisheit: „Cook it, boil it, peel it – or forget it!" („Koch es, brat es, schäl es – oder vergiss es!") zu befolgen, hat sich noch immer bewährt.
  - Trinken Sie ausschließlich Wasser aus versiegelten Flaschen oder abgekochtes Wasser. Denken Sie auch daran, dass Eiswürfel gewiss nicht überall aus „sauberem" Wasser gemacht sind. Lieber die Limonade um ein paar Grad wärmer trinken.
  - Und noch ein guter Rat – auch wenn die Kleinen besonders den nur sehr schwer verstehen werden: Bitte aufgrund der Salmonellengefahr in warmen Ländern auf offenes Speiseeis verzichten!

REISEKRANKHEIT

Leidet Ihr Kind unter der Reisekrankheit, versorgen Sie es am besten schon vor Reiseantritt mit wirksamen Zubereitungen, zum Beispiel aus Pfefferminze oder Ingwer → Seiten 43, 44 und decken Sie sich für die Fahrt entsprechend ein.

FLIEGEN

Da Babys noch keinen schmerzlindernden Druckausgleich in den Ohren machen können, geben Sie Ihrem Baby beim Start und vor allem bei der Landung etwas zu trinken oder lassen es nuckeln. Durch das Schlucken kommt es automatisch zum Druckausgleich.

Ältere Kinder können zum gleichen Zweck ein Bonbon lutschen oder Kaugummi kauen.

VIEL TRINKEN!

Wenn Sie in warmen Ländern Urlaub machen, sollten Sie nicht unterschätzen, dass man durch das Schwitzen wesentlich mehr Flüssigkeit benötigt. Geben Sie deshalb Ihrem Kind ausreichend viel zu trinken. Bevorzugen Sie zimmerwarmes Wasser oder lauwarmen Tee, denn eiskalte Getränke regen die Schweißproduktion des Körpers vermehrt an.

FACHBEGRIFFE KURZ ERKLÄRT

Adsorbens, Mz.: Adsorbentien ▶ aufnehmende bzw. aufsaugende Mittel

akut ▶ schnell oder plötzlich auftretend; Gegenteil: ➔ chronisch

Allergen ▶ Stoff, der eine ➔ Allergie auslöst

Allergie ▶ Überempfindlichkeit des Körpers auf bestimmte Stoffe (Allergene)

Anthocyane ▶ Pflanzenfarbstoffe, welche Früchte und Blüten blau, violett oder rot färben

antibakteriell ▶ wirksam gegen Bakterien

Antibiotikum, Mz.: Antibiotika ▶ Arzneistoff zur Behandlung bakterieller Erkrankungen; hemmt das Wachstum von Bakterien oder tötet diese ab; keine Wirkung gegenüber Viren

antibiotisch ▶ wirksam gegen Mikroorganismen

antioxidativ ▶ als ➔ Antioxidantium = Radikalfänger wirkend, das heißt, das Gewebe durch die Bindung von schädlichen ➔ freien Radikalen schützend

antiviral ▶ wirksam gegen Viren

Antioxidantien, Radikalfänger ▶ Stoffe, die schädliche freie Radikale abfangen können (zum Beispiel Flavonoide, Vitamin A, C und E)

ätherisches Öl ▶ öliger, wasserdampfflüchtiger Pflanzeninhaltsstoff, welcher der Pflanze ihren charakteristischen Geruch verleiht

Atopie ▶ erbliche Neigung zu Überempfindlichlichkeitsreaktionen

atopisch ▶ durch eine ➔ Atopie bedingt, zum Beispiel Atopische Dermatitis (Neurodermitis)

bakterielle Superinfektion ▶ Wenn ein viraler Infekt die Grundlage liefert für eine zusätzliche bakterielle Infektion „oben drauf", nennt man diese eine bakterielle Superinfektion.

bakteriostatisch ▶ bakterienhemmend

bakterizid ▶ bakterientötend

Carotinoide ▶ Sekundäre Pflanzenstoffe mit gelber, oranger bis rötlicher Färbung

Chemotyp ▶ Unterscheidung innerhalb einer Pflanzenart nach der chemischen Zusammensetzung des ätherischen Öls. Dieses kann nämlich je nach Klima oder Bodenbeschaffenheit variieren.

chronisch ▶ langsam verlaufend oder lange andauernd; Gegenteil: ➔ akut

Cumarine ▶ Sekundäre Pflanzenstoffe mit angenehm würzigem Geruch

Droge ▶ in der Apothekersprache: getrocknetes Pflanzenmaterial (hat nichts mit Rauschgift zu tun)

Elektrolyte ▶ ➔ Mineralstoffe

emulgieren ▶ zwei normalerweise nicht mischbare Flüssigkeiten, etwa Öl und Wasser, durch kräftiges Rühren oder Emulgatoren zu einer ➔ Emulsion vermischen

Emulsion ▶ fein verteiltes Gemisch zweier normalerweise nicht mischbarer Flüssigkeiten, meist Öl und Wasser. Die eine Flüssigkeit bildet dabei winzige Tröpfchen, die in der anderen Flüssigkeit „schweben".

Enzym ▶ Stoff, der Stoffwechselvorgänge im Organismus auslösen kann (Reaktionsbeschleuniger), ohne sich dabei selbst zu verändern

fettes Öl ▶ pflanzliches Öl; gewonnen durch Pressung aus Früchten, Nüssen oder Samen

Flavonoide ▶ gelblich orange Pflanzenfarbstoffe

Fotosensibilisierung ▶ Vorgang, bei dem die Lichtempfindlichkeit der Haut erhöht wird

fototoxisch ▶ nennt man Substanzen, die unter dem Einfluss von Sonnenlicht oder auch künstlichem UV-Licht auf der Haut zellschädigend wirken können. Die Folge sind Symptome, die einem Sonnenbrand ähnlich sind.

freie Radikale ▶ Atome oder Moleküle, die ein ungepaartes Elektron (Atomteilchen) besitzen. Freie Radikale sind besonders reaktionsfreudig, weil sie danach streben, anderen Molekülen ein Elektron zu entreißen, um zu dem stabileren Zustand von Elektronenpaaren zu gelangen. Ist der Anteil solcher reaktiver Radikale zu groß, führt dies zu Zellschäden.

Furanocumarine ▶ spezielle Cumarinverbindung mit fotosensibilisierenden Eigenschaften

Gerbstoff ▶ Sekundärer Pflanzenstoff mit zusammenziehender und austrocknender Wirkung

Granulation ▶ feines, rötliches junges Bindegewebe auf der heilenden Wunde

granulationsfördernd ▶ wundheilungsfördernd

Harze ▶ zähflüssige Ausscheidung von Pflanzen, meist Bäumen, welche nach einer Verletzung der Pflanze austritt

Hautbarriere ▶ Als Schnittstelle zwischen Körper und Umwelt dient die Haut als Barriere gegen Austrocknung und verhindert das Eindringen von Bakterien, Viren und unerwünschten Substanzen.

Heilerde ▶ Ton oder Lehm mit adsorbierender Wirkung

Histamin ▶ Gewebshormon mit vielfältigen Wirkungen im Organismus; ist unter anderem an allergischen Reaktionen beteiligt und dient als Botenstoff bei Entzündungen

Hydrolat ▶ „Pflanzenwasser", entsteht als Nebenprodukt bei der Wasserdampfdestillation von Pflanzenteilen und enthält wasserlösliche Inhaltsstoffe; wirkt meist ähnlich wie die ätherischen Öle der jeweiligen Pflanze, aber milder.

Inkubationszeit ▶ Zeitspanne zwischen dem Eindringen der Krankheitserreger in den Körper und den ersten Krankheitszeichen

isotonisch ▶ mit dem gleichen osmotischen Druck. Eine isotonische Lösung ist eine Lösung, bei der die Konzentration an Salzen und Nährstoffen der des menschlichen Blutes entspricht.

Kaltauszug ▶ Kaltwasserauszug, → Mazeration

Kapillare ▶ feinste Blutgefäße

karminativ ▶ entblähend

Karminativum ▶ entblähendes Mittel

keimwidrig ▶ gegen Keime wirksam

Kompresse ▶ Umschlag, Auflage

lipidlöslich, Lipidlöslichkeit ▶ fettlöslich, Fettlöslichkeit

Manna ▶ der intensiv süße Saft der Manna-Esche, der aus angeritzten Ästen und Zweigen des Baumes austritt

Mazerat ▶ Auszug einer Pflanze, zum Beispiel in Wasser (Kaltwasserauszug) oder Öl (Johanniskrautöl)

Mazeration ▶ Herstellung eines → Mazerats

mikrobiologische Präparate ▶ Arzneimittel, die aus lebenden und / oder abgetöteten Mikroben, ihren Zellwandbestandteilen und / oder ihren Stoffwechselprodukten hergestellt werden

Mikroorganismen ▶ Gesamtheit aller nicht mit bloßem Auge erkennbaren Organismen (zum Beispiel Bakterien, Viren und Pilze)

Mineralstoffe ▶ lebensnotwendige Stoffe (zum Beispiel Kalzium, Kalium, Magnesium und Natrium), die dem Organismus mit der Nahrung zugeführt werden müssen. Weil sie in wässriger Lösung meist ionisiert vorliegen, werden sie dann als → Elektrolyte bezeichnet. Solche Mineralstoffe, die der Körper nur in ganz kleinen Mengen braucht, heißen → Spurenelemente (zum Beispiel Eisen, Jod, Fluor, Selen).

Molekül ▶ Verband aus zwei oder mehr Atomen, der durch spezielle Bindungen zusammengehalten wird und nicht weiter teilbar ist, ohne seine Eigenschaften zu verändern

Mörser ▶ Reibschale, die in Kombination mit einem Stößel zum Zerkleinern von Pflanzenteilen dient

obstruktiv ▶ verengt

Ödem ▶ Flüssigkeitsansammlung

oral ▶ durch den Mund aufgenommen

Osmose ▶ Konzentrationsangleichung von Inhaltsstoffen durch eine nur teilweise durchlässige Membran

osmotisch ▶ auf Osmose beruhend

Oxidation ▶ chemische Reaktion, bei der ein Elektron abgegeben wird

Pektin ▶ Polysaccharid, das in den Zellwänden von Pflanzen und Früchten vorkommt

Pflanzenschleimstoffe ▶ Substanzgruppe, die vorwiegend aus Polysacchariden besteht; wirken beim Menschen schleimhautschützend

pH-Wert ▶ Maßzahl für die Konzentration von Wasserstoffionen in wässrigen Lösungen. Bei einem pH-Wert unter 7 wird eine Lösung als sauer, bei einem pH-Wert über 7 als basisch bezeichnet.

Protein ▶ Eiweiß

rektal ▶ durch den After eingeführt (zum Beispiel Fieberthermometer, Zäpfchen)

Resorption ▶ Aufnahme von körpereigenen oder fremden Stoffen (zum Beispiel Nahrung, Medikamente) über die Haut oder Schleimhäute ins Blut

Saponine ▶ Sekundäre Pflanzenstoffe, die mit Wasser gelöst wie Seifen einen Schaum ergeben und beispielsweise auswurfsfördernd wirken

Seborrhoe ▶ Überproduktion von Hautfetten aufgrund vermehrter Ausscheidung von Talg aus den Talgdrüsen

sedativ ▶ beruhigend

Senföle, Senfölglykoside ▶ Sekundäre Pflanzenstoffe, die im Senf, aber auch in Kohlarten sowie Meerrettich und Kapuzinerkresse vorkommen und stark antibakteriell wirken

spastisch ▶ krampfend, krampfartig

Spurenelemente ▶ Elemente, die der Organismus nur in Spuren benötigt, das aber unbedingt (zum Beispiel Zink und Selen); → Mineralstoffe

steril ▶ keimfrei

Superinfektion, bakterielle ▶ wenn es bei einer Entzündung oder Infektion durch Viren zu einer Zweitinfektion mit Bakterien kommt

Symptom ▶ Zeichen, das im Zusammenhang mit einer Erkrankung auftritt

tonisierend ▶ allgemein stärkend und kräftigend

Toxin ▶ von Mikroorganismen, Tieren oder Pflanzen gebildete giftige Substanz

Virustatikum, Mz.: Virustatika ▶ Arzneimittel, das die Vermehrung von Viren hemmt

virustatisch ▶ die Vermehrung von Viren hemmend

Wasserdampfdestillation ▶ wichtigste Gewinnungsart ätherischer Öle, bei der die Duftstoffe durch Wasserdampf aus den Pflanzen herausgelöst werden

ZUM WEITERLESEN

Heilpflanzen anwenden

Alles über Heilpflanzen.
Bühring, U. (2020),
Verlag Eugen Ulmer, Stuttgart

Alte Apfelsorten, die für Allergiker (besser) geeignet sind.
Bund Lemgo,
online unter: www.bund-lemgo.de

Heilpflanzen in der Pflege.
Bühring, U. und Sonn, A. (2013),
Verlag Hans Huber, Bern

Heilpflanzenpraxis heute.
Bäumler, S. (2007),
Urban & Fischer, München

Heilpflanzentinkturen. Wirksame Pflanzenauszüge selbst gemacht.
Beiser, R. und Ell-Beiser, H. (2022),
Verlag Eugen Ulmer, Stuttgart

Heilpflanzen und Kräuter aus dem eigenen Garten.
Beiser, R. (2025),
Verlag Eugen Ulmer, Stuttgart

Heilsame Wickel und Auflagen.
Bächle-Helde, B. und Bühring, U. (2024),
Verlag Eugen Ulmer, Stuttgart

Heilpflanzen-Kuren.
Bühring, U. (2016),
Verlag Eugen Ulmer, Stuttgart

Lehrbuch der Phytotherapie.
Fintelmann, V., Weiß, R. F. und Kuchta, K. (2016),
Hippokrates, Stuttgart

Lehrbuch Heilpflanzenkunde. Grundlagen – Anwendung – Therapie.
Bühring, U. (2024),
Haug Verlag, Stuttgart

Leitfaden Phytotherapie.
Schilcher, H., Kammerer, S. und Wegener, T. (2016),
Urban & Fischer, München

Naturheilkunde für Frauen.
Ell-Beiser, H. (2019),
Verlag Eugen Ulmer, Stuttgart

Phytotherapie in Theorie und Praxis.
Stern, C. und Ell-Beiser, H. (2022),
AT Verlag, Aarau

Unsere besten Heilpflanzenrezepte.
Bühring, U. und Girsch, M. (2024),
Verlag Eugen Ulmer, Stuttgart

Wichtl – Teedrogen und Phytopharmaka – Ein Handbuch für die Praxis.
Blaschek, W. (2015),
WVG, Stuttgart

Pflanzenbestimmungsbücher

Essbare und giftige Wildpflanzen.
Kremer, B. (2023),
Verlag Eugen Ulmer, Stuttgart

Heilpflanzen finden!
Beiser, R. (2021),
Verlag Eugen Ulmer, Stuttgart

Der Kosmos Heilpflanzenführer.
Schönfelder, I. und P. (2023),
Kosmos, Stuttgart

Steinbachs Naturführer Wildblumen.
Kremer, B. (2022),
Verlag Eugen Ulmer, Stuttgart

Tee aus Kräutern und Früchten: Sammeln, zubereiten, genießen.
Beiser, R. (2020),
Kosmos, Stuttgart

Was blüht denn da?
Golte-Bechtle, M.,
Spohn, R. und M. (2021),
Kosmos, Stuttgart

Gesundheitsratgeber für Kinder

Aromatherapie für Kinder. Schnelle und sanfte Alltagshilfe bei Kinderkrankheiten.
Herber, S. und Zimmermann, E. (2018),
Verlag Eugen Ulmer, Stuttgart

Gesundheit für Kinder: Kinderkrankheiten verhüten, erkennen, behandeln: Moderne Medizin, Naturheilverfahren, Selbsthilfe.
Renz-Polster, H., Menche, N. und Schäffler, A. (2020),
Kösel-Verlag, München

Das Kinder-Gesundheitsbuch: Kinderkrankheiten ganzheitlich vorbeugen und heilen.
Vagedes, J. und Soldner, G. (2013),
Gräfe und Unzer Verlag, München

Kinderkrankheiten natürlich behandeln.
Stellmann, M. (2014),
Gräfe und Unzer, München.

Kindersprechstunde: Ein medizinisch-pädagogischer Ratgeber.
Goebel, W. und Glöckler, M. (2018),
Urachhaus, Stuttgart

Rote Karte für den Schmerz: Wie Kinder und Eltern aus dem Teufelskreis chronischer Schmerzen ausbrechen.
Dobe, M. und Zernikow, B. (2021),
Klett-Cotta Verlag, Stuttgart

SOS Hustenzwerg.
Kleindienst-John, I. (2015),
Freya-Verlag, Linz

Wickel & Co.
Uhlemayer, U. (2021),
Urs Verlag, Oy-Mittelberg

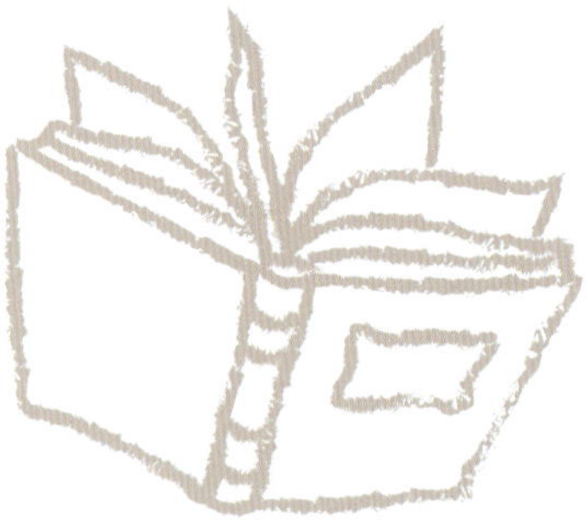

Natur und Kinder, Heilpflanzengeschichten

Blumen – Naturführer für Kinder.
Hecker, F. und K. (2014),
Verlag Eugen Ulmer, Stuttgart

Die genialsten Erfindungen der Natur. Bionik für Kinder.
Belzer, S. (2021),
Impian Verlag, Leverkusen

Das große Naturerlebnisbuch.
Hecker, F. und K. (2009),
Verlag Eugen Ulmer, Stuttgart

Kinderwerkstatt Wildpflanzenküche. Mit Kindern sammeln, kochen, die Natur erleben.
Tanner, V. (2013),
AT Verlag, Aarau

Kleine grüne Wunder. Mit Kindern die Natur erleben.
Bergmann, H., Bühring, U. und Groß, A. (1996),
Eigenverlag, zu bestellen über
www.ursel-buehring.de

Lebenslustig mit Kindern durch den Jahreskreis.
Monson, D. (2014),
Arun-Verlag, Uhlstädt-Kirchhasel

Neue Kräutermärchen: Märchen über die geheime Kraft der Pflanzen.
Tegetthoff, F. (2007),
Nymphenburger, München

Sonnenwirbel für den König. Kräutermärchen.
Schmidt, G. (2014),
Stadelmann Verlag, Wiggensbach

Wilma Walnuss und andere Heilpflanzenmärchen.
Bertsch, U. (2013),
Eigenverlag, zu bestellen über
www.ursula-bertsch.de

Die Zwiebel Bolle erzählt.
Boes, A. (1998),
Natur und Medizin e. V.,
Am Michaelshof 6 · 53177 Bonn

Aufklärung

Alles, was ein Junge wissen muss. Ein Buch für Jungs zwischen 10 und 13 Jahren.
Breise, T. (2020),
Verlag Independently published.

Alles, was Mädchen wissen sollten, bevor sie 13 werden.
Abidi, H. (2017),
Verlag Pink!

My Fertility Matters.
Informationen für Mädchen und deren Eltern, Workshops, Seminare und Projekte für Schulen zum Thema Pubertät.
Online unter:
www.mfm-programm.de

Was ist los in meinem Körper: Alles über Zyklus, Tage, Fruchtbarkeit.
Raith-Paula, E. (2019),
Verlag Knaur Menssana

BEZUGSQUELLEN

Was Sie im Allgemeinen zur Pflege Ihres kranken Kindes benötigen, vom Fieberthermometer bis zu Verbandsmitteln, bekommen Sie in der Apotheke oder in der Drogerie.

Heilpflanzen

Alfred Galke
Am Bahnhof 1 · 37539 Bad Grund
www.galke.com
KbA und konventionelle Ware

Artemisia Allgäuer Kräutergarten
Hopfen 29
88167 Stiefenhofen im Allgäu
www.artemisia.de
Heilkräuter und Teemischungen, Bücher, Seminare

Bahnhof-Apotheke Kempten
Bahnhofstraße 12 · 87435 Kempten
www.bahnhof-apotheke.de
Teekräuter (u. a. Teemischungen von U. Bühring), ätherische Öle (Aromamischungen), Seminare

Ceres Heilmittel
Vertrieb ausschließlich über Apotheken
www.ceresheilmittel.de
pflanzlich-homöopathische Arzneimittel

Kräuter Schulte
Hauptstraße 5 · 76593 Gernsbach
www.kraeuterschulte.de
KbA und konventionelle Ware

Wala Heilmittel
über die Apotheke erhältlich
www.wala.de
Ölmischungen, Salben, Gels etc.

Weleda
über die Apotheke erhältlich
www.weleda.de
Bademilch, Ölmischungen, Gels etc.

Ätherische Öle in guter Qualität

Farfalla Essentials
www.farfalla.eu
Deutschland
Vordere Mühlgasse 189
86899 Landsberg
Österreich
Leusbündtweg 49a
AT-6805 Feldkirch
Schweiz
Florastraße 18 b
CH-8610 Uster
www.farfalla.ch

Neumond – Düfte der Natur
Gewerbegebiet 2
82399 Raisting
www.neumond.de

Primavera Life
Naturparadies 1
87466 Oy-Mittelberg
www.primaveralife.de

See-Apotheke
Untere Steig 2 · 88131 Bodolz
www.seeapotheke.de

Wickelutensilien

Avalon Naturtextil
Raiffeisenstraße 44
58093 Hagen
shop@avalon-naturtextil.de
www.avalon-naturtextil.de
Wollplüsch, Woll-Strickstoff, Stoffwindeln, Tücher

Bärbl Buchmayr
Unterhaunsberg 10 a
A-5142 Eggelsberg
office@baerbl-buchmayr.com
www.baerbl-buchmayr.com
Wickelsets, Dinkelkissen, Seminare etc.

Brumm, Vreni
Dorfstraße 7 · CH-8703 Erlenbach
info@vrenibrumm.ch
www.vrenibrumm.ch
Wickeltücher, Wickelsets

Lavendel & Co.
Alstedder Straße 23 · 44534 Lünen
info@lavendel-co.de
www.lavendel-co.de
Wickelwerkstatt, Wickeltücher, Ohrwickel, Rohwolle, Kirschkernkissen, Kräuterkissen

Wachswerk
Schmachtenbergstraße 172
45129 Essen
info@wachswerk.de
www.wachswerk.de
Bienenwachs-Brustauflagen etc.

Apothekerflaschen, Pump-, Pipetten- und Tropfflaschen

Flaschenland
Am Kirchenwald 1
56235 Ransbach-Baumbach
www.flaschenland.de

Glas-Artikel
www.glas-artikel.de

Gläser und Flaschen
Bremer Ring 11 · 14641 Wustermark
www.glaeserundflaschen.de

Laborhandel24
Bismarckstraße 16 · 97877 Wertheim
www.laborhandel24.de

Paracelsus-Versand
www.paracelsus-versand.de

Rosa Heinz
Straßfeld 8 · 85777 Fahrenzhausen
www.rosa-heinz.de

REGISTER

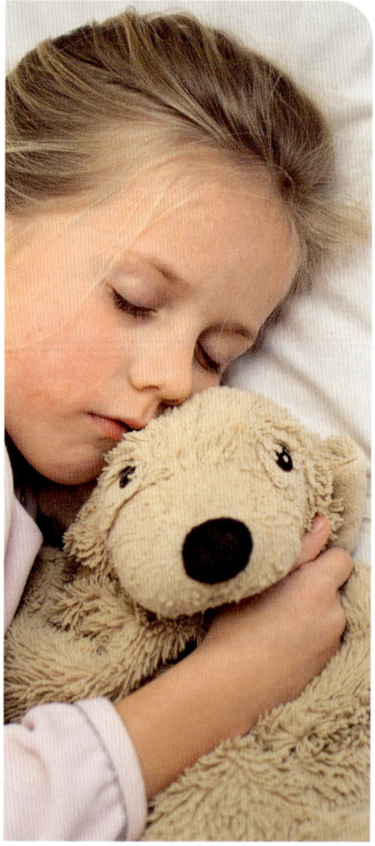

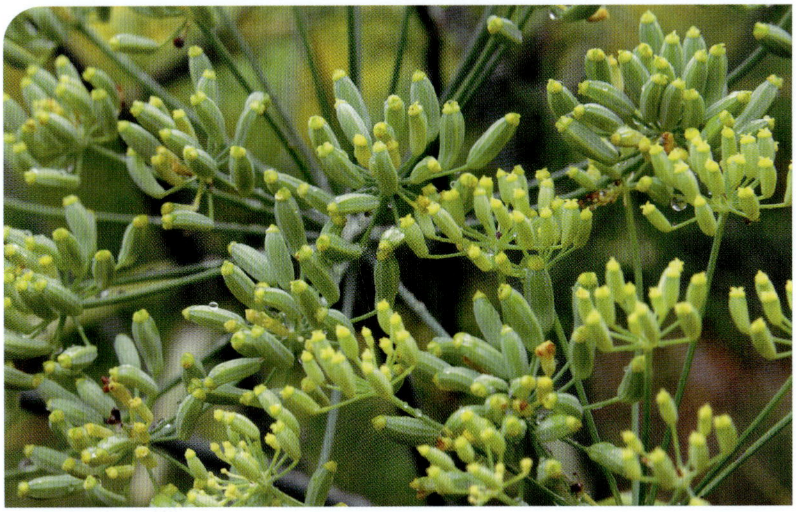

C

D

E

F

G

H

I

J

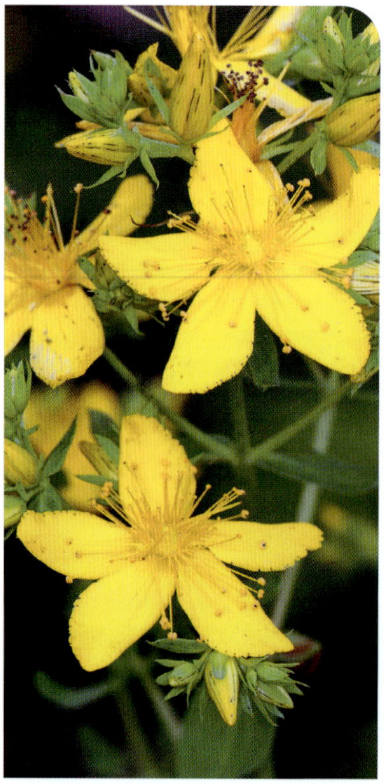

K

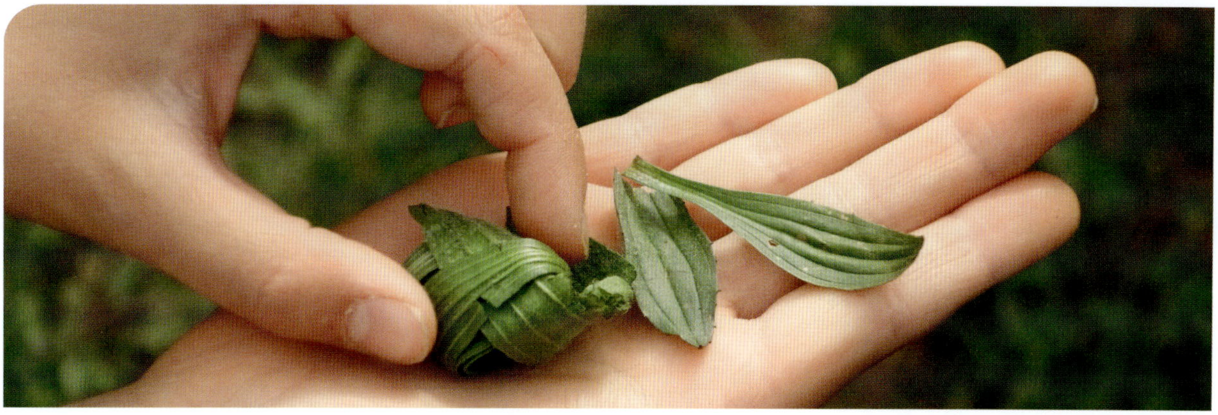

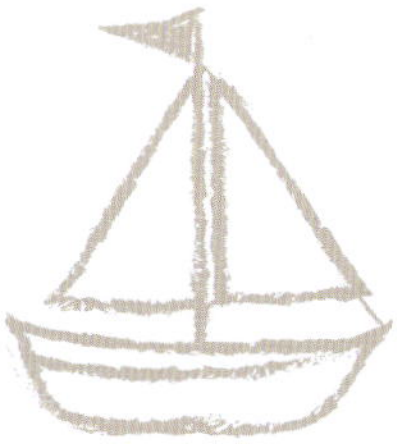

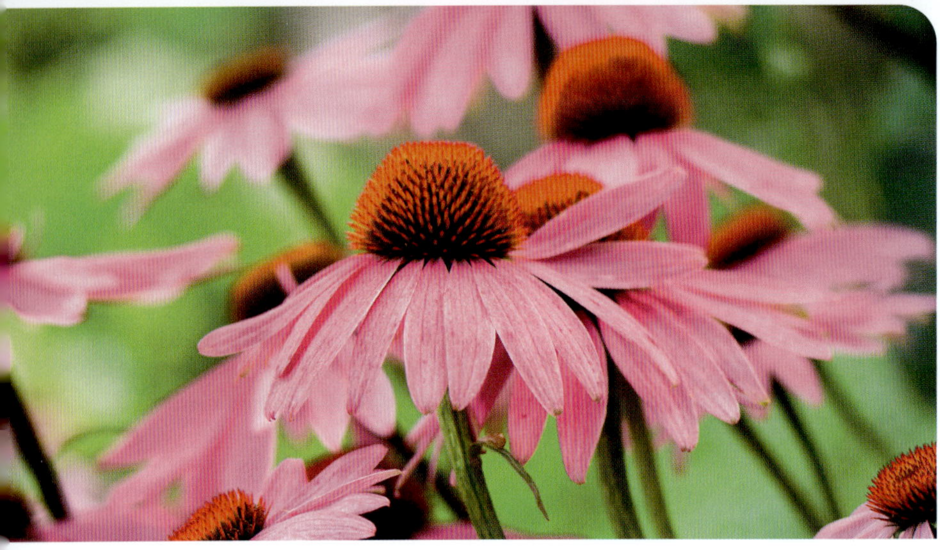

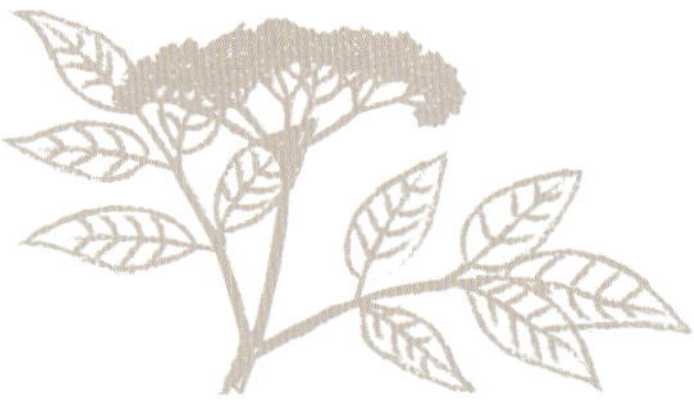

P

Q

R

S

T

U

V

W

Z

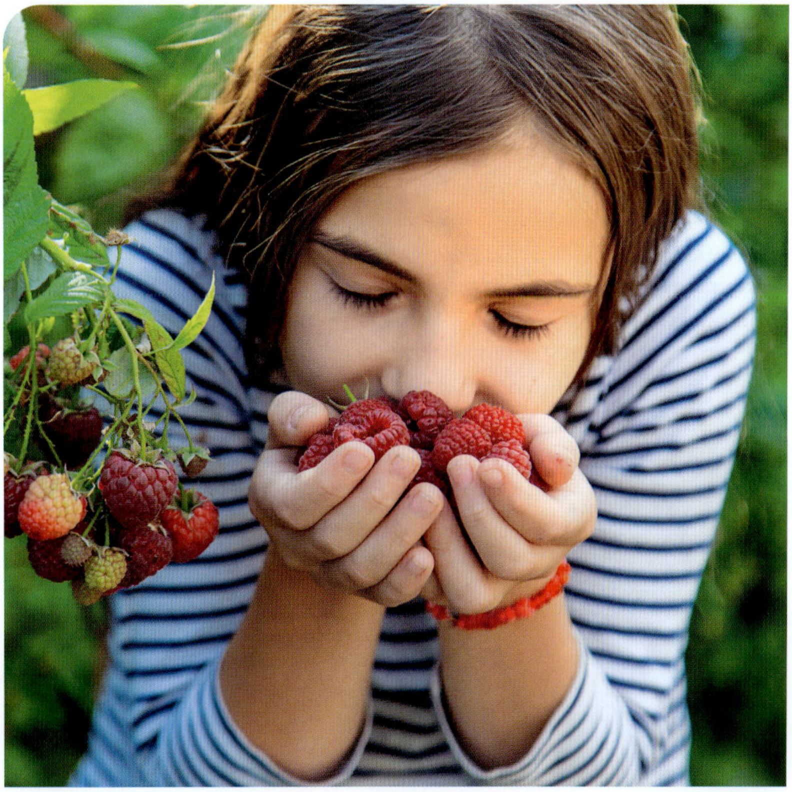

DIE AUTORINNEN

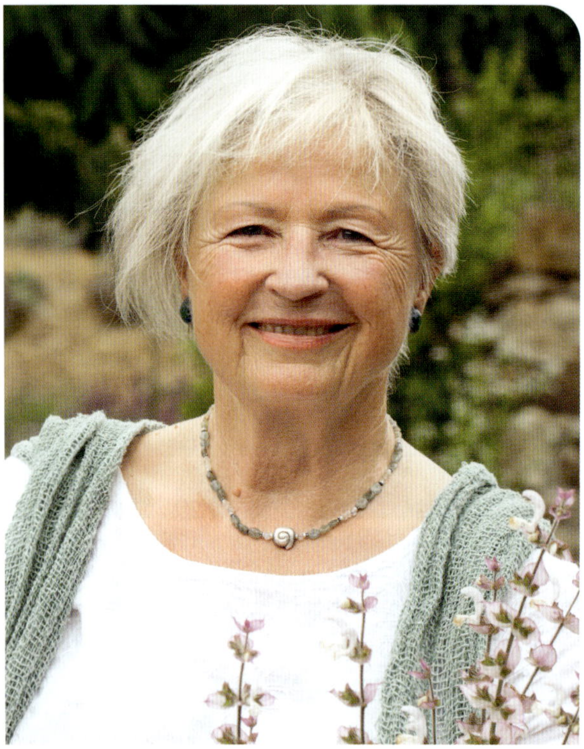

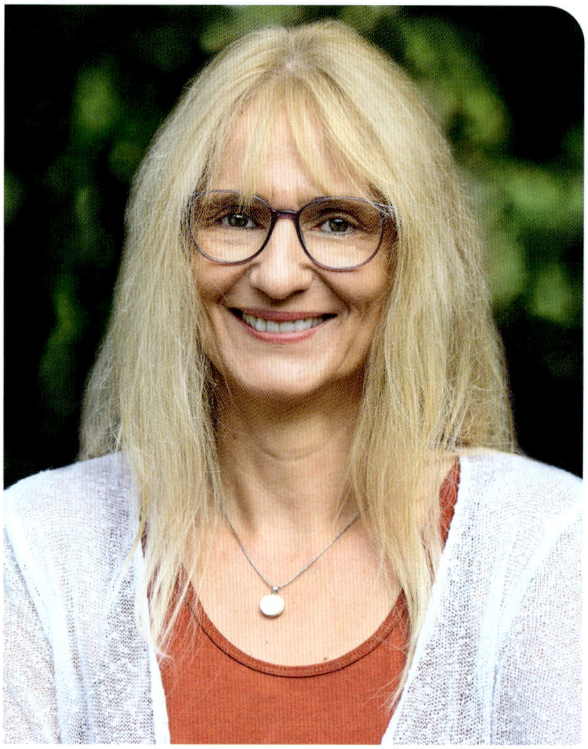

Ursel Bühring ist Heilpraktikerin, Krankenschwester und Natur- und Umweltpädagogin und Mutter eines Sohnes. 1997 gründete sie die Freiburger Heilpflanzenschule Ursel Bühring. Sie fasste das überlieferte Heilpflanzenwissen mit modernen Phytotherapie-Kenntnissen in ein Lehrprogramm zusammen, damit der Schatz der Heilpflanzenkunde in strukturierter Form angewendet und weitergegeben werden kann. Ihr Wissen, ihre Erfahrung und ihre Begeisterung gibt sie seit vielen Jahren als Dozentin in Institutionen, auf Kongressen, im Fernsehen und Rundfunk sowie als Autorin in Büchern und Zeitschriften weiter.

www.ursel-buehring.de · www.phytoapp.de

Helga Ell-Beiser ist Heilpraktikerin, Dozentin der Freiburger Heilpflanzenschule sowie Autorin für Fachbücher und Zeitschriften. Seit 1997 betreibt sie eine eigene Praxis mit den Schwerpunkten Phytotherapie, Psychosomatik, Kinder- und Frauenheilkunde, manuelle Therapien und ganzheitliche Regulationsverfahren. Auch nach jahrzehntelanger Erfahrung ist sie immer wieder neu begeistert von der hohen Wirksamkeit und außergewöhnlich guten Verträglichkeit der pflanzlichen Arzneimittel. Ihre Freizeit verbringt sie am liebsten mit ihrer Familie im Garten und in der Natur. Sie ist Mutter von zwei erwachsenen Töchtern und hat ein Enkelkind.

www.naturheilpraxis-ell-beiser.de

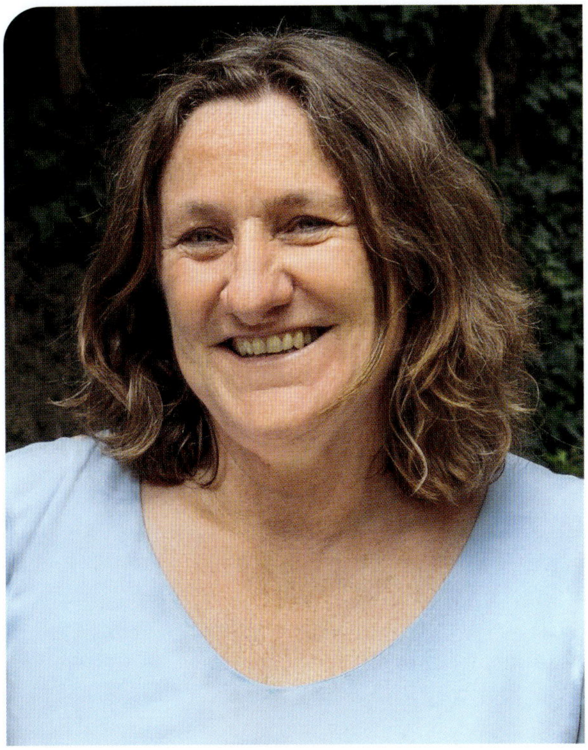

Michaela Girsch interessiert sich seit ihrer Jugend für Heilpflanzen und machte diese Begeisterung 1990 zu ihrem Beruf als Heilpraktikerin. Seit 1996 ist sie in eigener Praxis in einem Winzerdorf, umgeben von schönster Natur, tätig. Schwerpunkt ihres Therapieangebotes ist die moderne Pflanzenheilkunde (Phytotherapie). Sie behandelt seit vielen Jahren Kinder in ihrer Praxis und sieht die Therapieerfolge als stetige Motivation. Seit 1997 gibt sie ihre Erfahrungen auch in ihrer Lehrtätigkeit an verschiedenen Einrichtungen der Erwachsenenbildung, in Fachbüchern und Fachartikeln weiter.

www.michaela-girsch.de

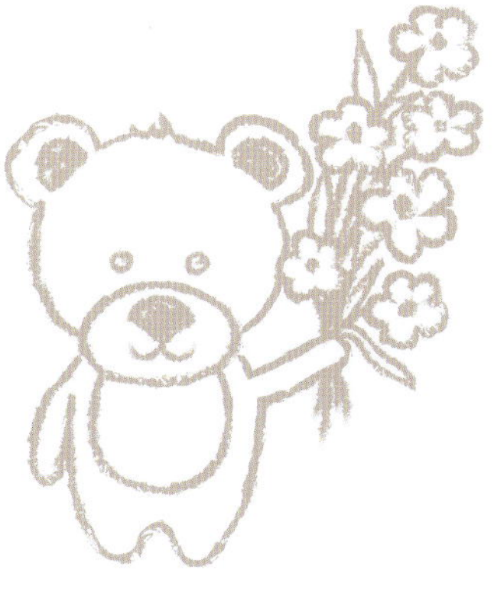

DANK

Wir Autorinnen bedanken uns herzlich bei unserer Projektleiterin, Ina Vetter, und unseren Lektorinnen, Dr. Helga Hofmann und Antje Krause. Sie gemeinsam haben das Kunststück fertiggebracht, uns drei vielbeschäftigten Heilpraktikerinnen, Dozentinnen und Autorinnen genau den Raum zu geben, den wir brauchten, um schriftstellerisch loszulegen. Der Verlag Eugen Ulmer hat uns sogar den Luxus geschenkt, uns ohne Umfangsbegrenzung entfalten zu dürfen: Wir konnten einfach losschreiben, unser Füllhorn quasi ausschütten.

Ganz großer Dank gilt unserem Fotografen Ulrich Loeper, der mit so viel Fingerspitzengefühl die Kinder im Bild festhielt. Er hat einfach herrliche, passgenaue Fotos für uns „geschossen“. Besser geht es wirklich nicht! Und natürlich möchten wir uns besonders herzlich bei den Kindern bedanken, die sich als Fotomodelle für dieses Buch zur Verfügung gestellt haben. Ein großes Dankeschön gilt auch den Eltern der Kinder, die sich viel Zeit genommen haben, um die Fotos möglich zu machen, und die teilweise selber Model spielten.

Auch danken wir sehr herzlich Heike Schmidt-Röger, die die Stillleben-Fotos mit Engel, Igel & Co. so passend für dieses Buch umsetzte.

Und schließlich danken wir vielmals unserer Grafikerin und Zeichnerin Antje Warnecke, die das Buch liebevoll gestaltete und mit ihren kleinen, witzigen Zeichnungen auflockerte.

Wir möchten auch den vielen kleinen Patientinnen und Patienten aus der Praxis danken, mit denen wir unseren Erfahrungsschatz sammeln durften, ebenso wie unseren Kurteilnehmerinnen, deren Anregungen oft sehr wertvoll waren.

Nicht zuletzt bedanken wir uns bei unseren Familien, die unser Projekt unterstützt und mitgetragen haben.

BILDQUELLEN

Die folgenden Kinderfotos stammen von Ulrich Loeper: S. 4, 6, 12, 27, 29, 47, 49, 60, 63, 64, 67, 73, 77, 80, 97, 99, 106, 108, 113, 115, 121, 124, 127, 136, 138, 39, 141, 149, 160, 166, 170, 175, 177, 181, 182, 187, 191, 197, 272, 278
Die Stillleben stammen von Heike Schmidt-Röger: S. 2, 5, 8/9, 10/11, 13, 19, 26, 34, 36/37, 38, 41, 44, 48, 49, 54, 59, 61, 70, 74, 75, 79, 83, 84/85, 86, 92, 101, 102, 109, 111, 117, 119, 122, 132/133, 134, 164/165, 169, 179, 184, 192, 195, 198/199, 233, 256
Die Zeichnungen fertigte Antje Warnecke, nordendesign.de

Übrige Fotos: A_Lein/Shutterstock.com: S. 224; Alekcey/Shutterstock.com: S. 129, 282; Alexander Weigand: S. 284 rechts; Bellmann, Heiko/Frank Hecker Naturfoto: S. 163, 171; Bildagentur Zoonar GmbH/Stutterstock.com: S. 62; Bühring, Ursel: S. 155, 258; Carmen Rieb/Shutterstock.com: S. 22; Caryll/Shutterstock.com: S. 250; Clipdealer.com: S. 252; Dmytriy Aslanian/Shutterstock: S. 204; Dziurek/Shutterstock.com: S. 147, 283; efka/Shutterstock.com: S. 243; Ekaterina Lin/Shutterstock.com: S. 238; Elen Nika/Shutterstock.com: S. 173; Flora Press/Ute Klaphake: S. 215, 279; FomaA/Shutterstock.com: S. 91; Girsch, Michaela: S. 285; Hans-Roland Müller/botanikfoto: S. 200; hayakato/Shutterstock.com: S. 247; Hecker, Frank: S. 31, 32, 50, 82, 89, 105, 126, 151, 211, 213, 222, 226, 232, 237, 241, 245, 254, 260, 262, 280; Heiti Paves/Shutterstock.com: S. 20; Herlanzer/Shutterstock.com: S. 87; Inc/Shutterstock.com: S. 25; LianeM/Shutterstock.com: S. 152; mauritius images: S. 143, 157; Monkey Business Images/Shutterstock.com: S. 43; Nahhana/Shutterstock.com: S. 190; Natee K Jindakum/Shutterstock.com: S. 15; New Africa/Shutterstock.com: S. 159; Ondrej83/Shutterstock.com: S. 206; Onjira Leibe/Shutterstock.com: S. 193; Praweena/Shutterstock.com: S. 255; Prostock-studio/Shutterstock.com: S. 128; PV productions/Shutterstock.com: S. 167; R. Knapp/Shutterstock.com: S. 93; R_Szatkowski/Shutterstock.com: S. 225, 280; Sea Wave/Shutterstock.com: S. 216, 236; Serhiy Kobyakov/Shutterstock.com: Titelfoto; Steffen Hauser/botanikfoto: S. 17, 24, 131, 178, 209, 234; StockFood/Creative Photo Service: S. 264; StockFood/Hempel, Shawn: S. 265; sunsinger/Shutterstock.com: S. 220; Tatevosian Yana/Shutterstock.com: S. 55, 283; titov dmitriy/Shutterstock.com: S. 266/267; ultimathule/Shutterstock.com: S. 249; Vetter, Ina: S. 90, 144, 146, 281, 284 links; Wendy Riseborough/Shutterstock.com: S. 56; Zoonar/D. Tapper: S. 230; Zoonar/fmf: S. 205; Zoonar/Heike Brauer: S. 202; Zoonar/Himmelhuber: S. 14, 21; Zoonar/Joerg Hemmer: S. 259; Zoonar/LianeM: S. 23; Zoonar/Lothar Hinz: S. 228; Zoonar/Orwischer: S. 7, 218; Zoonar/Robert Biedermann: S. 16; Zoonar/Simons: S. 239; Zoonar/Walter J. Pilsak: S. 71; Zoonar/Wibke Woyke: S. 219

IMPRESSUM

Die in diesem Buch enthaltenen Empfehlungen und Angaben sind von den Autorinnen mit größter Sorgfalt zusammengestellt und geprüft worden. Eine Garantie für die Richtigkeit der Angaben kann aber nicht gegeben werden. Autorinnen und Verlag übernehmen keine Haftung für Schäden und Unfälle. Bitte setzen Sie bei der Anwendung der in diesem Buch enthaltenen Empfehlungen Ihr persönliches Urteilsvermögen ein.

Der Verlag Eugen Ulmer ist nicht verantwortlich für die Inhalte der im Buch genannten Websites.

Anmerkung zur Schreibweise (Gendering): Gendergerechtigkeit und Inklusion sind bei uns gelebte Praxis – bei der Auswahl unserer Themen, bei der Recherchearbeit, in der Gestaltung. Unsere Texte meinen alle. Damit unsere Inhalte jedoch gut lesbar bleiben, verzichten wir in diesem Werk auf die jeweilige Mehrfachnennung oder Anpassung der Schreibweise bestimmter Bezeichnungen an die weibliche, männliche oder diverse Form.

Bibliografische Information der Deutschen Nationalbibliothek
Die Deutsche Nationalbibliothek verzeichnet diese Publikation in der Deutschen Nationalbibliografie; detaillierte bibliografische Daten sind im Internet über http://dnb.d-nb.de abrufbar.

Wollgrasweg 41, 70599 Stuttgart (Hohenheim)
E-Mail: info@ulmer.de
Internet: www.ulmer.de

Projektleitung: Ina Vetter
Lektorat: Antje Krause, Dr. Helga Hofmann
Herstellung: Silke Reuter
Umschlaggestaltung: Antje Warnecke, nordendesign.de
Layout und Satz: Antje Warnecke, nordendesign.de
Reproduktion: time:ray, Jettingen
Druck und Bindung: FINIDR
Printed in Czech Republic

MIX
Papier aus verantwortungsvollen Quellen
FSC® C014138

ISBN 978-3-8186-1934-3

HIER KÖNNEN SIE WEITERLESEN

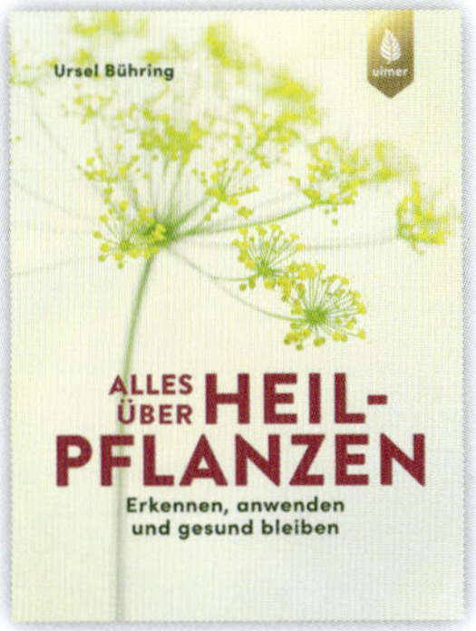

ISBN 978-3-8186-0410-3

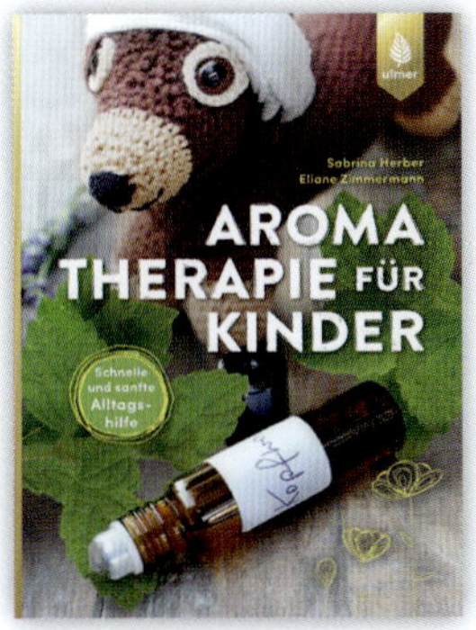

ISBN 978-3-8186-0070-9

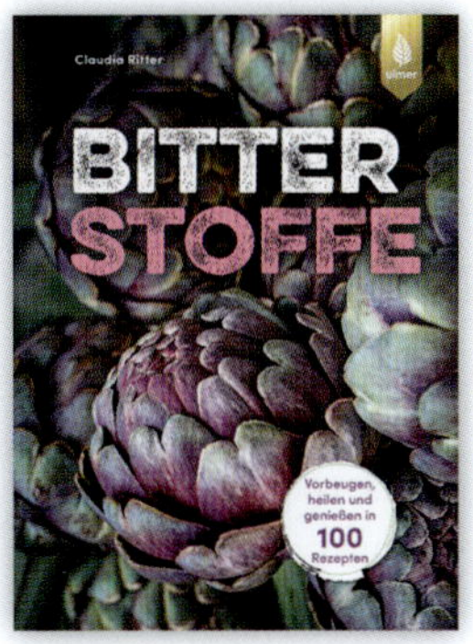

ISBN 978-3-8186-1929-9

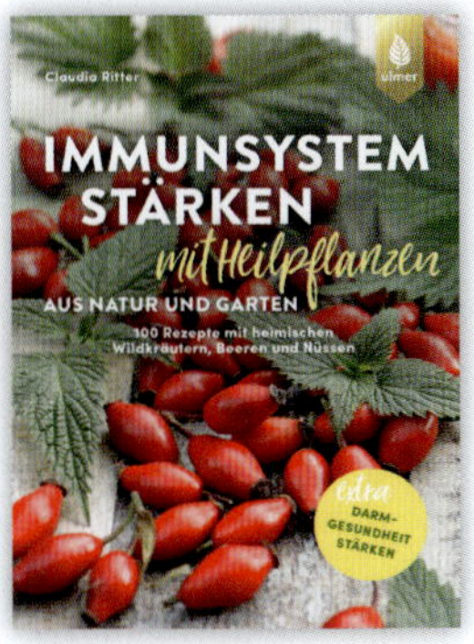

ISBN 978-3-8186-1631-1

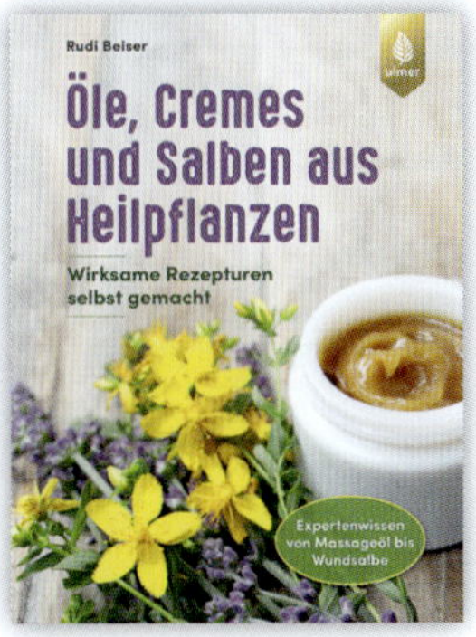

ISBN 978-3-8186-0976-4

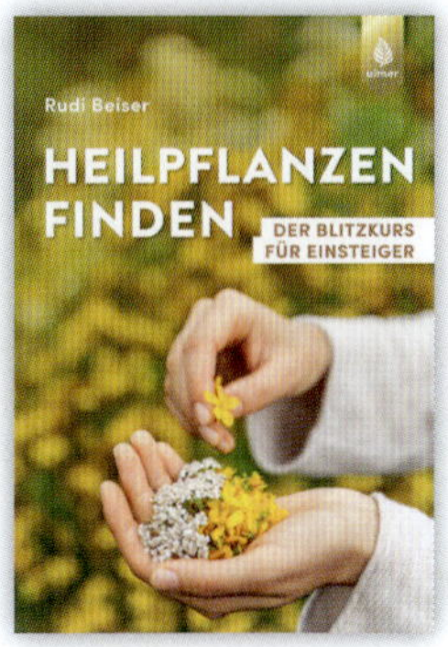

ISBN 978-3-8186-1290-0

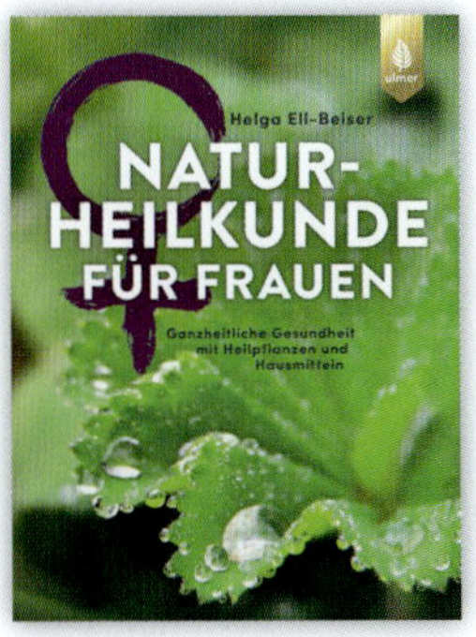

ISBN 978-3-8001-0859-6

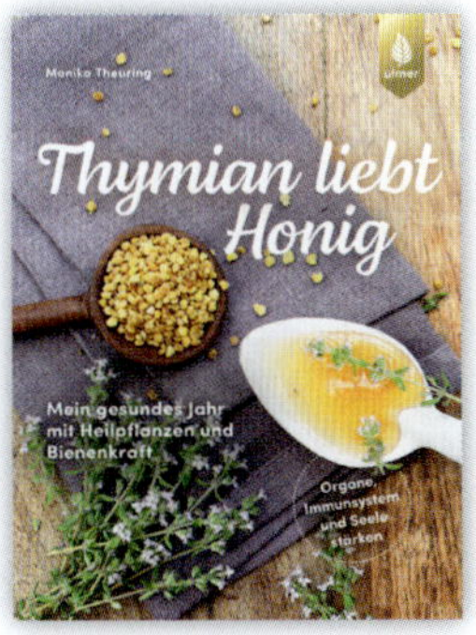

ISBN 978-3-8186-1748-6

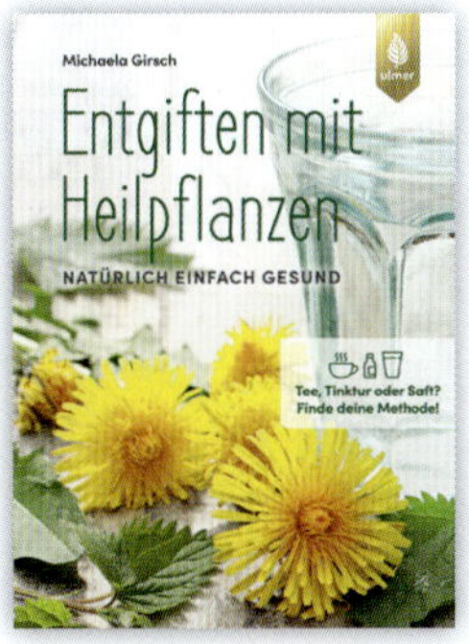

ISBN 978-3-8186-1451-5

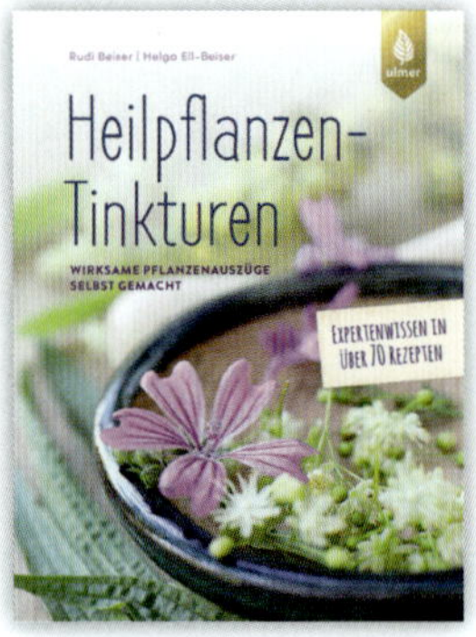

ISBN 978-3-8186-1268-9

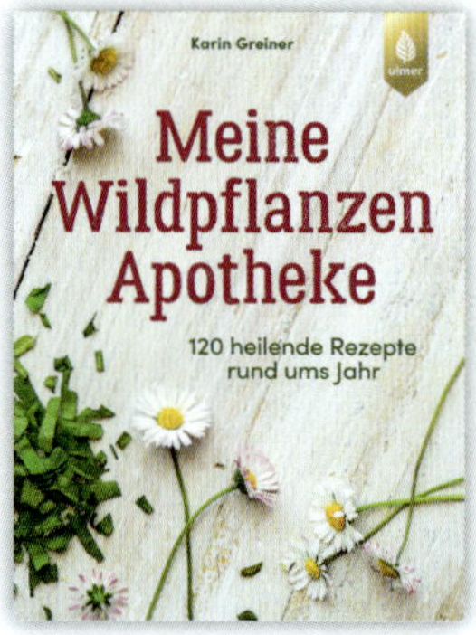

ISBN 978-3-8186-0965-8

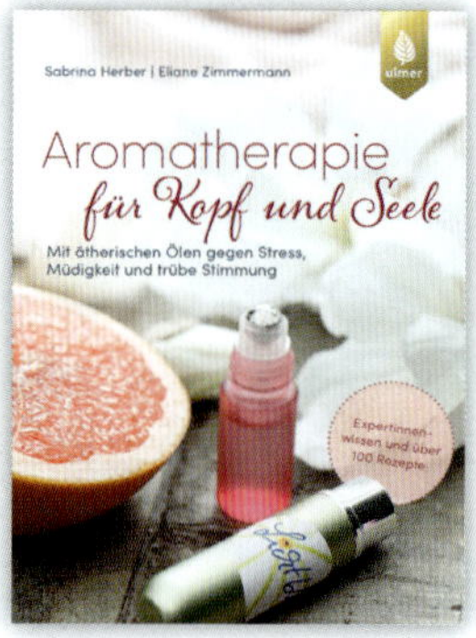

ISBN 978-3-8186-1432-4

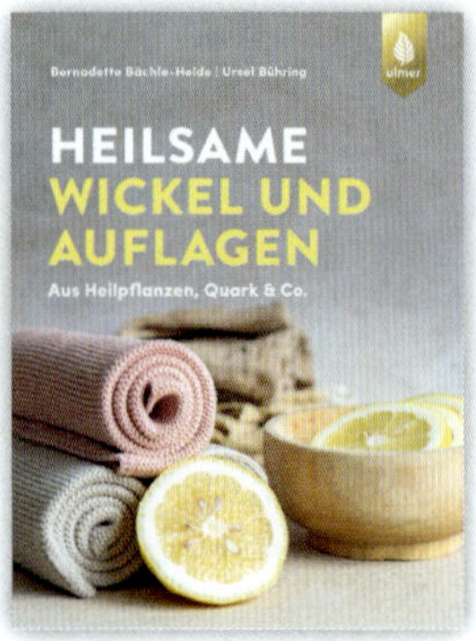

ISBN 978-3-8186-2213-8

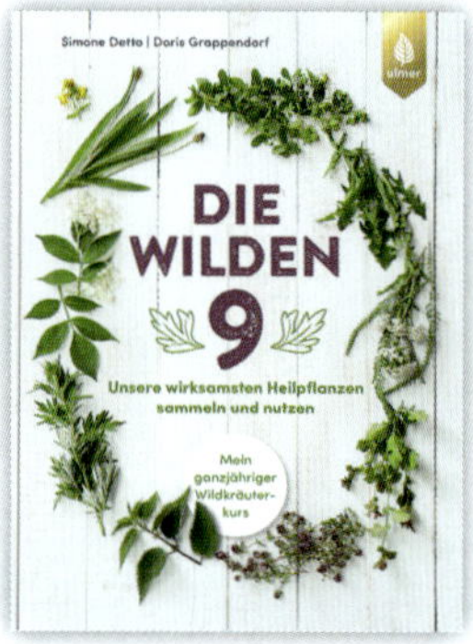

ISBN 978-3-8186-1455-3

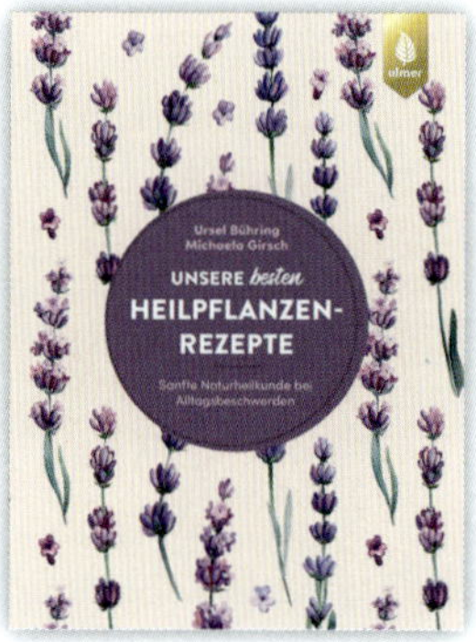

ISBN 978-3-8001-0341-6

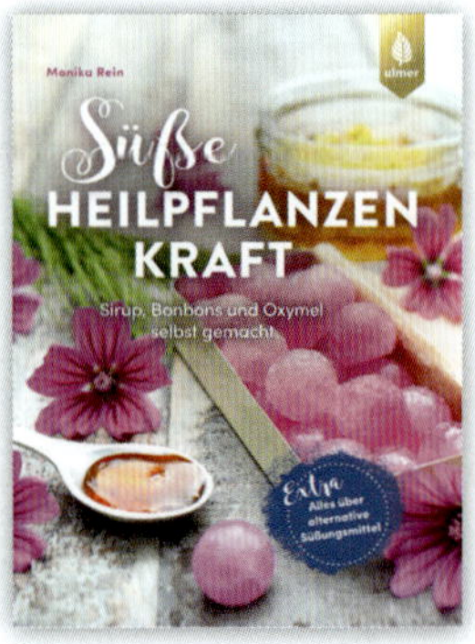

ISBN 978-3-8186-1727-1

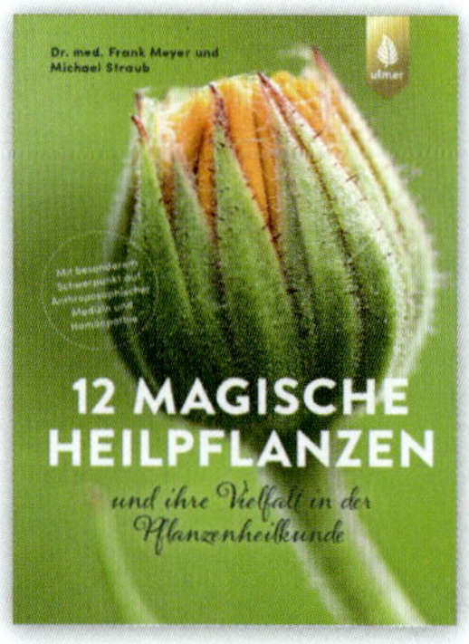

ISBN 978-3-8186-1653-3

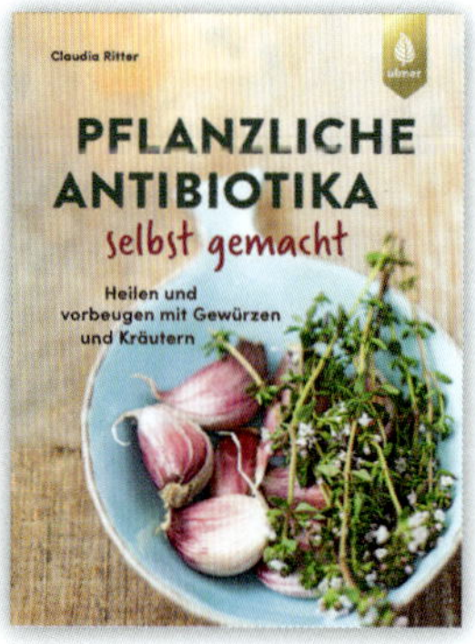

ISBN 978-3-8186-2354-8